高等学校"十二五"规划教材

医用化学

第二版

游文玮　何　炜　主　编
唐中坤　王海波　副主编

化学工业出版社
·北京·

全书共 21 章, 分上、下两篇。上篇为化学基础部分, 主要介绍溶液、电解质溶液、缓冲溶液、原子结构和分子结构、配位化合物、氧化还原与电极电位、滴定分析法、比色分析法、胶体分散系等化学基础理论和基本概念; 下篇为有机化学部分, 按官能团分类法划分章节, 主要有链烃、环烃、卤代烃、醇酚醚、醛酮醌、羧酸及其衍生物、取代羧酸和旋光异构、含氮有机化合物、杂环化合物和生物碱、脂类化合物、糖类化合物等, 每章从各类化合物的分子结构入手, 着重阐明化合物的结构和性质。全书内容适量、简明扼要、重点突出, 并注意与医学类专业的结合和联系。每章后有大量习题, 方便复习巩固之用。

本书可作为临床医学、医学影像、预防医学、护理学、中医学等专业短学制本科、专升本、专科的教材。

图书在版编目 (CIP) 数据

医用化学/游文玮, 何炜主编. —2 版. —北京: 化学工业出版社, 2014.7 (2023.1重印)

高等学校"十二五"规划教材

ISBN 978-7-122-20685-5

Ⅰ.①医… Ⅱ.①游…②何… Ⅲ.①医用化学-高等学校-教材 Ⅳ.①R313

中国版本图书馆 CIP 数据核字 (2014) 第 099723 号

责任编辑: 宋林青　　　　　　　　　　　　装帧设计: 史利平
责任校对: 王素芹

出版发行: 化学工业出版社 (北京市东城区青年湖南街 13 号　邮政编码 100011)
印　　装: 三河市延风印装有限公司
787mm×1092mm　1/16　印张 20¼　彩插 1　字数 496 千字　2023 年 1 月北京第 2 版第 11 次印刷

购书咨询: 010-64518888　　　　　　　　　　售后服务: 010-64518899
网　　址: http://www.cip.com.cn

凡购买本书, 如有缺损质量问题, 本社销售中心负责调换。

定　价: 36.00 元

《医用化学》（第二版）编写人员

主　　编　　游文玮　何　炜

副 主 编　　唐中坤　王海波

编写人员　（以姓氏笔画为序）

王巧峰　王全军　王希军　王海波

朱修援　何　炜　钟　凡　洪　霞

徐建明　唐中坤　高　鹏　谢　扬

覃　军　路新卫　游文玮

再版说明

《医用化学》在多年使用过程中，受到了广大师生的一致好评，普遍反映该教材内容选择恰当、章节编排合理、叙述深入浅出、简明扼要、通俗易懂，突出了《医用化学》这门课程的特色。唯一不足之处是书后习题题型稍显单一，对学生掌握基础理论、基础知识的自我检查作用不够。为了扬长避短，更好地发挥本教材的积极作用，特对第一版进行了修订。

本版教材保持了第一版简明扼要、突出医用化学特色的风格，第一版基本内容、基本结构、专业术语和量的符号、图表格式不变，对章节具体内容做了少量修订或修正。每章章首增加了"内容提要"，章末增加了"本章要求"，便于学生复习时掌握重点。增加了每章后习题题型，以利于学生更好地理解并掌握各知识点。

本次修订工作由南方医科大学、第四军医大学、井冈山大学、赣南医学院、白求恩军医学院等单位共同完成。在征求各单位意见的基础上各单位编委与第一版教材有所变动。

感谢《医用化学》第一版所有编委的辛勤付出！感谢使用并对本教材的修订提出宝贵意见的各位老师和同学！

由于编者水平有限，书中疏漏之处在所难免，诚请使用本教材的教师及广大读者给予批评指正。

编者

2014 年 4 月

第一版前言

Preface

　　本教材是在四所军医大学及白求恩军医学院多年医用化学教学实践的基础上集体编写的。在本书的编写过程中，始终坚持实事求是、理论联系实际的原则，注重教材的思想性、科学性、先进性和适用性；在强调化学基础理论和基础知识的同时，力求突出医用化学的特点，并注意了与中学化学教材的衔接及医学后续课程的联系。

　　全书共二十一章，分上下两篇，上篇为基础化学部分，主要介绍溶液、电解质溶液、缓冲溶液、原子结构与分子结构、配位化合物、氧化还原与电极电位、胶体分散系、滴定分析及比色分析等无机化学和分析化学的部分基础理论和基本概念。下篇为有机化学部分，按照传统的官能团分类方法划分章节，主要内容有链烃、环烃、卤代烃、醇酚醚、醛酮醌、羧酸及其衍生物、取代羧酸和旋光异构、含氮有机化合物、杂环化合物和生物碱、脂类和甾族化合物及糖类化合物；重点介绍有机化学的基本概念、基本理论、经验规则以及各类化合物的化学性质，从各类化合物分子结构入手，着重阐明化合物的结构和性质的关系。全书内容适量，广度、深度适中，并坚持由浅入深、循序渐进的原则，重点突出，简明扼要，通俗易懂。

　　本书主要单位均采用国家法定计量单位；有关化学术语以科学出版社《英汉化学化工词汇》（2000 年第四版）为准；化合物的命名依据中国化学会《有机化学命名原则》（1980 年）及全国自然科学名词审定委员会公布的《化学名词》（1991 年）。

　　在本教材即将出版之际，我们要特别感谢第一军医大学的崔铭玉教授和周慈麟教授，第二军医大学的李鸿勋教授和赵德山教授，第三军医大学的李怀德教授、李文津教授和赵恒教授，第四军医大学的刘有初教授、许自超教授和骆文博教授。他们对本书的出版给予许多的指导、支持和帮助，他们丰富的教学经验和深厚的学术造诣使我们受益匪浅。正是由于他们的热情关心和通力合作，才使得本书得以顺利出版。

　　由于编者水平有限，书中错误和疏漏之处，诚请使用本教材的教师及广大读者给予批评指正。

编者

2002 年 4 月

目 录

Contents

上 篇

下篇

上篇

第一章 溶 液

 内容提要 ▶▶

  本章介绍溶液的概念、溶液的组成量度表示法（物质的量浓度、质量摩尔浓度、质量分数、体积分数、摩尔分数、质量浓度等）、气体在液体中的溶解度，重点讨论溶液的渗透压及其在医学上的意义等。

  溶液（solution）是由两种或多种组分所组成的均匀体系。溶液对于科学研究、生命现象都具有重要意义。人的体液多是溶液，医疗用药也多以溶液的形式或在体液内溶解后形成溶液而发挥其效应。溶液与医学的联系极其密切，对于学习医学的人来说，了解有关溶液的物理和化学性质是非常必要的。

  本章主要讨论有关溶液的概念、溶液的组成量度及渗透压。

第一节 溶液的组成量度

  溶液的组成量度旧称溶液的浓度。

  溶液是由**溶质**（solute）和**溶剂**（solvent）组成的，溶液的性质常常与溶液中溶质和溶剂的相对含量有关。给患者输液或用药时，必须规定药液的量度和用量。药液过稀，不会产生明显的疗效，药液过浓，对人体有害，甚至会危及患者的生命安全。

一、溶液的组成量度表示法

  物质的量和质量是国际单位制（SI）规定的基本量中的两个物理量，SI规定：质量的单位为千克（kg），而物质的量的单位是摩尔（符号为 mol）。"一摩尔任何物质所含有的基本单元数与 $0.012kg$ ^{12}C 的原子数相等。"已知，$0.012kg$ ^{12}C 中含有的原子数为阿佛加德罗常数 N_A（$6.023 \times 10^{23} mol^{-1}$）。也就是说，一摩尔任何物质均含有 N_A 个基本单元。在使用摩尔时应指明基本单元。它可以是原子、分子、离子、电子或其他粒子或这些粒子的特定组合。因此，物质的量和质量完全属于两个不同的概念。

  溶液的组成量度，表示在一定量溶液或溶剂中所含溶质的量。在医学界，过去根据不同的需要，曾用物质的量浓度、质量摩尔浓度、当量浓度、比例浓度和百分比浓度等表示。现在应使用法定计量单位，世界卫生组织建议：①凡是已知相对分子质量的物质在人体内的含量，都应当用物质的量浓度单位取代旧单位制所表示的质量浓度单位；②人体体液中有少数物质的相对分子质量还未精确测得，因而不能用物质的量浓度表示其在人体内的含量，可以暂用质量浓度表示；③通常用升（L）作为体积单位。

1. 物质的量浓度

溶液中某溶质 B 的物质的量浓度，简称 B 的浓度，是指单位体积溶液中所含溶质 B 的物质的量，用符号 c_B、$c(B)$ 或 $[B]$ 表示。

$$c_B = \frac{n_B}{V}$$

式中，n_B 是溶质 B 物质的量，其单位是摩尔（mol）；V 是溶液的体积，单位用升（L）表示。在说明 c_B 时，也应同时指明基本单元。例如，H_2SO_4 的物质的量浓度 $c(H_2SO_4) = 0.1 mol \cdot L^{-1}$；$c(H^+)$ 或 $[H^+] = 0.1 mol \cdot L^{-1}$。又如，$c\left(\frac{1}{2}H_2SO_4\right) = 0.1 mol \cdot L^{-1}$ 等。括号中的符号表示物质的基本单元。

必须注意，凡是说到溶质 B 的浓度就是专指 B 的物质的量浓度。

2. 质量摩尔浓度

溶液中某溶质 B 的物质的量除以溶剂的质量，称为该溶质的质量摩尔浓度。单位为 $mol \cdot kg^{-1}$，符号为 b_B 或 $b(B)$。

$$b_B = \frac{n_B}{m}$$

式中，m 为该溶剂的质量，以千克（kg）作单位；n_B 是溶质 B 的物质的量。

质量摩尔浓度的优点是其数值不受温度的影响。对于极稀的水溶液来说，物质的量浓度与质量摩尔浓度的数值几乎相等。

3. 质量分数、体积分数和摩尔分数

（1）质量分数 溶质的质量与溶液的质量之比。用符号 w_B 或 $w(B)$ 表示，量纲为 1。

$$w_B = \frac{m_B}{m}$$

（2）体积分数 溶质的体积与溶液的体积之比。用符号 φ_B 或 $\varphi(B)$ 表示，量纲为 1。

$$\varphi_B = \frac{V_B}{V}$$

过去常用的质量百分浓度和体积百分浓度不是法定计量单位，应尽量避免使用。例如，HCl 在水中的质量百分浓度为 37%，可改成 HCl 在水中的质量分数为 0.37 或 $w(HCl) = 0.37$。又如，乙醇在水中的体积百分浓度为 75%，可改成乙醇在水中的体积分数为 0.75 或 $\varphi(C_2H_5OH) = 0.75$。

（3）摩尔分数 某物质 B 的物质的量与混合物（溶液）总的物质的量之比。用符号 x_B 或 $x(B)$ 表示，量纲为 1。

$$x_B = \frac{n_B}{n}$$

4. 质量浓度

溶质 B 的质量除以溶液的总体积。用符号 ρ_B 或 $\rho(B)$ 表示，基本单位为 $kg \cdot m^{-3}$。常用单位：$g \cdot L^{-1}$、$mg \cdot L^{-1}$、$\mu g \cdot L^{-1}$、$g \cdot mL^{-1}$ 等。医学上常用习惯表示法，如 0.9%（$g \cdot mL^{-1}$）$NaCl$ 溶液表示每 100mL 溶液中含 $NaCl$ 0.9g。

$$\rho_B = \frac{m_B}{V}$$

二、溶液的配制

配制某物质的具有一定组成量度的溶液，可由某纯物质加入溶剂，或将其浓溶液稀释，也可用不同组成量度的溶液相混合。无论用哪一种方法，都应遵守"配制前后溶质的量不变"的原则。

主要公式有：

$$\frac{m}{M} \times 1000 = c_B V \tag{1-1}$$

$$c_1 V_1 = c_2 V_2 \tag{1-2}$$

式中，m 为溶质的质量（g）；M 为溶质的摩尔质量（$g \cdot mol^{-1}$）；c_B 为物质的量浓度（$mol \cdot L^{-1}$）；V 为溶液的体积（mL）；c_1、c_2 分别为溶液稀释前后的组成量度；V_1、V_2 为稀释前后的体积。

例1-1

配制 $0.10 mol \cdot L^{-1}$ Na_2CO_3 溶液 500mL，应称取 Na_2CO_3 多少克？

解： 设称取 Na_2CO_3 为 m（g），则

$$\frac{m}{106} \times 1000 = 0.10 \times 500$$

$$m = 5.3 \text{（g）}$$

例1-2

现有在水中的体积分数为 0.95 的乙醇，若需 1L 体积分数为 0.75 的消毒酒精，应如何配制？

解： 设需体积分数为 0.95 的乙醇为 V（mL），则

$$0.95V = 0.75 \times 1000$$

$$V = 789 \text{（mL）}$$

配制方法是：量取体积分数为 0.95 的乙醇 789mL，加水 211mL，搅匀即可制得体积分数为 0.75 的消毒酒精。

例1-3

配制 $0.10 mol \cdot L^{-1}$ $CuSO_4$ 溶液 100mL，需称取 $CuSO_4 \cdot 5H_2O$ 多少克？

解： 设需称取 $CuSO_4 \cdot 5H_2O$ 为 m（g），则

$$\frac{m}{249.7} \times 1000 = 0.10 \times 100$$

$$m = 2.5 \text{（g）}$$

即需称取 2.5g $CuSO_4 \cdot 5H_2O$。

例1-4

某患者需用 $0.56mol \cdot L^{-1}$ 葡萄糖溶液，现有 $2.78mol \cdot L^{-1}$ 和 $0.28mol \cdot L^{-1}$ 葡萄糖溶液两种，问要用这两种溶液各多少毫升可配制成 $0.56mol \cdot L^{-1}$ 葡萄糖溶液 500mL。

解： 设应取 $2.78mol \cdot L^{-1}$ 葡萄糖溶液为 x（mL），则

$$2.78x + 0.28 \times (500 - x) = 0.56 \times 500$$

$$x = 56 \text{（mL）}$$

应取 $0.28mol \cdot L^{-1}$ 葡萄糖溶液为

$$500 - 56 = 444 \text{（mL）}$$

第二节　气体在液体中的溶解度

气体的溶解平衡是指在密闭容器中，溶解在液体中的气体分子与液体上面的气体分子所保持的平衡。溶解达平衡时，气体在液体中的浓度就是气体的溶解度。通常用 1 体积的液体中所能溶解气体的体积来表示。表 1-1 是一些气体在不同温度的水中的溶解度。

表 1-1　一些气体在不同温度的水中的溶解度

温度/℃	O_2	H_2	N_2	CO_2	HCl	NH_3
0	0.0489	0.0215	0.0235	1.713	507	1176
20	0.0310	0.0182	0.0155	0.878	442	702
30	0.0261	0.0170	0.0134	0.665	413	586（28℃）
35	0.0244	0.0167	0.0126	0.592	—	—

从表 1-1 中可以明显地看出，温度升高，气体的溶解度减小。也可以看出，不同的气体在水中的溶解度相差很大，这与气体及溶剂的本性有关。H_2、O_2、N_2 等气体在水中的溶解度较小，因为这些气体在溶解过程中不与水发生化学反应，称为物理溶解；而 CO_2、HCl、NH_3 等气体在水中的溶解度较大，因为这些气体在溶解过程中与水发生了化学反应，称为化学溶解。

气体在液体中的溶解度，除与气体的本性、温度有关外，压力对气体的溶解度的影响也比较大。压力和分压的单位是帕（或帕斯卡，符号 Pa），通常用千帕（符号 kPa）表示。100kPa 相当于过去 1atm（1 大气压），133.32Pa 相当于 1mmHg，作为非国际单位制的 atm 和 mmHg 本书不再使用。

一、分压定律

混合气体的总压力等于各组分气体分压力之和。这一定律称为分压定律。这种关系可用数学式表示。

$$p = p_1 + p_2 + p_3 + \cdots$$

式中，p 是混合气体的总压力；p_1，p_2，p_3 等是各组分气体的分压力。

混合气体中每一种气体的分压力，可由总压力和该气体在混合气体中所占的体积分数或摩尔分数的乘积来计算：

$$p_1 = p\varphi_1$$

或

$$p_1 = px_1$$

式中，p 为气体的总压力，φ_1 为气体 1 的体积分数，x_1 为气体 1 的摩尔分数。

例1-5

人的肺泡气总压力为 101.325kPa，37℃时，它的组成用体积分数表示为：O_2 13.4%，CO_2 5.3%，N_2 75%，H_2O（蒸气）6.3%，试求各气体在肺泡中的分压。

解： $p_{O_2} = 101.325kPa \times 13.4\% = 13.6kPa$

$p_{CO_2} = 101.325kPa \times 5.3\% = 5.4kPa$

$p_{N_2} = 101.325kPa \times 75\% = 76.0kPa$

$p_{H_2O} = 101.325kPa \times 6.3\% = 6.4kPa$

二、亨利定律

1803 年亨利（Henry）从实验中总结出一条规律，其内容是："在一定温度下，气体溶解达到平衡时，气体在液体中的溶解度和气相中该气体的分压成正比。"这一规律称为亨利定律。

$$c = Kp \tag{1-3}$$

式中，c 为气体在液体中的溶解度，一般是指 1kg 水中溶解气体的质量（g）；p 为液面上气体的平衡分压；K 为常数，是该气-液体系的特征常数。

必须注意，亨利定律只适用于压力不大（一般为 200~300kPa）和溶解度很小的气体。温度越高或压力越低，在稀溶液中应用亨利定律能得到较准确的结果。另外，亨利定律只适用于不与溶剂发生化学反应的气体，即溶质在气相和液相中的分子状态必须是相同的。

例1-6

在 0℃，平衡压力为 300kPa，氧气的溶解度为 0.2058g/1000g H_2O。求在同温度、平衡压力为 202.6kPa 下氧气的溶解度。

解： 由式(1-3) 先求 K 值：

$$K = \frac{c_1}{p_1} = \frac{0.2058}{300} = 0.000686 \ (g/1000g \ H_2O \cdot kPa)$$

对于一定气体和溶剂，在一定温度下，K 是一个常数，与气体的压力无关。在平衡压力为 202.6kPa 时，将 K 值代入式(1-3)，则得在水中溶解度为：

$$c_2 = Kp_2 = 0.000686 \times 202.6 = 0.139 \ (g/1000g \ H_2O)$$

亨利定律在医学上有许多应用实例。例如，使用麻醉气体时，气体的分压越大，则它在血液中的溶解度就越大。高压氧气舱的压力为 202.6~253.25kPa，比常压大，因此溶于病人血液的氧气多。利用亨利定律还可以解释人在呼吸过程中 O_2 和 CO_2 的交换等。

三、气体吸收系数

由于气体的体积比质量容易测定，所以气体的溶解度以溶解气体的体积表示比较方便。

为了表示各种气体在不同温度和分压下的溶解度，规定将不同状态下所溶解气体的体积，均换算成标准状况下的体积。

气体吸收系数（α）是指在一定温度下，1 体积的液体在该气体分压为 100kPa 下所能溶解气体的体积。气体体积如果不是标准状况（0℃，100kPa），一般要换算为标准状况。如在 20℃和氢气分压为 100kPa 下，1L 水能溶解氢气 0.0195L。根据气态方程 $\dfrac{p_1 V_1}{T_1} = \dfrac{p_2 V_2}{T_2}$，可将其换算为标准状况下的体积：

$$0.0195\mathrm{L} \times \frac{273K}{(273+20)K} = 0.0182 \ (\mathrm{L})$$

0.0182 即是在 20℃时，100kPa 下，氢气在水中的吸收系数。

与医学有关的气体在水和血浆中的吸收系数列于表 1-2。

从表 1-2 可以看出，当水中含有其他杂质时，尤其是有盐类存在时，气体的溶解度减小。由于盐类离子与水分子形成水合离子，这时影响则更大。血浆中含有盐类和蛋白质等，故气体在血浆中的溶解比在水中要小。

表 1-2　37℃时气体在水和血浆中的吸收系数

气　体	在水中的吸收系数	在血浆中的吸收系数
O_2	0.0239	0.0214
CO_2	0.567	0.515
N_2	0.0123	0.0118

利用表 1-2 的吸收系数，根据肺泡中 O_2、CO_2、N_2 的分压，就能算出它们溶解在血浆中的体积。

已知肺泡气中 $p_{O_2} = 13.6\mathrm{kPa}$，$p_{CO_2} = 5.3\mathrm{kPa}$，$p_{N_2} = 76.0\mathrm{kPa}$，因此，100mL 血浆中所溶解的三种气体的标准体积为：

$$V(O_2) = 0.0214 \times \frac{13.6}{100} \times 100 = 0.291 \ (\mathrm{mL})$$

$$V(CO_2) = 0.515 \times \frac{5.3}{100} \times 100 = 2.73 \ (\mathrm{mL})$$

$$V(N_2) = 0.0118 \times \frac{76}{100} \times 100 = 0.897 \ (\mathrm{mL})$$

第三节　溶液的渗透压

渗透作用（osmotic effect）是自然界的一种普遍现象，它对于人体保持正常的生理功能有着十分重要的意义。本节讨论渗透作用的基本原理、渗透压及其在医学上的意义。

一、渗透现象和渗透压

在蔗糖浓溶液上小心加入一层清水，水分子即从上层渗入下层，蔗糖分子也由下层渗入上层，直到蔗糖溶液的浓度均匀为止。一种物质的粒子自发地分布于另一种物质中的现象称为扩散。

如果将蔗糖水溶液与水用半透膜隔开 [图 1-1(a)]，使膜内和膜外液面相平，静置一段时间后，可以看到膜内溶液的液面不断上升 [图 1-1(b)]，说明水分子不断地透过半透膜进入溶液中。溶剂透过半透膜进入溶液的自发过程称为渗透现象。不同浓度的两种溶液被半透膜隔开时都有渗透现象发生。

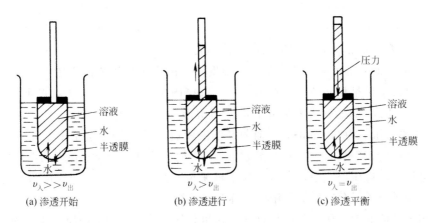

(a) 渗透开始　　　　(b) 渗透进行　　　　(c) 渗透平衡

图 1-1　渗透过程的示意图

半透膜是一种只允许某些物质透过，而不允许另一些物质透过的薄膜。上面实验中的半透膜只允许水分子透过，而蔗糖分子却不能透过。细胞膜、膀胱膜、毛细血管壁等生物膜都具有半透膜的性质。人工制造的火棉胶膜、玻璃纸等也具有半透膜的性质。

上述渗透现象产生的原因是蔗糖分子不能透过半透膜，而水分子却可以自由通过半透膜。由于膜两侧单位体积内水分子数目不等，水分子在单位时间内从纯水（或稀溶液）进入蔗糖溶液的数目要比蔗糖溶液中水分子在同一时间内进入纯水（或稀溶液）的数目多，因而产生了渗透现象。渗透现象的产生必须具备两个条件：一是有半透膜存在；二是半透膜两侧必须是两种不同浓度的溶液。

图 1-1 是渗透过程的示意图，图中 $v_入$ 表示水分子进入半透膜内的速度，$v_出$ 表示膜内水分子透出到膜外的速度。图 (a) 表示渗透刚开始，图 (b) 表示渗透不断进行，管内液面不断上升。但是液面的上升不是无止境的，而是达到某一高度时不再上升 [图 1-1(c)]，此时，$v_入 = v_出$，渗透达到平衡状态即渗透平衡。阻止纯溶剂向溶液中渗透，在溶液液面上所需施加的压力为该溶液的**渗透压**（osmotic pressure）。

如果被半透膜隔开的是两种不同浓度的溶液，这时液柱产生的静液压，既不是浓溶液的渗透压，也不是稀溶液的渗透压，而是这两种溶液渗透压之差。

渗透压的单位用 Pa 或 kPa 表示。

渗透压是溶液的一个重要性质，凡是溶液都有渗透压。渗透压的大小与溶液的浓度和温度有关。

二、渗透压与浓度、温度的关系

1886 年范特霍夫（van't Hoff）根据实验数据得出一条规律：对稀溶液来说，渗透压与溶液的浓度和温度成正比，它的比例常数就是气体状态方程式中的常数 R。这条规律称为范特霍夫定律。用方程式(1-4)表示如下：

$$\Pi V = nRT$$

或
$$\Pi = cRT \tag{1-4}$$

式中，Π 为稀溶液的渗透压；V 为溶液的体积；c 为溶液的浓度；R 为气体常数；n 为溶质的物质的量；T 为绝对温度。

式(1-4) 称为范特霍夫公式，也叫渗透压公式。常数 R 的数值与 Π 和 V 的单位有关，

当 Π 的单位为 kPa，V 的单位为升（L）时，R 值为 $8.31\text{kPa·L·K}^{-1}\text{·mol}^{-1}$。

范特霍夫公式表示，在一定温度下，溶液的渗透压与单位体积溶液中所含溶质的粒子数（分子数或离子数）成正比，而与溶质的本性无关。

对于相同 c_B 的非电解质溶液，在一定温度下，因为单位体积溶液中所含溶质的粒子数目相等，所以渗透压是相同的。如 0.3mol·L^{-1} 葡萄糖溶液与 0.3mol·L^{-1} 蔗糖溶液的渗透压相同。但是，相同 c_B 的电解质溶液和非电解质溶液的渗透压则不相同。例如，0.3mol·L^{-1} NaCl 溶液的渗透压约为 0.3mol·L^{-1} 葡萄糖溶液渗透压的 2 倍。这是由于在 NaCl 溶液中，每个 NaCl 粒子可以离解成 1 个 Na^+ 和 1 个 Cl^-，而葡萄糖溶液是非电解质溶液。

由此可见，渗透压公式中，对电解质溶液来说，浓度 c_B（或 b_B）是溶液中能产生渗透效应的溶质分子与离子总物质的量浓度，称为渗透浓度。

通过测定溶液的渗透压，可以计算溶质的相对分子质量。如果溶质的质量为 m，摩尔质量为 M，实验测得溶液的渗透压为 Π，则该溶质的相对分子质量（数值等于摩尔质量）可通过式(1-5)求得：

$$M=\frac{mRT}{\Pi V} \tag{1-5}$$

式(1-5) 主要用于测定高分子（蛋白质等）的相对分子质量。

渗透压公式在医疗工作中有其现实意义。人体血液的渗透压在正常体温（37℃）时约为 769.9kPa。要配制与血液渗透压相等的溶液，可由渗透压公式计算出溶液的浓度。

三、渗透压在医学上的意义

1. 等渗、低渗、高渗溶液

渗透压相等的两种溶液称为等渗溶液。渗透压不同的两种溶液，把渗透压相对高的溶液叫做高渗溶液，把渗透压相对低的溶液叫做低渗溶液。对同一类型的溶质来说，浓溶液的渗透压比较大，稀溶液的渗透压比较小。因此，在发生渗透作用时，水会从低渗溶液（即稀溶液）进入高渗溶液（即浓溶液），直至两溶液的渗透压达到平衡为止。

在医疗实践中，溶液的等渗、低渗或高渗是以血浆总渗透压为标准。即溶液的渗透压与血浆总渗透压相等的溶液为等渗溶液。溶液的渗透压低于血浆总渗透压的溶液为低渗溶液。溶液的渗透压高于血浆总渗透压的溶液为高渗溶液。

给伤病员进行大量补液时，常用与血浆等渗的 0.154mol·L^{-1} NaCl 溶液（生理盐水），而不能用 0.256mol·L^{-1} NaCl 的高渗溶液或 0.068mol·L^{-1} NaCl 的低渗溶液。这是与血浆渗透压有关的问题。下面讨论红细胞分别在这三种 NaCl 溶液中所产生的现象。

将红细胞放到 0.068mol·L^{-1} NaCl 溶液中，在显微镜下可以看到红细胞逐渐膨胀，最后破裂，医学上称这种现象为溶血。这是因为红细胞内液的渗透压大于 0.068mol·L^{-1} NaCl 溶液的渗透压，因此，水分子就要向红细胞内渗透，使红细胞膨胀，以致破裂。如将红细胞放到 0.256mol·L^{-1} NaCl 溶液中，在显微镜下可以看到红细胞逐渐皱缩，这种现象称为胞浆分离。这是因为红细胞内液的渗透压小于 0.256mol·L^{-1} NaCl 溶液的渗透压，因此，水分子由红细胞内向外渗透，使红细胞皱缩。如将红细胞放到生理盐水中，在显微镜下看到的红细胞维持原状。这是因为红细胞内液与生理盐水渗透压相等，细胞内外达到渗透平衡的缘故。图 1-2 为红细胞在不同浓度 NaCl 溶液中的形态示意图。

在医疗工作中，不仅大量补液时要注意溶液的渗透压，就是小剂量注射时，也要考虑注

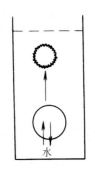 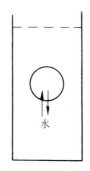 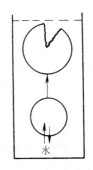

(a) 红细胞置于 0.256mol·L⁻¹
氯化钠溶液中逐渐皱缩

(b) 红细胞置于 0.154mol·L⁻¹
氯化钠溶液中保持原来形状

(c) 红细胞置于 0.068mol·L⁻¹
氯化钠溶液中逐胀，最后破裂

图 1-2　红细胞在不同浓度 NaCl 溶液中的形态示意图

射液的渗透压。但临床上也有用高渗溶液的，如渗透压比血浆高 10 倍的 2.78mol·L⁻¹ 葡萄糖溶液。因对急需增加血液中葡萄糖的患者，如用等渗溶液，注射液体积太大，所需注射时间太长，反而不易收效。需要注意，用高渗溶液作静脉注射，用量不能太大，注射速度不可太快，否则易造成局部高渗而引起红细胞皱缩。当高渗溶液缓缓注入体内时，可被大量体液稀释成等渗溶液。对于剂量较小的浓度较稀的溶液，大多是将剂量较小的药物溶于水中，并添加氯化钠、葡萄糖等调制成等渗溶液，亦可直接将药物溶于生理盐水或 0.278mol·L⁻¹ 葡萄糖溶液中使用，以免引起红细胞破裂。

2. 渗透浓度

人的体液中既有非电解质（如葡萄糖等），也有电解质（如 NaCl，CaCl$_2$，NaHCO$_3$ 等盐类）。为了表示体液总的渗透压大小，医学上常用渗透浓度来比较，用 c_{os} 表示。这种浓度是溶液中能产生渗透作用的溶质的粒子（分子和离子）的总物质的量浓度。单位通常用 mmol·L⁻¹ 表示。

例1-7

分别计算 0.278mol·L⁻¹ 葡萄糖溶液和生理盐水（0.154mol·L⁻¹ NaCl）的渗透浓度。

解： 0.278mol·L⁻¹ 葡萄糖溶液的渗透浓度为：

$$0.278 \times 1000 = 278 \approx 280 \ (mmol·L^{-1})$$

生理盐水的渗透浓度为：

$$0.154 \times 2 \times 1000 = 308 \ (mmol·L^{-1})$$

由于在一定温度下，溶液的渗透压与溶液的渗透浓度成正比，因此，常用它来衡量或比较溶液渗透压的大小。表 1-3 为正常人血浆中各种离子的渗透浓度。

从表 1-3 可以看出，正常人血浆中各种离子的总浓度为 151.0＋139.5＝290.5mmol·L⁻¹（血浆中非电解质如葡萄糖、尿素等含量较少，仅相当于 5mmol·L⁻¹ 左右）。临床上规定血浆总渗透浓度正常范围是 280～320mmol·L⁻¹。如果溶液的渗透浓度处于这个范围以内，则为血浆的等渗溶液；小于此范围的溶液为低渗溶液；大于此范围的溶液则为高渗溶液。由例 1-7 计算结果说明，生理盐水为血浆的等渗溶液；0.278mol·L⁻¹ 葡萄糖溶液的 c_{os} 为 278mmol·L⁻¹，接近于 280 mmol·L⁻¹，所以它也是血浆的等渗溶液。

临床上常用的等渗溶液有：

① 生理盐水（0.154mol·L^{-1} NaCl 溶液），渗透浓度为 308mmol·L^{-1}；

② 0.278mol·L^{-1}葡萄糖溶液，渗透浓度为 278mmol·L^{-1}（近似于 280mmol·L^{-1}）；

③ 0.149mol·L^{-1}碳酸氢钠溶液，渗透浓度为 298 mmol·L^{-1}。

临床上常用的高渗溶液有：

① 0.513mol·L^{-1} NaCl 溶液，渗透浓度为 1026 mmol·L^{-1}；

表 1-3　正常人血浆中各种离子的渗透浓度

正离子	mmol·L^{-1}	负离子	mmol·L^{-1}
Na$^+$	142	Cl$^-$	103
K$^+$	5	HCO$_3^-$	27
Ca^{2+}	2.5	HPO$_4^{2-}$	1
Mg^{2+}	1.5	SO$_4^{2-}$	0.5
		有机酸	6
		蛋白质	2
总量	151.0	总量	139.5

② 0.278mol·L^{-1}葡萄糖氯化钠溶液（是生理盐水中含 0.278mol·L^{-1}葡萄糖），渗透浓度应为 308+278=586mmol·L^{-1}，其中生理盐水维持渗透压，葡萄糖则供给热量和水；

③ 2.78mol·L^{-1}葡萄糖溶液，渗透浓度为 2780mmol·L^{-1}。

3. 晶体渗透压和胶体渗透压

血浆中含有低分子的晶体物质（如氯化钠、葡萄糖和碳酸氢钠等）和高分子的胶体物质（如蛋白质）。血浆的渗透压是这两类物质所产生渗透压的总和。其中由低分子晶体物质产生的渗透压叫做晶体渗透压；由高分子胶体物质产生的渗透压叫做胶体渗透压。血浆中低分子晶体物质的含量约为 0.7%，高分子胶体物质的含量约为 7%。虽然高分子胶体物质的百分含量高，它们的相对分子质量却很大，因此，它们的粒子数很少。低分子晶体物质在血浆中含量虽然很低，但由于相对分子质量很小，多数又可离解成离子，因此粒子数较多。所以，血浆总渗透压绝大部分是由低分子的晶体物质产生的。在 37℃ 时，血浆总渗透压约为 769.9kPa，其中胶体渗透压仅为 2.9～4.0kPa。

人体内半透膜的通透性不同，晶体渗透压和胶体渗透压在维持体内水盐平衡功能上也不相同。胶体渗透压虽然很小，但它维持着血管内外水的相对平衡，在体内起着重要的调节作用。

细胞膜是体内的一种半透膜，它将细胞内液和细胞外液隔开，并只让水分子自由透过膜内外，而 K$^+$、Na$^+$ 则不易自由通过。因此，水在细胞内外的流通，就要受到盐所产生的晶体渗透压的影响。晶体渗透压对维持细胞内外水分的相对平衡起着重要作用。临床上常用晶体物质的溶液来纠正某些疾病所引起的水盐失调。例如，人体由于某种原因而缺水时，细胞外液中盐的浓度将相对升高，晶体渗透压增大，使细胞内液的水分通过细胞膜向细胞外液渗透，造成细胞内液失水。如果大量饮水或者输入过多的葡萄糖溶液，则使细胞外液盐浓度降低，晶体渗透压减小，细胞外液中的水分向细胞内液中渗透，严重时可产生水中毒。高温作业者之所以饮用盐汽水，就是为了保持细胞外液晶体渗透压的恒定。

毛细血管壁也是体内的一种半透膜，它与细胞膜不同，它间隔着血浆和组织间液，可以让低分子如水、葡萄糖、尿素、氨基酸及各种离子自由透过，而不允许高分子蛋白质通过。所以，晶体渗透压对维持血液与组织间液之间的水盐平衡不起作用。如果由于某种原因造成血浆中蛋白质减少时，血浆的胶体渗透压就会降低，血浆中的水就通过毛细血管壁进入组织间液，致使血容量降低而组织间液增多，这是形成水肿的原因之一。临床上对大面积烧伤，或者由于失血而造成血容量降低的患者进行补液时，除补以生理盐水外，同时还需要输入血浆或右旋糖酐等代血浆，以恢复血浆的胶体渗透压和增加血容量。

本章要求

1. 掌握溶液组成量度的几种常用表示方法及其相互间的换算，了解一般溶液配制的原理和基本步骤。

2. 掌握渗透压与浓度、温度的定量关系：$\Pi V = nRT$ 或 $\Pi = cRT$（①公式本身的意义：在一定温度下，溶液的渗透压与单位体积溶液中所含溶质的粒子数成正比，而与溶质的本性无关；②注意各物理量的单位和 R 取值的统一；③注意 n、c 的含义：溶质在溶液中实际存在形式的粒子数、粒子浓度）；熟悉渗透现象产生的原因、条件；熟悉渗透压、渗透浓度、等渗、低渗、高渗溶液、溶血、胞浆分离等概念；正确理解等渗溶液在医学上的意义。

3. 了解气体在液体中溶解度的概念、表示方法（包括气体吸收系数）及其影响因素（亨利定律）。

习 题

一、选择题

1. 符号 $b(3H_3PO_4) = 0.01mol \cdot kg^{-1}$ 表示_____。

A. 每千克溶液中溶解 H_3PO_4 的总量是 0.01mol
B. 每千克溶液中溶解 H_3PO_4 的总量是 0.03mol
C. 每千克溶剂中溶解 H_3PO_4 的总量是 0.01mol
D. 每千克溶剂中溶解 H_3PO_4 的总量是 0.03mol

2. 用下列组成量度表示法表示某溶液的组成时，其数值不受温度影响的是_____。

A. 物质的量浓度　　　B. 质量摩尔浓度　　　C. 体积分数　　　D. 质量浓度

3. 500mL 蔗糖水溶液中含有蔗糖 25g，该蔗糖溶液的质量浓度为_____。

A. 5.0% （$g \cdot mL^{-1}$）　　B. 0.050$g \cdot L^{-1}$　　C. 0.050　　D. 5.0%

4. 配制 300mL 0.10$mol \cdot L^{-1}$ NaOH 溶液，需要称取固体 NaOH 的质量是_____。

A. 1.2g　　　　B. 1.2mg　　　　C. 4.0g　　　　D. 4.0mg

5. 0.20$mmol \cdot L^{-1}$ $CaCl_2$ 溶液中 Ca^{2+} 的质量浓度是_____。

A. 14$mg \cdot L^{-1}$　　B. 22$mg \cdot L^{-1}$　　C. 8.0$g \cdot L^{-1}$　　D. 8.0$mg \cdot L^{-1}$

6. 临床上纠正酸中毒时，常用 11.2% （$g \cdot mL^{-1}$）乳酸钠（$C_3H_5O_3Na$，相对分子量 112）针剂，此针剂物质的量浓度是_____。

A. 0.100$mol \cdot L^{-1}$　　B. 0.200$mol \cdot L^{-1}$　　C. 1.00$mol \cdot L^{-1}$　　D. 2.00$mol \cdot L^{-1}$

7. 关于亨利定律，下列叙述不正确的是_____。

A. 亨利定律只适用于压力不太大的气体
B. 亨利定律只适用于气体在气相和液相中的分子状态相同、溶解度较小的气体
C. 亨利定律可适用于混合气体，其中每一种气体的溶解度与混合气体的总压力成正比
D. 亨利定律可适用于混合气体，其中每一种气体的溶解度取决于各气体的分压

8. 10℃、O_2 的分压为 100kPa 时，1L 水中溶有 O_2 0.0523L，O_2 的吸收系数为_____。

A. 0.0505　　　B. 0.0523　　　C. 0.0542　　　D. 0.0530

9. 把 U 型管中部用半透膜隔开，两侧分别放入蔗糖水溶液和纯水，使两侧液面高度相等，然后进行渗透实验。对此，下列说法中正确的是_____。

A. 达到平衡以前，蔗糖水溶液的水分子通过半透膜向纯水一侧渗透
B. 达到平衡以前，纯水中的水分子通过半透膜向蔗糖水溶液一侧渗透
C. 达到平衡时，蔗糖水溶液一侧的液面比纯水一侧的液面低

D. 达到平衡时，蔗糖水溶液与纯水中的水分子都停止了扩散

10. 欲使被半透膜隔开的两种溶液间不发生渗透现象，其条件是_____。

A. 两溶液酸度相同　　　　　　　　　　B. 两溶液体积相同

C. 两溶液酸度、体积都相同　　　　　　D. 两溶液的渗透浓度相同

11. 用半透膜将 $0.02mol \cdot L^{-1}$ 蔗糖溶液和 $0.02mol \cdot L^{-1}$ NaCl 溶液隔开时，将会发生的现象是_____。

A. 蔗糖分子从蔗糖溶液向 NaCl 溶液渗透　　　B. Na^+、Cl^- 从 NaCl 溶液向蔗糖溶液渗透

C. 水分子从 NaCl 溶液向蔗糖溶液渗透　　　　D. 水分子从蔗糖溶液向 NaCl 溶液渗透

12. 下列因素中，与非电解质稀溶液的渗透压无关的是_____。

A. 溶质的本性　　　　　B. 溶液的温度

C. 溶液的浓度　　　　　D. 单位体积中溶质的质点数

13. 若溶液的浓度都为 $0.1mol \cdot L^{-1}$，则下列水溶液的渗透压由高到低的正确顺序是_____。

A. Na_2SO_4，$Al_2(SO_4)_3$，NaCl，HAc　　　B. $Al_2(SO_4)_3$，Na_2SO_4，NaCl，HAc

C. NaCl，Na_2SO_4，$Al_2(SO_4)_3$，HAc　　　D. HAc，Na_2SO_4，$Al_2(SO_4)_3$，NaCl

14. 37℃时，血浆渗透压为 775kPa，由此可计算出与血液具有同样渗透压的葡萄糖静脉注射液的浓度为_____。

A. $0.15mol \cdot L^{-1}$

B. $0.30mol \cdot L^{-1}$

C. $3.0 \times 10^{-4} mol \cdot L^{-1}$

D. $30mol \cdot L^{-1}$

15. 相同温度下，下列溶液中渗透压最小的是_____。

A. 生理盐水（$9g \cdot L^{-1}$）

B. $42g \cdot L^{-1}$ $NaHCO_3$＋等体积水

C. $1g \cdot L^{-1}$ NaCl 溶液

D. $0.1mol \cdot L^{-1}$ $CaCl_2$ 溶液

16. 下列叙述中正确的是_____。

A. $c(C_6H_{12}O_6)=0.1mol \cdot L^{-1}$ 葡萄糖溶液与 $c(C_{12}H_{22}O_{11})=0.1mol \cdot L^{-1}$ 蔗糖溶液的渗透压相同

B. $c(C_6H_{12}O_6)=0.1mol \cdot L^{-1}$ 葡萄糖溶液与 $c(NaCl)=0.1mol \cdot L^{-1}$ 氯化钠溶液的渗透压相同

C. $c(NaCl)=0.1mol \cdot L^{-1}$ 氯化钠溶液与 $c(1/2\ NaCl)=0.1mol \cdot L^{-1}$ 氯化钠溶液的渗透压相同

D. $c(1/2H_2SO_4)=0.01mol \cdot L^{-1}$ 硫酸溶液与 $c(1/3\ H_3PO_4)=0.01mol \cdot L^{-1}$ 磷酸溶液的渗透压相同

17. 25℃时，下列溶液中与 $0.01mol \cdot L^{-1}$ $KAl(SO_4)_2$ 具有相同渗透压的是_____。

A. 渗透浓度 $40mmol \cdot L^{-1}$ NaCl

B. 渗透浓度 $10mmol \cdot L^{-1}$ Na_3PO_4

C. $0.01mol \cdot L^{-1}$ Na_2SO_4

D. $0.02mol \cdot L^{-1}$ Na_2SO_4

18. $0.02mol \cdot L^{-1}$ Na_2CO_3 与 $0.02mol \cdot L^{-1}$ 的 $NaHCO_3$ 等体积混合，可得一缓冲溶液。则该缓冲液在 25℃时的渗透压约为_____ kPa。

A. 50　　　　　B. 99　　　　　C. 124　　　　　D. 149

19. 会使红细胞发生溶血现象的溶液是_____。

A. $9g \cdot L^{-1}$ NaCl 溶液

B. $50g \cdot L^{-1}$ 葡萄糖（$C_6H_{12}O_6$）溶液

C. $100g \cdot L^{-1}$ 葡萄糖（$C_6H_{12}O_6$）溶液

D. 生理盐水和等体积水的混合液

20. 蛙肌细胞内液的渗透压为 $240mmol \cdot L^{-1}$，若将该细胞放入 $9g \cdot L^{-1}$ NaCl 溶液中，_____。

A. 细胞形状不变

B. 细胞发生溶血

C. 细胞发生皱缩

D. 无法判断细胞的形状变化

21. 淡水鱼与海鱼不能交换生活环境，主要因为淡水与海水的_____。

A. pH 值不同　　　B. 密度不同　　　C. 渗透压不同　　　D. 溶解氧不同

二、简答题

1. 温度、压力如何影响气体在水中的溶解度？

2. 何谓亨利定律？何谓气体吸收系数？

3. 何谓渗透现象？何谓渗透压？产生渗透现象的条件是什么？

4. 什么叫等渗、低渗和高渗溶液？当在 $0.342mol \cdot L^{-1}$、$0.154mol \cdot L^{-1}$、$0.0342mol \cdot L^{-1}$ NaCl 溶液中

分别加入少量血液时，各有什么现象发生？为什么？

5. 什么叫晶体渗透压？什么叫胶体渗透压？它们的生理作用有何不同？

6. 若将两种或两种以上的等渗溶液按任意比例混合，所得混合液是否为等渗溶液？

7. 什么叫渗透浓度？

8. 盐碱地的农作物长势不良，甚至枯萎，其主要原因是什么？

三、计算题

1. 20℃，10.00mL 饱和 NaCl 溶液的质量为 12.003g，将其蒸干后，得到 NaCl 3.173g。求饱和 NaCl 溶液的（1）质量摩尔浓度；（2）物质的量浓度。

2. 质量分数为 0.10 的 NaCl 水溶液中溶质和溶剂的摩尔分数各为多少？

3. 下列溶液是实验室常备溶液，试计算它们的物质的量浓度。

(1) 浓盐酸（HCl）相对密度 1.19，质量分数为 0.38；

(2) 浓硝酸（HNO_3）相对密度 1.42，质量分数为 0.71；

(3) 浓硫酸（H_2SO_4）相对密度 1.84，质量分数为 0.98；

(4) 浓氨水（NH_3）相对密度 0.89，质量分数为 0.30。

4. 某病人需要补充钠（Na^+）5g，应补给生理盐水（0.154mol·L^{-1}）多少毫升？

5. 欲配制 10.5mol·L^{-1} H_2SO_4 500mL，需质量分数为 0.98 的 H_2SO_4（相对密度为 1.84）多少毫升？

6. 配制消毒用体积分数为 0.75 的酒精 2500mL，需市售体积分数为 0.95 的酒精多少毫升？

7. 配制 0.278mol·L^{-1} 葡萄糖溶液 3500mL，需 2.78mol·L^{-1} 葡萄糖溶液多少毫升？

8. 配制 0.556mol·L^{-1} 葡萄糖溶液 1500mL，需 2.78mol·L^{-1} 和 0.278mol·L^{-1} 葡萄糖溶液各多少毫升？

9. 100mL 水溶液中含有 2.0g 白蛋白（相对分子质量为 69000），试计算这个蛋白质溶液在 25℃ 时的渗透压？

10. 在 1.0L 水溶液中，含有某种非电解质 0.30g，30℃ 时，该溶液的渗透压为 10.8kPa，计算这种非电解质的分子量？

第二章 电解质溶液

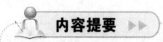
内容提要 ▶▶

　　本章主要介绍电解质（易溶强电解质、微溶强电解质、弱电解质）在溶液中的离解、酸碱质子理论、溶液酸碱性的表示方法等，重点讨论弱电解质、微溶强电解质离解平衡、溶液 pH 值的计算方法等。

　　电解质（electrolyte）分为强电解质和弱电解质。强电解质在水溶液中全部离解或近乎全部离解；而弱电解质在水溶液只有一小部分离解。这两类电解质溶液的性质有较大差别。

　　电解质在水溶液中离解出来的离子全部都是水化的，但由于参加水化的水分子数目并不固定，所以在书写时仍以简单离子的符号表示，如 H^+、Na^+、OH^- 等。

　　电解质在化学和生产上经常遇到，与人体亦关系密切，研究电解质溶液的有关性质，对医科学生来说很有必要。

第一节　电解质在溶液中的离解

一、一元弱酸弱碱的离解平衡

1. 离解度和离解常数

　　一元弱酸弱碱（如 HAc，NH_3 等）是弱电解质，在溶液中只能部分离解。因此，一元弱酸弱碱溶液中存在着**离解平衡**（dissociation equilibrium）。如一元弱酸 HA 存在以下平衡：

$$HA \rightleftharpoons H^+ + A^-$$

离解常数 K_i 可表示为：

$$K_i = \frac{[H^+][A^-]}{[HA]} \tag{2-1}$$

　　K_i 在一定温度下为常数，不随浓度变化而变化。弱酸的离解常数习惯上用 K_a 表示，弱碱的离解常数用 K_b 表示。

　　离解程度用离解度表示。离解度是指溶液中已经离解的电解质的分子数占电解质总分子数（已离解的和未离解的）的百分数，通常用 α 表示。

$$离解度(\alpha) = \frac{已离解的分子数}{溶液中电解质分子总数} \times 100\%$$

　　一元弱酸 HA 存在以下的离解平衡：

$$HA \rightleftharpoons H^+ + A^-$$

平衡浓度为 　　　　　　　$c(1-\alpha)$ 　　$c\alpha$ 　　$c\alpha$

式中，c 为 HA 的总浓度；α 为离解度。如果弱电解质的离解度 α 很小，则 $1-\alpha \approx 1$，这时式

(2-1) 为：

$$K_i = \frac{c\alpha^2}{1-\alpha} \approx c\alpha^2$$

$$\alpha \approx \sqrt{\frac{K_i}{c}} \tag{2-2}$$

从式(2-2) 可以看出，在一定温度下，同一弱电解质的离解度大约与溶液浓度的平方根成反比，即离解度随溶液的稀释而升高。这条说明溶液浓度与离解度关系的定律，叫做稀释定律。式(2-2) 叫做稀释定律公式。利用此公式可以进行有关离解度或离解常数的计算。

例2-1

在 25℃时，已知 (1) $0.1 mol \cdot L^{-1}$ HAc 的离解度为 1.32%；(2) $0.2 mol \cdot L^{-1}$ HAc 的离解度为 0.93%，求 HAc 的离解常数。

解： ① $K_a = \dfrac{c\alpha^2}{1-\alpha} = \dfrac{0.1 \times (0.0132)^2}{1-0.0132} = 1.76 \times 10^{-5}$

② $K_a = \dfrac{c\alpha^2}{1-\alpha} = \dfrac{0.2 \times (0.0093)^2}{1-0.0093} = 1.75 \times 10^{-5}$

从例 2-1 可以看出，对不同浓度 HAc 溶液，在一定温度下，所计算出来的离解常数基本是一致的。表 2-1 是 HAc 溶液在 25℃时，不同浓度的离解度以及由离解度计算出来的离解常数值。

利用离解常数可以计算一定浓度某弱酸溶液中的 H^+ 浓度，或计算弱碱溶液中的 OH^- 浓度。

$$K_a = \frac{[H^+][A^-]}{[HA]}$$

$$K_b = \frac{[B^+][OH^-]}{[BOH]}$$

式中 HA 为弱酸，BOH 为弱碱。

表 2-1　25℃，不同浓度醋酸的离解度和离解常数

浓度/mol·L⁻¹	离解度/%	离解常数
0.001	12.4	1.76×10^{-5}
0.01	4.1	1.76×10^{-5}
0.02	2.96	1.80×10^{-5}
0.1	1.32	1.76×10^{-5}
0.2	0.93	1.76×10^{-5}

在浓度为 c 的弱酸中，$[H^+] = c\alpha$，即 $\alpha = \dfrac{[H^+]}{c}$，又根据稀释定律，$\alpha = \sqrt{\dfrac{K_a}{c}}$，则

$$\frac{[H^+]}{c} = \sqrt{\frac{K_a}{c}}$$

$$[H^+] = \sqrt{cK_a} \tag{2-3}$$

同理，在浓度为 c 的弱碱溶液中，

$$[OH^-] = \sqrt{cK_b} \tag{2-4}$$

根据式(2-3) 和式(2-4)，可以计算一定浓度的弱酸或弱碱的 $[H^+]$ 或 $[OH^-]$。

离解常数的大小用以衡量酸或碱的强弱程度。酸或碱越弱，它们的离解常数值就越小。一般认为 K_i 在 $10^{-5} \sim 10^{-9}$ 范围内的电解质是弱电解质；K_i 值小于 10^{-10} 时是极弱电解质。弱酸和弱碱的离解平衡都是暂时的、相对的动态平衡。当外界条件改变时，离解平衡像其他平衡一样，会发生移动，结果弱酸和弱碱的离解程度都有所增减。因此，可以应用平衡移动原理，通过改变外界条件，控制弱酸和弱碱的离解程度。外界条件主要指温度，同离子效应和盐效应的影响。

(1) 温度的影响　温度变化能使离解平衡发生移动，这种移动是通过离解常数的改变实现的，但在常温范围内变化不大。

(2) 同离子效应　离子浓度的改变，对弱酸和弱碱离解程度的影响极为显著。例如，在醋酸溶液中加入一些醋酸钠，由于醋酸钠是强电解质，在水溶液中完全离解为 Na^+ 和 Ac^-（$NaAc \longrightarrow Na^+ + Ac^-$），这样溶液中 $[Ac^-]$ 增大，使 $HAc \rightleftharpoons H^+ + Ac^-$ 离解平衡向左移动，从而减小了醋酸的离解度和溶液中的 H^+ 浓度。

又如，在氨水中加入一些氯化铵，由于氯化铵是强电解质，在水溶液中完全离解成 NH_4^+ 和 Cl^-（$NH_4Cl \longrightarrow NH_4^+ + Cl^-$），这样溶液中 $[NH_4^+]$ 增大，使 $NH_3 + H_2O \rightleftharpoons NH_4^+ + OH^-$ 离解平衡向左移动，从而降低了氨水的离解度和溶液中的 OH^- 浓度。

由此可以得出结论，在弱电解质溶液中，加入与弱电解质具有相同离子的强电解质，可使弱电解质的离解度降低，这种现象称为**同离子效应**（common ion effect）。

(3) 盐效应　在弱电解质溶液中，加入与弱电解质没有相同离子的强电解质而使弱电解质的离解度略微增大的效应，称为**盐效应**（salt effect）。盐效应的产生，是由于强电解质的加入，使溶液中离子间的相互牵制作用增强，离子结合成分子的机会减少，降低了分子化的程度，因而达到平衡时，弱电解质的离解度比未加入强电解质时略微大些。例如，在 $0.1 mol \cdot L^{-1}$ HAc 溶液中加入 NaCl 晶体，使 NaCl 的浓度为 $0.1 mol \cdot L^{-1}$ 时，$[H^+]$ 不是 $1.32 \times 10^{-3} mol \cdot L^{-1}$，而是 $1.70 \times 10^{-3} mol \cdot L^{-1}$，离解度不是 1.32% 而是 1.70%。

应该指出，在发生同离子效应的同时，必然伴随着盐效应的发生。这两个效应对弱电解质离解度影响不同。盐效应可以使弱电解质的离解度增大一些，而同离子效应可以使弱电解质的离解度大大降低。这说明同离子效应和盐效应对溶液酸碱性的影响是不能相提并论的。因此，对稀溶液来说，如不考虑盐效应，是不会引起很大误差的。

2. 多元酸碱在溶液中的离解

多元酸碱在溶液中的离解是分步进行的，叫做分步离解。表 2-2 列出了一些常见多元酸的分步离解常数。表中 pK_a 为 K_a 的负常用对数值。

表 2-2　一些常见的多元酸的分步离解常数（25℃）

名　称	分子式	K_{a1}	pK_{a1}	K_{a2}	pK_{a2}	K_{a3}	pK_{a3}
草酸	$H_2C_2O_4$	5.4×10^{-2}	1.27	5.4×10^{-5}	4.27		
亚硫酸	H_2SO_3	1.54×10^{-2}	1.81	1.02×10^{-7}	6.91		
磷酸	H_3PO_4	7.52×10^{-3}	2.12	6.23×10^{-8}	7.21	2.2×10^{-13}	12.67
丙二酸	$CH_2(COOH)_2$	1.38×10^{-3}	2.86	2×10^{-6}	5.70		
邻苯二甲酸	$C_6H_4(COOH)_2$	1.12×10^{-4}	2.95	3.9×10^{-6}	5.41		
酒石酸	$(CHOHCOOH)_2$	9.1×10^{-1}	3.04	4.3×10^{-5}	4.37		
碳酸	H_2CO_3	4.30×10^{-7}	6.37	5.61×10^{-11}	10.25		
氢硫酸	H_2S	9.1×10^{-8}	7.04	1.1×10^{-12}	11.96		

（左侧竖排：酸性强度增加）

例如，草酸（$H_2C_2O_4$）的离解分两步进行：

一级离解　　　　　　　　$H_2C_2O_4 \rightleftharpoons H^+ + HC_2O_4^-$

$$K_{a1} = \frac{[H^+][HC_2O_4^-]}{[H_2C_2O_4]} = 5.4 \times 10^{-2}$$

二级离解　　　　　　　　$HC_2O_4^- \rightleftharpoons H^+ + C_2O_4^{2-}$

$$K_{a2} = \frac{[H^+][C_2O_4^{2-}]}{[HC_2O_4^-]} = 5.4 \times 10^{-5}$$

二级离解总比一级离解困难，因为 H^+ 要克服带有两个负电荷的 $C_2O_4^{2-}$ 对它的吸引。从 K_{a1} 和 K_{a2} 的数值可以反映出这一点。草酸溶液中的 $HC_2O_4^-$ 浓度要比 $C_2O_4^{2-}$ 浓度大得多。

磷酸的离解要分三步，有 K_{a1}、K_{a2}、K_{a3} 三个离解常数，且 $K_{a1} \gg K_{a2} \gg K_{a3}$。这说明多元酸分级离解是依次变难。

根据多元弱酸的浓度和各级离解常数，可以算出溶液中各种离子的浓度。

例2-2

计算 $0.1 \text{mol} \cdot L^{-1}$ H_2S 溶液中的 H^+ 和 S^{2-} 的浓度。

解： 由于 H_2S 的 $K_{a1} \gg K_{a2}$，所以 H_2S 溶液中的 H^+ 主要来自第一步离解，而第一步离解所产生的 H^+，又抑制第二步离解。这样计算 H_2S 溶液中 H^+ 的总浓度时，可以忽略第二步离解的 H^+，近似地等于第一步离解平衡时 H^+ 浓度。

设第一步离解平衡时 $[H^+] = x$，则 $[H^+] \approx [HS^-]$，平衡时则有下列关系：

$$H_2S \Longrightarrow H^+ + HS^-$$
$$0.1 - x \qquad x \qquad x$$

由表2-2知 H_2S 的 K_{a1} 为 9.1×10^{-8}，则

$$\frac{[H^+][HS^-]}{[H_2S]} = \frac{x^2}{0.1 - x} = 9.1 \times 10^{-8}$$

因 K_{a1} 很小，x 必然很小，所以 $0.1 - x \approx 0.1$，则

$$\frac{x^2}{0.1} = 9.1 \times 10^{-8}$$

$$x = [H^+] = \sqrt{9.1 \times 10^{-9}} = 9.54 \times 10^{-5} \ (\text{mol} \cdot L^{-1})$$

溶液中的 S^{2-} 是第二步离解的产物，因此，计算溶液中的 S^{2-} 浓度时，应根据第二步离解平衡进行计算。设第二步离解平衡时，$[S^{2-}] = y$，平衡时有下列关系：

$$HS^- \Longrightarrow H^+ + S^{2-}$$
$$9.54 \times 10^{-5} - y \quad 9.54 \times 10^{-5} + y \quad y$$

由表2-2知 H_2S 的 K_{a2} 为 1.1×10^{-12}，则

$$\frac{[H^+][S^{2-}]}{[HS^-]} = \frac{(9.54 \times 10^{-5} + y)y}{9.54 \times 10^{-5} - y} = 1.1 \times 10^{-12}$$

因为 K_{a2} 极小，y 必然极小，所以 $(9.54 \times 10^{-5} + y)$ 与 $(9.54 \times 10^{-5} - y)$ 都 $\approx 9.54 \times 10^{-5}$，则

$$\frac{(9.54 \times 10^{-5})y}{9.54 \times 10^{-5}} = 1.1 \times 10^{-12}$$

$$y = [S^{2-}] = 1.1 \times 10^{-12} (\text{mol} \cdot L^{-1})$$

所以，$[S^{2-}] \approx K_{a2}$。

二、强电解质在溶液中的离解

1. 离子互吸学说

稀释定律适用于弱电解质溶液，而不适用于强电解质溶液。为了阐明强电解质在溶液中

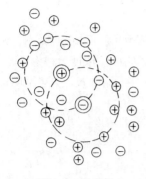

图 2-1　离子氛

的实际情况，**德拜**（Debye）和**休克尔**（Hückel）提出了离子互吸学说，又叫完全电离学说。这种学说认为，强电解质在水溶液中完全离解成离子，离子在水溶液中并不完全自由。带异电荷的离子相互吸引，距离近的吸引力大；带同号电荷的离子相互排斥，距离近的排斥力大。因此，离阳离子越近的地方，阳离子越少，阴离子越多；离阴离子越近的地方，阴离子越少，阳离子越多。总的结果是，任何一个离子都好像被一层球型对称的异号电荷离子所包围着。这层异号电荷离子所构成的球体，叫做离子氛。如图 2-1 所示，位于球体中心的离子称为中心离子，在中心阳离子周围有阴离子氛，在中心阴离子周围有阳离子氛。

在溶液中的离子受到带有相反电荷离子氛的影响，而不能完全自由活动，使强电解质溶液中的离子不能百分之百地发挥应有的效能。因此，实测的离解度总是小于 100%，这不是强电解质的真实离解度，它反映了溶液中离子间相互影响的程度，我们把这种离解度称为"表观离解度"。而强电解质的真实离解度是 100%。

后来发现在强电解质溶液中，不但有离子氛存在，而且相反电荷的离子还可以缔合成离子对作为一个独立单位而运动。有的离子对没有导电能力。离子对在遇到强力碰撞时，可以分开，随后又可以重新形成新的离子对。离子对的存在也使自由离子的浓度下降，导致溶液的导电能力下降。

离子氛和离子对的形成显然与溶液的浓度和离子电荷有关。溶液愈浓，离子所带的电荷愈多，上述效应愈显著。

如取不同浓度的 KCl 溶液，测定它的离解度（α）值，根据稀释定律求得相应的离解常数值如表 2-3。

表 2-3　18℃，不同浓度 KCl 溶液的离解度和离解常数

浓度/mol·L^{-1}	离解度/%	离解常数	浓度/mol·L^{-1}	离解度/%	离解常数
0.01	94.2	0.152	1.0	75.6	2.34
0.1	86.2	0.536	2.0	71.2	3.52

由表 2-3 可以看出，强电解质的离解常数 K 随溶液浓度的不同变化很大，这说明强电解质不存在离解常数。也就是说强电解质在溶液中是完全离解的，不存在离解平衡，因而就不存在离解度和离解常数。稀释定律是以弱电解质的可逆过程为基础推导得出的，所以它不适用于强电解质溶液，不能客观地阐明强电解质在溶液中的实际情况。

2. 离子活度和活度系数

由于强电解质溶液中存在离子氛和离子对，每个离子不能完全自由地发挥它在导电等方面的作用，**路易斯**（Lewis）就提出了**活度**（activity）的概念。离子活度是溶液中离子的有效浓度。它等于离子浓度和活度系数的乘积。但活度是无量纲的。设离子的浓度为 c，活度系数为 f，则离子的活度（a）为：

$$a = fc \tag{2-5}$$

或

$$f = \frac{a}{c}$$

活度系数 f 反映了离子间存在着相互影响这一因素。由于离子的活度一般都比浓度小，所

以 f 一般都小于1。活度系数大，表示离子牵制作用弱，离子活动的自由程度大。溶液愈稀，活度系数愈接近于1。当溶液无限稀释时，活度系数等于1，这时离子的运动完全自由，离子活度就等于离子浓度。

因为电解质溶液中必定同时存在阳离子和阴离子，实验无法单独测出阳离子的活度系数或阴离子的活度系数。但实验可以测出一个电解质的阳、阴离子的平均活度系数（$f_\pm$）。强电解质溶液的活度一般指溶液的平均活度（$a_\pm$）。

$$a_\pm = f_\pm \times c$$

表 2-4 列举了25℃时一些强电解质在不同浓度下的离子平均活度系数。

表 2-4   一些强电解质在不同浓度下的离子平均活度系数（25℃）

电 解 质	$c/\mathrm{mol \cdot L^{-1}}$						
	0.001	0.005	0.01	0.05	0.1	0.5	1.0
HCl	0.966	0.928	0.904	0.803	0.796	0.758	0.809
KOH	0.96	0.92	0.90	0.82	0.80	0.73	0.76
KCl	0.965	0.927	0.901	0.815	0.769	0.651	0.606
H_2SO_4	0.630	0.639	0.544	0.340	0.265	0.154	0.130
$Ca(NO_3)_2$	0.88	0.77	0.71	0.54	0.48	0.38	0.35
$CuSO_4$	0.74	0.53	0.41	0.21	0.16	0.068	0.047

3. 离子强度

溶液中离子的活度系数不仅与它的浓度有关，并且还与溶液中其他各种离子的总浓度和离子的电荷数有关，但与离子的种类无关。因此，溶液中离子的浓度和离子的电荷数就成为影响离子活度系数的主要因素。为了阐明离子浓度和离子电荷数对离子活度的影响，引入了离子强度的概念。离子强度表示溶液中离子所产生的电场强度。它是溶液中各种离子的浓度乘上离子电荷数的平方总和的 1/2。

$$I = \frac{1}{2}\sum c_i Z_i^2 \tag{2-6}$$

式中，I 代表溶液的离子强度；c 是离子的浓度；Z 是离子的电荷数。

例2-3

求 $0.01\mathrm{mol \cdot L^{-1}}$ NaCl 溶液的离子强度。

解： $I = \dfrac{1}{2} \times (0.01 \times 1^2 + 0.01 \times 1^2) = 0.01$

例2-4

溶液中含有 $0.05\mathrm{mol \cdot L^{-1}}$ NaCl 和 $0.01\mathrm{mol \cdot L^{-1}}$ KCl，求该溶液的离子强度。

解： $I = \dfrac{1}{2} \times (0.05 \times 1^2 + 0.05 \times 1^2 + 0.01 \times 1^2 + 0.01 \times 1^2) = 0.06$

离子活度系数随溶液中离子强度的改变而显著改变，表 2-5 列出离子强度和平均活度系数的关系。溶液中离子强度越大，离子间的相互影响越强，离子活动受到的限制就越大。只有当溶液接近于无限稀释时，离子强度趋近于零，离子才能完全自由活动，这时离子的活度系数就接近于1，即离子活度就接近于离子的真实浓度。

表 2-5 不同离子强度时离子的活度系数（25℃）

电荷数 离子强度	1	2	3	4	电荷数 离子强度	1	2	3	4
1×10^{-4}	0.99	0.95	0.90	0.83	2×10^{-2}	0.87	0.57	0.28	0.12
2×10^{-4}	0.98	0.94	0.87	0.77	5×10^{-2}	0.81	0.44	0.15	0.04
5×10^{-4}	0.97	0.90	0.80	0.67	0.1	0.78	0.33	0.08	0.01
1×10^{-3}	0.96	0.86	0.73	0.56	0.2	0.70	0.24	0.04	0.003
2×10^{-3}	0.95	0.81	0.64	0.45	0.3	0.66	—	—	—
5×10^{-3}	0.92	0.72	0.51	0.30	0.5	0.62	—	—	—
1×10^{-2}	0.89	0.63	0.39	0.19					

采用离子强度的目的，是因为离子的活度系数的测定方法一般比较复杂，不容易测定。但是，离子活度系数与离子强度间却存在着一定的联系，并且离子强度很容易由离子的浓度与其所带的电荷而求得。在测定离解常数等精密工作中，要求对离子的有效浓度作准确计算，这就需要由离子强度将浓度换算成活度。但在一般有关稀溶液的计算中，可直接使用浓度，并不需要将浓度换算成活度。

第二节 酸碱质子理论

一、酸碱概念

酸碱离子理论是**阿累尼乌斯**（Arrhenius）根据他的电离学说提出来的。他认为在水中能电离出氢离子并且不产生其他阳离子的物质叫酸。在水中能电离出氢氧根离子并且不产生其他阴离子的物质叫碱。酸碱中和反应的实质是氢离子和氢氧根离子结合成水。这个理论取得了很大成功，但它的局限性也早就暴露出来了。例如，气态氨与氯化氢反应迅速生成氯化铵，这个酸碱中和反应并无水的生成；又如氨的水溶液显碱性，曾错误地认为 NH_3 和 H_2O 形成弱电解质 NH_4OH 分子，然后离解出 OH^- 等。由于阿累尼乌斯的酸碱离子理论不能解释一些非水溶液中进行的酸碱反应等问题，1923 年**布朗斯特**（Brønsted）提出了酸碱质子理论，把酸碱概念加以推广。酸碱质子理论认为凡是能给出质子的物质都是酸，凡能与质子结合的物质都是碱。即酸是质子的给予体，碱是质子的接受体。这样，一个酸给出质子后余下的部分自然就是碱，因为它本身就是与质子结合的。它们的关系如下：

$$\text{酸}(HB) \Longrightarrow \text{碱}(B) + \text{质子}(H^+)$$

这种关系叫做酸碱的共轭关系，式中略去了 HB 和 B 可能出现的电荷。右边的碱是左边酸的共轭碱，左边的酸是右边碱的共轭酸，两者组成一个共轭酸碱对，它们只相差一个质子。

例如，
$$\text{酸}(HB) \Longrightarrow \text{碱}(B) + \text{质子}(H^+)$$
$$HCl \Longrightarrow Cl^- + H^+$$
$$HAc \Longrightarrow Ac^- + H^+$$
$$NH_4^+ \Longrightarrow NH_3 + H^+$$
$$H_2PO_4^- \Longrightarrow HPO_4^{2-} + H^+$$
$$HPO_4^{2-} \Longrightarrow PO_4^{3-} + H^+$$
$$HCO_3^- \Longrightarrow CO_3^{2-} + H^+$$
$$H_2O \Longrightarrow OH^- + H^+$$

$$[Al(H_2O)_6]^{3+} \rightleftharpoons [Al(H_2O)_5OH]^{2+} + H^+$$

从以上例子可以看出，酸和碱可以是分子，也可以是阳离子或阴离子。还可以看出，像 HPO_4^{2-} 这样的物质，既表现为酸，也表现为碱，所以它是两性物质。同理，H_2O，HCO_3^- 等也是两性物质。

二、共轭酸碱的强弱

共轭酸碱对的离解常数 K_a 和 K_b 之间有确定的关系。以 HAc 为例推导如下：

$$HAc \rightleftharpoons H^+ + Ac^-$$

$$K_a = \frac{[H^+][Ac^-]}{[HAc]}$$

由于溶剂水的浓度是常数，所以它不出现在平衡常数式中。

$$Ac^- + H_2O \rightleftharpoons HAc + OH^-$$

$$K_b = \frac{[HAc][OH^-]}{[Ac^-]}$$

$$K_a \cdot K_b = \frac{[H^+][Ac^-]}{[HAc]} \cdot \frac{[HAc][OH^-]}{[Ac^-]} = [H^+][OH^-]$$

用 K_w 表示 $[H^+][OH^-]$，K_w 称为水的离子积（详见本章第三节），所以

$$K_a \cdot K_b = K_w \tag{2-7}$$

25℃时 K_w 值为 1.00×10^{-11}。这个关系式说明，只要知道了酸的离解常数 K_a，就可以计算出它的共轭碱的 K_b，反之亦然。K_a 和 K_b 是成反比的，而 K_a 和 K_b 正是反映酸和碱的强度，所以在共轭酸碱对中，酸的强度愈大，其共轭碱的强度愈小；碱的强度愈大，其共轭酸的强度愈小。表 2-6 列出一些共轭酸碱对的强度次序。

表 2-6　共轭酸碱对的强度次序

共轭酸（HB）	K_a（在水中）	pK_a（在水中）	共轭碱（B）
H_3O^+			H_2O
$H_2C_2O_4$	5.4×10^{-2}	1.27	$HC_2O_4^-$
H_2SO_3	1.54×10^{-2}	1.81	HSO_3^-
HSO_4^-	1.20×10^{-2}	1.92	SO_4^{2-}
H_3PO_4	7.51×10^{-3}	2.12	$H_2PO_4^-$
HNO_2	4.6×10^{-4}	3.37	NO_2^-
HF	3.53×10^{-4}	3.45	F^-
$HCOOH$	1.77×10^{-4}	3.75	$HCOO^-$
$HC_2O_4^-$	5.4×10^{-5}	4.27	$C_2O_4^{2-}$
CH_3COOH	1.76×10^{-5}	4.75	CH_3COO^-
H_2CO_3	4.30×10^{-7}	6.37	HCO_3^-
HSO_3^-	1.02×10^{-7}	6.91	SO_3^{2-}
H_2S	9.1×10^{-8}	7.04	HS^-
$H_2PO_4^-$	6.23×10^{-8}	7.21	HPO_4^{2-}
NH_4^+	5.68×10^{-10}	9.25	NH_3
HCN	4.93×10^{-10}	9.31	CN^-
HCO_3^-	5.61×10^{-11}	10.25	CO_3^{2-}
H_2O_2	2.4×10^{-12}	11.62	HO_2^-
HS^-	1.1×10^{-12}	11.96	S^{2-}
HPO_4^{2-}	2.2×10^{-13}	12.67	PO_4^{3-}
H_2O			OH^-

（左侧：酸性增强↑　右侧：碱性增强↓）

根据酸碱质子理论，酸碱在溶液中所表现出来的强度，不仅与酸碱的本性有关，也与溶剂的本性有关。我们所能测定的是酸碱在一定溶剂中表现出来的相对强度。同一种酸或碱，如果溶于不同的溶剂，它们所表现的相对强度就不同。例如 HAc 在水中表现为弱酸，但在液氨中表现为强酸，这是因为液氨夺取质子的能力（即碱性）比水要强得多。这种现象进一步说明了酸碱强度的相对性。

三、酸碱反应

酸碱质子理论中的酸碱反应就是酸碱之间的质子传递。例如：

$$\overset{\overset{\text{H}^+}{\frown}}{\underset{\underset{\text{酸}_1\quad\text{碱}_2\quad\text{酸}_2\quad\text{碱}_1}{}}{\text{HCl}+\text{NH}_3 \Longrightarrow \text{NH}_4^+ +\text{Cl}^-}}$$

这个反应无论在水溶液中、苯或气相中，它的实质都是一样的。HCl 是酸，放出质子给 NH_3，然后转变成共轭碱 Cl^-；NH_3 是碱，接受质子后转变成共轭酸 NH_4^+。强碱夺取了强酸放出的质子，转化为较弱的共轭酸和共轭碱。

酸碱质子理论不仅扩大了酸碱的范围。还可以把酸碱离解作用、中和反应、水解反应等，都看作是质子传递的酸碱反应。由此可见，酸碱质子理论更好地解释了酸碱反应，摆脱了酸碱必须在水中才能发生反应的局限性，解释了一些非水溶剂或气体间的酸碱反应，并把水溶液中进行的某些离子反应系统地归纳为质子传递的酸碱反应，加深了人们对酸碱和酸碱反应的认识。但是酸碱质子理论不能解释那些不交换质子而又具有酸碱性的物质，因此它还存在着一定的局限性。

路易斯提出的酸碱电子理论是目前概括最广的酸碱理论。该理论认为，凡是能给出电子对的物质叫做碱；凡是能接受电子对的物质叫做酸。即酸是电子对的接受体，碱是电子对的给予体。因此，碱中给出电子的原子至少有一对孤对电子（未成键的电子对），而酸中接受电子的原子至少有一个空轨道（外层未填充电子的轨道），以便接受碱给予的电子对，这种由路易斯定义的酸和碱叫做路易斯酸和路易斯碱。例如，三氟化硼（BF_3）是路易斯酸，因为 BF_3 中的 B 原子有一个空轨道是电子的接受体。NH_3 中 N 原子有一对孤对电子，是电子对的给予体，为路易斯碱。但是，由于酸碱电子理论概括的酸碱范围太宽，使其实用价值受到一定的限制。

第三节　溶液的 pH 值计算

一、水的离子积

水是一种既能接受质子，又能释放出质子的两性物质。纯水的离解，实际上是质子的转移过程，这种将质子从一个分子转移给同类物质的另一个分子的反应，叫做**质子自递反应**（proton self-transfer reaction）。

$$\underset{\underset{\text{H}^+}{\rule{1.5cm}{0.4pt}}}{\text{H}_2\text{O}+\text{H}_2\text{O} \Longrightarrow \text{H}_3\text{O}^+ +\text{OH}^-}$$

水的质子自递反应是可逆的，当达到平衡时，有

$$\frac{[H_3O^+][OH^-]}{[H_2O]^2}=K \tag{2-8}$$

因为水是非常弱的电解质，所以可把上式中的 $[H_2O]$ 看成是一个常数，将它与 K 合并

$$[H_3O^+][OH^-]=K[H_2O]^2=K_w$$

为了简便起见，用 H^+ 代表水合氢离子 H_3O^+，则有

$$[H^+][OH^-]=K_w \tag{2-9}$$

K_w 称为水的**质子自递平衡常数**（proton self-transfer constant），又称**水的离子积**（ion product of water），其值与温度有关，25℃时为 1.00×10^{-14}。

代入式(2-9) 得：

$$[H^+][OH^-]=1.00\times10^{-14}=K_w$$

水的离子积不仅适用于纯水，也适用于一切稀的水溶液。因为水溶液中 $[H^+]$ 与 $[OH^-]$ 之乘积是一常数，如果已知水溶液中 $[H^+]$，就可以根据式(2-9) 算出 $[OH^-]$；反之亦然。

在任何稀水溶液中都同时存在着 H^+ 和 OH^-，只是它们的相对浓度有所不同。即

在中性溶液中，$[H^+]=1.00\times10^{-7}mol\cdot L^{-1}=[OH^-]$

在酸性溶液中，$[H^+]>1.00\times10^{-7}mol\cdot L^{-1}>[OH^-]$

在碱性溶液中，$[H^+]<1.00\times10^{-7}mol\cdot L^{-1}<[OH^-]$

溶液的酸碱性习惯上多用 $[H^+]$ 来表示，因此可以根据溶液的 $[H^+]$ 是大于、小于还是等于 $1.00\times10^{-7}mol\cdot L^{-1}$ 来判断溶液的酸碱性。

由于在科研活动和生产实际中通常会涉及一些 $[H^+]$ 很小的溶液，对其书写及进行计算均感不便。所以人们常用 pH 值即 $[H^+]$ 的负对数来表示溶液的酸碱性。

$$pH=-lg[H^+] \tag{2-10}$$

溶液的酸碱性也可以用 pOH 来表示，pOH 是 $[OH^-]$ 的负对数。

$$pOH=-lg[OH^-] \tag{2-11}$$

在常温下，水溶液中 $[H^+][OH^-]=1.00\times10^{-14}$，故有

$$pH+pOH=14.00 \tag{2-12}$$

用 pH 值表示溶液酸碱性时，其应用范围通常在 0～14。当溶液中的 $[H^+]$ 或 $[OH^-]$ 大于 $1mol\cdot L^{-1}$ 时，直接用 $[H^+]$ 或 $[OH^-]$ 表示溶液酸碱性较用 pH 值表示更为简便。

溶液的酸碱性对医学极为重要。肌体内的各种体液都要求维持一定的 pH 值，否则将严重地影响各组织的正常活动。健康人血液的 pH 值经常保持在 7.36～7.44 之间，改变 0.1 将会发生**酸中毒**（acidosis）或**碱中毒**（alkalosis）。肌体内的化学变化，只有在一定的 pH 值范围内才能正常进行。人体中作催化剂的酶，只有在一定的 pH 值下，才具有显著的活性。人体中常见体液的 pH 值见表 2-7。

表 2-7　人体中常见体液的 pH 值

体　液	pH 值	体　液	pH 值
血浆	7.36～7.44	大肠液	8.3～8.4
成人胃液	0.9～1.5	乳汁	6.6～6.9
唾液	6.35～6.85	泪液	7.4
胰液	7.5～8.0	尿液	4.8～7.5
小肠液	7.6 左右	脑脊液	7.35～7.45

二、溶液的 pH 值计算

由于酸碱平衡常数表达了各物种平衡浓度之间的关系，所以欲精确求出溶液的 pH 值，就必须通过溶液中溶质和溶剂的物质均衡、电荷均衡和质子均衡来进行计算。但是以该法求解，数学处理十分麻烦，更主要的是在实际工作中没有必要。通常根据计算 $[H^+]$ 的允许误差，视弱酸离解常数 K_a 与溶液浓度 c 的大小，采用近似方法计算溶液的 pH 值。

1. 一元弱酸弱碱溶液

求算一元弱酸溶液中 $[H^+]$ 的公式

$$[H^+] = \sqrt{K_a c} \tag{2-13}$$

一般来说，当 $K_a c \geqslant 20 K_w$，且 $c/K_a \geqslant 500$ 时，即可采用上式计算，误差不大于 5%。

对一元弱碱溶液，$K_b c \geqslant 20 K_w$，且 $c/K_b \geqslant 500$ 时，同理：

$$[OH^-] = \sqrt{K_b c} \tag{2-14}$$

例2-5

计算 $0.100 mol \cdot L^{-1}$ HAc 溶液的 pH 值。

解： 由表 2-6 已知 $K_a = 1.76 \times 10^{-5}$，$c = 0.100 mol \cdot L^{-1}$，且 $K_w = 1.00 \times 10^{-14}$

因 $cK_a = 0.100 \times 1.76 \times 10^{-5} > 20 K_w$，$c/K_a = 0.100/(1.76 \times 10^{-5}) > 500$

$$[H^+] = \sqrt{K_a c} = \sqrt{1.76 \times 10^{-5} \times 0.100} = 1.33 \times 10^{-3} \ (mol \cdot L^{-1})$$

$$pH = 2.876$$

必须注意仅当弱酸（或弱碱）的 c/K_a（或 c/K_b）$\geqslant 500$ 或 $\alpha < 5\%$ 时，才能使用上式进行计算，否则将造成较大的误差。

例2-6

计算 $0.0100 mol \cdot L^{-1}$ NH$_4$Cl 溶液的 pH 值。

解： 因 $NH_3 - NH_4^+$ 为共轭酸碱对，已知 $K_{b(NH_3)} = 1.76 \times 10^{-5}$，$K_a = K_w/K_b = 5.68 \times 10^{-10}$，则

$$K_a c \geqslant 20 K_w, \quad c/K_a = 0.0100/(5.68 \times 10^{-10}) > 500$$

$$[H^+] = \sqrt{K_a c} = \sqrt{5.68 \times 10^{-10} \times 0.0100} = 2.38 \times 10^{-6} \ (mol \cdot L^{-1})$$

$$pH = 5.623$$

例2-7

计算 $0.100 mol \cdot L^{-1}$ NaAc 溶液的 pH 值。

解： 已知 $K_{a(HAc)} = 1.76 \times 10^{-5}$，$K_{b(Ac^-)} = K_w/K_{a(HAc)} = 1.00 \times 10^{-14}/(1.76 \times 10^{-5}) = 5.68 \times 10^{-10}$。

由于 $\quad K_b c \geqslant 20 K_w, \quad c/K_b = 0.100/(5.68 \times 10^{-10}) > 500$

则 $\quad [OH^-] = \sqrt{K_b c} = \sqrt{5.68 \times 10^{-10} \times 0.100} = 7.54 \times 10^{-6} \ (mol \cdot L^{-1})$

$\quad [H^+] = K_w/[OH^-] = 1.00 \times 10^{-14}/(7.54 \times 10^{-6}) \ (mol \cdot L^{-1})$

即 $\quad pH = 8.88$

2. 两性物质溶液

两性物质有 HCO_3^-、$H_2PO_4^-$、NH_4Ac 和氨基酸（以 $NH_3^+—CHR—COO^-$ 为代表）等，它们在溶液中既能给出质子，又能接受质子，其 $[H^+]$ 的计算公式为

$$[H^+]=\sqrt{K_{a1}K_{a2}} \quad 或 \quad pH=\frac{1}{2}(pK_{a1}+pK_{a2}) \tag{2-15}$$

如 HCO_3^- 中 K_{a1} 和 K_{a2} 分别是 H_2CO_3 的一级和二级离解常数。对于其他的两性阴离子水溶液的酸度，也可以类推得到近似计算公式。

对于 HPO_4^{2-} 溶液　　$[H^+]=\sqrt{K_{a2}K_{a3}}$ 　或　 $pH=\frac{1}{2}(pK_{a2}+pK_{a3})$

从这些近似计算公式可以看到，这些两性阴离子溶液的 pH 值与浓度无关。

> **例2-8**
>
> 计算 $0.10mol \cdot L^{-1}$ NaH_2PO_4 溶液的 pH 值。
>
> **解：** 已知 H_3PO_4 的 $pK_{a1}=2.16$，$pK_{a2}=7.21$，$pK_{a3}=12.32$。
>
> 按近似公式(2-15) 计算
>
> $$[H^+]=\sqrt{K_{a1}K_{a2}} \quad 或 \quad pH=\frac{1}{2}(pK_{a1}+pK_{a2})=\frac{1}{2}(2.16+7.21)=4.68$$

第四节　沉淀-溶解平衡

一、溶度积

电解质的溶解度在每 100g 水中为 0.1g 以下的，称为微溶电解质。在一定温度下，当水中的微溶电解质 MA 溶解并达到饱和状态后，固体和溶解于溶液中的离子之间就达到两相之间的溶解平衡：

$$MA(s)\Longrightarrow M^+ + A^-$$

s 表示固体，根据化学平衡原理：

$$K=\frac{[M^+][A^-]}{[MA(s)]}$$

$[MA(s)]$ 是常数，可以并入常数项中，得到

$$[M^+][A^-]=K[MA(s)]=K_{sp} \tag{2-16}$$

式(2-16) 表明：在微溶电解质的饱和溶液中，温度一定时，各离子浓度幂之乘积为一常数，称为溶度积常数，简称溶度积。用符号 K_{sp} 表示。

对于 M_mA_n 型电解质来说，溶度积的公式是

$$[M]^m[A]^n=K_{sp} \tag{2-17}$$

须注意，式(2-17) 中省略了离子的电荷。

表 2-8 列出了一部分微溶电解质的溶度积。溶度积的大小取决于微溶电解质的本性，它随温度的升高而稍增大。溶度积和溶解度都可以表示物质的溶解能力，所以它们之间可以互相换算。知道溶解度可以求出溶度积，也可以由溶度积求溶解度。不过由于影响微溶电解质溶解度的因素很多，如同离子效应、盐效应等，所以换算往往是比较复杂的。我们只介绍不

考虑这些因素时的简单换算方法。

表 2-8　一些微溶电解质的溶度积（18~25℃）

微溶电解质	K_{sp}	微溶电解质	K_{sp}	微溶电解质	K_{sp}
AgBr	5.0×10^{-13}	$BaSO_4$	1.1×10^{-10}	CuS	6.3×10^{-36}
AgCl	1.8×10^{-10}	$CaCO_3$	2.8×10^{-9}	$Fe(OH)_2$	8.0×10^{-16}
Ag_2CrO_4	1.1×10^{-12}	CaF_2	2.7×10^{-11}	$Fe(OH)_3$	4×10^{-38}
AgI	8.3×10^{-17}	CaC_2O_4	4×10^{-9}	HgS(红色)	4×10^{-53}
Ag_2S	6.3×10^{-50}	$Ca_3(PO_4)_2$	2.0×10^{-29}	PbS	8.0×10^{-28}
$Al(OH)_3$	1.3×10^{-33}	$Mg(OH)_2$	1.8×10^{-11}		
$BaCO_3$	5.1×10^{-9}	$Cu(OH)_2$	2.2×10^{-20}		

下面举例说明溶解度和溶度积之间的换算。

 例2-9

25℃时，AgCl 的溶解度是 $0.00192g \cdot L^{-1}$，求它的溶度积。

解： AgCl 的相对分子质量为 143.3，AgCl 饱和溶液的量浓度为：

$$0.00192/143.3 = 1.34 \times 10^{-5} \ (mol \cdot L^{-1})$$

根据 AgCl 在溶液中的离解：

$$AgCl \Longrightarrow Ag^+ + Cl^-$$

溶液中有

$$[Ag^+] = [Cl^-] = 1.34 \times 10^{-5} \ (mol \cdot L^{-1})$$

所以 AgCl 的 $K_{sp} = [Ag^+][Cl^-] = (1.34 \times 10^{-5})^2 = 1.80 \times 10^{-10}$

例2-10

25℃时，Ag_2CrO_4 的溶解度是 $6.50 \times 10^{-5} mol \cdot L^{-1}$，求它的溶度积。

解： 根据 Ag_2CrO_4 在溶液中的离解：

$$Ag_2CrO_4 \Longrightarrow 2Ag^+ + CrO_4^{2-}$$

溶液中应有

$$[CrO_4^{2-}] = 6.50 \times 10^{-5} \ (mol \cdot L^{-1})$$

$$[Ag^+] = 2 \times 6.50 \times 10^{-5} = 1.30 \times 10^{-4} \ (mol \cdot L^{-1})$$

所以 Ag_2CrO_4 的 $K_{sp} = [Ag^+]^2[CrO_4^{2-}] = (1.30 \times 10^{-4})^2 \times 6.50 \times 10^{-5} = 1.1 \times 10^{-12}$

例2-11

18℃时，$Mg(OH)_2$ 的 $K_{sp} = 1.8 \times 10^{-11}$，求它的溶解度。

解： 设 $Mg(OH)_2$ 的溶解度为 $x mol \cdot L^{-1}$，根据 $Mg(OH)_2$ 在溶液中的离解：

$$Mg(OH)_2 \Longrightarrow Mg^{2+} + 2OH^-$$

溶液中应有

$$[Mg^{2+}] = x mol \cdot L^{-1} \qquad [OH^-] = 2x mol \cdot L^{-1}$$

$$K_{sp} = [Mg^{2+}][OH^-]^2 = x(2x)^2 = 1.8 \times 10^{-11}$$

$$x = 1.65 \times 10^{-4} \ (mol \cdot L^{-1})$$

应该指出：溶度积的大小与溶解度有关，它反映了物质的溶解能力。对同类型的微溶电解质，如 $AgCl$，$AgBr$，AgI，$BaSO_4$，$PbSO_4$，$CaCO_3$，CaC_2O_4 等，在相同温度下，K_{sp} 越大，溶解度就越大；K_{sp} 越小，溶解度就越小。对不同类型的微溶电解质，不能认为溶度积小的，溶解度都一定小。如 Ag_2CrO_4 的溶度积（$K_{sp}=1.1\times10^{-12}$）比 $CaCO_3$ 的溶度积（$K_{sp}=2.8\times10^{-9}$）小，但 Ag_2CrO_4 的溶解度（6.50×10^{-5} mol·L^{-1}）却比 $CaCO_3$ 的溶解度（5.29×10^{-5} mol·L^{-1}）大。因此，从 K_{sp} 大小比较溶解度大小时，只有在同类型的电解质之间才能直接比较，否则要通过计算。

二、溶度积规则

在一定条件下，根据溶度积常数可以判断微溶电解质沉淀能否生成和溶解。在某微溶电解质溶液中，各有关离子浓度幂之乘积称为离子积。对于 M_mA_n 微溶电解质来说，溶液中 $[M]^m[A]^n$ 称为它的离子积，它可以是任意数值，不是常数，因为并未注明是饱和溶液。离子积和溶度积两者是有区别的。①当溶液中 $[M]^m[A]^n<K_{sp}$ 时，是未饱和溶液，如果体系中有固体存在，将继续溶解；②当 $[M]^m[A]^n=K_{sp}$ 时，是饱和溶液，达到动态平衡；③当 $[M]^m[A]^n>K_{sp}$ 时，将会有 M_mA_n 沉淀析出，直至成为饱和溶液。以上三点称为溶度积规则，它是微溶电解质多相离子平衡移动规律的总结。根据溶度积规则可以控制离子浓度，使沉淀生成或溶解。

根据溶度积规则，在微溶电解质溶液中，如果离子积大于溶度积常数 K_{sp}，就会有沉淀生成。因此，要使溶液析出沉淀或要使其沉淀得更完全，就必须创造条件，使其离子积大于溶度积。

例2-12

$AgCl$ 的 $K_{sp}=1.80\times10^{-10}$，将 0.001mol·L^{-1} NaCl 和 0.001mol·L^{-1} AgNO$_3$ 溶液等体积混合，是否有 AgCl 沉淀生成。

解：两溶液等体积混合后，Ag^+ 和 Cl^- 浓度都减小到原浓度的 1/2。
则在混合溶液中，$[Ag^+][Cl^-]=(0.0005)^2=2.5\times10^{-7}$
因为 $[Ag^+][Cl^-]>K_{sp}$，所以有 AgCl 沉淀生成。

例2-13

在 0.1mol·L^{-1} KCl 和 0.1mol·L^{-1} K$_2$CrO$_4$ 混合溶液中，逐滴加入 AgNO$_3$ 溶液，问 AgCl 和 Ag$_2$CrO$_4$ 两种微溶电解质，哪个最先产生沉淀？

解：设混合液中产生 AgCl 沉淀时，所需 $[Ag^+]$ 为 x mol·L^{-1}，而产生 Ag$_2$CrO$_4$ 沉淀时，所需 $[Ag^+]$ 为 y mol·L^{-1}；由表2-8已知 AgCl 的 $K_{sp}=1.80\times10^{-10}$，Ag$_2CrO_4$ 的 $K_{sp}=1.1\times10^{-12}$。

根据溶度积常数表达式，则
$$x=\frac{K_{sp}}{[Cl^-]}=\frac{1.80\times10^{-10}}{0.1}=1.80\times10^{-9}(\text{mol·L}^{-1})$$
$$y=\left(\frac{K_{sp}}{[CrO_4^{2-}]}\right)^{1/2}=\left(\frac{1.1\times10^{-12}}{0.1}\right)^{1/2}=3.3\times10^{-5}(\text{mol·L}^{-1})$$

因为 $x \ll y$，就是说产生 AgCl 沉淀时所需 Ag^+ 的浓度远小于产生 Ag_2CrO_4 沉淀时所需 Ag^+ 的浓度。所以，在混合溶液中，逐滴加入 $AgNO_3$ 溶液时，最先析出 AgCl 白色沉淀；只有溶液中 $[Ag^+]$ 达到 3.3×10^{-5} mol·L^{-1} 以上时，才能析出 Ag_2CrO_4 砖红色沉淀。

由此可见，溶液中有两种以上都能与同种离子反应产生沉淀的离子时，最先析出的是溶解度较小的化合物，这就是分步沉淀。

三、影响微溶电解质溶解度的因素

影响微溶电解质溶解度的因素较多，这里只讨论有其他电解质存在时对溶解度的影响。

1. 同离子效应

在微溶电解质溶液中，加入含有同离子的强电解质时，微溶电解质的溶解度降低的现象，称为同离子效应。例如，在 AgCl 的饱和溶液中加入 $AgNO_3$，由于 Ag^+ 浓度增大，平衡将向生成 AgCl 沉淀的方向移动，即降低了 AgCl 的溶解度。

$$\xleftarrow{\quad\text{平衡向左移动}\quad}$$

$$AgCl(s) \rightleftharpoons Ag^+ + Cl^-$$
$$AgNO_3 \rightleftharpoons Ag^+ + NO_3^-$$

例2-14

$BaSO_4$ 在水中的溶解度是 1.05×10^{-5} mol·L^{-1}，问在 0.01 mol·L^{-1} Na_2SO_4 溶液中 $BaSO_4$ 的溶解度是多少？

解： 由表 2-8 已知，$BaSO_4$ 的 $K_{sp} = 1.1 \times 10^{-10}$，$BaSO_4$ 在溶液中的离解平衡：

$$BaSO_4(s) \rightleftharpoons Ba^{2+} + SO_4^{2-}$$
$$[Ba^{2+}][SO_4^{2-}] = K_{sp} = 1.1 \times 10^{-10}$$

设在 0.01 mol·L^{-1} Na_2SO_4 溶液中 $BaSO_4$ 的溶解度为 x mol·L^{-1}，则 $[Ba^{2+}] = x$ mol·L^{-1}，$[SO_4^{2-}] = (0.01+x)$ mol·L^{-1}，因为 x 值远小于 0.01，可以忽略不计，则 $(0.01+x) \approx 0.01$，所以

$$x \times 0.01 = 1.1 \times 10^{-10}$$
$$x = 1.1 \times 10^{-8} \quad (\text{mol·}L^{-1})$$

由此可见，由于同离子 SO_4^{2-} 的存在，使 $BaSO_4$ 的溶解度减小了。

2. 盐效应

如果在微溶电解质溶液中，加入不含同离子的强电解质，则微溶电解质的溶解度会增加，这种现象称为盐效应。例如，AgCl 在 KNO_3 溶液中要比在纯水中的溶解度大。

严格地讲，溶度积应是电解质离子活度的乘积。以 AgCl 为例：

$$K_{sp} = a_{Ag^+} a_{Cl^-} = [Ag^+]f_{Ag^+}[Cl^-]f_{Cl^-}$$

由于在单纯 AgCl 的溶液中，离子强度极低，f_{Ag^+} 和 f_{Cl^-} 均接近于 1，所以

$$K_{sp} = [Ag^+][Cl^-]$$

但是，当溶液中同时存在一定量 KNO_3 时，溶液的离子强度大为增加，f_{Ag^+} 和 f_{Cl^-} 都不接近于 1，而是比 1 小。为了保持 K_{sp} 不变，$[Ag^+]$ 及 $[Cl^-]$ 都要相应增大，即 AgCl 的溶解度有所增大，这就是盐效应产生的原因。

本章要求

1. 了解电解质的概念及分类、强电解质溶液的离子互吸学说，离子强度、离子活度及活度系数等概念。

2. 熟悉弱酸弱碱离解平衡常数、水的质子自递常数（水的离子积常数）的写法、意义及影响因素。

3. 掌握一元弱酸弱碱根据离解平衡常数表达式进行的有关计算；正确理解稀释定律 $\alpha = \sqrt{K/c}$ 的意义；熟悉多元弱酸弱碱的分级离解；熟悉影响弱电解质离解平衡的因素。

4. 熟悉酸碱质子理论关于酸、碱、两性物质、中性物质、共轭酸碱对的定义，关于酸碱强弱特别是共轭酸碱强弱（$K_a K_b = K_w$）、酸碱反应实质和反应方向的论述。

5. 熟悉溶液酸碱性的表示方法；掌握一元弱酸弱碱溶液和两性物质溶液 pH 值的计算方法。

6. 熟悉微溶强电解质溶度积常数表达式的写法、意义及其与沉淀溶解度之间的关系；熟悉影响沉淀溶解度的因素；掌握并能熟练运用溶度积规则。

习 题

一、选择题

1. 一定温度时，向 HAc 溶液中加入 NaAc 固体，HAc 的 K_a _____。

A. 增大　　　　　　B. 不变　　　　　　C. 减小　　　　　　D. 先增大后减小

2. 对弱酸离解平衡常数 K_a 有影响的因素是 _____。

A. 同离子效应　　　B. 盐效应　　　　　C. 温度　　　　　　D. 溶液酸度

3. 下列阴离子的水溶液，若浓度相同，则碱性最强的是 _____。

A. CN^- [pK_a(HCN)=9.31]　　　　　　B. HS^- [pK_{a1}(H_2S)=7.05]

C. F^- [pK_a(HF)=3.20]　　　　　　　D. CH_3COO^- [pK_a(HAc)=4.75]

4. 下列关于电离平衡常数（K）的说法中错误的是 _____。

A. 电离平衡常数（K）越小，表示弱电解质的电离能力越弱

B. 电离平衡常数（K）与温度有关

C. 不同浓度的同一弱电解质，其电离平衡常数（K）相同

D. 多元弱酸各步电离平衡常数大小关系为 $K_{a1} < K_{a2} < K_{a3}$

5. 一定温度下，加水稀释弱酸，数值将减小的是 _____。

A. $[H^+]$　　　　　　B. α　　　　　　C. pH　　　　　　D. K_a

6. 在氨水中加入少量固体 NH_4Ac 后，溶液的 pH 值将 _____。

A. 增大　　　　　　B. 减小　　　　　　C. 不变　　　　　　D. 无法判断

7. 在一定温度下，下列因素中使 $0.1mol \cdot L^{-1}$ HAc 溶液 pH 值增大的因素是 _____。

A. 加 HCl 溶液　　　　　　　　　　　B. 加固体 NH_4Cl

C. 加 $0.1mol \cdot L^{-1}$ NaAc   D. 加入 $0.1mol \cdot L^{-1}$ HAc 溶液

8. 实验室中需要较高浓度的 S^{2-}，下述方法_____是不可行的。

A. 加饱和 H_2S 水溶液   B. 加 $(NH_3)_2S$ 固体

C. 调节溶液至碱性，通 H_2S 气体   D. 加 Na_2S 固体

9. 将 $0.1mol \cdot L^{-1}$ 下列溶液加水稀释一倍后，pH 值变化最小的是_____。

A. HCl   B. H_2SO_4 C. HNO_3 D. HAc

10. 根据酸碱质子理论，下列叙述中不正确的是_____。

A. 酸碱反应的实质是质子转移   B. 化合物中没有了盐的概念

C. 酸愈强，其共轭碱碱性也愈强   D. 酸失去质子后就成为其共轭碱

11. 根据酸碱质子理论，在反应 $NH_3 + H_2O \longrightarrow NH_4^+ + OH^-$ 中，属于碱的物质是_____。

A. NH_3 和 H_2O B. NH_3 和 OH^- C. NH_4^+ 和 OH^- D. H_2O 和 NH_4^+

12. 下列物质不属于共轭酸碱对的是_____。

A. HNO_2-NO_2^- B. H_3O^+-OH^- C. HS^--S^{2-} D. $CH_3NH_3^+$-CH_3NH_2

13. 在水溶液中一元弱酸 HB 的电离常数 $K_a(HB)$ 与其共轭碱 B^- 的电离常数 $K_b(B^-)$ 的关系是_____。

A. $K_a(HB) = K_b(B^-)$ B. $K_a(HB)K_b(B^-) = 1$

C. $K_a(HB)K_b(B^-) = K_w$ D. $K_a(HB)K_b(B^-) = 14$

14. 按照酸碱质子理论，HCO_3^-、NH_4Ac 都属于_____。

A. 酸   B. 碱   C. 两性物质   D. 中性物质

15. 25℃时，在 $100mL$ $0.1mol \cdot L^{-1}$ 的 HAc 溶液中加入 1g NaAc，_____不发生变化。

A. 溶液的 pH 值   B. 水的离子积   C. 溶液的渗透压   D. HAc 的电离度

16. 下列叙述错误的是_____。

A. 溶液中 H^+ 浓度愈大，pH 愈低

B. 25℃时，任何稀水溶液中都有 $[H^+][OH^-] = 10^{-14}$

C. 温度升高时，K_w 值变大

D. 在浓 HCl 溶液中，没有 OH^- 存在

17. 在某温度时，纯水的 pH 值为 6.5，则其 pOH 值应为_____。

A. 7.5   B. 6.5   C. 7.0   D. 6.0

18. 一般成年人胃液的 pH 是 1.4，婴儿胃液 pH 是 5.0。成年人胃液中 $[H^+]$ 与婴儿胃液中 $[H^+]$ 的比值为_____。

A. 0.28   B. $10^{-3.6}$ C. $10^{3.6}$ D. 3.6

19. $pH = 1.0$ 和 $pH = 3.0$ 两种强酸溶液等体积混合后溶液的 pH 值是_____。

A. 0.3   B. 1.0   C. 1.3   D. 1.5

20. 下列物质溶液的 pH 与浓度基本无关的是_____。

A. NaOH   B. Na_3PO_4 C. NaAc   D. NH_4CN

21. 已知 H_2CO_3 的 $K_{a1} = 4.3 \times 10^{-7}$、$K_{a2} = 5.6 \times 10^{-11}$，则 $0.1mol \cdot L^{-1}$ 的 $NaHCO_3$ 溶液的 pH 值为_____。

A. 5.7   B. 4.3   C. 8.3   D. 9.7

22. 下列说法正确的是_____。

A. 溶度积小的物质一定比溶度积大的物质溶解度小

B. 对同类型的难溶物质，溶度积小的一定比溶度积大的溶解度小

C. 难溶物质的溶度积与温度无关

D. 难溶物质的溶解度仅与温度有关

23. 向饱和 AgCl 溶液中加水，下列叙述中正确的是_____。

A. AgCl 的溶解度增大　　　　　　　　B. AgCl 的溶解度、K_{sp} 均增大

C. AgCl 的 K_{sp} 减小　　　　　　　　D. AgCl 的溶解度、K_{sp} 均不变

24. $Mg(OH)_2$ 在_____中的溶解度最大。

A. 纯水　　　　　　　　　　　　　　　B. $0.1mol \cdot L^{-1}$ HAc

C. $0.1mol \cdot L^{-1}$ NaCl　　　　　　　D. $0.1mol \cdot L^{-1}$ $MgCl_2$

25. Ag_2CrO_4 在_____中的溶解度最小。

A. $0.1mol \cdot L^{-1}$ $AgNO_3$　　　　　　B. $0.1mol \cdot L^{-1}$ K_2CrO_4

C. 纯水　　　　　　　　　　　　　　　D. $1mol \cdot L^{-1}$ NaCl

26. 在难溶电解质 M_2A 的饱和溶液中，$c(M^+)=x mol \cdot L^{-1}$，$c(A^{2-})=y mol \cdot L^{-1}$，则 $K_{sp}(M_2A)=$ _____。

A. $x^2 y$　　　　　　B. xy　　　　　　C. $(2x)^2 y$　　　　　　D. $x^2(y^{1/2})$

二、简答题

1. 下列说法是否正确？若不正确，如何改正？

(1) 根据稀释定律 $\alpha=\sqrt{\dfrac{K_i}{c}}$，弱电解质溶液的浓度越小，则离解度越大。因此，对弱酸来说，溶液越稀，$[H^+]$ 越高。

(2) 中和相同浓度相同体积的 HAc 和 HCl 溶液，所需碱量是相同的，所以它们中和前溶液中的 $[H^+]$ 都相等。

2. 同离子效应与盐效应如何影响弱电解质的离解度？

3. 指出下列各酸的共轭碱：H_3O^+，H_2O，NH_4^+，HS^-，H_2S

4. 指出下列各碱的共轭酸：H_2O，NH_3，HPO_4^{2-}，CO_3^{2-}

5. 用质子理论判断下列分子或离子在水溶液中，哪些是酸？哪些是碱？哪些是两性物质？

HS^-，CO_3^{2-}，$H_2PO_4^-$，NH_3，H_2S，HCl，Ac^-

6. 在水溶液中，将下列各酸按由强到弱的次序排列？

HCl，H_2CO_3，HAc，H_2O，NH_4^+，HF

7. 要使 H_2S 饱和溶液中的 $[S^{2-}]$ 加大，应加入碱还是加入酸？为什么？

8. 溶度积、离子积之间有何区别与联系？

9. 判断下列操作中可能发生的现象并予以解释。

(1) 将少量 $CaCO_3$ 固体放入稀 HCl 中。

(2) 将少量 $Mg(OH)_2$ 放入 NH_4Cl 溶液中。

(3) 向少量 $MnSO_4$ 溶液中加入数滴饱和 H_2S 水溶液，再逐滴加入 $2mol \cdot L^{-1}$ 的氨水。

(4) 向盛少量 PbS 固体的试管中，滴入 H_2O_2 溶液。

(5) 向盛少量 AgCl 沉淀的试管中，滴入 KI 溶液。

(6) 向盛少量 $Cu(OH)_2$ 沉淀的试管中，滴入 $2mol \cdot L^{-1}$ $NH_3 \cdot H_2O$ 溶液。

三、计算题

1. 已知在室温时，醋酸的 $K_a=1.76 \times 10^{-5}$，离解度约为 2.0%，试计算该醋酸的浓度。

2. 25℃时，向 1L 浓度为 $0.1mol \cdot L^{-1}$ HAc 溶液中加入 0.1mol NaAc，求 HAc 的离解度。（设溶液总体积不变，HAc 的 $K_a=1.76 \times 10^{-5}$）

3. 已知 HAc 在 25℃时的离解常数 $K_a=1.76 \times 10^{-5}$，求其共轭碱 Ac^- 的 K_b。

4. 将下列各溶液的 $[H^+]$ 换算成 pH。

(1) $1.0 \times 10^{-13} mol \cdot L^{-1}$；(2) $3.2 \times 10^{-5} mol \cdot L^{-1}$；(3) $9.3 \times 10^{-10} mol \cdot L^{-1}$

5. 将下列各溶液 pH 值换算成 $[H^+]$。

(1) 5.00；(2) 2.82；(3) 13.6

6. 试求 $0.01mol \cdot L^{-1}$ HAc 溶液的 pH 值（$\alpha=4.2\%$）。

7. 已知常温下 $0.1mol \cdot L^{-1}$ HA 溶液的 pH 值为 3.0，试计算 $0.1mol \cdot L^{-1}$ NaA 溶液的 pH 值。

8. Ag_2S 的 $K_{sp} = 6.3 \times 10^{-50}$，PbS 的 $K_{sp} = 8.0 \times 10^{-28}$，在各自的饱和溶液中，$[Ag^+]$ 和 $[Pb^{2+}]$ 各是多少？

9. 说明下列情况有无沉淀产生？

(1) $0.0010mol \cdot L^{-1}$ Ag^+ 和 $0.0010mol \cdot L^{-1}$ Cl^- 等体积相混合。(AgCl 的 $K_{sp} = 1.8 \times 10^{-10}$)

(2) $0.010mol \cdot L^{-1}$ $SrCl_2$ 溶液 $2.0mL$，加入 $0.10mol \cdot L^{-1}$ K_2SO_4 溶液 $3.0mL$。($SrSO_4$ 的 $K_{sp} = 3.2 \times 10^{-7}$)

(3) 在 1L 含 Cl^- $1 \times 10^{-5} mol \cdot L^{-1}$ 的自来水中，加入 $0.01mol \cdot L^{-1}$ $AgNO_3$ 溶液 $0.05mL$。

(4) $0.01mol \cdot L^{-1}$ $AgNO_3$ 溶液 10mL 与 $0.01mol \cdot L^{-1}$ K_2CrO_4 溶液 20mL 相混合。(Ag_2CrO_4 的 $K_{sp} = 1.1 \times 10^{-12}$)

10. 已知 Ag_2CrO_4 在纯水中的溶解度为 $6.5 \times 10^{-5} mol \cdot L^{-1}$。计算：(1) Ag_2CrO_4 在 $0.010mol \cdot L^{-1}$ $AgNO_3$ 溶液中的溶解度；(2) Ag_2CrO_4 在 $0.010mol \cdot L^{-1}$ K_2CrO_4 溶液中的溶解度。

11. 在 $50.0mL$ 浓度为 $0.0020mol \cdot L^{-1}$ $MnSO_4$ 溶液中，加入 $50.0mL$ 浓度为 $0.20mol \cdot L^{-1}$ 的氨水，(1) 是否能生成 $Mn(OH)_2$ 沉淀？(2) 若不要 $Mn(OH)_2$ 沉淀生成，求应先加入 NH_4Cl 的最少质量。$\{K_{sp}[Mn(OH)_2] = 2.1 \times 10^{-13}, K_b(NH_3 \cdot H_2O) = 1.75 \times 10^{-5}\}$

第三章　缓冲溶液

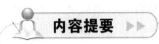

内容提要 ▶▶

本章主要介绍缓冲溶液的基本概念、缓冲溶液的组成及作用原理。重点讨论缓冲溶液的 pH 值计算、缓冲容量的影响因素及缓冲溶液的配制方法。简要介绍缓冲溶液在医学上的意义。

溶液的 pH 值是影响化学反应的重要条件之一，特别是生物体内的化学反应，必须在一定的 pH 值溶液中才能顺利进行。人体的各种体液都需保持在一定的 pH 值范围内，才能保证机体的正常生理活动。那么，如何控制溶液的 pH 值？体液的 pH 值为什么能保持在一定的 pH 范围内？这些问题都是本章所要讨论的。学习本章的目的是掌握配制缓冲溶液所需要的知识和方法，为后续课程学习有关体内酸碱平衡理论提供必要的基础知识。

第一节　缓冲作用

纯水和一般溶液不易保持恒定的 pH 值。常温时，纯水的 pH 值为 7.0。如果向纯水中加入少量的酸或碱，pH 值即发生显著的变化。例如，向 1L 纯水中通入 0.01mol HCl，即得 $0.01mol \cdot L^{-1}$ HCl 溶液，溶液的 pH 值为 2.0，较纯水的 pH 值低 5。同样，在 1L 纯水中溶解 0.01mol NaOH，pH 值为 12.0，较纯水的 pH 值高 5。

有一类溶液，加入少量酸或碱以后，pH 值不发生明显的变化。例如，HAc-NaAc 混合溶液、NaH_2PO_4-Na_2HPO_4 混合液以及血液等就是这样的溶液。当在 1L 含有 0.1mol 醋酸和 0.1mol 醋酸钠的混合液中，加入 10mL $1mol \cdot L^{-1}$ HCl 溶液（相当于通入 0.01mol HCl）后，溶液的 pH 值由 4.75 变为 4.66，只下降了 0.09。像这样能够抵制外加少量酸或碱而保持溶液的 pH 值不发生明显改变的作用叫**缓冲作用**（buffer action）。具有缓冲作用的溶液叫**缓冲溶液**（buffer solution）。上述 HAc-NaAc 混合溶液、NaH_2PO_4-Na_2HPO_4 混合液及血液等都是缓冲溶液。

一、缓冲溶液的组成

一种缓冲溶液，通常必须同时含有两种物质。一种是能够抵制外加 H^+ 的成分，又叫**抗酸成分**（anti-acid component）；另一种是能够抵制外加 OH^- 的成分，又叫**抗碱成分**（anti-base component）。这两种成分合称为**缓冲系**（buffer system）或**缓冲对**（buffer pair）。

按照酸碱质子理论，缓冲系为共轭酸碱对。其中共轭酸为抗碱成分，共轭碱为抗酸成分。例如：

HAc-NaAc、H_2CO_3-$NaHCO_3$、$H_2C_8H_4O_4$（邻苯二甲酸）-$KHC_8H_4O_4$（邻苯二甲酸氢钾）、NH_3-NH_4Cl、CH_3NH_2-CH_3NH_3Cl、$C_6H_5NH_2$-$C_6H_5NH_3Cl$ 以及 $H_2NC(CH_2OH)_3$〔三

（羟甲基）氨基甲烷]、*tris*-HCl、$NaHCO_3$-Na_2CO_3、NaH_2PO_4-Na_2HPO_4、Na_2HPO_4-Na_3PO_4、$KHC_8H_4O_4$（邻苯二甲酸氢钾）-$NaKC_8H_4O_4$（邻苯二甲酸钾钠）、$NaH_2C_6H_5O_7$（柠檬酸二氢钠）-$Na_2HC_6H_5O_7$（柠檬酸氢二钠）等。

溶液中进行的许多化学反应，特别是生物体内的化学反应，往往需要在一定的 pH 值条件下才能正常进行。人的各种体液都有一定的 pH 值，而且不容易改变，因此能保证人体正常的生理活动。人的体液之所以具有一定的 pH 值，是由于它本身就是缓冲溶液，具有抵抗外来少量强酸或强碱的能力，从而能够稳定溶液的 pH 值。

二、缓冲溶液的作用原理

现以 HAc-NaAc 缓冲溶液为例，说明缓冲溶液之所以能抵抗少量强酸或强碱使 pH 稳定的原理。

$$HAc \rightleftharpoons H^+ + Ac^-$$
$$NaAc \longrightarrow Na^+ + Ac^-$$

醋酸是弱酸，在溶液中的离解度很小，溶液中主要以 HAc 分子形式存在，Ac^- 的浓度很低。醋酸钠是强电解质，在溶液中全部离解成 Na^+ 和 Ac^-，由于同离子效应，加入 NaAc 后使 HAc 离解平衡向左移动，使 HAc 的离解度减小，[HAc]增大。所以，在 HAc-NaAc 混合溶液中，存在着大量的 HAc 和 Ac^-。其中 [HAc] 主要来自共轭酸 HAc、Ac^- 主要来自 NaAc。这个溶液有一定的 $[H^+]$，即有一定的 pH 值。

在 HAc-NaAc 缓冲溶液中，存在着如下的化学平衡：

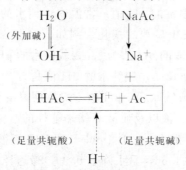

平衡右移抗碱（外加酸）平衡左移抗酸

在缓冲溶液中加入少量强酸（HCl），则增加了溶液的 $[H^+]$。假设不发生其他反应，溶液的 pH 值应该减小。但是由于 $[H^+]$ 增加，抗酸成分即共轭碱 Ac^- 与增加的 H^+ 结合成 HAc，破坏了 HAc 原有的离解平衡，使平衡左移即向生成 HAc 分子的方向移动，直至建立新的平衡。因为加入 H^+ 较少，溶液中 Ac^- 浓度较大，所以加入的 H^+ 绝大部分转变成弱酸 HAc，因此溶液的 pH 值不发生明显的降低。

在缓冲溶液中加入少量强碱（如 NaOH），则增加了溶液中 OH^- 的浓度。假设不发生其他反应，溶液的 pH 值应该增大。但由于溶液中的 H^+ 立即与加入的 OH^- 结合成更难离解的 H_2O，这就破坏了 HAc 原有的离解平衡，促使 HAc 的离解平衡向右移动，即不断向生成 H^+ 和 Ac^- 的方向移动，直至加入的 OH^- 绝大部分转变成 H_2O，建立新的平衡为止。因为加入的 OH^- 少，溶液中抗碱成分即共轭酸 HAc 的浓度较大，因此溶液的 pH 值不发生明显升高。

在溶液稍加稀释时，其中 $[H^+]$ 虽然降低了，但 $[Ac^-]$ 同时也降低了，同离子效应减弱，促使 HAc 的离解增加，所产生的 H^+ 可维持溶液的 pH 值不发生明显的变化。所以，缓冲溶液具有抗酸、抗碱和抗稀释作用。

第二节　缓冲溶液的 pH 值

一、亨德森-哈塞尔巴赫方程式

由于缓冲作用是以缓冲对的共轭酸碱间质子转移平衡为其特征的，因此缓冲溶液的 pH 值必然和共轭酸碱质子转移平衡常数及其浓度有关。如前所述，在缓冲溶液中共轭酸碱对之间的质子转移平衡，可用通式表示如下：

$$HB \rightleftharpoons H^+ + B^-$$

$$K_a = \frac{[H^+][B^-]}{[HB]}$$

$$[H^+] = K_a \frac{[HB]}{[B^-]}$$

$$pH = pK_a + lg\frac{[B^-]}{[HB]} \tag{3-1}$$

上式为计算缓冲溶液 pH 值的**亨德森-哈塞尔巴赫**（Henderson-Hasselbach）方程式，简称为亨德森方程式。式中 pK_a 为缓冲对中共轭酸的质子转移（离解）常数的负对数。[HB] 和 [B^-] 分别是缓冲液中共轭酸和共轭碱的平衡浓度。

因为缓冲溶液中共轭酸、碱的离解都很少，实际计算时可以近似用 c_a 代替 [HB]，c_b 代替 [B^-]，则有：

$$pH = pK_a + lg\frac{c_b}{c_a} = pK_a + lg\frac{n_b}{n_a} \tag{3-2}$$

根据式(3-1) 可知缓冲溶液有如下的性质：

① 缓冲溶液的 pH 值取决于共轭酸的 pK_a 值与缓冲系中共轭碱和共轭酸的浓度比值，即**缓冲比**（buffer ratio）；

② 对于一个给定的缓冲系来说，pK_a 值是一定的，pH 值取决于缓冲比，如果改变缓冲比，可以在一定范围内配制成不同 pH 值的缓冲溶液；

③ 当缓冲比等于 1 时，缓冲溶液的 pH 值和 pK_a 值相等，即 $pH = pK_a$；

④ 稀释缓冲溶液时，缓冲比基本不变，缓冲溶液的 pH 值也基本不变。所以缓冲溶液除具有抗酸、抗碱作用外，还具有抗稀释作用。

二、缓冲溶液 pH 值的计算

利用缓冲溶液 pH 值计算公式，可以计算各种缓冲溶液的 pH 值。

例3-1

$0.10mol \cdot L^{-1}$ HAc 溶液 30mL 和 $0.10mol \cdot L^{-1}$ NaAc 溶液 10mL 混合，计算溶液的 pH 值。

解：已知 $pK_{a(HAc)} = 4.75$，根据式(3-2) 得

$$pH = pK_a + lg\frac{c_b}{c_a} = 4.75 + lg\frac{10 \times 0.1}{30 \times 0.1} = 4.27$$

例3-2

0.30mol·L^{-1} HAc 溶液 100mL 和 0.10mol·L^{-1} NaOH 溶液 100mL 混合，制成缓冲溶液，计算溶液的 pH 值。

解： $$HAc + NaOH = NaAc + H_2O$$

$$n_{HAc} = 0.30 \times 100 \qquad n_{NaOH} = 0.10 \times 100$$
$$= 30 \text{（mmol）} \qquad = 10 \text{（mmol）}$$

从反应方程式可知，反应后生成 10mmol NaAc，溶液中剩余 20mmol HAc。即缓冲液中 $n_a = 20mmol$，$n_b = 10mmol$。代入式(3-2) 得

$$pH = pK_a + \lg \frac{n_b}{n_a} = 4.75 + \lg \frac{10}{20} = 4.45$$

第三节　缓冲容量

一、缓冲容量

任何缓冲溶液，只能抵抗少量强酸或强碱而保持溶液的 pH 值基本不变。如果加入的酸碱量过大，使缓冲溶液中的抗酸成分或抗碱成分消耗将尽时，缓冲溶液会失去缓冲能力，所以每种缓冲溶液具有一定而且有限的缓冲能力。1922 年**范斯莱克**（Vanslyke）提出以**缓冲容量**（buffer capacity）作为衡量缓冲溶液缓冲能力大小的尺度。所谓缓冲容量 β 是指使单位体积（1L 或 1mL）缓冲溶液的 pH 值改变 1，所需加入 H^+ 或 OH^- 的物质的量。用数学式表示为：

$$\beta = \left| \frac{\Delta n}{\Delta pH} \right| \qquad (3-3)$$

其中 Δn 为单位体积缓冲溶液 pH 值改变 ΔpH 时所加入 H^+ 或 OH^- 的物质的量。

二、影响缓冲容量的因素

从式(3-3) 可导出缓冲容量与缓冲溶液总浓度的关系（推导过程较复杂，此处省略，可参考有关读物）：

$$\beta = 2.303 \times [HB][B^-]/c_{总} \qquad (3-4)$$

1. 缓冲溶液总浓度对缓冲容量的影响

由 β 值计算公式可知，缓冲比一定，$c_{总}$ 增大时，$[B^-]$ 和 $[HB]$ 都以相同的倍数增大，分式的值也以相同的倍数增大，所以缓冲溶液的总浓度越大，缓冲容量越大。反之亦然。表 3-1 列出了缓冲比一定时，不同浓度 HAc-NaAc 溶液的缓冲容量。

表 3-1　缓冲容量与总浓度的关系

缓冲溶液	$c_{总}$/mol·L^{-1}	β
I	0.050	0.0029
II	0.10	0.058
III	0.15	0.086
IV	0.20	0.115
V	0.30	0.173

2. 缓冲比对缓冲容量的影响

当缓冲溶液的总浓度（$[HB]+[B^-]$）一定时，$[HB]$ 与 $[B^-]$ 的值越接近，$[HB][B^-]$ 的值越大，缓冲容量越大，即缓冲容量的大小随缓冲比的改变而改变。表 3-2 列出了总浓度为 0.10mol·L^{-1} HAc-NaAc 缓冲溶液的缓冲容量与缓冲比的关系。

表 3-2　缓冲容量与缓冲比的关系

缓冲溶液	$[B^-]/[HB]$	β	缓冲溶液	$[B^-]/[HB]$	β
I	1:19	0.0109	V	4:1	0.0368
II	1:9	0.0207	VI	9:1	0.0207
III	1:4	0.0368	VII	19:1	0.0109
IV	1:1	0.0576			

由表 3-2 可以看出：

① 总浓度为 0.10mol·L^{-1} HAc-NaAc 缓冲溶液，缓冲比不同时，缓冲容量不同。当缓冲比为 1，即 $[Ac^-]/[HAc]=1:1$ 时，缓冲容量 β 达极大值。此时缓冲溶液的 pH$=\text{p}K_a$。

② 总浓度不变，缓冲比偏离 1 越远时，缓冲容量越小。当缓冲比为 1/9 或 9/1，即缓冲溶液的 pH 值与 $\text{p}K_a$ 值相差近 1，缓冲容量约为极大值的 1/3。如果缓冲比小于 1/10 或大于 10/1，缓冲溶液 pH 值与 $\text{p}K_a$ 值相差 1 以上时，其缓冲容量已很小，通常认为它不再具有缓冲能力。因此缓冲溶液的缓冲范围为 pH$=\text{p}K_a\pm1$。不同缓冲系的缓冲溶液，由于其 $\text{p}K_a$ 值不同，因而有不同的 pH 缓冲范围。

强酸强碱溶液虽然不属于我们所讨论的缓冲溶液类型，但它们的缓冲能力很强，甚至比普通的缓冲溶液的缓冲能力还要强。这是因为在强酸中有高浓度的 H^+，在强碱中有高浓度的 OH^-，当加入少量碱或酸时，不足以明显地改变溶液中 $[H^+]$ 和 $[OH^-]$，因而溶液的 pH 值不会明显改变。

三、缓冲溶液的配制

在实际工作中，常要配制一定 pH 值的缓冲溶液。配制时应按照下列原则进行：

(1) 选择适当的缓冲系　为使缓冲溶液具有较大的缓冲容量，所选缓冲系共轭酸的 $\text{p}K_a$ 值与所需 pH 值越接近越好。例如，配制 pH$=5.00$ 的缓冲溶液，可选用 HAc-NaAc 缓冲系；配制 pH$=7.30$ 的缓冲溶液，应选用 NaH_2PO_4-Na_2HPO_4 缓冲系等。

(2) 缓冲溶液要有适当的总浓度　为了使缓冲溶液具有足够大的缓冲容量，所配制的缓冲溶液要有一定的总浓度。通常缓冲溶液总浓度在 $0.05\sim0.2\text{mol·L}^{-1}$ 为宜。

具体配制时，为了方便，若所用共轭酸和共轭碱的浓度是相等的，根据式(3-2)可推出公式(3-5)进行计算。

$$\text{pH}=\text{p}K_a+\lg\frac{V_b}{V_a} \tag{3-5}$$

例3-3

配制 pH$=5.10$ 缓冲溶液 100ml，需要 0.10mol·L^{-1} HAc 和 0.10mol·L^{-1} NaAc 的体积各多少？

解：设需 HAc 溶液的体积为 V_a，NaAc 溶液的体积为 V_b

$$V_a+V_b=100$$

$$V_a=100-V_b$$

$$\text{pH}=\text{p}K_a+\lg\frac{V_b}{V_a}=4.75+\lg\frac{V_b}{100-V_b}$$

$$\lg\frac{V_b}{100-V_b}=0.35,\quad \frac{V_b}{100-V_b}=2.24$$

$$V_b=69\text{ (mL)},\ V_a=31\text{ (mL)}$$

按计算结果，量取 0.10mol·L^{-1} HAc 31mL 和 0.10mol·L^{-1} NaAc 69mL 相混合，即得所需缓冲溶液。

四、缓冲溶液在医学上的意义

生物有机体要正常地进行生命活动，首先必须具有一个稳定的内环境，这个内环境包括具有一定 pH 值的各种体液。人体内以酶为催化剂的各种生物化学变化只能在合适的 pH 值下进行。因此各种体液都要维持一定的 pH 值。例如，正常人血液的 pH 值保持在 7.36～7.44 之间。若 pH 值低于 7.36 就会出现酸中毒，严重的酸中毒可危及生命。相反，血液 pH 值高于 7.44 会造成碱中毒。肌体在新陈代谢过程中不断产生酸性物质（磷酸、硫酸、乳酸、乙酰乙酸、β-羟基丁酸）和碱性物质（碳酸氢盐、磷酸氢二钠等），此外还有相当数量的酸性和碱性物质随食物进入肌体内。肌体能够保持 pH 值在一个恒定的范围内。其中体液的缓冲能力起着十分重要的作用。血液是一种缓冲溶液，其中有下列缓冲对：

血浆：$\dfrac{NaHCO_3}{CO_2(溶解)}$，$\dfrac{Na_2HPO_4}{NaH_2PO_4}$，$\dfrac{Na\text{-}蛋白质}{H\text{-}蛋白质}$

红细胞：$\dfrac{K_2HPO_4}{KH_2PO_4(溶解)}$，$\dfrac{KHPO_4^{2-}}{KH_2PO_4}$，$\dfrac{KHbO_2}{HHbO_2}$，$\dfrac{KHb}{HHb}$

（Hb 为血红蛋白，HbO_2 为氧合血红蛋白）

血浆中以 H_2CO_3-HCO_3^- 缓冲系最为重要。在血浆中 H_2CO_3 存在下述平衡。

$$CO_2(溶解) + H_2O \xrightleftharpoons{K_1} H_2CO_3 \xrightleftharpoons{K_2} H^+ + HCO_3^-$$

$$K_1 = 2.58 \times 10^{-3}, \quad K_2 = 1.72 \times 10^{-4}$$

总平衡常数 $K_a = \dfrac{[H^+][HCO_3^-]}{[CO_2(溶解)]} = K_1 K_2 = 4.44 \times 10^{-7}$

正常血浆中 $[HCO_3^-] = 24 mmol \cdot L^{-1}$，血浆中 CO_2 的浓度取决于 CO_2 分压（正常值为 5.333kPa）和 CO_2 在血浆中的溶解度（正常值为 $2.25 \times 10^{-4} mol \cdot L^{-1} \cdot kPa^{-1}$）。平均为 $[CO_2(溶解)] = 1.2 mmol \cdot L^{-1}$。即正常血浆中 $[H_2CO_3]/[CO_2] = 20 : 1$。人体血浆的温度为 37℃，血浆的离子强度为 $0.16 mol \cdot L^{-1}$，经校正后血浆的 pH 值为 7.40。

前已述及，缓冲溶液的缓冲能力在 $pK_a \pm 1$ 范围内，此时的缓冲比是 10 至 1/10 之间。那么，为什么血浆中碳酸氢盐缓冲系的缓冲比为 20/1 时，还具有缓冲能力呢？这是因为在正常的生命活动中，血液中 CO_2 和 HCO_3^- 浓度可以通过肺的呼吸和肾的排泄功能进行调节，使 $[HCO_3^-]/[CO_2(溶解)]$ 始终保持 20/1，因而使血液的 pH 值相对地稳定在 7.40。用于治疗和预防疾病的药物溶液的 pH 值直接影响着它的作用。如抗生素、生物制品等，血液 pH 值过高或过低会发生水解、沉淀等变化，从而降低以至丧失药效。例如眼药水及肌肉注射液偏酸或偏碱时会引起剧烈的疼痛，甚至导致炎症反应。

医学及其密切相关的生物科学的实验研究，如分离和提纯蛋白质、核酸及遗传基因等，都需要在极精确的 pH 值控制下进行电泳。微生物的培养、组织切片和细菌的染色，都需要在缓冲溶液中进行。总之，缓冲溶液在基础医学和临床医学中，应用都很广泛。

本章要求

1. 了解缓冲溶液、缓冲对、抗酸成分、抗碱成分、缓冲范围和缓冲容量等概念；熟悉缓冲溶液组成及缓冲作用原理。

2. 掌握并能熟练运用缓冲溶液 pH 值计算公式：

$$pH = pK_a + \lg \frac{c_b}{c_a} \text{ 或 } pH = pK_a + \lg \frac{n_b}{n_a}$$

3. 熟悉影响缓冲溶液缓冲容量的因素和缓冲对的选择原则，熟悉缓冲溶液的配制方法；了解缓冲溶液在医学上的意义。

习　题

一、选择题

1. 下列几组溶液具有缓冲作用的是_____。

A. NaCl-NaAc　　　　B. HCl-NaCl　　　　C. NaOH-Na$_2$SO$_4$　　　　D. NaHCO$_3$-Na$_2$CO$_3$

2. 下列各组水溶液，当其等体积混合时，_____可作为缓冲溶液。

A. 0.1mol·L^{-1} NaOH、0.1mol·L^{-1} H$_2$C$_2$O$_4$

B. 0.1mol·L^{-1} NaAc、0.1mol·L^{-1} HCl

C. 0.1mol·L^{-1} NaCl、0.1mol·L^{-1} HCl

D. 0.1mol·L^{-1} NaOH、0.1mol·L^{-1} NaHCO$_3$

3. 下列混合溶液哪组是缓冲溶液_____。

A. 100mL 0.1mol·L^{-1} 的 HCl 与 50mL 0.1mol·L^{-1} 的 NH$_3$·H$_2$O 混合

B. 100mL 0.1mol·L^{-1} 的 HCl 与 100mL 0.1mol·L^{-1} 的 NH$_3$·H$_2$O 混合

C. 100mL 0.1mol·L^{-1} 的 NH$_3$·H$_2$O 与 50mL 0.1mol·L^{-1} 的 NaOH 混合

D. 100mL 0.1mol·L^{-1} 的 NH$_3$·H$_2$O 与 50mL 0.1mol·L^{-1} 的 HCl 混合

4. 把下列溶液各加纯水稀释 10 倍时，其 pH 变化最小的是_____。

A. 1mol·L^{-1} HCl　　　　　　　　　B. 1mol·L^{-1} NH$_3$·H$_2$O

C. 1mol·L^{-1} CH$_3$COOH　　　　　　D. 1mol·L^{-1} HAc+1mol·L^{-1} NaAc

5. 下列各组中两溶液的 pH 相等的是_____。

A. 0.500mol·L^{-1} NaH$_2$PO$_4$ 与该溶液稀释一倍后所得溶液

B. 0.100mol·L^{-1} HAc 溶液与 0.100mol·L^{-1} HCl 溶液

C. 0.100mol·L^{-1} NaH$_2$PO$_4$ 溶液与 0.100mol·L^{-1} Na$_2$HPO$_4$ 溶液

D. 0.100mol·L^{-1} NaAc 溶液与 0.001mol·L^{-1} NH$_4$Ac 溶液

6. 某缓冲溶液含有等浓度的 A$^-$ 和 HA，已知 K_b(A$^-$)=1.0×10^{-10}，此缓冲溶液的 pH 为_____。

A. 4　　　　　B. 7　　　　　C. 10　　　　　D. 14

7. 已知 K_b(NH$_3$·H$_2$O)=1.75×10^{-5}，含有 0.20mol·L^{-1} NH$_3$·H$_2$O 和 0.10mol·L^{-1} NH$_4$Cl 的混合溶液的 pH 为_____。

A. 4.46　　　B. 4.76　　　C. 9.24　　　　　D. 9.54

8. 缓冲溶液的 pH 缓冲范围为_____。

A. pK_a−1~pK_a+1　　　　　　　B. pK_a~pK_b

C. pK_a~pK_w　　　　　　　　　D. pK_b−1~pK_b+1

9. 下列几种缓冲溶液中，缓冲能力最大的是_____。

A. 0.04mol·L^{-1} HAc-0.03mol·L^{-1} NaAc

B. 0.04mol·L^{-1} HAc-0.04mol·L^{-1} NaAc

C. 0.06mol·L^{-1} HAc-0.04mol·L^{-1} NaAc

D. 0.05mol·L^{-1} HAc-0.05mol·L^{-1} NaAc

10. 欲配制 pH=9 的缓冲溶液，应选用_____和它的共轭碱或共轭酸来配制。

A. NH$_2$OH（K_b=9.1×10^{-9}）　　　　B. NH$_3$·H$_2$O（K_b=1.75×10^{-5}）

C. HAc ($K_a = 1.76 \times 10^{-5}$)   D. $CH_2ClCOOH$ ($K_a = 1.4 \times 10^{-3}$)

二、简答题

1. 正常血浆内 $NaHCO_3$ 与 H_2CO_3 溶液的缓冲比已经超出了缓冲范围（10/1～1/10），为什么还会有很强的缓冲能力呢？

2. 选择和配制缓冲溶液时应主要考虑什么问题？

三、计算题

1. 设有下列三种由乳酸和乳酸钠组成的缓冲溶液，分别计算它们的 pH 值（25℃时乳酸的 $K_a = 1.4 \times 10^{-4}$）。

（1）1L 溶液中含有 0.10mol 乳酸和 0.10mol 乳酸钠。

（2）1L 溶液中含 0.10mol 乳酸和 0.010mol 乳酸钠。

（3）1L 溶液中含 0.010mol 乳酸和 0.10mol 乳酸钠。

2. 已知 $NH_3 \cdot H_2O$ 的 $pK_b = 4.76$，计算 300mL 1.0mol·L^{-1} 氨水和 100mL 1.0mol·L^{-1} HCl 混合溶液的 pH 值。

3. 求 300mL 0.10mol·L^{-1} H_3PO_4 和 450mL 0.10mol·L^{-1} NaOH 混合溶液的 pH 值。（已知：磷酸 $pK_{a1} = 2.12$，$pK_{a2} = 7.21$，$pK_{a3} = 12.67$）

4. 正常血浆中具有 $H_2PO_4^- - HPO_4^{2-}$ 缓冲系，$H_2PO_4^-$ 的 $pK_{a2} = 6.8$（校正后），已知正常血浆中 $[HPO_4^{2-}]/[H_2PO_4^-]$ 为 4/1，试求血浆的 pH 值；尿中 $[HPO_4^{2-}]/[H_2PO_4^-]$ 为 1/9，试求尿的 pH 值。

5. 用同浓度的 HAc 和 NaAc 溶液配制缓冲溶液，使溶液 $[H^+]$ 为 2.0×10^{-6}mol·L^{-1}，问 HAc 和 NaAc 溶液的体积比应该是多少？（HAc 的 $pK_a = 4.76$）

6. 为了配制 pH = 7.6 的缓冲溶液 100mL，应该用 0.1mol·L^{-1} 的 KH_2PO_4 溶液及 0.1mol·L^{-1} 的 K_2HPO_4 溶液各多少毫升？

7. 要配制 pH = 5.00 的缓冲溶液，需称取多少克的 $NaAc \cdot 3H_2O$ 固体溶解在 300mL 0.50mol·L^{-1} 的醋酸溶液中？（醋酸的 $pK_a = 4.76$，$NaAc \cdot 3H_2O$ 的相对分子质量 $M = 136$）

8. 将 50mL 0.020mol·L^{-1} $MgCl_2$ 溶液与 150mL 1.0mol·L^{-1} $NH_3 \cdot H_2O$ 溶液混合。（1）能否产生 $Mg(OH)_2$ 沉淀；（2）若先在 $MgCl_2$ 溶液中加入 100mL 1.0mol·L^{-1} HCl 溶液后再与 $NH_3 \cdot H_2O$ 溶液混合，能否产生 $Mg(OH)_2$ 沉淀？｛$K_{sp}[Mg(OH)_2] = 1.8 \times 10^{-11}$；$K_b(NH_3) = 1.75 \times 10^{-5}$｝

第四章　原子结构和分子结构

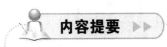

内容提要 ▶▶

　　本章主要介绍与原子结构和分子结构相关的基本概念和基本原理。简要介绍了原子核外电子运动的特征，重点讨论原子核外电子运动状态的描述方法和核外电子的排布规律。简要介绍了化学键的概念及分类，重点讨论共价键的价键理论和杂化轨道理论。介绍分子的极性，分子间作用力的本质和存在场合。

第一节　原子结构

　　自然界的物质种类繁多，性质各异。不同物质在性质上的差异是由于物质内部结构不同而引起的。在化学反应中，原子核不变，起变化的只是核外电子。要了解物质的性质及其变化规律，有必要先了解**原子结构**（atomic structure），特别是原子核外电子的运动状态。

一、核外电子运动的特征

　　我们知道，地球沿着固定轨道围绕太阳运动，地球的卫星（月球或人造卫星）也以固定的轨道绕地球运转。这些宏观物体运动的共同规律是有固定的轨道，人们可以在任何时间内同时准确地测出它们的运动速度和所在的位置。电子是一种极微小的粒子，质量为 9.1×10^{-31} kg，在核外的运动速度非常快（接近光速）。因此电子的运动和宏观物体的运动不同。和光一样，电子的运动具有微粒性和波动性的双重性质。对于质量为 m，运动速度为 v 的电子，其动量为：

$$P = mv$$

其相应的波长为：

$$\lambda = \frac{h}{P} = \frac{h}{mv}$$

式中，左边是电子的波长 λ，它表明电子波动性的特征，右边是电子的动量 P（或 mv），它表明电子的微粒性特征，两者通过**普朗克**（Planck）常数 h 联系起来。

　　实验证明，对于具有波动性的微粒来说，不能同时准确地确定它在空间的位置和动量（运动速度）。也就是说电子的位置测得愈准时，它的动量（运动速度）就愈测不准，反之亦然。但是用统计的方法，可以知道电子在原子中某一区域内出现的几率。

　　电子在原子核外空间各区域出现的几率是不同的。在一定时间内，在某些地方电子出现的几率较大，而在另一些地方出现的几率较小。对于氢原子来说，核外只有一个电子。为了在某一瞬间找到电子在氢原子核外的确切位置，假定我们用高速照相机先给某个氢原子拍五张照片，得如图 4-1 所示的五种图像，⊕代表原子核，小黑点表示电子。如果给这个氢原子照几万张照片，叠加这些照片（图 4-2）进行分析，发现原子核外的一个电子在核外空间各处都有出现的可能，但在各处出现的几率不同。

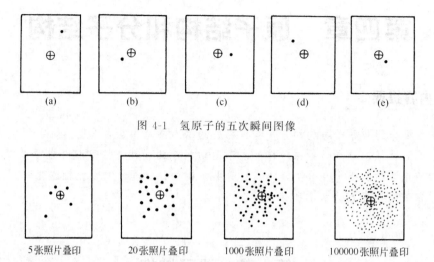

图 4-1　氢原子的五次瞬间图像

| 5张照片叠印 | 20张照片叠印 | 1000张照片叠印 | 100000张照片叠印 |

图 4-2　若干张氢原子瞬间照片叠印

如果用小黑点的疏密来表示电子在核外各处的几率密度（单位体积中出现的几率）大小，黑点密的地方，是电子出现几率密度大的地方，疏的地方，是电子出现几率密度小的地方，如图 4-3 所示。像这样用小黑点的疏密形象地描述电子在原子核外空间的几率密度分布的图像叫电子云。所以电子云是电子在核外运动具有统计性的一种形象表示法。

图 4-3　氢原子的电子云　　　　　　　　　　图 4-4　氢原子电子云界面图

从图 4-3 中可见，氢原子的电子云是球形的，离核越近的地方其电子云密度越大。但是由于离原子核越近，球壳的总体积越小，因此在这一区域内黑点的总数并不多。而是在半径为 53pm 附近的球壳中电子出现的几率最大，这是氢原子最稳定状态。为了方便，通常用电子云的界面图表示原子中电子云的分布情况（图 4-4）。所谓界面，是指电子在这个界面内出现的几率很大（95％以上），而在界面外出现的几率很小（5％以下）。

二、核外电子的运动状态

电子在原子中的运动状态，可用 n，l，m，m_s 四个量子数来描述。

1. 主量子数 n

主量子数（principal quantum number）n 是用来描述原子中电子出现几率最大区域离核的远近，或者说它是决定电子层数的。主量子数 n 的取值为 1，2，3，…，n 等正整数。例如，$n=1$ 代表电子离核的平均距离最近的一层，即第一电子层，$n=2$ 代表电子离核的平均距离比第一层稍远的一层，即第二电子层。依此类推。可见 n 愈大电子离核的平均距离愈远。

在光谱学上常用大写拉丁字母 K，L，M，N，O，P，Q 代表电子层数。

主量子数（n）	1	2	3	4	5	6	7
电子层符号	K	L	M	N	O	P	Q

主量子数 n 是决定电子能量高低的主要因素。对单电子原子来说，n 是决定电子能量的唯一因素，n 值愈大，电子的能量愈高。但是对多电子原子来说，核外电子的能量除了同主量子数 n 有关以外，还同原子轨道（或电子云）的形状有关。因此，n 值愈大，电子的能量愈高这句话，只有在原子轨道（或电子云）的形状相同的条件下，才是正确的。

2. 角量子数 l

角量子数（azimuthal quantum number）l 又称副量子数。当 n 给定时，l 可取值为 0，1，2，3，…，$(n-1)$。在每一个主量子数 n 中，有 n 个角量子数，其最大值为 $n-1$。例如 $n=1$ 时，只有一个角量子数，$l=0$；$n=2$ 时，有两个角量子数，$l=0$，$l=1$。依此类推。按光谱学上的习惯 l 还可以用 s，p，d，f 等符号表示。

角量子数（l）	0	1	2	3
光谱符号	s	p	d	f

角量子数 l 的一个重要物理意义是表示原子轨道（或电子云）的形状。$l=0$ 时（称 s 轨道），其原子轨道（或电子云）呈球形分布（图 4-5）；$l=1$ 时（称 p 轨道），其原子轨道（或电子云）呈哑铃形分布（图 4-6）。

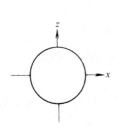

图 4-5 s 电子云

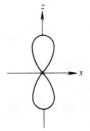

图 4-6 p 电子云

角量子数 l 的另一个物理意义是表示同一电子层中具有不同状态的亚层。例如，$n=3$ 时，l 可取值为 0，1，2。即在第三电子层上有三个亚层，分别为 s，p，d 亚层。为了区别不同电子层上的亚层，在亚层符号前面冠以电子层数。例如，2s 是第二电子层上的 s 亚层，3p 是第三电子层上的 p 亚层。表 4-1 列出了主量子数 n，角量子数 l 及其相应电子层、亚层之间的关系。

前已述及，对于单电子体系的氢原子来说，各种状态的电子能量只与 n 有关。但是对于多电子原子来说，由于原子中各电子之间的相互作用，因而当 n 相同，l 不同时，各种状态的电子能量也不同，l 愈大，能量愈高。即同一电子层上的不同亚层其能量不同，

表 4-1 主量子数 n，角量子数 l 及其相应电子层、电子亚层之间的关系

n	电子层	l	亚层
1	1	0	1s
2	2	0	2s
		1	2p
3	3	0	3s
		1	3p
		2	3d
4	4	0	4s
		1	4p
		2	4d
		3	4f

这些亚层又称为能级。角量子数 l 是决定多电子原子中电子能量的次要因素。

3. 磁量子数 m

磁量子数（magnetic quantum number）m 决定原子轨道（或电子云）在空间的伸展方向。当 l 给定时，m 的取值为从 $-l$ 到 $+l$ 之间的一切整数（包括 0 在内），即 0，± 1，± 2，± 3，…，$\pm l$，共有 $2l+1$ 个取值。即原子轨道（或电子云）在空间有 $2l+1$ 个伸展方向。原子轨道（或电子云）在空间的每一个伸展方向称做一个轨道。例如，$l=0$ 时，s 电子云呈球形对称分布，没有方向性。m 只能有一个值，即 $m=0$，说明 s 亚层只有一个轨道为 s 轨道。当 $l=1$ 时，m 可有 -1，0，$+1$ 三个取值，说明 p 电子云在空间有三种取向，即 p 亚层中有三个以 x，y，z 轴为对称轴的 p_x，p_y，p_z 轨道。当 $l=2$ 时，m 可有五个取值，即 d 电子云在空间有五种取向，d 亚层中有五个不同伸展方向的 d 轨道（图 4-7）。

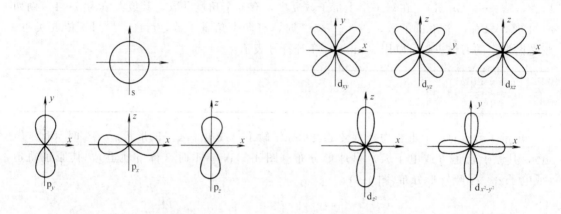

图 4-7　s、p、d 电子云在空间的分布

n，l 相同，m 不同的各轨道具有相同的能量，把能量相同的轨道称为等价轨道。

4. 自旋量子数 m_s

原子中的电子除绕核作高速运动外，还绕自己的轴作自旋运动。电子的自旋运动用**自旋量子数**（spin quantum number）m_s 表示。m_s 的取值有两个，$+\dfrac{1}{2}$ 和 $-\dfrac{1}{2}$。说明电子的自旋只有两个方向，即顺时针方向和逆时针方向。通常用"↑"和"↓"表示。

综上所述，原子中每个电子的运动状态可以用 n，l，m，m_s 四个量子数来描述。主量子数 n 决定电子出现几率最大的区域离核的远近（或电子层），并且是决定电子能量的主要因素；角量子数 l 决定原子轨道（或电子云）的形状，同时也影响电子的能量；磁量子数 m 决定原子轨道（或电子云）在空间的伸展方向；自旋量子数 m_s 决定电子自旋的方向。因此四个量子数确定之后，电子在核外空间的运动状态也就确定了。

三、核外电子的排布规律

1. 能量最低原理

所谓**能量最低原理**（the lowest energy principle），是指基态、原子核外的电子，总是尽先占有能量最低的原子轨道，只有当能量较低的原子轨道被占满后，电子才依次进入能量较高的轨道，以使原子处于能量最低的稳定状态。

多电子原子轨道能量的高低为：

① 当 n 相同，l 不同时，轨道的能量次序为 s＜p＜d＜f，例如，$E_{3s}＜E_{3p}＜E_{3d}$；

② 当 n 不同，l 相同时，n 愈大，各相应的轨道能量愈高，例如，$E_{2s}＜E_{3s}＜E_{4s}$；

③ 当 n 和 l 都不相同时，轨道能量有交错现象，即 $(n-1)$d 轨道能量大于 ns 轨道的能量。在同一周期中，各元素随着原子序数递增，核外电子的填充次序为：ns，$(n-1)$d，np。

多电子原子核外电子填充的次序如图 4-8 所示。

2. 泡利不相容原理

泡利（Pauli）不相容原理的内容是：在同一原子中没有四个量子数完全相同的电子，或者说在同一原子中没有运动状态完全相同的电子。例如，氦原子的 1s 轨道中有两个电子，描述其中一个电子运动状态的一组量子数 (n,l,m,m_s) 为 1，0，0，$+\dfrac{1}{2}$，则另一个电子的一组量子数必然是 1，0，0，$-\dfrac{1}{2}$，即两个电子的其他状态相同但自旋方向相反。根据

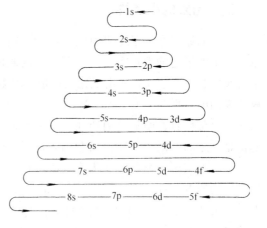

图 4-8　电子填充的顺序

泡利不相容原理可以得出这样的结论，在每一个原子轨道中，最多只能容纳自旋方向相反的两个电子。于是，不难推算出各电子层最多能容纳的电子数为 $2n^2$ 个。例如，$n=2$ 时，电子可以处于四个量子数不同组合的 8 种状态，即 $n=2$ 时，最多可容纳 8 个电子（表 4-2）。

表 4-2　$n=2$ 时四个量子数的 8 种不同组合

n	2	2	2	2	2	2	2	2
l	0	0	1	1	1	1	1	1
m	0	0	0	0	+1	+1	-1	-1
m_s	$+\dfrac{1}{2}$	$-\dfrac{1}{2}$	$+\dfrac{1}{2}$	$-\dfrac{1}{2}$	$+\dfrac{1}{2}$	$-\dfrac{1}{2}$	$+\dfrac{1}{2}$	$-\dfrac{1}{2}$

3. 洪特规则

在等价轨道中，电子尽可能分占不同的轨道，且自旋方向相同，这就叫**洪特**（Hund）规则。洪特规则实际上是最低能量原理的补充。因为两个电子同占一个轨道时，电子间的排斥作用会使体系能量升高，只有分占等价轨道，才有利于降低体系的能量。例如，碳原子核外有 6 个电子，除了有 2 个电子分布在 1s 轨道，2 个电子分布在 2s 轨道外，另外 2 个电子不是占据 1 个 2p 轨道，而是以自旋方向相同的方式，分占能量相同但伸展方向不同的两个 2p 轨道。碳原子核外 6 个电子的排布情况如下。

轨道表示式：↑↓　↑↓　↑ ↑ □　　　电子排布式：$1s^2 2s^2 2p^2$

作为洪特规则的特例，等价轨道全充满、半充满或全空的状态是比较稳定的。全充满、半充满和全空的结构分别表示如下。

全充满：p^6，d^{10}，f^{14}

半充满：p^3，d^5，f^7

全　空：p^0，d^0，f^0

用洪特规则可以解释为什么 Cr 原子的外层电子排布为 $3d^5 4s^1$ 而不是 $3d^4 4s^2$，Cu 原子

的外层电子排布为 $3d^{10}4s^1$ 而不是 $3d^94s^2$。

应该指出，核外电子排布原理是从大量事实中概括出来的一般规律，绝大多数原子核外电子的实际排布与这些原理是一致的。但是随着原子序数的增大，核外电子排布变得复杂，用核外电子排布原理不能满意地解释某些实验事实。

四、元素的电负性

元素的原子在分子中吸引电子的能力叫元素的电负性。元素的电负性愈大，表示该元素原子吸引电子的能力愈大，生成阴离子的倾向愈大。反之，吸引电子的能力愈小，生成阳离子的倾向愈大。表 4-3 列出了元素的电负性数值。元素的电负性是相对值，没有单位。通常规定氟的电负性为 4.0（或锂为 1.0），计算出其他元素的电负性数值。从表 4-3 可以看出，元素的电负性具有明显的周期性。电负性的周期性变化和元素的金属性、非金属性的周期性变化是一致的。同一周期内从左到右，元素的电负性逐渐增大，同一主族内从上至下电负性减小。在副族中，电负性变化不规则。在所有元素中，氟的电负性（4.0）最大，非金属性最强，铯的电负性（0.7）最小，金属性最强。一般金属元素的电负性小于 2.0，非金属元素的电负性大于 2.0，但两者之间没有严格的界限，不能把电负性 2.0 作为划分金属和非金属的绝对标准。

表 4-3　元素的电负性

Li	Be				H							B	C	N	O	F
1.0	1.5				2.1							2.0	2.5	3.0	3.5	4.0
Na	Mg											Al	Si	P	S	Cl
0.9	1.2											1.5	1.8	2.1	2.5	3.0
K	Ca	Sc	Ti	V	Cr	Mn	Fe	Co	Ni	Cu	Zn	Ga	Ge	As	Se	Br
0.8	1.0	1.3	1.5	1.6	1.6	1.5	1.8	1.8	1.9	1.9	1.6	1.6	1.8	2.0	2.4	2.8
Rb	Sr	Y	Zr	Nb	Mo	Tc	Ru	Rh	Pd	Ag	Cd	In	Sn	Sb	Te	I
0.8	1.0	1.2	1.4	1.6	1.8	1.9	2.2	2.2	2.2	1.9	1.7	1.7	1.8	1.9	2.1	2.5
Cs	Ba	La~Lu	Hf	Ta	W	Re	Os	Ir	Pt	Au	Hg	Tl	Pb	Bi	Po	At
0.7	0.9	1.1~1.2	1.3	1.5	1.7	1.9	2.2	2.2	2.2	2.4	1.9	1.8	1.8	1.9	2.0	2.2
Fr	Ra	Ac	Th	Ha	U	Np~No										
0.7	0.9	1.1	1.3	1.4	1.4	1.4~1.3										

元素电负性的大小，不仅能说明元素的金属性和非金属性，而且对讨论和理解化学键的类型、元素的氧化数和分子的极性等都非常有用。

第二节　分子结构

所谓**分子结构**（molecular structure）通常包括下面一些内容：分子中直接相邻的原子间的强相互作用力，即化学键问题；分子的空间构型问题；分子之间还有一种弱的相互作用力，即分子间力问题。

一、化学键的概念

分子或晶体中相邻原子间强烈的相互作用力称为**化学键**（chemical bond）。化学键的基本类型有：离子键（电价键）、共价键、配位键和金属键等。

以阳离子和阴离子之间静电引力形成的化学键叫**离子键**（ionic bond）。

分子中原子间通过共用电子对形成的化学键为**共价键**（covalent bond）。

配位键是一种特殊的共价键，其共用电子对是由一个原子单独提供的。这种由一个原子单独提供一对电子与另一个原子共用所形成的共价键，叫**配位共价键**（coordinate covalent bond），简称配位键。

自 1916 年**路易斯**（Lewis）提出经典的共价键理论以来，共价键理论有了很大的发展。现代共价键理论有两种，一是价键理论，二是分子轨道理论。本书只介绍价键理论。

1. 价键理论的基本要点

价键理论，又称电子配对法，其基本要点如下：

① 具有自旋相反的未成对电子的两个原子相互接近，可以形成稳定的共价键　如果 A、B 两个原子各有一个自旋相反的未成对电子，那么这两个未成对电子可以相互配对形成稳定的共价单键，这对电子为 A、B 两原子所共有（共用电子对）。如果 A、B 各有两个或三个未成对电子，则自旋相反的单电子可两两配对形成共价双键或叁键。

如果 A 原子有两个未成对电子，B 原子有一个未成对电子，那么一个 A 原子能与两个 B 原子结合形成 AB_2 型分子。

② 成键电子的电子云重叠得越多，核间电子云密度越大，形成的共价键越牢固　共价键的生成是由于自旋相反的单电子相互配对、电子云重叠的结果。因此，当两个原子形成分子时，电子云重叠的程度越大，则两原子间的电子云密度越大，生成的共价键越牢固。即在形成共价键时，电子云总是尽可能地达到最大程度的重叠，这叫电子云最大重叠原理。

2. 共价键的特征

共价键区别于其他的化学键，具有以下两个特征。

（1）共价键的饱和性　共价键是由成键原子中自旋方向相反的未成对电子配对形成的。一个原子上的一个电子和与另一个原子上自旋方向相反的电子配对以后，就再也不能与第三个原子上的电子配对了，因为这时其中必有两个电子的自旋方向相同，这就是共价键的饱和性。也就是说一个原子所能形成的共价键的数目是一定的，它等于原子中未成对的电子的数目。

（2）共价键的方向性　各原子中的电子云除 s 电子云外，都具有一定的伸展方向。根据电子云最大重叠原理，原子之间成键时必须按一定的方向，才能使电子云发生最大的重叠而形成共价键，这就是共价键的方向性。例如，当氢原子 1s 电子云和氯原子的 3p 电子云重叠形成 HCl 分子时，氢原子的 1s 电子云总是沿着氯原子未成对的 3p 电子云的对称轴方向作最大程度的重叠 ［图 4-9(a)］。其他方向都不能形成稳定的分子 ［图 4-9(b)、(c)］。

3. 共价键的类型

共价键有两种成键方式。一种是电子云以"头碰头"方式相重叠，电子云及其重叠部分沿键轴（两核间连线）呈圆柱形对称分布，重叠部分绕键轴旋转任何角度形状不会改变，这种键叫 σ 键。另一种是成键的两个电子云的对称轴相平行，以"肩并肩"方式相重叠，电子云重叠部分对通过键轴的一个平面具有对称性，这种键称为 π 键。

例如在 N_2 分子中，氮原子的电子层结构为 $1s^2 2s^2 2p_x^1 2p_y^1 2p_z^1$，三个未成对的 p 电子分占三个互相垂直的 p 轨道。当两个氮原子结合成 N_2 分子时，p_x 电子云沿 x 轴方向以"头碰头"方式重叠形成一个 σ 键，每个氮原子剩下的两个 p 电子云不能再沿轴方向"头碰头"重

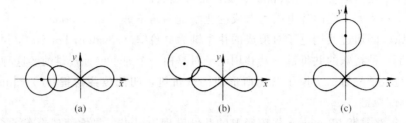

(a)　　　　　　　(b)　　　　　　　(c)

图 4-9　氢原子的 $1s$ 电子云与氯原子的 $3p_x$ 电子云的三种重叠情况

叠，只能让 p 电子云的对称轴平行，以"肩并肩"方式重叠形成两个 π 键（图 4-10）。

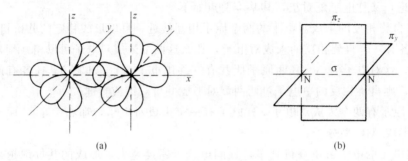

(a)　　　　　　　　　　　(b)

图 4-10　N_2 分子形成示意图

由于 σ 键电子云重叠程度较 π 键大，因而 σ 键比 π 键牢固。一般说来，π 键容易断开，化学活泼性较强。π 键不能单独存在，只能与 σ 键共存于具有双键或叁键的分子中。σ 键不易断开，是构成分子的骨架，可单独存在于两原子间。通常在以共价键结合的两个原子间只能有一个 σ 键。

4. 键的极性

共价键可分为极性共价键和非极性共价键两类。共价键的极性是由成键原子吸引共用电子对的能力（电负性）不同所引起的。成键原子的电负性相等时，两个原子吸引电子的能力相等，共用电子对不偏向于任何一个原子，成键原子都不显电性，其正、负电荷重心相重合，这种共价键叫做非极性共价键。成键原子的电负性不同时，共用电子对必然偏向于吸引电子能力较强的原子一方，使其带部分负电荷，吸引电子能力较弱的原子就带部分正电荷，其正、负电荷重心不再重合，这种共价键叫做极性共价键。成键原子间的电负性差值越大，键的极性就越大。

离子键是最强的极性键，极性共价键是离子键到非极性共价键之间的一种过渡状态。

5. 分子的极性

分子可以分为极性分子和非极性分子两类。分子有无极性，取决于整个分子的正负电荷重心是否重合。如果分子的正负电荷重心重合，则为非极性分子；反之，则为极性分子。

分子是由原子通过一定的化学键结合而成的，分子有无极性当然与键的极性有关。在简单的双原子分子中，分子的极性和键的极性一致。但对多原子分子，其极性不但与键的极性有关，还和分子的结构（分子中各个键的空间取向）有关。例如 CH_4，虽然每一个 C—H 键都是极性键，但由于四个氢原子位于正四面体的四个顶点，对称地分布于碳原子周围，因此，整个分子的正负电荷重心还是重合的，CH_4 是非极性分子。

分子的极性对物质的许多性质都有影响。

分子的极性常用偶极矩 μ 来衡量。一个带 $+q$ 和一个带 $-q$ 电荷的质点，相距为 d 时，其偶极矩为：

$$\mu = qd$$

偶极矩是一个矢量，其方向由正到负。单位库仑·米（C·m）。从偶极矩的大小，可以判断分子极性的大小。偶极矩的数据可从有关手册中查到。

二、杂化轨道理论

价键理论比较简明地阐明了共价键的本质，共价键的饱和性和方向性。但在解释分子的空间结构方面却遇到了困难。例如，经实验测知，甲烷分子具有正四面体的空间构型，如图 4-11 所示。图中实线代表 C—H 键，虚线表示 CH_4 分子具有正四面体的空间构型。碳原子位于四面体的中心，与四个氢原子形成四个等同的 C—H 键，指向四面体的顶点，两个 C—H 键间夹角（∠HCH）为 $109°28'$。

碳原子的外层电子构型是 $2s^2 2p_x^1 2p_y^1$，有两个未成对的 p 电子。按照价键理论，碳只能与两个氢原子形成两个共价键。如果考虑将碳原子的一个 2s 电子激发到 2p 空轨道上去：

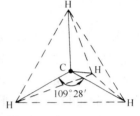

图 4-11 CH_4 分子构型

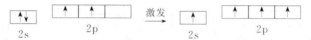

则碳原子有四个未成对电子（一个 s 电子和三个 p 电子），虽可与四个氢原子的 1s 电子配对形成四个 C—H 键，且从能量观点上看，2s 电子激发到 2p 轨道所需要的能量（402kJ·mol^{-1}），可以被多形成两个 C—H 键所放出的能量（410kJ·mol^{-1}×2）所补偿而有余。但由于碳原子的 2s 电子和 2p 电子的能量不同，形成的四个 C—H 键也应当不同，这与实验事实不符。为了解决这个矛盾，1931 年**鲍林**（Pauling）和**斯莱脱**（Slater）提出了杂化轨道理论，进一步发展和丰富了现代价键理论。

1. 杂化轨道理论基本要点

① 在成键过程中，由于原子间的相互影响，同一原子中参加成键的几个能量相近的原子轨道可以进行混合，重新分配能量和空间方向，组成数目相等的新的原子轨道。这种轨道重新组合的过程称为轨道杂化，简称**杂化**（hybrid）。所组成的新的原子轨道叫做**杂化轨道**（hybrid orbitals）。

② 杂化轨道之间互相排斥，力图在空间取得最大的键角，使体系能量降低。原子轨道杂化以后所形成的杂化轨道更有利于成键。因为杂化后原子轨道的形状发生了变化，如 s 轨道和 p 轨道杂化形成的杂化轨道，使本来平分在对称轴两个方向上的 p 轨道比较集中在一个方向上，变成一头大一头小，成键时在较大一头重叠，有利于最大重叠。因此杂化轨道的成键能力比单纯轨道的成键能力强。

2. 杂化轨道类型

根据原子轨道的种类和数目的不同，可以组成不同类型的杂化轨道。这里只介绍 s 轨道和 p 轨道之间的杂化。

（1）sp 杂化 一个 s 轨道和一个 p 轨道杂化可组成两个 sp 杂化轨道。每个 sp 杂化轨道各含有 $\frac{1}{2}$s 和 $\frac{1}{2}$p 成分。两个杂化轨道间夹角为 $180°$。

两个 sp 杂化轨道的对称轴在同一条直线上，只是方向相反（图 4-12）。因此 sp 杂化轨道又叫直线形杂化轨道。

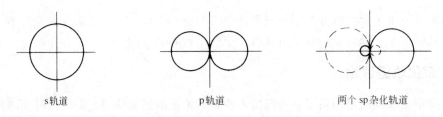

图 4-12　sp 杂化轨道的形成

气态 $BeCl_2$ 是直线形分子。铍原子的电子层结构为 $1s^2 2s^2$，似乎不会形成共价键（没有未成对电子）。但实际上铍可与氯气反应生成 $BeCl_2$ 共价分子。根据杂化轨道理论，铍原子成键时，2s 轨道上的一个电子先被激发到一个空的 2p 轨道上去，然后由含有一个未成对电子的 2s 轨道和 2p 轨道进行 sp 杂化，形成能量相等、夹角为 $180°$ 的两个 sp 杂化轨道。两个 sp 杂化轨道再分别与两个氯原子的 3p 轨道重叠形成两个互为 $180°$ 的 Be—Cl 键，它们是 (sp-p) σ 键。因此 $BeCl_2$ 是直线形分子（图 4-13）。

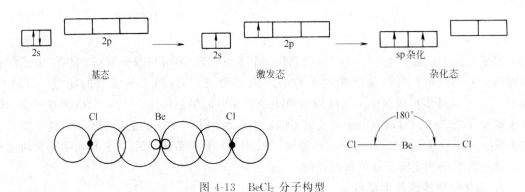

图 4-13　$BeCl_2$ 分子构型

（2）sp^2 杂化　一个 s 轨道和两个 p 轨道杂化可组成三个 sp^2 杂化轨道。每个 sp^2 杂化轨道有 $\frac{1}{3}$ s 成分，$\frac{2}{3}$ p 成分。每两个 sp^2 杂化轨道间的夹角为 $120°$。

三个 sp^2 杂化轨道的取向是指向平面三角形的三个顶角，因此 sp^2 杂化轨道又叫平面三角形杂化轨道（图 4-14）。

图 4-14　三个 sp^2 杂化轨道

BF_3 是平面三角形分子。硼原子的价电子结构为 $2s^2 2p^1$。当硼与氟反应时，硼原子 2s 轨道上的一个电子先激发到空的 2p 轨道上去，然后一个 2s 轨道和两个 2p 轨道进行 sp^2 杂化，形成三个夹角为 $120°$ 的 sp^2 杂化轨道。每个 sp^2 杂化轨道与 F 原子的一个 2p 轨道重叠组成一个 σ 键（sp^2-p）。BF_3 是平面三角形结构。分子中四个原子处在同一平面上，B 原子位于中心（图 4-15）。

（3）sp^3 杂化　一个 s 轨道和三个 p 轨道杂化形成四个 sp^3 杂化轨道。每个 sp^3 杂化轨道含有 $\frac{1}{4}$ s 和 $\frac{3}{4}$ p 成分。每两个杂化轨道间的夹角为 $109°28'$。

四个 sp^3 杂化轨道的取向是指向正四面体的四个顶角。所以 sp^3 杂化轨道也称正四面体杂化轨道（图 4-16）。

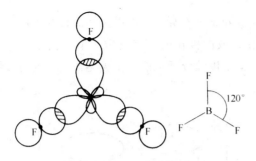

图 4-15 BF_3 分子构型

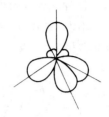

图 4-16 四个 sp^3 杂化轨道

在形成 CH_4 分子时，碳原子的一个 2s 电子先激发到空的 2p 轨道上去，然后一个 2s 轨道和三个 2p 轨道杂化组成四个等同的 sp^3 杂化轨道。四个氢原子的 1s 轨道分别同碳原子的四个 sp^3 杂化轨道重叠，组成四个 σ 键（sp^3-s），形成 CH_4 分子。CH_4 为正四面体结构。

若有 sp^3 杂化轨道被未共用电子对（不参与成键的孤对电子）占据，则这种 sp^3 杂化称为不等性 sp^3 杂化。由于孤对电子对成键电子的排斥作用比成键电子间的排斥作用大，使得所形成的共价键之间的夹角变小。

H_2O 分子中，氧原子的 2s、$2p_x$、$2p_y$ 和 $2p_z$ 四个原子轨道是采取 sp^3 杂化的，有两对孤对电子占据两个 sp^3 杂化轨道，由于孤对电子对成键电子的排斥作用，使得两个 O—H 键之间的夹角不是 109°28′，而是 104°30′，分子呈 "V" 字形（图 4-17）。

NH_3 分子中，N 原子也是采用不等性的 sp^3 杂化，但仅有一对孤对电子，孤对电子对成键电子的排斥作用比 H_2O 中弱，故 N—H 键之间的键角是 107°18′，分子呈三角锥形（图 4-18）。

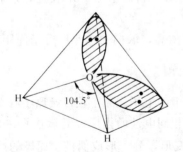

图 4-17 水分子的空间结构

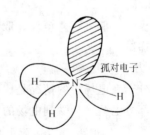

图 4-18 氨分子的空间结构

第三节 分子间作用力

一、范德华力

分子间存在着一种只有化学键键能 $\frac{1}{100} \sim \frac{1}{10}$ 的弱的作用力，叫做**范德华力**（Van der Waals force）。范德华力可分为取向力、诱导力和色散力三种。

1. 取向力

极性分子是一个偶极子，在电场中它的阳极和阴极会分别指向电场的阴极和阳极。如图4-19 所示。这种现象叫做极性分子的取向极化，取向极化的程度决定于电场强度和分子极性的大小。不但外加电场对分子有极化作用，就是极性分子也能产生极化作用，因为极性分子具有永久偶极。

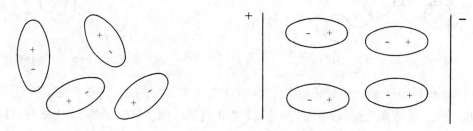

图 4-19　分子的取向极化

由于极性分子具有永久偶极，当两个极性分子充分靠近时，它们的异极相吸，同极相斥，使之在空间形成定向排列，这个过程称为取向。这种由于极性分子的取向而产生的永久偶极间的静电引力称为取向力（图4-20）。

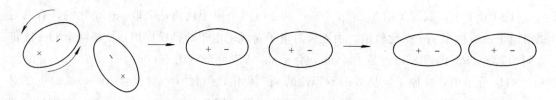

图 4-20　取向力的产生过程

极性分子在取向的同时，也发生变形极化，使原来的偶极增加，并增加了分子间的吸引力。

分子的极性（偶极矩）愈大，取向力愈大；温度愈高，取向力愈小；分子间距离变大，取向力迅速递减。

2. 诱导力

非极性分子在电场中的情况是比较复杂的，分子中的电子、原子核以及原子（在极性键中原子带有部分电荷）会受到电场的异性电的吸引和相同电性的排斥，引起分子中正、负电荷重心的相对位移而变形，分子形成偶极。偶极的产生又使得分子进一步向电场靠近，并使偶极更为增强（图4-21），这就是非极性分子在电场中的变形极化。这种在外电场诱导下产生的偶极，叫做诱导偶极。当外电场消失时它也就消失了。诱导偶极的极性大小决定于电场的强度和分子的变形性的大小。分子的变形性也称为极化度。

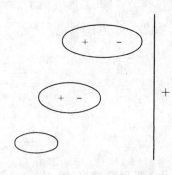

图 4-21　诱导偶极的产生和非极性分子的变形极化

当极性分子与非极性分子充分靠近时，如果非极性分子与极性分子带正电的一端相接近，非极性分子中的电子云会被吸引而变形（极化）。结果使非极性分子中的正负电荷重心发生相对位移，产生诱导偶极。极性分子的永久偶极和非极性分子的诱导偶极之间的相互作用力，叫做诱导力。图 4-22 说明诱导力的产生过程。

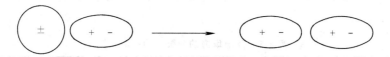

图 4-22　诱导力的产生过程

诱导力的强弱与极性分子的偶极矩有关，偶极矩愈大，诱导力愈强。此外，诱导力还与非极性分子的变形性有关，非极性分子的变形性愈大，诱导力也愈强。例如，在惰性气体中，从 He 到 Xe，原子半径依次增大，分子变形性也依次增大，水分子对它们的诱导力依次增强，因而它们在水中的溶解度也依次增大（表 4-4）。

表 4-4　惰性气体在水中的溶解度（20℃）

惰性气体	He	Ne	Ar	Kr	Xe
原子半径/pm	93	131	174	189	209
溶解度/mL·L⁻¹	13.8	14.7	37.9	73	110

3. 色散力

在两个非极性分子之间，取向力和诱导力是不能直接产生的。但是，由于分子中的电子不断运动和原子核的不断振动，会使电子云和原子核之间产生瞬时相对位移，使非极性分子中的正负电荷重心不重合，产生瞬间偶极。这些瞬间偶极又会诱使相邻分子产生和它相吸引的瞬间偶极，即产生了分子之间的相互作用力，这种非极性分子间由于瞬间偶极的作用而引起的分子间的吸引力，叫做色散力。虽然瞬间偶极存在的时间极短，但异极相邻状态不断地重复着，使得分子之间始终有色散力起作用（图 4-23）。

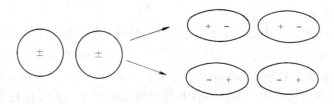

图 4-23　色散力产生过程

由于任何分子中电子云和原子核都有瞬间的相对位移，因此色散力不但存在于非极性分子之间，也存在于极性分子之间以及非极性分子与极性分子之间。

色散力的大小和相互作用分子的变形性有关，变形性愈大，色散力愈强。因为变形性较大的分子，其相对分子质量较大，包含的电子比较多，离核较远的电子与核的吸引力较弱，容易发生变形，产生瞬间偶极的偶极矩较大，所以色散力较强。

总的看来，在非极性分子之间只有色散力存在；在极性分子和非极性分子之间则既有色散力又有诱导力存在；而在极性分子之间则有色散力、诱导力和取向力三种范德华力存在。

范德华力具有下述一些特性：

① 是存在于分子间的一种弱的静电引力；

② 作用范围只有几个纳米（nm）；

③ 能量比化学键的键能小一、二个数量级；

④ 没有饱和性和方向性；

⑤ 色散力是主要的，诱导力是次要的，取向力只是在较大的极性分子间才占一定的比例（表 4-5）。

表 4-5　范德华力的分配/$(kJ \cdot mol^{-1})$

分　配	Ar	CO	HI	HBr	HCl	NH$_3$	H$_2$O
取向力	0	0.0029	0.025	0.687	3.31	13.31	36.39
诱导力	0	0.0084	0.113	0.502	1.01	1.55	1.93
色散力	8.50	8.75	25.87	21.94	16.83	14.95	9.00
总计	8.50	8.76	26.02	23.13	21.15	29.81	47.32

范德华力对物质的性质，尤其是某些物理性质（如熔点、沸点、溶解度等）有一定的影响。

共价化合物的气体凝聚成液体或固体，是分子间力作用的结果。因此，物质的分子间力越大，液体越不易汽化，沸点越高，汽化热越大。固体熔化为液体时，也要部分地克服范德华力，范德华力越大，熔点越高，熔化热越大。离子化合物在溶剂中的溶解度与溶剂的介电常数有关，而共价化合物在溶剂中的溶解度则与分子间力有关，非极性分子在水中的溶解度都很小。

二、氢键

1. 氢键的本质

氢原子与电负性很大、半径很小的原子 X（F，O，N）以共价键形成强极性键 H—X，这个氢原子还可以吸引另一个键上具有孤对电子、电负性大、半径小的原子 Y，形成具有 X—H⋯Y 形式的物质。这时氢原子与 Y 原子之间的定向吸引力叫做**氢键**（hydrogen bond），以 H⋯Y 表示。

氢键的本质一般认为主要是静电作用。在 X—H⋯Y 中，X—H 是强极性共价键，由于 X 的电负性很大，吸引电子能力强，使氢原子变成一个几乎没有电子云的"裸露"的质子而带部分正电荷。它的半径特别小，电场强度很大，又无内层电子，可以允许另一个带有部分负电荷的 Y 原子（即电负性大，半径小且有孤对电子的原子）充分接近它，从而产生强烈的静电相互作用而形成氢键。

一般分子形成氢键必须具备两个基本条件：

① 分子中必须有一个与电负性很强的元素形成强极性键的氢原子；

② 分子中必须有带孤对电子、电负性大、原子半径小的元素。

氢键常在同类分子或不同类分子之间形成，叫做分子间氢键，如氟化氢、氨水：

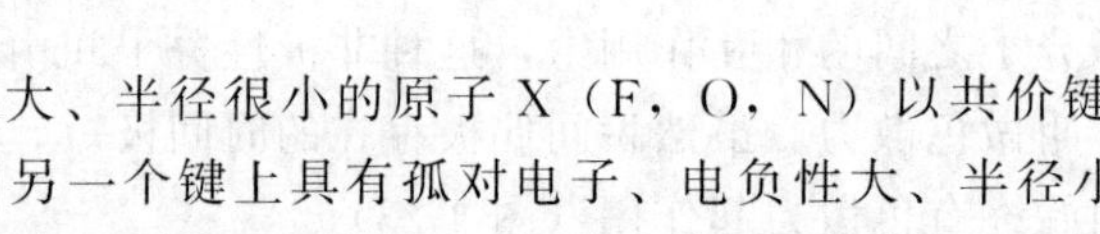

氢键还可在同一分子内形成，叫做分子内氢键。

2. 氢键的饱和性和方向性

氢键具有饱和性和方向性。氢键的饱和性表现在 X—H 只能和一个 Y 原子相结合。因为 H 原子体积小，X、Y 都比氢大，所以当有另一个 Y 原子接近它们时，这个 Y 原子受到

X—H···Y 上 X 和 Y 的排斥力大于受到 H 原子的吸引力，使得 X—H···Y 上的氢原子不能再和第二个 Y 原子结合，这就是氢键的饱和性。

氢键的方向性是指 Y 原子与 X—H 形成氢键时，在尽可能的范围内要使氢键的方向与 X—H 键轴在同一个方向，即以 H 原子为中心三个原子尽可能在一条直线上。氢原子要尽量与 Y 原子的孤对电子方向一致，这样引力较大；三个原子尽可能在一条直线上，可使 X 与 Y 的距离最远，斥力最小，形成的氢键较强。

3. 氢键对物质性质的影响

（1）对沸点和熔点的影响　在同类化合物中，能形成分子间氢键的物质，其熔点、沸点要比不能形成分子间氢键的物质的熔点、沸点高些。因为要使固体熔化或液体汽化，不仅要破坏分子间的范德华力，还必须提供额外的能量破坏氢键。H_2O、HF、NH_3 的熔点和沸点比同族同类化合物为高（表 4-6），因为它们都可以形成分子间氢键。

（2）对溶解度的影响　在极性溶剂中，如果溶质分子和溶剂分子之间可以形成氢键，则溶质的溶解度增大。例如，苯胺和苯酚在水中的溶解度比在硝基苯中的溶解度要大。

表 4-6　H_2O、HF、NH_3 及其同族同类化合物的熔点（mp）和沸点（bp）比较

化合物	mp/℃	bp/℃	化合物	mp/℃	bp/℃	化合物	mp/℃	bp/℃
H_2O	0	100	HF	−80.3	19.5	NH_3	−77.7	−33.4
H_2S	−85.6	−60.7	HCl	−112	−84	PH_3	−133.5	−87.4
H_2Se	−64	−42	HBr	−88	−67.0	AsH_3	−116	−62
H_2Te	−48	−1.8	HI	−50.9	−35.4	SbH_3	−88	−17

本章要求

1. 原子结构：了解微观粒子的运动特征，正确理解原子轨道和电子云的概念；掌握四个量子数的取值原则及其意义。掌握核外电子的排布规律及其表示方法。

2. 分子结构：理解共价键的本质，掌握价键理论的基本要点，熟悉共价键的特点和类型。掌握杂化轨道理论的基本要点，熟悉杂化轨道的基本类型。熟悉共价键的极性，掌握常见分子极性的判断方法。熟悉范德华作用力的类型、存在范围，氢键产生的条件和特点，熟悉范德华力和氢键对物质性质的影响。

习　题

一、选择题

1. 下列说法中，正确的是_____。

A. 主量子数为 1 时，有自旋相反的两个轨道

B. 量子数为 3 时，有 3s、3p、3d 共三个轨道

C. 在除氢以外的原子中，2p 能级总是比 2s 能级高

D. 电子云是电子出现的概率随 r 变化的图像

2. 下列电子排布式中，原子处于激发状态的是_____。

A. $1s^2 2s^2 2p^6$　　　　　　　　　　B. $1s^2 2s^2 2p^3 3s^1$

C. $1s^2 2s^2 2p^6 3s^2 3p^6 3d^5 4s^1$　　　D. $1s^2 2s^2 2p^6 3s^2 3p^6 3d^4 4s^2$

3. 若将 6 号碳原子的电子排布写成 $1s^2 2s^2 2p_x^2$，它违背了_____。

A. 能量守恒原理　　　B. Pauli（泡利）不相容原理　　　C. 能量最低原理　　　D. Hund（洪特）规则

4. 下列各题说法不正确的是_____。

A. 两个原子的 p 轨道可以以肩并肩重叠的方式形成 π 键

B. 极性键只能形成极性分子

C. 形成配位键的条件是一方有空轨道，另一方有孤对电子

D. 根据价键理论，共价键形成的条件是欲成键原子必须有未成对电子

5. 下列分子中，不能形成氢键的是_____。

A. CH_3F　　　B. H_2O　　　C. 苯酚　　　D. HF

6. CO 分子中的化学键是_____。

A. 一个 σ 键，两个 π 键　　　B. 一个 σ 键，一个 π 键，一个配位键

C. 三个 σ 键　　　D. 两个 σ 键，一个配位键

7. 下列有关电子云的叙述中，不正确的是_____。

A. 电子云形象地表示了电子在核外某处单位微体积内出现的概率

B. 电子云形象化地表示了电子在核外空间某处出现的概率密度

C. 1s 电子云界面图是一个球面，表示在这个球面以外，电子出现的概率为零

D. 电子云是电子运动的统计结果，它好像形成了一团带负电荷的云包围在原子核外边

8. 基态原子的下列电子排布式中，正确的是_____。

A. $1s^2 2s^2 2p^5 3s^1$　　　B. $1s^2 2s^1 2p^5$　　　C. $1s^2 2s^2 2p^6 3s^1$　　　D. $1s^2 2s^2 2p^6 2d^1$

9. 下列描述电子运动状态的四个量子数中，合理组合的是_____。

A. 3，0，1/2，+1/2　　B. 4，3，2，+1/2　　　C. 3，0，1，+1/2　　　D. 2，2，−1，+1/2

10. 下列叙述中，错误的是_____。

A. 主量子数 n 主要决定核外电子的能量　　　B. 角量子数 l 主要决定核外电子的能量

C. 磁量子数 m 决定原子轨道在空间的伸展方向　　　D. 磁量子数 m 的取值受 n、l 的影响

11. 下列叙述中最符合 Pauli（泡利）不相容原理的是_____。

A. 需用四个不同的量子数来描述原子中的每一个电子

B. 在原子中，不能有两个电子具有一组相同的量子数

C. 充满一个电子层需要 8 个电子

D. 电子之间存在着排斥力

12. 在下列分子或离子中，没有孤对电子的是_____。

A. H_2O　　　B. NH_3　　　C. H_2S　　　D. NH_4^+

13. 下列化合物中 $\mu = 0$ 的是_____。

A. CH_3CH_2Cl　　　B. CO　　　C. CCl_4　　　D. $MgCl_2$

14. 下列分子中，中心原子与其他原子键合时所用杂化轨道为 sp^2 的是_____。

A. SiH_4　　　B. BeF_2　　　C. PH_3　　　D. BF_3

15. 甲醇和 CH_3Cl 之间的作用力为_____。

A. 取向力和诱导力　　　B. 色散力和诱导力

C. 取向力、诱导力和色散力　　　D. 取向力、诱导力、色散力和氢键

16. 使下列液态物质沸腾，只需克服色散力的是_____。

A. O_2　　　B. HF　　　C. CH_3CH_2OH　　　D. H_2O

17. 在主量子数为 4 的电子层中，能容纳的最多电子数是_____。

A. 18　　　B. 24　　　C. 32　　　D. 36

18. 主量子数 $n=4$ 时，原子轨道的数目是_____。

A. 32　　　B. 16　　　C. 8　　　D. 4

19. 在多电子原子中，主量子数为 n，角量子数为 l 的亚层上，能量相同的原子轨道数目（简并度）

是_____。

  A. $2l+1$ B. $n-l+1$ C. $2l-1$ D. $n+l+m$

20. H_2O 在同族氢化物中具有最高熔点和沸点，原因是_____。

  A. 范德华力最大   B. 共价键能大   C. 氢键   D. 晶格能

21. I_2 的 CCl_4 溶液中分子间主要存在的作用力是_____。

  A. 色散力   B. 取向力

  C. 取向力、诱导力、色散力   D. 氢键、诱导力、色散力

二、简答题

1. 什么是元素的电负性？说明电负性在同周期和同族主族元素中的变化规律，并指出电负性最大的元素和最小的元素。

2. 试分析 NH_3 分子的空间构型。

3. 氮的价层电子排布是 $2s^2 2p^3$，试用 4 个量子数分别表明每个电子的运动状态。

4. BCl_3 和 NCl_3 的分子构型是否相同？为什么？

5. 指出 3s、4d、5p、4f 各能级相应的主量子数、角量子数各是多少？每一能级有几个轨道？

6. 下列各组量子数哪些是不合理的？为什么？

  (1) $n=2$ $l=1$ $m=0$ (2) $n=2$ $l=2$ $m=-1$

  (3) $n=3$ $l=0$ $m=0$ (4) $n=3$ $l=1$ $m=1$

  (5) $n=2$ $l=0$ $m=-1$ (6) $n=2$ $l=3$ $m=2$

7. 下列电子排布式中，哪些是基态原子，哪些是激发态原子，哪些是错误的？

  (1) $1s^2 2s^1 2p^2$ (2) $1s^2 2s^2 2p^6 3s^1 3d^1$

  (3) $1s^2 2s^2 2p^1 3s^1$ (4) $1s^2 2s^2 2d^1$

  (5) $1s^2 2s^3 2p^1$ (6) $1s^2 2s^2 2p^6 3s^1$

8. 下列说法是否正确，不正确者应如何改正？

  (1) 主量子数 n 为 1 时，有自旋相反的两条轨道

  (2) 主量子数 n 为 4 时，其轨道总数为 16，可容纳 32 个电子

  (3) 主量子数 n 为 3 时，有 3s、3p、3d、3f 四条轨道

9. 下列各元素原子基态电子层结构的写法各违背了什么原理？写出正确的电子层结构式。

  (1) $_5$B: $1s^2 2s^3$ (2) $_7$N: $1s^2 2s^2 2p_x^1 2p_y^1$ (3) $_4$Be: $1s^2 2p^2$

10. 用 s、p、d、f 等符号写出下列各元素原子基态的电子层结构。

  $_{16}$S $_{12}$Mg $_{26}$Fe $_{30}$Zn $_{35}$Br

11. 用杂化轨道理论说明下列分子中中心原子的杂化情况和分子的空间构型。

  $HgCl_2$ BF_3 CCl_4

12. 下列分子中哪些是极性分子？哪些是非极性分子？

  (1) NO   (2) CS_2（直线形）   (3) CO_2（直线形）   (4) H_2O (5) NH_3

13. 比较下列各对物质沸点的高低，并简单说明之。

  (1) HF 和 HCl   (2) SiH_4 和 CH_4 (3) Br_2 和 F_2

14. 指出下列说法的错误。

  (1) 四氯化碳的熔、沸点低，所以 CCl_4 分子不稳定。

  (2) 色散力仅存在于非极性分子之间。

  (3) 凡是含有氢的化合物的分子之间都能产生氢键。

第五章　配位化合物

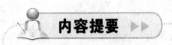

内容提要 ▶▶

本章主要介绍配合物的定义、组成、命名以及配位键理论。通过四面体、八面体、平面正方形三类配合物的立体结构，阐明了中心原子杂化轨道类型、内轨与外轨的概念以及磁性测量对判断配合物结构的意义。讨论了配合物在水溶液中的解离平衡以及酸度和生成沉淀对配位平衡的影响。介绍了螯合物的概念，举例说明了螯合物在医学上的应用。

　　配位化合物（coordination compound）简称配合物，又称络合物，是一类非常广泛和重要的化合物。配合物不仅在化学领域里得到广泛的应用，在生命科学领域也具有重要的意义。例如，在植物生长中起光合作用的叶绿素，是一种含镁的配合物；人和动物血液中载运氧气的血红素，是一种含有亚铁的配合物；维生素 B_{12} 是一种含钴的配合物；人体中的微量元素如：锌、锰、钴、铜、钒等都以配合物的形式存在。因此学习有关配合物的基本知识，对医学专业学生来说十分必要。

第一节　配合物的基本概念

一、配合物的定义

　　如果在硫酸铜溶液中加入氨水，首先可得到浅蓝色碱式硫酸铜 $Cu_2(OH)_2SO_4$ 沉淀，继续加入氨水，则沉淀溶解而得到深蓝色溶液。显然由于加入过量的氨水，NH_3 分子与 Cu^{2+} 离子间已发生了某种反应。

　　经研究证明，在上述溶液中生成了深蓝色的复杂离子 $[Cu(NH_3)_4]^{2+}$。这说明 $CuSO_4$ 溶液与过量氨水发生了下列反应：

$$CuSO_4 + 4NH_3 = [Cu(NH_3)_4]SO_4$$

　　或离子方程式：　　　　$$Cu^{2+} + 4NH_3 = [Cu(NH_3)_4]^{2+}$$

　　再如，NaCN，KCN 有剧毒，但是亚铁氰化钾（$K_4[Fe(CN)_6]$）和铁氰化钾（$K_3[Fe(CN)_6]$）虽然都含有氰根，却没有毒性，这是因为亚铁离子或铁离子与氰根离子结合成牢固的复杂离子 $[Fe(CN)_6]^{4-}$、$[Fe(CN)_6]^{3-}$，使游离 $[CN^-]$ 浓度降至极低，失去了其原有的毒性。

　　$[Cu(NH_3)_4]^{2+}$、$[Fe(CN)_6]^{4-}$、$[Fe(CN)_6]^{3-}$ 等，由一个阳离子（如 Cu^{2+}、Fe^{2+} 或 Fe^{3+}）和几个中性分子（如 NH_3）或阴离子（如 CN^-）以配价键结合而成的，具有一定特性的复杂粒子，其带有电荷的叫配离子或络离子，其不带电荷的叫配合分子或络合分子。配合分子或含有配离子的化合物叫配合物。例如：$[Cu(NH_3)_4]SO_4$、$K_4[Fe(CN)_6]$、$K_3[Fe(CN)_6]$、$K_2[HgI_4]$、$[Ag(NH_3)_2]NO_3$、$[Pt(NH_3)_2Cl_4]$、$[Co(NH_3)_5(H_2O)]Cl_3$、$Fe(CO)_5$ 等都是配合物。

二、配合物的组成

配合物一般可分为内界和外界两个组成部分。内外界之间以离子键结合在一起，溶于水后完全离解成相应的阴、阳离子。如 $[Cu(NH_3)_4]SO_4$ 在水中主要以 $[Cu(NH_3)_4]^{2+}$、SO_4^{2-} 的形式存在。配合物的内界由中心体和配位体构成，中心体和配位体之间以配位键相结合，较难离解，写化学式时，内界用方括号括起来。$[Cu(NH_3)_4]SO_4$ 中，Cu^{2+} 是中心体，NH_3 是配位体。$[Cu(NH_3)_4]SO_4$ 各部分的名称表示为：

$$[Cu\quad (NH_3)_4]^{2+}\quad SO_4^{2-}$$

中心离子 配位体

内界　　　　外界

配合物

1. 中心体

中心体包括**中心离子**（central ion）和**中心原子**（central atom），一般由过渡金属元素构成。如$[Cu(NH_3)_4]SO_4$ 中的 Cu^{2+}，$[Fe(CN)_6]^{3-}$ 中的 Fe^{3+}，$Fe(CO)_5$ 中的 Fe 原子。

2. 配位体

与中心体以配位键的形式结合的分子或离子叫**配位体**（ligand）。如 $[Cu(NH_3)_4]SO_4$ 中的 NH_3 分子，$[Fe(CN)_6]^{3-}$ 中的 CN^-。配位体中能提供孤对电子、直接与中心体形成配位键的原子或离子叫配位原子或配位离子。如 NH_3 分子中的 N 原子是配位原子，配位体 F^-、Cl^-、Br^-、I^- 也叫配位离子。

配位体依其所含配位原子（离子）的多少分为单齿配位体和多齿配位体。只含一个配位原子（离子）的配位体叫单齿配位体。如 F^-、OH^-、NH_3、H_2O 等。含 2 个或 2 个以上配位原子的配位体叫多齿配位体。如乙二胺（en），分子式为 $H_2N—CH_2—CH_2—NH_2$，含 2 个配位原子（N）；乙二胺四乙酸（简称 EDTA），分子式为 $(HOOCCH_2)_2NCH_2CH_2N(CH_2COOH)_2$，含 6 个配位原子（2 个氨基氮，4 个羧基氧）。

3. 配位数

与中心体相连的配位原子的数目叫**配位数**（coordination number）。若配位体是单齿的，配位数等于配位体的个数。如 $[Ag(NH_3)_2]^+$ 配位数和配位体的个数均为 2。若含多齿配位体，则配位体的个数总是小于配位数。如 $[Cu(en)_2]^{2+}$，配位数是 4 而配位体只有 2 个。

中心体配位数的多少取决于中心体和配位体的性质及形成配合物时的外部条件，如温度、浓度等，情况比较复杂。一般中心离子的配位数为 2，4，6，8。最常见的是 4 和 6。

4. 配离子电荷

配离子电荷数等于中心离子和配位体总电荷的代数和。

三、配合物的命名

配合物的命名方法遵从一般无机物的命名原则：阴离子名称在前，阳离子名称在后；当配离子是阳离子时，外界阴离子为酸根；当配离子是阴离子时，则该配离子为酸根。命名时，酸根为简单离子时称"某化某"，酸根为复杂离子时称"某酸某"。在命名配离子时，要在形成体与配位体的名称间加个"合"字，并按下列顺序列出其组成部分的名称。配位体数-配位体名称-"合"字-形成体名称-形成体价态（用罗马数字表示）。当配位体个数为一时，有时可将"一"字省去。若形成体仅有一种价态时也可不加注罗马数字。如果内界中含有不止一种配位体，则命名时：①无机配体在前，有机配体在后；②同类配体，离子在前，分子在后；③同类离子或同类中性分子配体，按照配位原子元素符号的英文字母顺序。

配位体的个数用一、二、三等表示。

中心离子的价态用Ⅰ、Ⅱ、Ⅲ等表示。

例如：

$$[Cu(NH_3)_4]^{2+} \qquad 四氨合铜（Ⅱ）离子$$
$$[Fe(CN)_6]^{3-} \qquad 六氰合铁（Ⅲ）离子$$

配离子是阳离子的配合物：

$$[Co(NH_3)_4Cl_2]Cl \qquad 氯化二氯四氨合钴（Ⅲ）$$
$$[Cu(NH_3)_4]SO_4 \qquad 硫酸四氨合铜（Ⅱ）$$

配离子是阴离子的配合物：

$$K_2[PtCl_6] \qquad 六氯合铂（Ⅳ）酸钾$$
$$Na_4[Fe(CN)_6] \qquad 六氰合铁（Ⅱ）酸钠$$

在不致引起误解的情况下，"合"字和价数有时可以省略。如二氯二氨合铂（Ⅱ）可称为二氯二氨铂。有些常见的配合物和配离子可用简称。

$K_4[Fe(CN)_6]$	亚铁氰化钾	$[Ag(NH_3)_2]^+$	银氨配离子
$K_3[Fe(CN)_6]$	铁氰化钾	$[PtCl_6]^{2-}$	氯铂酸根
$K_2[PtCl_6]$	氯铂酸钾		
$K_2[HgI_4]$	碘化汞钾		

第二节 配合物的配位键理论

一、配位键理论的基本要点

配位键理论又叫配价键理论，其基本要点可归纳为三点：

① 中心体与配位原子（离子）以配位键连接，中心体提供空轨道，配位原子（离子）提供孤电子对，形成配位键，以"→"表示。

② 中心体所提供的空轨道（s、p、d 或 s、p）先杂化后成键。几个原子轨道参与杂化生成几个杂化轨道。杂化轨道的形状、能量完全相同，空间分布尽可能远离，以确保轨道间排斥力最小。杂化轨道的数目决定了中心体的配位数，杂化轨道的分布决定了配离子的空间构型。

③ 中心体空轨道杂化时，若有次外层 d 轨道即 $(n-1)$d 轨道参加，则形成的配合物属内轨型。若 d 轨道为外层轨道即 nd 轨道，则形成的配合物属外轨型。与外轨型相比，$(n-1)$d轨道距原子核较近，形成配位键时，共用电子对受核引力大，更多地呈现共价键性质。因此，内轨型配合物的稳定性要高得多。

配合物几种重要的杂化轨道类型及空间结构如下：

配位数	杂化轨道	空间构型
2	sp	直线型
4	sp^3	正四面体型
	dsp^2	平面正方型
6	sp^3d^2	正八面体型
	d^2sp^3	正八面体型

二、应用举例

下面列举数例说明配离子的形成情况。

例5-1

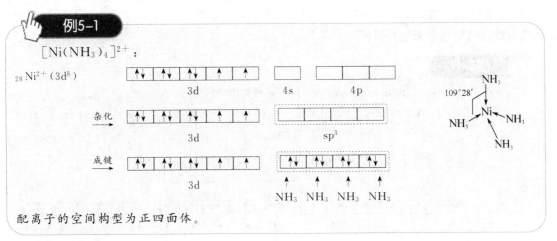

配离子的空间构型为正四面体。

例5-2

$[Ni(CN)_4]^{2-}$：

CN^- 和 NH_3 不同，它是一个配位能力非常强的配位体。在其影响下，Ni^{2+} 离子 d 轨道电子出现了压缩重排现象。重排后的 Ni^{2+} 离子的价电子层结构是：

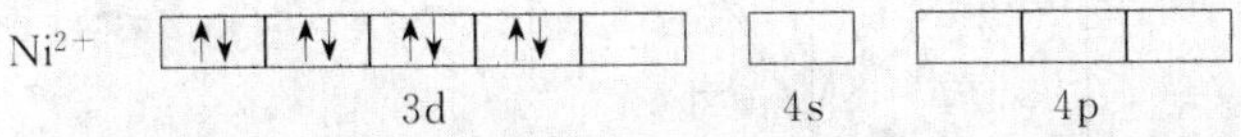

由于重排 3d 轨道中空出了一个空轨道，该轨道与 4s 及 2 个 4p 杂化形成 4 个 dsp^2 杂化轨道，生成四个配位键。

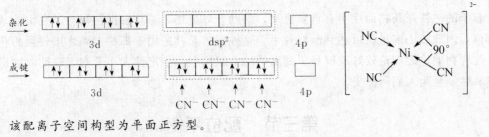

该配离子空间构型为平面正方型。

在 $[Ni(CN)_4]^{2-}$ 中，由于中心体采用 dsp^2 杂化，所形成的配离子属内轨型，而 $[Ni(NH_3)_4]^{2+}$ 是外轨型的配离子，故 $[Ni(CN)_4]^{2-}$ 稳定性大于 $[Ni(NH_3)_4]^{2+}$。除稳定性不同外，两个配合物的磁性也不同。

物质的磁性与物质内部未成对电子数有关，未成对电子数越多，磁性越强，表现出来的磁矩越大，磁矩 μ 与未成对电子数的定量关系为 $\mu = \sqrt{n(n+2)}\mu_B$，单位为 $A \cdot m^2$，式中 μ_B 为常数。

形成内轨型配合物时，中心离子电子结构发生变化，使未成对电子数减少（故内轨型配合物又称低自旋配合物），相应地磁矩也变小；形成外轨型配合物时，中心离子电子结构在生成配合物前后不发生变化，未成对电子数较多（故外轨型配合物又称高自旋配合物），磁矩较大。

中心体 $(n-1)d$ 电子是否压缩合并与配位体有关，一般地，弱配位体如 F^-、Cl^-、Br^-、I^-、OH^-、H_2O 等不产生压缩作用而形成外轨型配合物，强配位体如 CN^-、CO 等则产生压缩作用形成内轨型配合物。但配合物中心体的杂化轨道类型及配合物的空间构型，最终应通过测定磁矩来进行推断。

例5-3

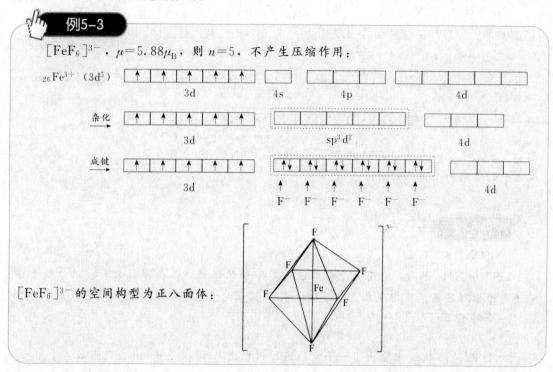

$[FeF_6]^{3-}$，$\mu = 5.88\mu_B$，则 $n=5$，不产生压缩作用：

$[FeF_6]^{3-}$ 的空间构型为正八面体：

粒子的磁性在药物治疗中有重要意义，借助外界磁场，可将磁性药物分子富集在某一特定部位，因此较小剂量就可达到治疗效果。这种方法尤其适用于那些毒副作用较强的药物。

配合物的价键理论较好地解释了配离子的空间构型、稳定性大小及有无磁性问题，而且简单易懂，易为人们所接受。

第三节　配位平衡

一、配离子的离解平衡

向 $AgNO_3$ 溶液中加入过量氨水，则有 $[Ag(NH_3)_2]^+$ 配离子生成：

$$Ag^+ + 2NH_3 \longrightarrow [Ag(NH_3)_2]^+$$

这类反应称为配合反应。若向 $[Ag(NH_3)_2]^+$ 配离子溶液中加入 NaCl 溶液，没有 AgCl 沉淀生成，似乎 Ag^+ 已完全被 NH_3 分子配合成 $[Ag(NH_3)_2]^+$。可是加入 KI 溶液后却有黄色 AgI 沉淀析出，说明溶液中仍有少量游离的 Ag^+ 存在，而且随着 KI 的不断加入，$[Ag(NH_3)_2]^+$ 配离子最终能完全转化为 AgI↓ 和 NH_3 分子，这说明不仅 Ag^+ 能生成 $[Ag(NH_3)_2]^+$ 配离子，而且生成的 $[Ag(NH_3)_2]^+$ 配离子也能离解出少量的 Ag^+ 和 NH_3

分子，亦即在溶液中，配合反应和离解反应是同时存在的，并建立动态平衡：

$$Ag^+ + 2NH_3 \underset{离解}{\overset{配合}{\rightleftharpoons}} [Ag(NH_3)_2]^+$$

其平衡常数（也叫形成常数或稳定常数）为：$K_稳 = \dfrac{[Ag(NH_3)_2^+]}{[Ag^+][NH_3]^2}$

$K_稳$ 越大说明生成配离子的倾向越大，配合物越稳定。一些配离子稳定常数见附录八。

除了可以用稳定常数外，有时也可以用不稳定常数表示配离子的稳定性大小。如配离子的离解平衡为：

$$[Ag(NH_3)_2]^+ \rightleftharpoons Ag^+ + 2NH_3$$

其平衡常数（也叫离解常数或不稳定常数）为：$K_{不稳} = \dfrac{[Ag^+][NH_3]^2}{[Ag(NH_3)_2^+]}$

显然，$K_{不稳}$ 越大说明生成的配离子的离解倾向越大，配离子的稳定性越差。

$K_稳$ 和 $K_{不稳}$ 互为倒数关系：

$$K_稳 K_{不稳} = 1$$

就像多元弱酸在水溶液中离解是分步进行的一样，配离子在水中的离解也是分步进行的。因此溶液中存在着一系列配位平衡并对应有一系列的 $K_稳$ 和 $K_{不稳}$：

$$[Ag(NH_3)_2]^+ \rightleftharpoons [Ag(NH_3)]^+ + NH_3 \qquad K_{不稳1} = \frac{[Ag(NH_3)^+][NH_3]}{[Ag(NH_3)_2^+]}$$

$$[Ag(NH_3)]^+ \rightleftharpoons Ag^+ + NH_3 \qquad K_{不稳2} = \frac{[Ag^+][NH_3]}{[Ag(NH_3)^+]}$$

总反应：

$$[Ag(NH_3)_2]^+ \rightleftharpoons Ag^+ + 2NH_3 \qquad K_{不稳1} K_{不稳2} = \frac{[Ag^+][NH_3]^2}{[Ag(NH_3)_2^+]} = K_{不稳}$$

$K_{不稳1}$、$K_{不稳2}$ 称为逐级（分步）离解常数。

同理
$$Ag^+ + NH_3 \rightleftharpoons [Ag(NH_3)]^+ \qquad\qquad K_{稳1}$$
$$[Ag(NH_3)]^+ + NH_3 \rightleftharpoons [Ag(NH_3)_2]^+ \qquad\qquad K_{稳2}$$

总反应：
$$Ag^+ + 2NH_3 \rightleftharpoons [Ag(NH_3)_2]^+ \qquad\qquad K_稳$$

相应有 $K_{稳1} K_{稳2} = K_稳$

$K_{稳1}$、$K_{稳2}$ 称为逐级（分步）形成常数。

二、配合平衡的移动

配合平衡属于化学平衡。根据平衡移动原理，改变中心体和配位体的浓度，均可使平衡发生移动。下面列举两种情况加以说明。

1. 酸度的影响

① 某些配位体，在溶液的酸性较强时，能反应生成更难电离的弱酸，使配位体浓度下降，平衡发生移动，配离子被破坏，这种现象称为酸效应。

例如，$[Ag(NH_3)_2]^+$ 在酸性溶液中：

$$[Ag(NH_3)_2]^+ \rightleftharpoons Ag^+ + 2NH_3$$

$$+$$
$$2H^+ \rightleftharpoons 2NH_4^+$$

由于生成 NH_4^+，导致 $[Ag(NH_3)_2]^+$ 的离解。

② 某些中心体能与溶液中的 OH^- 作用生成难溶解的氢氧化物沉淀，使平衡移动，配离子遭受破坏，这种现象称为水解效应。

例如，$[FeF_6]^{3-}$ 在碱性溶液中：

$$[FeF_6]^{3-} \rightleftharpoons 6F^- + Fe^{3+}$$

$$\underrightarrow{\text{平衡移动方向}} \quad \begin{array}{c} + \\ 3OH^- \rightleftharpoons Fe(OH)_3 \downarrow \end{array}$$

由于水解生成 $Fe(OH)_3$ 沉淀而使 $[FeF_6]^{3-}$ 分解。

2. 生成沉淀的影响

向 $[Ag(NH_3)_2]^+$ 溶液中加入 KI，将有黄色 AgI 沉淀生成。

$$[Ag(NH_3)_2]^+ \rightleftharpoons Ag^+ + 2NH_3$$

$$\underrightarrow{\text{平衡移动方向}} \quad \begin{array}{c} + \\ I^- \rightleftharpoons AgI \downarrow \end{array}$$

AgI 沉淀的生成降低了溶液中 Ag^+ 的浓度，使平衡向分解的方向进行，$[Ag(NH_3)_2]^+$ 遭到破坏。

第四节　螯　合　物

一、螯合物的概念

螯合物是由中心体和多齿配位体形成的一类环状化合物。常为五元环或六元环，具有较高的稳定性。这种多齿配位体也叫螯合剂，如乙二胺、EDTA 等。形成的五元环或六元环越多，螯合物的稳定性越高。它是一类特殊的配位化合物。以 Cu^{2+} 为例，它与 NH_3、乙二胺四乙酸形成的配合物结构及稳定性如下所示：

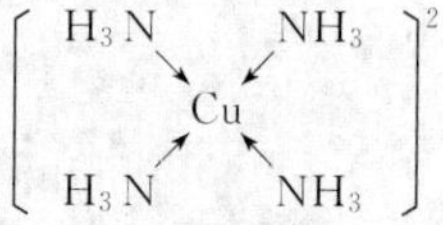

$$K_{稳} = 4.8 \times 10^{12} \qquad\qquad K_{稳} = 6.3 \times 10^{18}$$

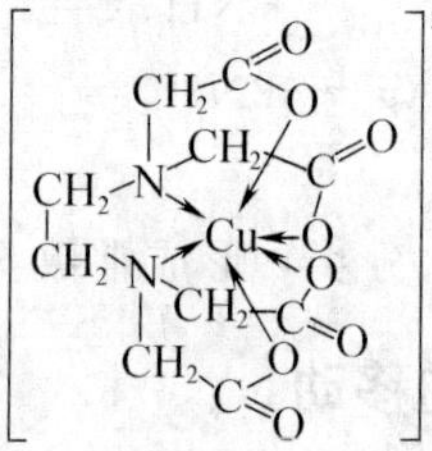

绝大多数螯合剂是含氨基和羧基的有机化合物，称胺羧螯合剂。如乙二胺四乙酸，简称 EDTA。通过分子中的四个氧原子及两个氮原子与金属离子形成五个五元环。EDTA 分子的结构简式为：

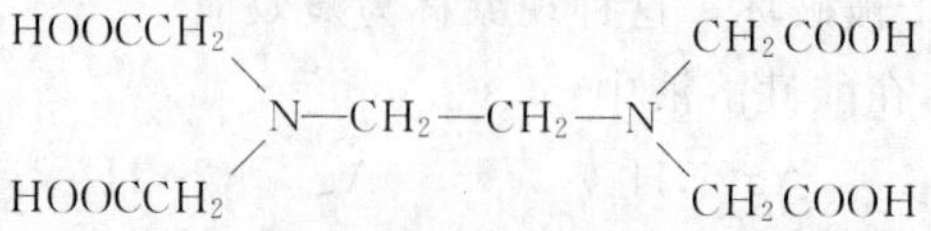

乙二胺四乙酸水溶性较差，常制备成二钠盐形式。它是一种广谱螯合剂，不仅能螯合过渡金属离子，还能螯合 Ca^{2+}、Mg^{2+} 等主族金属元素离子，应用非常广泛。如应用于化妆品、饮料、水硬度测定等等。

二、螯合物在医学上的应用

螯合物的稳定性高，很少有逐级解离现象，而且一般有特征颜色，大多不溶于水而溶于有机溶剂。利用这些特性可以进行沉淀、溶剂萃取分离、比色分析等。

在医学上含钴的维生素 B_{12} 用于防治恶性贫血；某些补血药物的主要成分是铁的卟啉螯合物。EDTA 可用作某些重金属的解毒剂，因为 Cd^{2+}、Hg^{2+} 等可通过与 EDTA 形成水溶性螯合物从肾脏排出。

此外，在生化检验、药物分析、环境监测等方面，也经常用到螯合物。

本章要求

1. 掌握配合物的组成及命名原则。掌握配合物价键理论的基本要点。熟悉四面体、八面体、平面四方形配合物中心原子的杂化类型，根据配合物的磁性推测配合物属于内轨型或外轨型。

2. 熟悉配位平衡，配合物的稳定常数及影响配位平衡的因素。

3. 了解螯合物的概念及螯合物在医学上的应用。

习　题

一、选择题

1. 对于 $[Cu(en)_2]SO_4$，下列描述错误的是_____。

A. 配位数是 2　　　　B. Cu^{2+} 是中心离子　　C. en 是配位体　　D. SO_4^{2-} 是外界

2. 下列配合物中，属于螯合物的是_____。

A. $[Ni(en)_2]Cl_2$ 　　　　　　　　　　B. $K_2[PtCl_6]$

C. $(NH_4)[Cr(NH_3)_2(SCN)_4]$ 　　　　D. $Li[AlH_4]$

3. 在 $K[Co(NH_3)_2Cl_4]$ 中，Co 的氧化数和配位数分别是_____。

A. +2 和 4　　　　B. +3 和 6　　　　C. +4 和 6　　　　D. +3 和 4

4. 单质碘在水中的溶解度很小，但在 KI 溶液中，溶解度显著增大了，这是因为发生了_____。

A. 离解反应　　　　B. 盐效应　　　　C. 配位反应　　　　D. 氧化还原反应

5. 既易溶于稀氢氧化钠又易溶于氨水的是_____。

A. $Cu(OH)_2$ 　　　B. Ag_2O 　　　C. $Zn(OH)_2$ 　　　D. $Cd(OH)_2$

6. $K_3[Fe(CN)_6]$ 的正确化学名称是_____。

A. 六氰合铁（Ⅲ）酸钾　　　　　　　　B. 铁（Ⅲ）氰酸钾

C. 氰酸铁（Ⅲ）钾　　　　　　　　　　D. 铁（Ⅲ）氰化钾

7. 下列配合物中属于弱电解质的是_____。

A. $[PtCl_2(NH_3)_2]$ 　　B. $K_3[FeF_6]$ 　　C. $[Co(en)_3]Cl_2$ 　　D. $[Ag(NH_3)_2]Cl$

8. 下列物质中，哪一个不适合做配体_____。

A. $S_2O_3^{2-}$ 　　　　B. H_2O 　　　　C. NH_4^+ 　　　　D. Cl^-

9. 临床上，常用 EDTA 二钠钙盐（$CaNa_2Y$）作为铅中毒的解毒剂，原因是_____。

A. $CaNa_2Y$ 可以与铅螯合成可溶性的 CaPbY 排出体外

B. $CaNa_2Y$ 可以与铅螯合成可溶性的 PbY^{2-} 排出体外

C. $CaNa_2Y$ 的溶解度比 Na_4Y 大

D. $CaNa_2Y$ 可以增大 Y^{4-} 对 Pb^{2+} 的螯合能力

二、简答题

1. 指出下列配合物的中心体、配位体、配位原子、配位数，并写出它们的名称：

(1) $[Cu(NH_3)_4](OH)_2$

(2) $[Pt(NH_3)_4(OH)Cl]^{2+}$

(3) $H_2[PtCl_6]$

(4) $[Cr(H_2O)_4Br_2]Br$

(5) $Na_2[SiF_6]$

(6) $[Co(en)_3]Cl_3$

2. 写出下列配合物的化学式：

(1) 六氰合铁（Ⅲ）酸钾

(2) 硫酸一氯一硝基二乙二胺合铂（Ⅳ）

(3) 二氯四硫氰合铬（Ⅱ）酸铵

(4) 五羰基合铁

(5) 二草酸根二氨合钴（Ⅲ）酸钙

(6) 氯化一氯·一硝基·四氨合钴（Ⅲ）

3. 指出下列配合物的中心离子及配离子的电荷，并指出它们在水溶液中的主要存在形式。

(1) $[Cu(NH_3)_4]Cl_2$

(2) $K_2[PtCl_6]$

(3) $[Ag(NH_3)_2]NO_3$

(4) $K_3[Fe(CN)_6]$

4. 写出 $[Fe(CN)_6]^{3-}$ 的逐级稳定常数及总稳定常数表达式。

5. 根据实验测得有效磁矩，判断下列各离子的杂化类型、内外轨型、空间构型及顺反磁性。

(1) $[Ni(NH_3)_4]^{2+}$ $\mu=2.80$ B.M.

(2) $[CuCl_4]^{2-}$ $\mu=2.0$ B.M.

第六章 氧化还原与电极电位

内容提要 ▶▶

　　本章主要介绍氧化还原反应、原电池、电极电位等基本概念，阐述了电极电位产生的原理及电极电位的测量，标准电极电位表的意义及其应用。重点讨论了电极电位的影响因素和计算公式，应用电极电位判别氧化剂、还原剂的相对强弱，判断氧化还原反应的方向及程度。简要介绍电位法测定溶液的 pH 值。

　　化学反应是多种多样的。根据化学反应中有无电子的转移或得失，可将化学反应分为两大类：一类是在反应过程中有电子的转移或得失，称为氧化还原反应；一类是在反应过程中没有电子的转移或得失，称为非氧化还原反应（包括酸碱反应、沉淀反应、配位反应等）。氧化还原反应几乎在化学反应的各个领域中都可能会涉及到，如燃烧、冶炼、各种化工产品的生产等。在人体内进行的一系列化学反应中，有许多也是氧化还原反应。人们还根据氧化还原反应有电子得失的特点，设计了原电池，实现了化学能向电能的转变，出现了轻便、环保的化学电源。研究过程中提出了电极电位的概念。电极电位是判断氧化还原反应进行方向和程度的重要依据，是本章讨论的重点内容。

第一节　氧化还原反应

一、氧化还原的概念

1. 元素的氧化数

　　元素的**氧化数**（oxidation number）（有时也叫氧化态）是假设把化合物中成键的电子分配给电负性更大的原子，从而求得原子所带的电荷数（形式电荷数）。在简单的二元离子化合物中，元素的氧化数等于该元素原子的离子所带的电荷数。如 $CaCl_2$ 中，Ca 元素的氧化数为 $+2$，Cl 元素的氧化数为 -1；在单质中，元素的氧化数等于零；在共价化合物中，把成键电子都归于电负性较大的元素，从而求得原子所带的形式电荷数，即为该元素在该化合物中的氧化数。如 H_2O（H∶O∶H）分子中，假设两对成键电子都归电负性大的氧原子所有，则氧原子的形式电荷或氧元素的氧化数为 -2，而氢原子的形式电荷或氢元素的氧化数为 $+1$。应该注意：①在共价化合物中，元素的氧化数并不是该原子实际所带的净电荷，因为成键电子实际上并不归某一个原子所有，而是归成键原子所共有，在极性共价键中，成键电子也只是偏向于电负性较大的元素而已；②在共价化合物中元素的氧化数与它的共价（化合价）有所不同。氧化数有正、负之分，而共价则无正、负。元素的化合价只能是整数，而元素的氧化数可以是整数，也可以是分数。

　　在未知结构的化合物中，某元素的氧化数，可按以下原则确定：

　　① 在单质中元素的氧化数为零；

② 在所有的含氟化合物中，由于氟是电负性最大的元素，因此氟的氧化数为 -1；

③ 在简单离子中，元素的氧化数等于该离子所带的电荷数。例如，Na^+ 中 Na 的氧化数为 $+1$；S^{2-} 中 S 的氧化数为 -2；

④ 氧在化合物中的氧化数为 -2（例外：过氧化物如 H_2O_2 中，氧的氧化数为 -1；超氧化物如 KO_2 中，氧的氧化数为 $-1/2$；在 OF_2 中，氧的氧化数为 $+2$）；

⑤ 氢在化合物中的氧化数为 $+1$（例外：金属氢化物如 CaH_2 中，氢的氧化数为 -1）；

⑥ 分子中各元素氧化数的代数和等于零。

例6-1

求 $Na_2S_4O_6$ 中 S 的氧化数。

解：设 $Na_2S_4O_6$ 中 S 的氧化数为 x，因为钠的氧化数为 $+1$，氧的氧化数为 -2，则：

$$2\times1+4x+6\times(-2)=0$$
$$x=+2\frac{1}{2}$$

例6-2

求 CH_4 中 C 的氧化数。

解：设 CH_4 中 C 的氧化数为 x，因为氢的氧化数为 $+1$，则：
$$x+4\times1=0$$
$$x=-4$$

2. 氧化还原的概念

人们对氧化还原反应的认识是经历了一个过程的。最初把一种物质同氧化合的反应称为氧化，把含氧的物质失去氧的过程称为还原。例如，汞与氧化合生成氧化汞时，汞被氧化生成氧化汞；当氧化汞加热分解成汞和氧时，氧化汞失去氧被还原成汞。

$$2Hg+O_2\xrightleftharpoons[\text{还原}]{\text{氧化}}2HgO$$

以后氧化还原的概念扩大了，认为物质失去氢的过程也是氧化，与氢结合的过程则是还原。这种去氢氧化（即脱氢氧化），加氢还原的概念，在有机化学和生物化学中应用较为广泛。例如，

乙醇脱氢被氧化成乙醛：$CH_3CH_2OH\xrightarrow{-2H}CH_3CHO$

丙酮加氢被还原成异丙醇：$CH_3COCH_3\xrightarrow{+2H}CH_3CHOHCH_3$

然而，这些概念不能应用到没有氢和氧参加的氧化还原反应上，也没有指出氧化还原反应的实质。

现在认为，氧化还原反应的特征是在反应前后某些元素的氧化数有了改变，其实质是物质之间有电子的得失。也就是说，凡有电子得失的反应，就是**氧化还原反应**（oxidation-reduction reaction）。并且定义失去电子（氧化数升高）的反应（过程）为**氧化反应**（oxidation reaction）（过程）；得到电子（氧化数降低）的反应（过程）为**还原反应**（reduction reaction）（过程）。在反应中失去电子的物质称为**还原剂**（reducing agent），得到电子的物质称为**氧化剂**（oxidizing agent）。因此，有些反应虽然没有氧或氢参加，但由于有氧化数的改

变，即有电子的得失，所以也是氧化还原反应。例如，锌与铜离子的反应：

$$Zn + Cu^{2+} \Longrightarrow Zn^{2+} + Cu$$

该反应中，每个锌原子失去两个电子，变为锌离子，氧化数由零升高到 +2，锌被氧化是还原剂；每个铜离子接受两个电子，变为铜，氧化数由 +2 降低到零，铜离子被还原是氧化剂。这两个过程可分别表示如下：

$$Zn - 2e^- \Longrightarrow Zn^{2+}$$
$$Cu^{2+} + 2e^- \Longrightarrow Cu$$

以上两式都只表示了一个氧化还原反应的一半（氧化过程或还原过程），称为氧化还原半反应（half-reaction）。在任何一个半反应中都包含了同一元素的两个不同氧化数的物质，他们构成"氧化还原电对"。在氧化还原电对中，氧化数高的物质称为氧化型物质（上述电对中的 Zn^{2+}、Cu^{2+}），氧化数低的物质称为还原型物质（上述电对中的 Zn、Cu）。通常，电对可用"氧化型/还原型"表示，如上述两电对可分别表示为 Zn^{2+}/Zn、Cu^{2+}/Cu。

在任何化学反应中，由于电子不能游离存在，若有物质得到电子，必然有物质失去电子，且得失电子总数相等，因而氧化与还原必定同时发生，共存于一个反应之中。也就是说，任何一个氧化还原反应必然包含两个半反应或两个电对，如果以下标 1 表示还原剂所对应的电对，下标 2 表示氧化剂所对应的电对，则氧化还原反应式可写为：

$$还原型_1 + 氧化型_2 \Longrightarrow 还原型_2 + 氧化型_1$$

其中，还原型$_1$ 为还原剂，在反应中被氧化为氧化型$_1$；氧化型$_2$ 是氧化剂，在反应中被还原为还原型$_2$。

二、氧化还原方程式的配平

配平氧化还原反应方程式的方法有氧化数（态）法、离子-电子半反应法。本章主要介绍后一种方法，简称为"离子-电子"法。配平时首先要知道反应物和生成物，并必须遵循下列配平原则：

① 反应过程中氧化剂所得到的电子数，必须等于还原剂所失去的电子数；即氧化剂的氧化数降低的总数必等于还原剂氧化数升高的总数；

② 根据质量守恒定律，方程式两边各种元素的原子总数必须各自相等。

配平的步骤主要是：

① 确定氧化剂和还原剂，并用离子式写出主要的反应物和生成物；

② 分别写出氧化剂被还原和还原剂被氧化的两个半反应式并配平两个半反应方程式，使每个半反应方程式等号两边的电荷数相等，且各种元素的原子总数各自相等；

③ 找出两个半反应方程式中得失电子数目的最小公倍数，将两个半反应方程式中各项分别乘以相应的系数，使其得失电子数目相同，然后将二者结合，消去电子，就得到配平了的氧化还原反应离子方程式；有时根据需要，可将其改写为分子方程式。

例6-3

配平反应方程式：$KMnO_4 + K_2SO_3 \longrightarrow MnSO_4 + K_2SO_4$（在酸性溶液中）

解：① 锰的氧化态从 +7（在 MnO_4^- 中）降低到 +2（在 Mn^{2+} 中），MnO_4^- 是氧化剂。硫的氧化态从 +4（在 SO_3^{2-} 中）升高到 +6（在 SO_4^{2-} 中），SO_3^{2-} 是还原剂。

$$MnO_4^- + SO_3^{2-} \longrightarrow Mn^{2+} + SO_4^{2-} \tag{a}$$

② 确定并配平两个半反应式：

$$MnO_4^- + 8H^+ + 5e^- \Longleftrightarrow Mn^{2+} + 4H_2O \tag{b}$$

$$SO_3^{2-} + H_2O \Longleftrightarrow SO_4^{2-} + 2H^+ + 2e^- \tag{c}$$

MnO_4^- 被还原为 Mn^{2+}：锰的氧化数降低了 5，在反应式的左边需加 5 个电子；MnO_4^- 变为 Mn^{2+} 是氧原子数目减少的过程，又是在酸性溶液中进行的反应，应在反应式氧原子多的一边加 H^+，在氧原子少的一边加 H_2O，使反应式两边原子数目相等。

SO_3^{2-} 被氧化为 SO_4^{2-}：硫的氧化数升高了 2，在反应式的右边，需加 2 个电子；SO_3^{2-} 变为 SO_4^{2-} 是氧原子数目的增加过程，又是在酸性介质中进行的反应，同样，应在反应式氧原子多的一边加 H^+，在氧原子少的一边加 H_2O，使反应式两边原子数目相等。

③ 将两个半反应方程式合并，写出配平的离子方程式。

半反应（b）和（c）中得失电子的最小公倍数是 10，将（b）式乘以 2，（c）式乘以 5，然后将二式相加消去电子。

$$2MnO_4^- + 16H^+ + 10e^- \Longleftrightarrow 2Mn^{2+} + 8H_2O$$
$$+) \quad 5SO_3^{2-} + 5H_2O \Longleftrightarrow 5SO_4^{2-} + 10H^+ + 10e^-$$
$$\overline{\quad 2MnO_4^- + 5SO_3^{2-} + 6H^+ \Longleftrightarrow 2Mn^{2+} + 5SO_4^{2-} + 3H_2O \quad}$$

核对方程式两边的电荷数，各种元素的原子个数是否各自分别相等。

④ 在离子反应式中添上不参加反应的反应物和生成物的正离子或负离子，并写出相应的分子式，就得到配平的分子方程式。

该反应是在酸性溶液中进行，应加入何种酸为好呢？一般以不引进其他杂质和引进的酸根离子不参与氧化还原反应为原则。上述反应的产物中有 SO_4^{2-}，所以，应加稀 H_2SO_4 为好。这样，该反应的分子方程式为：

$$2KMnO_4 + 5K_2SO_3 + 3H_2SO_4 \Longleftrightarrow 2MnSO_4 + 6K_2SO_4 + 3H_2O$$

最后，再核对一下各种元素的原子个数是否各自相等。

在碱性溶液中进行的反应，如果半反应式两边氧原子数不等，应在氧原子多的一边加 H_2O，在氧原子少的一边加 OH^-，使反应式两边原子数目相等。

第二节　电极电位

一、原电池

将锌片插入 $CuSO_4$ 溶液中，锌片上的 Zn 原子失去电子成为 Zn^{2+} 而溶解；溶液中的 Cu^{2+} 得到电子成为金属 Cu 在锌片上析出，即发生如下的氧化还原反应：

$$\overset{\displaystyle 2e^-}{\overbrace{\qquad\qquad}}$$
$$Zn + Cu^{2+} \Longleftrightarrow Zn^{2+} + Cu$$

　　反应中电子从锌原子转移给铜离子。由于锌片和硫酸铜溶液直接接触，溶液中铜离子无秩序地自由运动，使得 Zn 和 Cu^{2+} 之间电子的转移是直接的、无序的，不能定向地形成电流，化学能都以热的形式散失在环境之中。

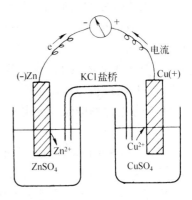

图 6-1　铜锌原电池

　　如果我们采用一个装置（图 6-1），使锌原子上的电子不直接转移给铜离子，而是使还原剂 Zn 失去的电子沿着一条金属导线转移给氧化剂 Cu^{2+}。这样，在导线中就有电流通过。这个装置是在盛有 $ZnSO_4$ 与 $CuSO_4$ 溶液的烧杯中分别插入锌片和铜片。两个溶液用盐桥相连。盐桥是一支 U 形管，通常充满用 KCl（或 KNO_3）饱和了的琼脂胶冻（半流体状，离子可在其中移动）。用导线联接两个金属片，并在导线中串联一个灵敏的电流计。通过实验可以看到，电流计指针发生偏转，说明金属导线上有电流通过。根据指针偏转的方向，可以确定锌片为负极，铜片为正极；锌片开始溶解，而铜片上有金属铜沉积上去；取出盐桥，电流计指针回到零点，放入盐桥，电流计指针又偏转。

　　锌片溶解说明锌失去电子，成为 Zn^{2+} 进入溶液：

$$Zn - 2e^- \rightleftharpoons Zn^{2+}$$

电子由锌片经金属导线流向铜片，溶液中 Cu^{2+} 从铜片上得到电子成为铜原子在铜片上析出：

$$Cu^{2+} + 2e^- \rightleftharpoons Cu$$

　　盐桥的作用是沟通电路，使反应顺利进行。因为随着反应的不断进行，在 $ZnSO_4$ 溶液中 Zn^{2+} 增多，溶液带正电荷；在 $CuSO_4$ 溶液中，由于 Cu^{2+} 变为 Cu，Cu^{2+} 减少，溶液带负电荷。这样将阻碍 Zn 的继续氧化和 Cu^{2+} 的继续还原。由于盐桥的存在，其中 Cl^- 向 $ZnSO_4$ 溶液扩散，K^+ 则向 $CuSO_4$ 溶液扩散，分别中和过剩的电荷，使两溶液维持电中性，保证了氧化还原反应继续进行。

　　上述装置中进行的总反应为：

$$Zn + Cu^{2+} \rightleftharpoons Zn^{2+} + Cu$$

　　这一氧化还原反应分两处进行，一处进行氧化，另一处进行还原。即电子不是直接从还原剂转移到氧化剂，而是通过外电路进行传递，电子进行有规则的流动，从而产生电流，实现由化学能到电能的转变。这种借助于氧化还原反应将化学能转变为电能的装置称为**原电池**（primary cell）。上述由铜、锌及其对应离子所组成的原电池叫做铜锌原电池。

　　原电池由两个半电池组成。在铜锌原电池中，锌和锌盐溶液组成一个半电池，铜和铜盐溶液组成另一个半电池。半电池又叫**电极**（electrode）。

　　在原电池中，给出电子的电极为负极，发生氧化反应；接受电子的电极为正极，发生还原反应。在铜锌原电池中，锌半电池为负极，铜半电池为正极。

　　在负极或正极上进行的氧化或还原半反应叫做电极反应。总反应称为电池反应。铜锌原电池的电极反应和电池反应可分别表示如下：

　　　　电极反应　负极：$Zn - 2e^- \rightleftharpoons Zn^{2+}$

　　　　　　　　　正极：$Cu^{2+} + 2e^- \rightleftharpoons Cu$

　　　　电池反应　　　　$Zn + Cu^{2+} \rightleftharpoons Zn^{2+} + Cu$

　　单独表示电极组成时，作为导体的金属通常写在右边。铜锌原电池两个电极组成式为

$Zn^{2+} \mid Zn$ 和 $Cu^{2+} \mid Cu$。

为了方便，原电池装置可用符号表示。书写电池的惯例如下：

① 一般将负极写在左边，正极写在右边；

② 写出电极的化学组成及物态，气态要注明压力（单位为 kPa），溶液要注明浓度；

③ 用双竖线"‖"表示盐桥，单竖线"∣"表示相界面，同一相中不同物质之间用逗号","分开；

④ 气体或液体不能直接作为电极板，必须用能导电而又不参与电极反应的物质（如铂或碳棒）作电极板起导体作用。纯气体、液体如 $H_2(g)$、$Br_2(l)$ 紧靠电极板书写。

铜锌原电池的电池表示式为：

$$(-)Zn \mid Zn^{2+}(c_1) \parallel Cu^{2+}(c_2) \mid Cu(+)$$

$FeCl_3$ 和 $SnCl_2$ 溶液间可发生下面反应。

$$FeCl_3 + SnCl_2 \longrightarrow FeCl_2 + SnCl_4$$

该反应可以组成一个原电池。电极反应、电池反应及电池表示式为：

电极反应　负极：$Sn^{2+} \Longleftrightarrow Sn^{4+} + 2e^-$

正极：$Fe^{3+} + e^- \Longleftrightarrow Fe^{2+}$

电池反应　　$2Fe^{3+} + Sn^{2+} \Longleftrightarrow 2Fe^{2+} + Sn^{4+}$

电池表示式　$(-)Pt \mid Sn^{2+}(c_1), Sn^{4+}(c_2) \parallel Fe^{3+}(c_3), Fe^{2+}(c_4) \mid Pt(+)$

上述电池两个电极组成式为 $Sn^{4+}, Sn^{2+} \mid Pt$ 和 $Fe^{3+}, Fe^{2+} \mid Pt$。

二、电极电位的产生

用导线将原电池的两个电极联接起来，其间有电流通过。这表明两个电极之间存在电位差。下面简单介绍金属及其盐溶液之间相界面上电位差是怎样产生的。

金属晶体是由金属原子、金属离子和自由电子组成的。当把金属插入其盐溶液中时，金属表面的离子与溶液中极性水分子相互吸引而发生水化作用。这种水化作用可使金属表面上部分金属离子进入溶液而把电子留在金属表面上，这是金属的溶解过程。金属越活泼，溶液越稀，金属溶解的倾向越大。另一方面，溶液中的金属离子有可能碰撞金属表面，从金属表面上得到电子，还原为金属原子沉积在金属表面上，这个过程为金属离子的沉积。金属越不活泼，溶液浓度越大，金属离子沉积的倾向越大。当金属的溶解速度和金属离子的沉积速度相等时，达到动态平衡。

$$金属 \underset{沉积}{\overset{溶解}{\rightleftharpoons}} \underset{(进入溶液中)}{金属离子} + \underset{(留在金属上)}{电子}$$

在一给定浓度的溶液中，若金属失去电子的溶解速度大于金属离子得到电子的沉积速度，达到平衡时，金属带负电，溶液带正电。溶液中的金属离子并不是均匀分布的，由于静电吸引，较多地集中在金属表面附近的液层中。这样在金属和溶液的界面上形成了双电层 [图 6-2(a)]，产生电位差。反之，如果金属离子的沉积速度大于金属的溶解速度，达到平衡时，金属带正电，溶液带负电。金属和溶液的界面上也形成双电层 [图 6-2(b)]，产生电位差。金属与其盐溶液界面上的电位差称为金属的**电极电位**（electrode potential），常用符号 φ

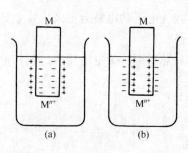

图 6-2　双电层

表示。

金属与溶液间电位差的大小，取决于金属的性质、溶液中离子的浓度和温度。金属越活泼，电位越低；越不活泼，电位越高。在同一种金属电极中，金属离子浓度越大，电位越高，浓度越小，电位越低。温度越高，电位越高，温度越低，电位越低。

三、电极电位的测定

1. 标准氢电极

电极电位的绝对值是无法测定的，但可以选定一个电极作为标准，将各种待测电极与它比较，就可以得到各种电极的电极电位相对值。国际纯粹和应用化学协会（IUPAC）选定"标准氢电极"作为比较标准。

标准氢电极是氢离子浓度为 $1mol \cdot L^{-1}$，氢气的压力约为 $100kPa$ 的电极。国际上规定 $298K$ 时，标准氢电极的电极电位为零。用符号 $\varphi^{\ominus}_{H^+/H_2} = 0$ 表示。其电极书写为：

$$H^+(1mol \cdot L^{-1}) \mid H_2(100kPa) \mid Pt$$

标准氢电极的装置如图 6-3 所示。容器中装有 H^+ 浓度为 $1mol \cdot L^{-1}$ 的硫酸溶液，插入一铂片。为了增大吸附氢气的能力，铂片表面上镀一层疏松的铂（即铂黑）。在 $298K$ 时，不断从套管的支管中通入压力为 $100kPa$ 的纯氢气，H_2 被铂黑吸附直到饱和。这时整个铂黑片仿佛是由氢气组成，铂黑吸附的 H_2 和溶液中的 H^+ 构成了氢电极，其电极反应为：

$$2H^+ + 2e^- \Longrightarrow H_2$$

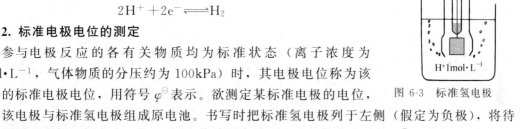

图 6-3　标准氢电极

2. 标准电极电位的测定

参与电极反应的各有关物质均为标准状态（离子浓度为 $1mol \cdot L^{-1}$，气体物质的分压约为 $100kPa$）时，其电极电位称为该电极的标准电极电位，用符号 $\varphi^{\ominus}$ 表示。欲测定某标准电极的电位，可将该电极与标准氢电极组成原电池。书写时把标准氢电极列于左侧（假定为负极），将待测电极列于右侧（假定为正极）。用电位计测定该原电池的标准电动势 $E^{\ominus}$，则有

$$E^{\ominus} = \varphi_{右} - \varphi_{左} = \varphi_{待测} - \varphi^{\ominus}_{H^+/H_2}$$

例6-4

将标准 $Zn^{2+} \mid Zn$ 电极与标准氢电极组成原电池：

$$Pt \mid H_2(100kPa) \mid H^+(1mol \cdot L^{-1}) \parallel Zn^{2+}(1mol \cdot L^{-1}) \mid Zn$$

$298K$ 时，测得 $E^{\ominus} = -0.7628$（V）。试求 $Zn^{2+} \mid Zn$ 电极的标准电极电位 $\varphi^{\ominus}_{Zn^{2+}/Zn}$。

解： 因 $E^{\ominus} = \varphi^{\ominus}_{Zn^{2+}/Zn} - \varphi^{\ominus}_{H^+/H_2} = \varphi^{\ominus}_{Zn^{2+}/Zn} - 0$，则

$$\varphi^{\ominus}_{Zn^{2+}/Zn} = E^{\ominus} = -0.7628 \text{（V）}$$

因为 $Zn^{2+} \mid Zn$ 电极的电位为负值，低于标准氢电极的电位。所以 $Zn^{2+} \mid Zn$ 电极为负极，标准氢电极为正极。其电极反应和电池反应为：

电极反应　负极：$Zn \Longrightarrow Zn^{2+} + 2e^-$

　　　　　正极：$2H^+ + 2e^- \Longrightarrow H_2$

电池反应　　　　$Zn + 2H^+ \Longrightarrow Zn^{2+} + H_2$

3. 标准电极电位表

用上述方法不仅可以测定金属的标准电极电位，也可测定非金属离子和气体的标准电极电位。对于某些与水剧烈反应而不能直接测定的电极，可以通过热力学数据用间接的方法计算出标准电极电位。表 6-1 列出了 298K 时，一些物质在水溶液中的标准电极电位。

表 6-1　标准电极电位 $\varphi^{\ominus}$（298K）

电极组成	电极反应式 氧化型 $+ne^-$ ⇌ 还原型	$\varphi^{\ominus}/V$
K^+ ｜ K	$K^+ + e^- \rightleftharpoons K$	-2.924
Mg^{2+} ｜ Mg	$Mg^{2+} + 2e^- \rightleftharpoons Mg$	-2.375
Zn^{2+} ｜ Zn	$Zn^{2+} + 2e^- \rightleftharpoons Zn$	-0.7628
Fe^{2+} ｜ Fe	$Fe^{2+} + 2e^- \rightleftharpoons Fe$	-0.4402
Cd^{2+} ｜ Cd	$Cd^{2+} + 2e^- \rightleftharpoons Cd$	-0.403
Ni^{2+} ｜ Ni	$Ni^{2+} + 2e^- \rightleftharpoons Ni$	-0.23
Sn^{2+} ｜ Sn	$Sn^{2+} + 2e^- \rightleftharpoons Sn$	-0.1364
Pb^{2+} ｜ Pb	$Pb^{2+} + 2e^- \rightleftharpoons Pb$	-0.1263
H^+ ｜ H_2 ｜ Pt	$2H^+ + 2e^- \rightleftharpoons H_2$	0.0000
Sn^{4+}，Sn^{2+} ｜ Pt	$Sn^{4+} + 2e^- \rightleftharpoons Sn^{2+}$	$+0.15$
Cl^- ｜ AgCl ｜ Ag	$AgCl + e^- \rightleftharpoons Ag + Cl^-$	$+0.2223$
Cu^{2+} ｜ Cu	$Cu^{2+} + 2e^- \rightleftharpoons Cu$	$+0.3402$
I^- ｜ I_2 ｜ Pt	$I_2 + 2e^- \rightleftharpoons 2I^-$	$+0.535$
H_3AsO_4，$HAsO_2$，H^+ ｜ Pt	$H_3AsO_4 + 2H^+ + 2e^- \rightleftharpoons HAsO_2 + 2H_2O$	$+0.559$
Fe^{3+}，Fe^{2+} ｜ Pt	$Fe^{3+} + e^- \rightleftharpoons Fe^{2+}$	$+0.77$
Ag^+ ｜ Ag	$Ag^+ + e^- \rightleftharpoons Ag$	$+0.7996$
Hg^{2+} ｜ Hg	$Hg^{2+} + 2e^- \rightleftharpoons Hg$	$+0.851$
Hg^{2+}，Hg_2^{2+} ｜ Pt	$2Hg^{2+} + 2e^- \rightleftharpoons Hg_2^{2+}$	$+0.905$
Br^- ｜ Br_2 ｜ Pt	$Br_2 + 2e^- \rightleftharpoons 2Br^-$	$+1.065$
$Cr_2O_7^{2-}$，Cr^{3+}，H^+ ｜ Pt	$Cr_2O_7^{2-} + 14H^+ + 6e^- \rightleftharpoons 2Cr^{3+} + 7H_2O$	$+1.33$
Cl^- ｜ Cl_2 ｜ Pt	$Cl_2 + 2e^- \rightleftharpoons 2Cl^-$	$+1.3583$
MnO_4^-，Mn^{2+}，H^+ ｜ Pt	$MnO_4^- + 8H^+ + 5e^- \rightleftharpoons Mn^{2+} + 4H_2O$	$+1.491$
F^- ｜ F_2 ｜ Pt	$F_2 + 2e^- \rightleftharpoons 2F^-$	$+2.87$

为了正确使用标准电极电位表，将有关问题概述如下。

① 在电极反应式 "氧化型 $+ne^-$ ⇌ 还原型" 中，ne^- 表示电极反应的电子数。氧化型和还原型包括电极反应所需的 H^+，OH^-，H_2O 等物质。如：

$$Cr_2O_7^{2-} + 14H^+ + 6e^- \rightleftharpoons 2Cr^{3+} + 7H_2O$$

氧化型与还原型是相互依存的。同一种物质在某一电对中是氧化型，在另一电对中也可以是还原型。例如，Fe^{2+} 在 $Fe^{2+} + 2e^- \rightleftharpoons Fe$（$\varphi^{\ominus} = -0.4402V$）中是氧化型，在 $Fe^{3+} + e^- \rightleftharpoons Fe^{2+}$（$\varphi^{\ominus} = 0.77V$）中是还原型。所以在讨论与 Fe^{2+} 有关的氧化还原反应时，若 Fe^{2+} 是作为还原剂而氧化为 Fe^{3+}，则必须用与还原型的 Fe^{2+} 相对应的电对的 $\varphi^{\ominus}$ 值（0.77V）。反之，若 Fe^{2+} 是作为氧化剂而被还原为 Fe，则必须用与氧化型的 Fe^{2+} 相对应的电对的 $\varphi^{\ominus}$ 值（$-0.4402V$）。

② 表 6-1 采用的电位是还原电位。不论电极进行氧化或还原反应，电极电位符号不改变。例如，不管电极反应是 $Zn \rightleftharpoons Zn^{2+} + 2e^-$ 还是 $Zn^{2+} + 2e^- \rightleftharpoons Zn$，$Zn^{2+}$ ｜ Zn 电极标

准电极电位值均取－0.7628V。

③ $\varphi^{\ominus}$ 愈高，表示该电对的氧化型愈容易接受电子，氧化其他物质的能力愈强，它本身易被还原，是一个强氧化剂，而它的还原型的还原能力愈弱；$\varphi^{\ominus}$ 愈低，表示该电对的还原型易放出电子，还原其他物质的能力愈强，它本身易被氧化，是一个强还原剂，而它的氧化型氧化能力愈弱。

电极反应式左边的氧化型可作氧化剂，右边的还原型可作还原剂。氧化型在表 6-1 的愈下方就是愈强的氧化剂；还原型在表 6-1 的愈上方就是愈强的还原剂。因此，在不同的氧化剂或在不同的还原剂之间进行强弱比较时，根据标准电极电位的数值可以明确地判断它们的强弱。例如，在表 6-1 中所列的各物质中，F_2 是最强的氧化剂，K 是最强的还原剂。

④ 标准电极电位值与电极反应中物质的计量系数无关。例如，$Ag^+ \mid Ag$ 电极的电极反应写成 $Ag^+ + e^- \rightleftharpoons Ag$，$\varphi^{\ominus}_{Ag^+/Ag}$ 为 +0.7996V，若写成 $2Ag^+ + 2e^- \rightleftharpoons 2Ag$，其 $\varphi^{\ominus}_{Ag^+/Ag}$ 仍是 +0.7996V，而不是 $2 \times 0.7996V$。

⑤ 电极电位和标准电极电位，都是电极处于平衡状态时表现出来的特征值，它和达到平衡的快慢无关。根据上面所述，在标准状态下，由任何两个电极（半电池）组成电池时，电极电位较高的一方，由于有较强的氧化剂，起还原作用为正极，电极电位较低的一方，由于有较强的还原剂，起氧化作用为负极。

四、影响电极电位的因素

原电池的电动势（正极与负极的电极电位之差）会随使用时间的延长而变小，反映了原电池中发生氧化还原反应后各有关离子浓度的变化引起了电极电位的变化。一个电极的电极电位的大小与温度、浓度间的关系可用能斯特（Nernst）方程式表示：

$$\varphi = \varphi^{\ominus} + \frac{RT}{nF} \ln \frac{[氧化型]}{[还原型]} \tag{6-1}$$

式中　φ——电极电位，单位为 V；

$\varphi^{\ominus}$——标准电极电位，单位为 V；

R——气体常数，$8.314\ J \cdot K^{-1} \cdot mol^{-1}$；

F——法拉第常数，$96490\ C \cdot mol^{-1}$；

T——绝对温度，K；

n——电极反应得失的电子数。

当温度为 298K 时，将各常数值代入（式 6-1），并将自然对数转换成常用对数，能斯特方程可改写为：

$$\varphi = \varphi^{\ominus} + \frac{0.05916V}{n} \lg \frac{[氧化型]}{[还原型]} \tag{6-2}$$

应用能斯特方程时，应注意以下几点：

① 若电极反应式中有纯固体、纯液体或介质水时，它们的浓度不列入方程式中，气体物质用标准分压，即以 100kPa 的倍数表示；

② 若电极反应式中氧化型、还原型物质前的系数不等于 1 时，则在方程式中它们的浓度项应以对应的系数为指数；

③ 氧化型、还原型物质包括与它们同时存在的有关物质。例如，$MnO_4^- + 8H^+ + 5e^- \rightleftharpoons Mn^{2+} + 4H_2O$，$[氧化型] = [MnO_4^-][H^+]^8$。

例6-5

计算 298K 时，Pt | Fe^{3+} （1mol·L^{-1}），Fe^{2+} （0.001mol·L^{-1}） 电极的电极电位。

解： 电极反应为：

$$Fe^{3+} + e^- \Longrightarrow Fe^{2+}$$

已知 $n=1$，$[Fe^{3+}] = 1mol·L^{-1}$，$[Fe^{2+}] = 0.001mol·L^{-1}$，$\varphi_{Fe^{3+}/Fe^{2+}}^{\ominus} = 0.77V$，则：

$$\varphi = \varphi^{\ominus} + \frac{0.05916V}{n} \lg \frac{[Fe^{3+}]}{[Fe^{2+}]} = 0.77 + \frac{0.05916V}{1} \lg \frac{1}{0.001} = 0.95 \text{ (V)}$$

此例说明，电对的电极电位随着氧化型物质浓度增大而升高（氧化型的氧化性增强），随着还原型物质浓度增大而降低（氧化型的氧化性降低），但通常情况下，影响不大。

例6-6

求电极反应 $MnO_4^- + 8H^+ + 5e^- \Longrightarrow Mn^{2+} + 4H_2O$ 在 pH=5 的溶液中的电极电位（其他条件均为标准状态）。

解： 已知 $n=5$，$[MnO_4^-] = [Mn^{2+}] = 1mol·L^{-1}$，$[H^+] = 10^{-5} mol·L^{-1}$，$\varphi_{MnO_4^-/Mn^{2+}}^{\ominus} = 1.491V$，则：

$$\varphi = \varphi^{\ominus} + \frac{0.05916V}{n} \lg \frac{[MnO_4^-][H^+]^8}{[Mn^{2+}]} = 1.491 + \frac{0.05916V}{5} \lg(10^{-5})^8 = 1.018 \text{ (V)}$$

计算结果表明，$[H^+]$ 降低，其电极电位明显减小，对应的氧化型物质（MnO_4^-）的氧化能力明显降低。通常，介质的酸碱性对含氧酸盐的氧化性影响是较大的。

例6-7

计算 298K 时，电池 Cu | Cu^{2+} （0.1mol·L^{-1}）‖ Fe^{3+} （0.1mol·L^{-1}），Fe^{2+} （0.01mol·L^{-1}）| Pt 的电动势，并指出正负极，列出电池反应式。

解： 从表6-1中查出电极反应式及标准电极电位。

根据能斯特方程式，分别计算它们在非标准状态下的电极电位。

$$\varphi_1 = \varphi_1^{\ominus} + \frac{0.05916V}{2} \lg[Cu^{2+}] = 0.3402 + \frac{0.05916V}{2} \lg 0.1 = 0.31 \text{ (V)}$$

$$\varphi_2 = \varphi_2^{\ominus} + \frac{0.05916V}{1} \lg \frac{[Fe^{3+}]}{[Fe^{2+}]} = 0.77 + 0.05916V \lg \frac{0.1}{0.01} = 0.83 \text{ (V)}$$

计算结果表明，电池右侧是正极，左侧是负极。原电池的电动势为：

$$E = \varphi_{右} - \varphi_{左} = 0.83 - 0.31 = 0.52 \text{ (V)}$$

电极反应　负极：$Cu \Longrightarrow Cu^{2+} + 2e^-$ （氧化反应）

正极：$Fe^{3+} + e^- \Longrightarrow Fe^{2+}$ （还原反应）

电池反应　　$Cu + 2Fe^{3+} \Longrightarrow Cu^{2+} + 2Fe^{2+}$

此例说明，当原电池中各有关物质并不是处于标准状态时，要计算其电动势，应首先根据标准电极电位表，利用能斯特方程式计算出非标准状态下各电极的电极电位。然后根据电极电位的高低判断正、负极，把电极电位高的电极作正极，电极电位低的电极作负极。正极的电极电位减去负极的电极电位即得原电池的电动势。

第三节　电极电位的应用

一、判断氧化还原反应自发进行的方向

电池反应都是自发进行的氧化还原反应。因此电池反应的方向即氧化还原反应自发进行的方向。判断氧化还原反应进行的方向时，可将反应拆为两个半反应，求出电极电位。然后根据电位高的为正极起还原反应，电位低的为负极起氧化反应的原则，就可以确定反应自发进行的方向。或用能斯特方程式计算出电对的 φ 值，用 E（正反应中氧化剂电对的电位减去还原剂电对的电位）作为判据确定反应进行的方向，若 $E>0$，正向反应能自发进行；$E<0$，正向反应不能自发进行，其逆向反应能自发进行。

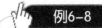 例6-8

判断 298K 时下列反应进行的方向：

$$Fe+Cu^{2+}(0.00001mol\cdot L^{-1})\rightleftharpoons Fe^{2+}(1mol\cdot L^{-1})+Cu$$

解： 将上述反应写成两个半反应，并查出它们的标准电极电位：

$$Fe^{2+}+2e^-\rightleftharpoons Fe \qquad \varphi_1^\ominus=-0.4402V$$

$$Cu^{2+}+2e^-\rightleftharpoons Cu \qquad \varphi_2^\ominus=0.3402V$$

$$\varphi_1=\varphi_1^\ominus+\frac{0.05916V}{2}\lg[Fe^{2+}]=-0.4402+\frac{0.05916V}{2}\lg1=-0.4402（V）$$

$$\varphi_2=\varphi_2^\ominus+\frac{0.05916V}{2}\lg[Cu^{2+}]=0.3402+\frac{0.05916V}{2}\lg0.00001=0.1923（V）$$

电池电动势为：$E=\varphi_2-\varphi_1=0.1923-(-0.4402)=0.6325（V）$

因为 $E>0$，上述反应可自发地向右进行。

二、判断氧化还原反应进行的程度

氧化还原反应属可逆反应，同其他可逆反应一样，在一定条件下也能达到平衡。随着反应不断进行，参与反应的各物质浓度在不断改变，其相应的电极电位也在不断变化。电极电位高的电对的电极电位逐渐降低，电极电位低的电对的电极电位逐渐升高。最后必定达到两电极电位相等，则原电池的电动势为零，此时反应达到了平衡，即达到了反应进行的限度。利用能斯特方程式和标准电极电位表可以算出平衡常数，判断氧化还原反应进行的程度。若平衡常数值很小，表示正向反应趋势很小，正向反应进行得不完全；若平衡常数值很大，表示正向反应可以充分地进行，甚至可以进行到接近完全。因此平衡常数是判断反应进行程度的判据。

氧化还原反应的平衡常数 K 与反应中两个电对的标准电极电位的关系为：

$$\lg K=\frac{n(\varphi_1^\ominus-\varphi_2^\ominus)}{0.05916V} \tag{6-3}$$

式中　n——反应中得失电子数；

　　$\varphi_1^{\ominus}$——正反应中作为氧化剂的电对的标准电极电位；

　　$\varphi_2^{\ominus}$——正反应中作为还原剂的电对的标准电极电位。

由式(6-3)可见，$\varphi_1^{\ominus}$与$\varphi_2^{\ominus}$之差值愈大，K值也愈大，反应进行得愈完全。

例6-9

计算下列反应在 298K 时的平衡常数，并判断此反应进行的程度。

$$Ag^+ + Fe^{2+} \rightleftharpoons Ag + Fe^{3+}$$

解： 电极反应　$Ag^+ + e^- \rightleftharpoons Ag$ 　　　　　$\varphi_1^{\ominus} = 0.7996V$

　　　　　　$Fe^{2+} \rightleftharpoons Fe^{3+} + e^-$ 　　　　　$\varphi_2^{\ominus} = 0.77V$

$$\lg K = \frac{n(\varphi_1^{\ominus} - \varphi_2^{\ominus})}{0.05916V} = \frac{1 \times (0.7996 - 0.77)V}{0.05916V} = 0.50$$

$$K = 10^{0.5} = 3.16$$

此反应平衡常数很小，表明此正反应进行得很不完全。

例6-10

计算下列反应在 298K 时的平衡常数。并判断此反应进行的程度。

$$Cr_2O_7^{2-} + 6I^- + 14H^+ \rightleftharpoons 2Cr^{3+} + 3I_2 + 7H_2O$$

解： 电极反应　$Cr_2O_7^{2-} + 14H^+ + 6e^- \rightleftharpoons 2Cr^{3+} + 7H_2O$ 　　$\varphi_1^{\ominus} = 1.33V$

　　　　　　　　$2I^- \rightleftharpoons I_2 + 2e^-$ 　　　　　$\varphi_2^{\ominus} = 0.535V$

$$\lg K = \frac{n(\varphi_1^{\ominus} - \varphi_2^{\ominus})}{0.05916V} = \frac{6 \times (1.33 - 0.535)V}{0.05916V} = 80.63$$

$$K = 10^{80.63} = 4.27 \times 10^{80}$$

此反应平衡常数很大，表明此正反应进行得很完全，实际上可以认为能进行到底。

三、电位法测定溶液的 pH 值

如果某电极的电极电位与该电极插入的溶液的 pH 值有确定的关系，把这个电极作为指示电极，将其与一个参比电极组成电池，测定电池电动势，就可以算出指示电极的电位和溶液中 H^+ 浓度即溶液的 pH 值。

所谓指示电极就是这一电极的电位与溶液中某种离子浓度的关系符合能斯特方程式。从它所显示的电位可以推算溶液中这种离子的浓度。测定溶液的 pH 值，就是测定溶液中 H^+ 浓度，因此要采用氢离子指示电极。所谓参比电极是指电极电位稳定且已知其准确数值的电极。

1. 甘汞电极

测定溶液的 pH 值常用饱和甘汞电极作为参比电极。

饱和甘汞电极的构造如图 6-4 所示。饱和甘汞电极由两个玻璃套管组成。内管上部为汞，连接电极引线。在汞的下方充填甘汞（Hg_2Cl_2）和汞的糊状物。内管的下端用石棉或脱脂棉塞紧。外管上端有一个侧口，用以加入饱和氯化钾溶液，不用时侧口用橡皮塞塞紧。

外管下端有一支管，支管口用多孔的素烧瓷塞紧，外边套以橡皮帽。使用时摘掉橡皮帽，便与外部溶液相通。

饱和甘汞电极的组成式为：

$$KCl(饱和) \mid Hg_2Cl_2(固) \mid Hg(液) \mid Pt$$

其电极反应为：

$$Hg_2Cl_2 + 2e^- \rightleftharpoons 2Hg + 2Cl^-$$

根据能斯特方程式，298K 时其电极电位为：

$$\varphi = \varphi^{\ominus} + \frac{0.05916V}{2} \lg \frac{1}{[Cl^-]^2}$$

$$\varphi = \varphi^{\ominus} - 0.05916V \lg [Cl^-]$$

式中，$\varphi^{\ominus}$ 值是定值，在饱和溶液中 $[Cl^-]$ 也为定值，故饱和甘汞电极的电极电位为定值。298K 时为 0.2412V。

饱和甘汞电极的电位稳定，再现性好，而且装置简单，容易保养，使用方便，因此广泛用作参比电极。

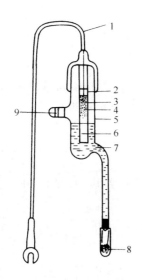

图 6-4　饱和甘汞电极

1—电极引线；2—玻璃管；3—汞；4—甘汞糊
(Hg_2Cl_2 和 Hg 研成的糊)；5—玻璃外套；
6—石棉或纸浆；7—饱和 KCl 溶液；
8—素烧瓷；9—小橡皮塞

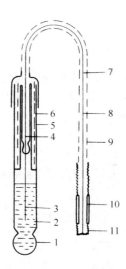

图 6-5　玻璃电极

1—玻璃球膜；2—缓冲溶液；3—银-氯化银电极；
4、7—电极导线；5—玻璃管；6—静电隔离层；
8、10—塑料绝缘线；9—金属
隔离罩；11—电极接头

2. 玻璃电极

常用的 pH 指示电极为玻璃电极。

玻璃电极的构造如图 6-5 所示。在玻璃管的下端连接一个厚度约为 $50 \sim 100 \mu m$ 的半球形玻璃膜。膜内盛有 $0.1 mol \cdot L^{-1}$ 盐酸。在 HCl 溶液中插入一根镀有氯化银的银丝，构成氯化银电极，为内参比电极。氯化银电极的电极反应为：

$$AgCl + e^- \rightleftharpoons Ag + Cl^-$$

将氯化银电极的银丝与导线相连即构成玻璃电极。玻璃电极可表示为：

$$Ag \mid AgCl(s) \mid HCl(0.1mol \cdot L^{-1}) \mid 玻璃膜 \mid 待测溶液(H^+)$$

将玻璃电极插入待测溶液中，当玻璃膜内外两侧的氢离子浓度不等时，就会出现电位差，这种电位差称为膜电位。由于膜内盐酸的浓度固定，膜电位的数值就取决于膜外待测溶液的氢离子浓度（或 pH 值），这就是玻璃电极可作 pH 指示电极的基本原理。

玻璃电极的电极电位与 H^+ 浓度的关系符合能斯特方程式。

$$\varphi_{玻} = \varphi_{玻}^{\ominus} + \frac{2.303RT}{F} \lg[H^+] = \varphi_{玻}^{\ominus} - \frac{2.303RT}{F} pH \qquad (6-4)$$

式中，$\varphi_{玻}^{\ominus}$ 值与内参比电极的电极电位、膜内溶液的 H^+ 浓度以及膜表面状态有关。在一定条件下，每一个玻璃电极的 $\varphi_{玻}^{\ominus}$ 为常数。

玻璃电极的玻璃球膜容易损坏，应注意保护。

3. 电位法测定溶液的 pH 值

电位法测定溶液的 pH 值常用饱和甘汞电极作参比电极，玻璃电极作指示电极，置于溶液中组成如下电池。

Ag｜AgCl(s)｜Cl^-（0.1mol·L^{-1}），H^+（0.1mol·L^{-1}）｜玻璃膜｜待测 pH 溶液‖KCl（饱和），$Hg_2Cl_2(s)$｜Hg

测出的电动势为饱和甘汞电极和玻璃电极的电位差值，即：

$$E = \varphi_{甘} - \varphi_{玻} = \varphi_{甘} - \varphi_{玻}^{\ominus} + \frac{2.303RT}{F} pH$$

$$E = K（常数） + \frac{2.303RT}{F} pH$$

上式为溶液 pH 值与电池电动势的关系式。测出 E 值后，若是不知道常数 K 的数值，还是不能算出 pH 值。因此要先用已知 pH 值为 pH_s 的标准缓冲溶液进行测定，测出电动势为 E_s。则可得关系式：

$$E_s = K + \frac{2.303RT}{F} pH_s \qquad (6-5)$$

将电池装置中的标准溶液换成待测液，测出电动势为 E_x，若其 pH 值以 pH_x 表示，则：

$$E_x = K + \frac{2.303RT}{F} pH_x \qquad (6-6)$$

联立式(6-5) 和式(6-6)，解得：

$$pH_x = pH_s + \frac{(E_x - E_s)F}{2.303RT} \qquad (6-7)$$

式中，pH_s 为已知数；E_s 和 E_x 为先后两次测出的电动势；F、R、T 为常数；故可根据式 6-7 计算出待测溶液的 pH 值。

目前，在许多实验室都使用一种称为"复合电极"的电极来测定溶液的 pH 值。复合电极将甘汞电极和玻璃电极设计在一个电极中，玻璃球膜被有效地保护，不易损坏，且使用方便。其测定原理和上面叙述的原理相同。

本章要求

1. 熟悉氧化数、氧化反应、还原反应、氧化剂、还原剂、电对、原电池、电极、电极反应等概念；熟悉电对、原电池、电极的符号表示法；熟悉氧化还原反应与原电池的关系。

2. 了解电极电位的产生。掌握电极电位的意义和标准电极电位的含义，能熟练应用电极电位判断氧化剂或还原剂的相对强弱、氧化还原反应自发进行的方向、氧化还原反应的进行程度。

3. 掌握能斯特方程式 $\varphi = \varphi^{\ominus} + \dfrac{RT}{nF}\ln\dfrac{[\text{氧化型}]}{[\text{还原型}]}$ 或 $\varphi = \varphi^{\ominus} + \dfrac{0.05916\text{V}}{n}\lg\dfrac{[\text{氧化型}]}{[\text{还原型}]}$ 的写法，能熟练运用能斯特方程式讨论电极电位的影响因素并进行有关计算。

4. 了解电位法测定溶液 pH 值的原理。

习　题

一、选择题

1. 有关氧化数的叙述，不正确的是_____。
A. 单质的氧化数总是 0
B. 氢的氧化数总是 +1，氧的氧化数总是 -2
C. 氧化数可为整数或分数
D. 多原子分子中各原子氧化数之和是 0

2. 在原电池中，负极发生的是_____反应，_____电子。
A. 氧化；得
B. 氧化；失
C. 还原；得
D. 还原；失

3. 对于电池反应 $Pb^{2+} + Sn = Pb + Sn^{2+}$，下列说法不正确的是_____。
A. 当 $[Sn^{2+}] = [Pb^{2+}]$ 时，电池反应达到平衡
B. 当 $[Sn^{2+}]$、$[Pb^{2+}]$ 不再随时间而改变时，电池反应达到平衡
C. 当 $[Sn^{2+}]/[Pb^{2+}]$ 等于该反应平衡常数时，电池反应达到平衡
D. 当原电池的电动势为 0 时，电池反应达到平衡

4. 电池反应为 $2Fe^{2+}(1\text{mol·L}^{-1}) + I_2 = 2Fe^{3+}(0.0001\text{mol·L}^{-1}) + 2I^{-}(0.0001\text{mol·L}^{-1})$ 的原电池符号正确的是_____。
A. $(-)Fe \mid Fe^{2+}(1\text{mol·L}^{-1}), Fe^{3+}(0.0001\text{mol·L}^{-1}) \parallel I^{-}(0.0001\text{mol·L}^{-1}), I_2 \mid Pt(+)$
B. $(-)Pt \mid Fe^{2+}(1\text{mol·L}^{-1}), Fe^{3+}(0.0001\text{mol·L}^{-1}) \parallel I^{-}(0.0001\text{mol·L}^{-1}) \mid I_2(s)(+)$
C. $(-)Pt \mid Fe^{2+}(1\text{mol·L}^{-1}), Fe^{3+}(0.0001\text{mol·L}^{-1}) \parallel I^{-}(0.0001\text{mol·L}^{-1}) \mid I_2 \mid Pt(+)$
D. $(-)Pt \mid I_2, I^{-}(0.0001\text{mol·L}^{-1}) \parallel Fe^{2+}(1\text{mol·L}^{-1}), Fe^{3+}(0.0001\text{mol·L}^{-1}) \mid Pt(+)$

5. 对于电对 Zn^{2+}/Zn，增大 Zn^{2+} 的浓度，则其标准电极电位值将_____。
A. 增大
B. 减小
C. 不变
D. 无法判断

6. 下列电极反应，其他条件不变时，将有关离子浓度减半，电极电位增大的是_____。
A. $Cu^{2+} + 2e^{-} = Cu$
B. $I_2 + 2e^{-} = 2I^{-}$
C. $Fe^{3+} + e^{-} = Fe^{2+}$
D. $Sn^{4+} + 2e^{-} = Sn^{2+}$

7. 已知 $K_{sp}(AgCl) = 1.8 \times 10^{-10}$，$K_{sp}(AgBr) = 5.0 \times 10^{-13}$，$K_{sp}(AgI) = 8.3 \times 10^{-17}$。下列电对标准电极电位值最小的是_____。
A. Ag^{+}/Ag
B. $AgCl/Ag$
C. $AgBr/Ag$
D. AgI/Ag

8. 已知 $[Ag(NH_3)_2]^{+}$、$[Ag(S_2O_3)_2]^{3-}$、$[Ag(CN)_2]^{-}$ 的稳定常数依次增大，则下列电对标准电极电位值最小的是_____。
A. Ag^{+}/Ag
B. $[Ag(NH_3)_2]^{+}/Ag$
C. $[Ag(S_2O_3)_2]^{3-}/Ag$
D. $[Ag(CN)_2]^{-}/Ag$

9. 25℃时，改变溶液的酸度对下列电极的电极电位无影响的是_____。
A. $Cr_2O_7^{2-}/Cr^{3+}$
B. Ce^{4+}/Ce^{3+}
C. O_2/H_2O
D. MnO_2/Mn^{2+}

10. 25℃时，$\varphi^{\ominus}_{Cl_2/Cl^{-}} = 1.36\text{V}$，则 $Pt \mid Cl_2(20.0\text{kPa}) \mid Cl^{-}(0.01000\text{mol·L}^{-1})$ 的电极电位为_____V。
A. 1.40
B. 1.46
C. 2.80
D. 2.92

11. 对下列原电池来说，欲使其电动势增加，可采取的措施是_____。
$(-)Zn \mid ZnSO_4(c_1) \parallel Fe_2(SO_4)_3(c_2), FeSO_4(c_3) \mid Pt(+)$
A. 加水稀释 Fe^{3+}、Fe^{2+} 溶液
B. 降低 Fe^{3+} 的浓度
C. 加 $NH_3 \cdot H_2O$ 使 Zn^{2+} 部分生成锌氨配离子 $[Zn(NH_3)_4]^{2+}$

D. 加大锌极板

12. 电池 $(-)Ag|AgI|HI(1mol \cdot L^{-1})|H_2|Pt(+)$ 的电动势为 _____。$(\varphi^{\ominus}_{AgI/Ag} = -0.15V)$

A. 0.75V   B. 0.15V   C. $-0.15V$ D. $-0.30V$

13. 电对 Sn^{2+}/Sn、Cu^{2+}/Cu、Fe^{2+}/Fe、Ag^+/Ag 的 $\varphi^{\ominus}$ 值分别是 $-0.136V$、$0.34V$、$-0.44V$、$0.7996V$，标准状态下最强的氧化剂和最强的还原剂是 _____。

A. Cu^{2+} 和 Fe   B. Ag^+ 和 Fe   C. Sn^{2+} 和 Fe   D. Ag 和 Sn

14. 氧化能力不随溶液酸度升高而增强的氧化剂是 _____。

A. NO_3^- B. $Cr_2O_7^{2-}$ C. O_2 D. AgCl

15. 在氧化还原反应中，氧化剂是 _____。

A. φ 值大的电对中的氧化型物质   B. φ 值大的电对中的还原型物质

C. φ 值小的电对中的氧化型物质   D. φ 值小的电对中的还原型物质

16. 若已知下列反应在标准态下皆正向自发进行：$Cu^{2+} + Sn^{2+} = Cu + Sn^{4+}$；$2Fe^{3+} + Cu = 2Fe^{2+} + Cu^{2+}$ 且 $\varphi^{\ominus}_{Cu^{2+}/Cu} = a$、$\varphi^{\ominus}_{Sn^{4+}/Sn^{2+}} = b$、$\varphi^{\ominus}_{Fe^{3+}/Fe^{2+}} = c$，则 _____。

A. $c > b > a$ B. $b > a > c$ C. $c > a > b$ D. $a > c > b$

17. 已知 $\varphi^{\ominus}_{Fe^{3+}/Fe^{2+}} = 0.77V$，$\varphi^{\ominus}_{I_2/I^-} = 0.535V$，$\varphi^{\ominus}_{Br_2/Br^-} = 1.065V$，$\varphi^{\ominus}_{Cu^{2+}/Cu} = 0.34V$，下列物质中能氧化 $FeSO_4$ 的是 _____。

A. I_2 B. Cu^{2+} C. I^- D. Br_2

18. 已知：$\varphi^{\ominus}_{Fe^{3+}/Fe^{2+}} = 0.77V$，$\varphi^{\ominus}_{Br_2/Br^-} = 1.065V$，$\varphi^{\ominus}_{H_2O_2/H_2O} = 1.78V$，$\varphi^{\ominus}_{Cu^{2+}/Cu} = 0.34V$，$\varphi^{\ominus}_{Sn^{4+}/Sn^{2+}} = 0.15V$，则下列各组物质在标准态下能够共存的是 _____。

A. Fe^{3+}，Cu   B. Fe^{3+}，Br_2 C. Sn^{2+}，Fe^{3+} D. H_2O_2，Fe^{2+}

19. 25℃时，利用标准电极电位 $\varphi^{\ominus}$ 计算氧化还原反应的平衡常数的公式是 _____。

A. $\lg K = n(\varphi_{氧} - \varphi_{还})/0.05916$ B. $\lg K = n(\varphi^{\ominus}_{氧} - \varphi^{\ominus}_{还})/0.05916V$

C. $\lg K = n(\varphi_{还} - \varphi_{氧})/0.05916$ D. $\ln K = n(\varphi^{\ominus}_{氧} - \varphi^{\ominus}_{还})/0.05916V$

20. 在一个氧化还原反应中，若两电对的电极电位值差很大，则可判断 _____。

A. 该反应是可逆反应   B. 该反应的反应速度很大

C. 该反应能剧烈地进行   D. 该反应的反应趋势很大

二、简答题

1. 指出下列各物质中画线元素的氧化数。

$\underline{O}_3$ $H_2\underline{O}_2$ $\underline{I}_2O_5$ $Cr_2\underline{O}_7^{2-}$ $\underline{Mn}O_4^-$ $\underline{N}_2H_4$

2. 试用符号表明下列各组电对（在标准状态下）组成的原电池。写出电极反应和电池反应式。

(1) Cu^{2+}/Cu，Ni^{2+}/Ni (2) Fe^{2+}/Fe，Cl_2/Cl^- (3) Cu^{2+}/Cu，Ag^+/Ag

3. 根据标准电极电位表的数据，判断下列每一组中较强的氧化剂和较强的还原剂（均为标准状态）。

(1) Hg^{2+}/Hg_2^{2+}，Ni^{2+}/Ni，Zn^{2+}/Zn (2) Cl_2/Cl^-，Br_2/Br^-，I_2/I^-

4. 根据电极电位表中的数据：

(1) 按由强到弱的顺序排列下述还原剂：Sn、Pb、Sn^{2+}、Br^-

(2) 按由强到弱的顺序排列下述氧化剂：Sn^{4+}、Fe^{3+}、I_2、Cd^{2+}

5. 写出 298K 时下列电极反应的能斯特方程式。

(1) $Sn^{2+} + 2e^- \Longrightarrow Sn$

(2) $Cr^{3+} + e^- \Longrightarrow Cr^{2+}$

(3) $AgCl + e^- \Longrightarrow Ag + Cl^-$

(4) $Cr_2O_7^{2-} + 14H^+ + 6e^- \Longrightarrow 2Cr^{3+} + 7H_2O$

6. 在实验室中制备 $SnCl_2$ 溶液时，常在溶液中加入少量的锡粒，为什么？（已知：$\varphi^{\ominus}_{Sn^{4+}/Sn^{2+}} = 0.15V$，$\varphi^{\ominus}_{O_2/H_2O} = 1.229V$，$\varphi^{\ominus}_{Sn^{2+}/Sn} = -0.1364V$）

7. 今有一含 Cl^-、Br^-、I^- 三种离子的混合溶液，欲使 I^- 氧化为 I_2，又不使 Br^-、Cl^- 氧化，在常用的氧化剂 $Fe_2(SO_4)_3$ 和 $KMnO_4$ 中选择哪一种能符合上述要求？（$\varphi^{\ominus}_{I_2/I^-} = 0.535V$，$\varphi^{\ominus}_{Br_2/Br^-} = 1.065V$，

$\varphi^{\ominus}_{Fe^{2+}/Fe}=0.77V$，$\varphi^{\ominus}_{Cl_2/Cl^-}=1.3583V$，$\varphi^{\ominus}_{MnO_4^-/Mn^{2+}}=1.491V$)

8. 在电对 Fe^{3+}/Fe^{2+} 溶液中加入配位剂 CN^- 后，电极电位是升高还是降低，为什么？已知 $K_稳\{[Fe(CN)_6]^{3-}\}=1.0\times10^{42}$；$K_稳\{[Fe(CN)_6]^{4-}\}=1.0\times10^{35}$。

9. 为什么无法在水溶液中制备 FeI_3？($\varphi^{\ominus}_{Fe^{3+}/Fe^{2+}}=0.77V$，$\varphi^{\ominus}_{I_2/I^-}=0.535V$)

10. 已知 $\varphi^{\ominus}_{I_2/I^-}=0.535V$，$\varphi^{\ominus}_{Br_2/Br^-}=1.065V$，$\varphi^{\ominus}_{MnO_4^-/Mn^{2+}}=1.491V$，$\varphi^{\ominus}_{Fe^{3+}/Fe^{2+}}=0.77V$。试根据实验室准备的药品：$KI$($0.10mol\cdot L^{-1}$)，$KBr$($0.10mol\cdot L^{-1}$)，$CCl_4$，$KMnO_4$($0.010mol\cdot L^{-1}$)，$FeCl_3$($0.10mol\cdot L^{-1}$)，$H_2SO_4$($1mol\cdot L^{-1}$)（以上药品不一定全用），设计实验方案证明：$I^-$ 的还原能力大于 Br^- 的还原能力。

三、计算题

1. 计算 298K 时下列电对的电极电位。

(1) Sn^{4+}($0.01mol\cdot L^{-1}$)/Sn^{2+}($1mol\cdot L^{-1}$)

(2) $Br_2(l)/Br^-$($0.01mol\cdot L^{-1}$)

(3) Cl^-($0.2mol\cdot L^{-1}$)，$AgCl(s)/Ag$

(4) Fe^{3+}($0.1mol\cdot L^{-1}$)/Fe^{2+}($0.5mol\cdot L^{-1}$)

2. 已知 $\varphi^{\ominus}_{Fe^{3+}/Fe^{2+}}=0.77V$，$\varphi^{\ominus}_{I_2/I^-}=0.54V$。若 $[Fe^{3+}]=10^{-3}mol\cdot L^{-1}$，$[Fe^{2+}]=1mol\cdot L^{-1}$，$[I^-]=10^{-3}mol\cdot L^{-1}$，问此时 Fe^{3+} 能否氧化 I^-？

3. 计算 298K 时下列电池的电动势，标明正、负极，列出电极反应式和电池反应式。

(1) $Pt\mid Sn^{4+}$($0.1mol\cdot L^{-1}$)，Sn^{2+}($0.01mol\cdot L^{-1}$)$\parallel Cd^{2+}$($0.1mol\cdot L^{-1}$)$\mid Cd$

(2) $Pt\mid Fe^{3+}$($0.5mol\cdot L^{-1}$)，Fe^{2+}($0.05mol\cdot L^{-1}$)$\parallel Mn^{2+}$($0.01mol\cdot L^{-1}$)，H^+($0.1mol\cdot L^{-1}$)，MnO_4^-($0.1mol\cdot L^{-1}$)$\mid Pt$

(3) $Pt\mid H_2$($100kPa$)$\mid HCl$($0.01mol\cdot L^{-1}$)$\mid AgCl(s)\mid Ag$

(4) $Pt\mid Fe^{3+}$($1.0mol\cdot L^{-1}$)，Fe^{2+}($0.01mol\cdot L^{-1}$)$\parallel Hg^{2+}$($1.0mol\cdot L^{-1}$)$\mid Hg$

4. 用下列反应组成原电池，写出电池组成式，计算 298K 时的电动势，并判断反应自发进行的方向。

(1) $2Ag+Cu(NO_3)_2$($0.01mol\cdot L^{-1}$)$\Longrightarrow 2AgNO_3$($0.1mol\cdot L^{-1}$)$+Cu$

(2) $2Cr^{3+}$($0.01mol\cdot L^{-1}$)$+2Br^-$($0.1mol\cdot L^{-1}$)$\Longrightarrow 2Cr^{2+}$($0.1mol\cdot L^{-1}$)$+Br_2$

5. 有一原电池 ($-$)$A\mid A^{2+}\parallel B^{2+}\mid B$($+$)，当 $[A^{2+}]=[B^{2+}]$ 时，其电动势为 $0.360V$，现若使 $[A^{2+}]=0.1mol\cdot L^{-1}$，$[B^{2+}]=1.0\times10^{-4}mol\cdot L^{-1}$，这时电池的电动势为多少？

6. 计算 298K 时下列反应的平衡常数。

(1) $2Fe^{3+}+2I^-\Longrightarrow 2Fe^{2+}+I_2$

(2) $2Ag^++Sn^{2+}\Longrightarrow 2Ag+Sn^{4+}$

7. 已知 $\varphi^{\ominus}_{Cu^{2+}/Cu^+}=0.158V$，$\varphi^{\ominus}_{Cu^+/Cu}=0.522V$，求反应 $2Cu^+\Longrightarrow Cu+Cu^{2+}$ 在 298K 时的平衡常数，游离的 $+1$ 价铜离子在水溶液中可否稳定存在？

8. 已知 298.15K 时，$\varphi^{\ominus}_{Ag^+/Ag}=0.7996V$，$\varphi^{\ominus}_{AgI/Ag}=-0.1519V$。试根据电池 ($-$)$Ag\mid AgI\mid I^-\parallel Ag^+\mid Ag$($+$)，计算 AgI 的溶度积常数。

9. 用玻璃电极与饱和甘汞电极插入 $pH_s=3.57$ 的标准缓冲溶液中，组成电池，在 298K 时测得其电动势 $E_s=0.0954V$。再将溶液换成未知 pH 值的溶液组成电池，298K 时测得其电动势 $E_x=0.340V$，求待测溶液的 pH 值。

10. 已知 $\varphi^{\ominus}_{Ag^+/Ag}=0.7996V$，$K_{sp}(AgCl)=1.8\times10^{-10}$，在标准银电极溶液中加入固体 NaCl，使平衡后 $[Cl^-]=0.50mol\cdot L^{-1}$，此时 $\varphi(Ag^+/Ag)$ 是多少？

第七章 滴定分析法

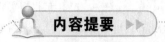

内容提要 ▶▶

　　本章简要介绍滴定分析法的特点、操作程序、计算方法。详细阐述了有效数字、误差、偏差、准确度、精密度等基本概念。阐明酸碱滴定的基本原理和全过程，包括酸碱滴定的滴定曲线、指示剂的选择和滴定终点的判断。重点讨论了酸碱指示剂的作用原理、变色范围以及常用酸碱指示剂。并举例说明酸碱滴定法在实际生产中的应用。

　　分析化学（analytical chemistry）是研究物质化学组成的分析方法与相关原理的一门科学。它分为定性分析和定量分析两大部分。**定性分析**（qualitative analysis）的任务是确定物质的组成成分，**定量分析**（quantitative analysis）的任务是在定性分析的基础上进一步确定各组成的相对含量。

　　定量分析通常可分为化学分析和仪器分析。**化学分析**（chemical analysis）是以物质的化学性质为基础的分析方法，它包括重量分析法和滴定分析法。**仪器分析**（instrumental analysis）是以物质的物理或物理化学性质为基础，应用特殊的检验仪器进行分析的方法。

　　滴定分析法（titration analysis）因其简便、快速等特点且有足够的准确度，不仅在化学、化工领域具有很大的实用性，在医药卫生等许多方面也有广泛的应用。

第一节　滴定分析法简介

一、滴定分析法的特点和方法

　　滴定分析法是通过"滴定"来实现的一种分析方法。在滴定过程中，使用的已知准确浓度的溶液称为**标准溶液**（standard solution），被滴定的溶液叫做**试样溶液**（sample solution）。当标准溶液与被测组分的反应恰好完全时，即为反应的理论终点，称为**化学计量点**（stoichiometric point），也称作等物质的量点，它可根据反应在化学计量点附近发生的、容易观察到的变化来确定。若反应本身无此种变化，就须借助指示剂。指示剂所指示的反应终点称为**滴定终点**（end point of the titration）。

　　滴定分析法是基于标准溶液与被测组分之间发生化学反应时，它们的量之间存在一定的化学计量关系，利用标准溶液的浓度和所消耗的体积来计算被测物质含量的一种方法。根据分析时所利用的化学反应不同，滴定分析法又分为酸碱滴定法、氧化还原滴定法、配位滴定法和沉淀滴定法。本章通过介绍酸碱滴定法来阐述滴定的原理。

　　值得注意的是，并非所有的反应都适用于滴定分析法，适合滴定分析的反应必须满足以下条件：①该反应必须按一定的反应式进行，即必须具有确定的化学计量关系；②必须能够定量地进行，通常要求达到 99.9％以上；③必须有适当的方法确定反应的终点。此外，还要求反应能较快地进行。对于速度较慢的反应有时可通过加热或加入催化剂来加速反应。

二、滴定分析法的操作程序

1. 标准溶液的配制

（1）直接配制法　直接称取一定量的基准物质，溶解后转入容量瓶中，稀释定容。根据溶质的量和溶液的体积可计算出溶液的准确浓度。

所谓基准物质是指那些能够直接用来配制标准溶液的物质。它们符合下列条件：

① 物质的组成应与化学式相符。若含结晶水，其结晶水的含量也应与化学式相符；

② 试剂纯度要高。一般含量在 99.9% 以上；

③ 试剂要稳定。如不易吸收空气中的水分及二氧化碳，不易被空气氧化等。

常用的基准物质有邻苯二甲酸氢钾、草酸、碳酸钠等。

（2）间接配制法　由于大多数试剂不能满足基准物质的条件，也就不能直接用来配制标准溶液。这时可先将它们配成近似所需浓度的溶液，再用下述方法标定其浓度，这种方法称为间接配制法。

2. 标准溶液浓度的标定

标定（standardization）是指用滴定方法确定溶液准确浓度的过程。可以用待标定溶液滴定一定量的基准物质来求得待标定溶液的准确浓度，也可以用待标定溶液和已知准确浓度的标准溶液进行相互滴定，比较出待标定溶液的浓度。例如，欲标定盐酸溶液的浓度，可称取一定量的分析纯碳酸钠（基准物质）溶于水中，然后用此盐酸溶液进行滴定：

$$2HCl + Na_2CO_3 === 2NaCl + H_2O + CO_2$$

当反应完全时，从用去盐酸溶液的体积和碳酸钠的质量，即可求出盐酸溶液的准确浓度。

3. 被测物质含量的测定

标准溶液的浓度确定后，即可对待测物质进行含量测定。例如，已标定的盐酸溶液可以用来测定某些碱性物质含量；已标定的氧化剂溶液可以用来测定某些还原性物质相对含量。

三、滴定分析的计算方法

滴定分析中的主要计算包括标准溶液的计算和被测物质含量的计算。标准溶液的浓度常用物质的量浓度表示。物质 B 的浓度即可用下式求得：

$$c_B = \frac{n_B}{V_B} \tag{7-1}$$

$$c_B V_B = \frac{m_B}{M_B} \tag{7-2}$$

式中，m_B 为物质 B 的质量，g；M_B 为物质 B 的摩尔质量，$g \cdot mol^{-1}$；V_B 为物质 B 溶液的体积，L；c_B 为物质 B 的浓度。

对于任一滴定反应：

$$aA + bB === dD + eE$$

若选取 aA 和 bB 作为基本单元，则有如下关系：

$$n_{aA} = n_{bB} \tag{7-3}$$

上式表示：当达到化学计量点时，aA 与 bB 的物质的量相等，即等物质的量规则。该规则是进行滴定分析计算的主要根据之一。由式(7-1)和式(7-2)得：

$$c_{aA}V_A = c_{bB}V_B \qquad (7-4)$$

在实际工作中，为方便起见，常将 A 和 B 选作基本单元。

因

$$c_{aA} = \frac{1}{a}c_A \, , \quad c_{bB} = \frac{1}{b}c_B$$

故式(7-4) 又可写成：

$$\frac{1}{a}c_A V_A = \frac{1}{b}c_B V_B \qquad (7-5)$$

式(7-2) 和式(7-5) 是滴定分析中两个最常用的计算式，下面通过实例介绍它们的应用。

例7-1

准确称取基准物质 $K_2Cr_2O_7$ 2.4530g，溶解后移入 500mL 容量瓶中，加水稀释至刻度。求 $c_{K_2Cr_2O_7}$ 和 $c_{1/6K_2Cr_2O_7}$

解： $K_2Cr_2O_7$ 的摩尔质量为 294.2g·mol^{-1}

故

$$n_{K_2Cr_2O_7} = \frac{m}{M} = \frac{2.4530}{294.2} = 0.008338 \text{（mol）}$$

则

$$c_{K_2Cr_2O_7} = \frac{n}{V} = \frac{0.008338}{0.5000} = 0.01668 \text{（mol·L}^{-1}\text{）}$$

$$c_{1/6K_2Cr_2O_7} = 6c_{K_2Cr_2O_7} = 6 \times 0.01668 = 0.1001 \text{（mol·L}^{-1}\text{）}$$

例7-2

称取分析纯 Na_2CO_3 1.2738g，溶于水后稀释成 250.0mL，取该溶液 25.00mL，以甲基橙为指示剂，用 HCl 溶液进行滴定。当到达终点时，用去 HCl 溶液 24.30mL，求此溶液的准确浓度。

解： 滴定反应为

$$2HCl + Na_2CO_3 = 2NaCl + CO_2 + H_2O$$

由式(7-5) 得

$$\frac{1}{2}c_{HCl}V_{HCl} = c_{Na_2CO_3}V_{Na_2CO_3}$$

因为

$$c_{Na_2CO_3}V_{Na_2CO_3} = n_{Na_2CO_3} = \frac{m_{Na_2CO_3}}{M_{Na_2CO_3}}$$

所以

$$\frac{1}{2}c_{HCl}V_{HCl} = \frac{m_{Na_2CO_3}}{M_{Na_2CO_3}}$$

在上式中溶液的体积 V 是以升为单位，若体积 V 指定以毫升为单位，则上式可化为

$$\frac{1}{2}c_{HCl}V_{HCl} = \frac{m_{Na_2CO_3}}{M_{Na_2CO_3}} \times 1000$$

则

$$c_{HCl} = \frac{\dfrac{m_{Na_2CO_3}}{M_{Na_2CO_3}} \times 2000}{V_{HCl}}$$

在 25.00mL Na_2CO_3 溶液中的质量为：

$$m_{Na_2CO_3} = 1.2738 \times \frac{25.00}{250.0} = 0.1274 \ (g)$$

$$c_{HCl} = \frac{\dfrac{0.1274}{106.0} \times 2000}{24.30} = 0.09892 \ (mol \cdot L^{-1})$$

四、有效数字和计算规则

有效数字（significant figure）是指实际上能测量到的数字，在该数值中只有最后一位是可疑数字，其余的均为可靠数字。它的实际意义在于有效数字能够反映出测量时的准确度。例如，用最小刻度为 0.1cm 的直尺量出某物体的长度为 11.23cm，显然这个数值的前 3 位是准确的，而最后一位数是测试者估计出来的，这个物体的长度可能是 11.24cm，也可能是 11.22cm，测量的结果有 ± 0.01cm 的误差。我们把这个数值的前面 3 位可靠数字和最后一位可疑数字均称为有效数字。这个数值就是四位有效数字。

在确定有效数字位数时，特别要指出的是数字 "0"。当用 "0" 来表示实际测量结果时，它便是有效数字。例如，分析天平称得的物体质量为 7.1560g，滴定时滴定管读数为 20.05mL，这两个数字中的 "0" 都是有效数字。在 0.006g 中的 "0" 只起到定位作用，不是有效数字。

在计算中常会遇到下列两种情况，一是化学计量关系中的分数和倍数，这些数不是测量所得，它们的有效数字位数可视为无限多位；另一种情况是关于 pH、pK 和 lgK 等对数值，其有效数字的位数仅取决于小数部分的位数，因为整数部分只与该数字中的 10 的方次有关。例如，pH=13.15 为两位有效数字，整数部分 13 不是有效数字，若将其表示成 $[H^+] = 7.1 \times 10^{-14}$，就可以看出 13 的作用仅是确定了 $[H^+]$ 在 10^{-14} 数量级上，其数字意义与确定小数点位置的 "0" 相同。

在滴定分析法中实验数据的记录只保留一位可疑数字，结果的计算和数据处理均应按有效数字的计算规则进行。

在进行加减运算时，有效数字取舍以小数点后位数最少的数字为准。例如，0.0231、24.57 和 1.16832 三个数相加，数值 24.57 的小数点后位数最少，故其他数字也应取小数点后两位，其结果是

$$0.02 + 24.57 + 1.17 = 25.76$$

在乘除的运算中，应以有效数字位数最少的为准。例如，0.0231、24.57 和 1.16832 三个数相乘，0.0231 的有效数字位数最少，只有 3 位，故其他数字也只取 3 位。运算的结果也保留 3 位有效数字：

$$0.0231 \times 24.6 \times 1.17 = 0.665$$

在对数运算中，所取对数有效数字的位数应与真数的有效数字位数相同。例如，lg9.6 的真数有两位有效数字，则对数应为 0.98，不应该是 0.982 或 0.9823。又如，$[H^+]$ 为 3.0×10^{-2} 时，pH 应为 1.52。

正确运用有效数字进行运算，不但能够反映出计算结果的可信度，而且能大大简化计算过程。在滴定分析中常采用四位有效数字。

五、滴定分析法的误差

1. 误差及其来源

在滴定分析法中，分析结果的准确度常用误差来表示。**误差**（error）是测量值与真实值之间的差值，它反映出分析结果与真实值之间的符合程度。努力减小测量误差，提高分析结果的准确度是定量分析的一项重要课题。

滴定分析法中最常见的误差有系统误差和偶然误差。

（1）系统误差　　**系统误差**（systematic error）是由某些必然的或经常的原因造成的。其来源有方法误差、仪器误差、试剂误差及操作误差等。系统误差对分析结果的影响有一定的规律性，在重复测量时误差会重复出现。与理论值相比，实验值要么都偏高，要么都偏低。系统误差常用空白试验和对照试验消除或克服。

在不加试样的情况下，按照样品分析步骤和条件进行分析试验称为空白试验，所得结果称为空白值。从试样测定结果中扣除空白值，便可以消除因试剂、蒸馏水及实验仪器等因素引起的系统误差。

将组分含量已知的标准样品和待测样品在相同条件下进行分析测定。用标准样品的测定值与其真实值的差值来校正其他测定结果，这种方法称为对照试验。

除此以外，还可以通过校准仪器来消除仪器误差，通过制订正确的操作规程克服操作误差。

（2）偶然误差　　**偶然误差**（accidental error）是由一系列微小变化的偶然原因造成的。例如，称量同一物体时，室温或湿度如有微小变动都会引起偶然误差，使得称量结果不一致。这种误差大小不定，时正时负，往往找不出确定的原因，因此很难控制、校正和测定它。但偶然误差符合统计规律，表现为正负误差出现的机会相等，小误差出现的机会多而大误差出现的机会少。因此，在消除了系统误差的前提下，可以通过增加测定次数取平均值的办法减小偶然误差的影响。

2. 误差与准确度

准确度（accuracy）指实验测定值（X）与真实值（T）之间的符合程度，常用误差的大小来衡量。误差可用绝对误差和相对误差来表示。绝对误差是指测定值与真实值之间的差值，用"E"来表示。相对误差是指绝对误差占真实值的分数，用"RE"表示。即

绝对误差
$$E = X - T$$

相对误差
$$RE = \frac{E}{T} \times 100\%$$

误差越小，表示实验结果与真实值越接近，测定的准确度也就越高。而与绝对误差相比，相对误差更能反映出实验结果的准确程度。因此，在滴定分析中一般采用相对误差来表示测量的准确度。

3. 偏差与精密度

在实际工作中真实值往往是不知道的，此时便不好用误差来评价分析结果，通常用相同条件下多次测定结果的平均值（$\overline{X}$）来代替真实值，用偏差来衡量所得结果的精密度。

精密度（precision）是指多次重复测定的结果相互接近的程度，是保证准确度的前提。**偏差**（deviation）是指各次测定的结果和平均值之间的差值。偏差越小，精密度越高。

偏差分为绝对偏差（d）、相对偏差（R_d）、平均偏差（$\overline{d}$）、相对平均偏差（$\overline{R_d}$），它们

的表达式为：

绝对偏差 $\qquad d = X - \overline{X}$

相对偏差 $\qquad R_d = \dfrac{d}{X} \times 100\%$

平均偏差 $\qquad \overline{d} = \dfrac{|d_1| + |d_2| + \cdots + |d_n|}{n}$

相对平均偏差 $\qquad R_d = \dfrac{\overline{d}}{X} \times 100\%$

式中 d_1，$d_2 \cdots$，d_n 为第 1，2，$\cdots$，n 次测定结果的偏差，X 为单次测定值，$\overline{X}$ 为测定平均值。对于一般的测定分析来讲，因测定次数不多，故常用相对平均偏差来表示实验的精密度。

第二节 酸碱滴定法

酸碱滴定法（acid-base titration）是以酸碱反应为基础的滴定分析方法。利用该方法可以测定一些具有酸碱性的物质，也可以用来测定某些能与酸碱作用的物质。有许多不具有酸碱性的物质，也可以通过化学反应产生酸碱，并用酸碱滴定法测定它们的含量。因此，在生产和科研实践中，酸碱滴定法的应用相当广泛。

一、酸碱指示剂

酸碱指示剂（acid-base indicator）是一类在特定的 pH 值范围内，随溶液 pH 值改变而变色的化合物。常用的酸碱指示剂为有机弱酸或有机弱碱。当溶液 pH 值发生变化时，指示剂可能失去质子由酸色成分变为碱色成分，也可能得到质子由碱色成分变为酸色成分；在转变过程中，由于指示剂本身结构的改变，从而引起溶液颜色的改变。指示剂的酸色成分和碱色成分是一对共轭酸碱。

1. 指示剂的变色原理

现以弱酸型指示剂（如酚酞）为例，说明酸碱指示剂的变色原理。

弱酸型酸碱指示剂在溶液中存在下列平衡：

$$HIn \Longrightarrow H^+ + In^-$$
$$\text{（酸色成分）} \qquad \text{（碱色成分）}$$

HIn 表示弱酸的分子，为酸色成分；In^- 是弱酸分子离解出 H^+ 以后的酸根离子，为碱色成分。酚酞的酸色成分为无色，碱色成分为红色。根据平衡原理：

$$K_{HIn} = \frac{[H^+][In^-]}{[HIn]}$$

$$[H^+] = K_{HIn} \frac{[HIn]}{[In^-]}$$

将等式两边各取负对数得：

$$pH = pK_{HIn} + \lg \frac{[In^-]}{[HIn]} \tag{7-6}$$

由式(7-6)可知，溶液的颜色决定于碱色成分与酸色成分的浓度比值，而此比值又与 pH 和 pK_{HIn} 值有关。一定温度下，对指定的某种指示剂，pK_{HIn} 是一个常数。所以碱色成分与酸色成分的浓度比值随溶液的 pH 值的改变而变化，溶液的颜色也随之而改变。例如，在酚酞指示剂中加入酸时，H^+ 就大量增多，使酚酞的离解平衡向左移动，这时酸色成分增多，碱色成分减少，溶液的颜色以酸色为主，酚酞在此酸性溶液中是无色的。反之，如向溶液中加碱时，平衡向右移动，碱色成分增多，酸色成分减少，溶液的颜色以碱色为主，酚酞在溶液中呈红色。所以指示剂可用来指示溶液的酸碱性或测定溶液的 pH 值。

上述弱酸指示剂的变色原理同样适用于弱碱指示剂。

2. 指示剂的变色范围和变色点

由式(7-6) 可以看出，当溶液的 pH 大于 pK_{HIn} 时，$[In^-]$ 将大于 $[HI]$，溶液的颜色以碱色为主。反之，当溶液的 pH 值小于 pK_{HIn} 时，$[In^-]$ 就小于 $[HI]$，溶液的颜色将以酸色为主。通常当 $\frac{[In^-]}{[HIn]} = 10$ 时，即碱色成分的浓度是酸色成分浓度的 10 倍时，溶液的颜色将完全呈现碱色成分的颜色，而酸色被遮盖了。这时溶液的 pH 值为：

$$pH = pK_{HIn} + 1$$

同理，当 $\frac{[In^-]}{[HIn]} = \frac{1}{10}$ 时，即酸色成分的浓度是碱色成分浓度的 10 倍时，溶液的颜色将完全呈现酸色成分的颜色，这时溶液的 pH 值为：

$$pH = pK_{HIn} - 1$$

可见溶液的颜色是在 $pH = pK_{HIn} \pm 1$ 的范围内变化的，这个范围称为指示剂的理论**变色范围** (color change interval)。在变色范围内，当溶液的 pH 改变时，碱色成分和酸色成分的浓度比随之改变，指示剂的颜色也发生改变。超出这个范围，如 $pH \geqslant pK_{HIn} + 1$ 时，看到的只是碱色；而在 $pH \leqslant pK_{HIn} - 1$ 时则看到的只是酸色。因此指示剂的变色范围约 2 个 pH 单位。当 $\frac{[In^-]}{[HIn]} = 1$ 即 $pH = pK_{HIn}$ 时，称为指示剂的**变色点** (color change point)。由于人的视觉对各种颜色的敏感程度不同，加上在变色范围内指示剂呈现混合色，两种颜色互相掩盖而影响观察，所以实际观察结果与理论值有差别，大多数指示剂的变色范围小于 2 个 pH 单位。表 7-1 列出了常用酸碱指示剂的变色范围。

表 7-1　常用酸碱指示剂

指示剂	变色范围	酸色	过渡色	碱色	pK_{HIn}
百里酚蓝 (1)	1.2～2.8	红色	橙色	黄色	1.7
甲基橙	3.1～4.4	红色	橙色	黄色	3.7
溴酚蓝	3.1～4.6	黄色	蓝色	紫色	4.1
溴甲酚绿	3.8～5.4	黄色	蓝紫	紫色	4.1
甲基红	4.4～6.2	红色	橙色	黄色	5.0
溴百里酚蓝	6.0～7.2	黄色	绿色	蓝色	7.3
中性红	6.8～8.0	红色	橙色	黄色	7.4
酚酞	8.0～9.6	无色	粉红	红色	9.1
百里酚蓝 (2)	8.0～9.6	黄色	绿色	蓝色	8.9
百里酚酞	9.4～10.6	无色	淡蓝	蓝色	10.0

二、滴定曲线与指示剂的选择

1. 强碱滴定强酸

强碱滴定强酸时发生的反应为：

$$H^+ + OH^- =\!=\!= H_2O$$

我们以 $0.1000mol\cdot L^{-1}$ NaOH 溶液滴定 $20.00mL$ $0.1000mol\cdot L^{-1}$ HCl 为例，讨论滴定过程中溶液 pH 值的变化情况。

（1）滴定前　溶液 [H$^+$] 等于 HCl 的初始浓度：

$$[H^+] = 0.1000mol\cdot L^{-1}$$
$$pH = 1.00$$

（2）滴定开始至化学计量点前　溶液 [H$^+$] 决定于剩余 HCl 的浓度。例如，当滴入 $18.00mL$ NaOH 溶液时，有 90% 的 HCl 被中和，则溶液的 [H$^+$] 为

$$[H^+] = \frac{0.1000\times 2.00}{20.00+18.00} = 5.26\times 10^{-3}(mol\cdot L^{-1})$$
$$pH = 2.28$$

用类似的方法可求得加入 $19.98mL$ NaOH 溶液时溶液的 pH 值为 4.30。

（3）化学计量点时　当加入 $20.00mL$ 溶液时，溶液被 100% 的中和，变成了中性的水溶液，故溶液的 pH 值由水的离解决定。

$$[H^+] = 1.00\times 10^{-7}mol\cdot L^{-1}$$
$$pH = 7.00$$

（4）化学计量点后　溶液的 pH 值由过量的 NaOH 的量和溶液的总体积决定。例如，当加入 $20.02mL$ NaOH 溶液时，NaOH 溶液过量 0.02mL。溶液的总体积为 40.02mL，则溶液的 [OH$^-$] 为：

$$[OH^-] = \frac{0.1000\times 0.02}{20.00+20.02} = 5.00\times 10^{-5}(mol\cdot L^{-1})$$
$$pH = pK_w - pOH = 14.00 - 4.30 = 9.70$$

根据上述方法可以计算出不同滴定点时溶液的 pH 值，部分结果列于表 7-2 中。根据表中的数据作图，即可得到强碱滴定强酸的滴定曲线 [图 7-1(a)]。

表 7-2　用 $0.1000mol\cdot L^{-1}$ NaOH 滴定 $0.1000mol\cdot L^{-1}$ HCl 时溶液的 pH 的变化

加入 NaOH /mL	/%	剩余 HCl/mL	过量 NaOH/mL	pH
0.00	0.00	20.00		1.00
18.00	90.00	2.00		2.28
19.80	99.00	0.20		3.30
19.98	99.90	0.02		4.30
20.00	100.0	0.00		7.00
20.02	100.1		0.02	9.70
20.20	101.0		0.20	10.70
22.00	110.0		2.00	11.70
40.00	200.0		20.00	12.50

（4.30、7.00、9.70 为突跃范围）

滴定曲线不仅说明了滴定时溶液 pH 值的变化方向，而且也说明了各个阶段的变化速度。从图 7-1(a) 中可以看出，曲线自左至右明显分成三段。前段和后段比较平坦，溶液的 pH 值变化缓慢。中段曲线近乎垂直，在化学计量点附近 pH 值有一个突变过程。这种 pH 值突变称之为**滴定突跃**（titration jump）。突跃所在的 pH 值范围称为滴定**突跃范围**（jump interval）（常用化学计量点前后滴定溶液体积变化各 0.1% 的 pH 范围表示，本例的突跃范

围是 4.30～9.70)。

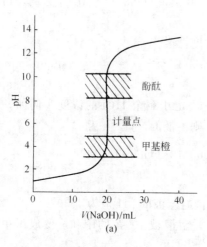 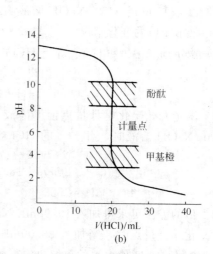

图 7-1　$0.1000 mol \cdot L^{-1}$ NaOH 与 $0.1000 mol \cdot L^{-1}$ HCl 的滴定曲线

　　最理想的指示剂应该能恰好在反应的化学计量点发生颜色变化,但在实际工作中很难使指示剂的变色点和化学计量点完全一致。因此,指示剂的选择主要以滴定的突跃范围为依据,通常选取变色范围全部或部分处在突跃范围内的指示剂指示滴定终点,这样产生的终点误差不会超过 0.1%。在上述滴定中,甲基橙(pH 3.1～4.4)和酚酞(pH 8.0～10.0)的变色范围均有一部分在滴定的突跃范围内,所以都可以用来指示这一滴定终点。此外,甲基红、溴酚蓝和溴百里酚蓝等也可以用作这类滴定的指示剂。

　　滴定突跃的大小与溶液浓度密切相关。若酸碱浓度均增大 10 倍,滴定突跃范围将加宽 2 个 pH 单位;反之,若酸碱浓度减少至 1/10,滴定突跃范围将减少 2 个 pH 单位。可见浓度愈高,突跃范围愈大,浓度愈低突跃范围愈小。如果滴定时所用的酸碱浓度相等并小于 $2 \times 10^{-4} mol \cdot L^{-1}$,滴定突跃范围就会小于 0.4 个 pH 值单位,用一般的指示剂就不能准确地指示出终点。故将 $c \geqslant 2 \times 10^{-4} mol \cdot L^{-1}$ 作为此类滴定能够准确进行的条件。

　　强酸滴定强碱的曲线如图 7-1(b) 中的曲线所示。指示剂的选择及滴定条件等与前述滴定相似。

2. 强碱滴定弱酸

　　现以 $0.1000 mol \cdot L^{-1}$ NaOH 溶液滴定 20.00mL $0.1000 mol \cdot L^{-1}$ HAc 溶液为例,讨论这类滴定的特点。

　　NaOH 滴定 HAc 的滴定曲线如图 7-2 所示。它和强碱滴定强酸的滴定曲线不同。首先是曲线起始点的 pH 值为 2.87 而非 1.00。这是由于HAc 是弱酸,部分离解出 H^+:

$$[H^+] = \sqrt{K_a c}$$

　　其次是起始点至化学计量点前这段曲线先较快地上升,后转入平缓,在临近终点时又较快地上升。这是 HAc 缓冲对缓冲作用的表现。在滴定

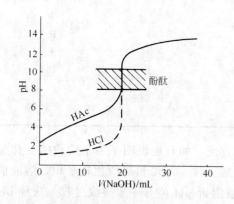

图 7-2　用 $0.1000 mol \cdot L^{-1}$ NaOH 滴定
$0.1000 mol \cdot L^{-1}$ HAc 的滴定曲线

开始后，反应产生的 Ac^- 抑制了 HAc 的离解，使得 $[H^+]$ 较快地下降，pH 值上升较明显。当 $\dfrac{[HAc]}{[NaAc]}=1$ 时，该缓冲体系的缓冲能力最大，曲线平坦。继续加入 NaOH，缓冲能力下降，pH 值上升速度又加快。近化学计量点时几乎无缓冲作用，故 pH 值上升较快。第三是化学计量点时溶液的 pH 值＝8.73，这是 Ac^- 水解的结果。此外，在化学计量点附近产生的滴定突跃范围明显小于强碱滴定强酸所产生的突跃范围。在化学计量点后，过量的 NaOH 存在抑制了盐的水解，溶液的 pH 值由过量的 NaOH 决定。故滴定曲线与强碱滴定强酸的滴定曲线相似。

根据强碱滴定弱酸时的 pH 值的变化，一般选用变色范围处于碱性范围内的指示剂。较常用的有酚酞和百里酚蓝等。在实际应用时，仍必须根据滴定的突跃范围大小来决定指示剂。

滴定的突跃范围不仅与酸碱浓度有关，还受到弱酸强度的影响。因此，在进行此类滴定时必须考虑这两个因素。图 7-3 是用 0.1000mol·L^{-1} NaOH 溶液滴定 20.00mL 0.1000mol·L^{-1} 各种不同强度弱酸的滴定曲线。当弱酸的浓度一定时，K_a 越大，滴定的突跃范围越大；K_a 越小，滴定的突跃范围就越小。当 $c_{(HB)}=0.1000$mol·L^{-1} 时，$K_a \leqslant 10^{-9}$，已无明显的滴定突跃，也无法用一般的指示剂确定终点。只有当 $cK_a \geqslant 10^{-8}$ 时方可用指示剂判别滴定突跃（约 0.4 个 pH 单位）。所以常将 $cK_a \geqslant 10^{-8}$ 作为弱酸能被强碱准确滴定的先决条件。

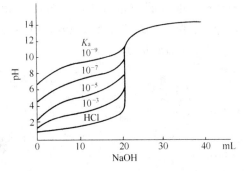

图 7-3 0.1000mol·L^{-1} NaOH 滴定各种不同强度弱酸的滴定曲线

强酸滴定弱碱与强碱滴定弱酸的情况相类似，但指示剂的变色范围在酸性范围内。甲基橙、甲基红或溴甲酚绿是这类滴定中常用的指示剂。

在强酸滴定弱碱时，弱碱的 K_b 值与浓度也应满足 $cK_b \geqslant 10^{-8}$ 的条件，方可进行准确滴定。

三、酸碱滴定法的应用实例

在实际工作中常用的酸溶液主要是 HCl 溶液，有时也用标准酸溶液。常用的碱溶液是 NaOH 标准溶液。由于酸碱滴定法操作简便、分析速度快、分析结果准确及试剂价廉易得，因而在工业生产及科学实践中得到广泛应用。在临床检验上常用来测定尿液及其他体液的酸度。在卫生分析方面也常用来测定各种食品的酸度等。下面介绍一些实例。

1. 食醋中总酸度的测定

食醋约含 3%～5% 的 HAc，此外，还含有其他有机酸。当用 NaOH 滴定时，所得结果为食醋的总酸度，通常用含量较多的 HAc 来表示。滴定反应如下：

$$HAc+NaOH \Longrightarrow NaAc+H_2O$$

达到化学计量点时溶液显碱性，因此常选酚酞作为指示剂。

操作步骤：用移液管吸取 VmL 食醋置于 250mL 容量瓶中，用蒸馏水稀释至刻度，充分摇匀。再用移液管吸出 25.00mL 放在 250mL 锥形瓶中，加酚酞指示剂 2 滴，用 NaOH 标准溶液滴定，不断振摇，当滴至溶液呈粉红色且在半分钟内不褪色即达终点。重复操作 2～3 次，按下式计算食醋中 HAc 的质量分数。

$$w_{\text{HAc}} = \dfrac{c_{\text{NaOH}} \times V_{\text{NaOH}} \times \dfrac{M_{\text{HAc}}}{1000}}{V_{\text{HAc}} \times \dfrac{25.00}{250.0}}$$

2. 氧化镁含量的测定

因为固体氧化镁难溶于水，所以在测定试样中氧化镁含量（质量分数）时，采用剩余滴定法。即先称取一定量的待测样品溶于过量且已知准确体积的酸标准溶液中，待反应完全后，用标准碱溶液滴定剩余的酸，反应如下：

$$\text{MgO} + \text{H}_2\text{SO}_4\,(\text{过量}) =\!= \text{MgSO}_4 + \text{H}_2\text{O}$$

$$2\text{NaOH} + \text{H}_2\text{SO}_4\,(\text{剩余}) =\!= \text{Na}_2\text{SO}_4 + 2\text{H}_2\text{O}$$

操作步骤：称取约 1g（精确至 0.1mg）左右样品置于锥形瓶中，加入 $0.5000\text{mol}\cdot\text{L}^{-1}$ H_2SO_4 标准溶液 50.00mL，振荡使其溶解，加入甲基橙指示剂 2 滴，用 $0.1000\text{mol}\cdot\text{L}^{-1}$ NaOH 标准溶液滴定剩余的硫酸。当溶液由红变为橙色即为终点。

氧化镁的质量分数为：

$$w_{\text{MgO}} = \dfrac{\left(c_{\text{H}_2\text{SO}_4} \times V_{\text{H}_2\text{SO}_4} - \dfrac{1}{2}c_{\text{NaOH}} \times V_{\text{NaOH}}\right) \times \dfrac{M_{\text{MgO}}}{1000}}{S_{\text{样品}}}$$

本章要求

1. 熟悉滴定分析的特点及对滴定反应的要求。掌握有效数字、误差、偏差、准确度、精密度等基本概念，掌握有效数字的修约及运算法则。

2. 掌握酸碱滴定法的基本原理，酸碱指示剂作用原理、变色范围及选择原则，熟悉酸碱滴定法准确滴定的条件。

3. 了解常用的酸碱指示剂。

习　题

一、选择题

1. 欲使 100mL $0.010\text{mol}\cdot\text{L}^{-1}$ 的 HAc（$K_a = 1.76 \times 10^{-5}$）溶液 pH=5.00，需加入固体 NaOH 的质量（g）约为_____。

A. 0.7　　　　　　　B. 0.06　　　　　　　C. 0.26　　　　　　　D. 2.6

2. pH=7.40，此数值中的有效数字为_____。

A. 三位：7、4、0　　B. 两位：7、4　　　　C. 一位：4　　　　　D. 两位：4、0

3. 用同浓度的 NaOH 溶液分别滴定同体积的 $\text{H}_2\text{C}_2\text{O}_4$ 和 HCl 溶液，消耗相同体积的 NaOH，说明_____。

A. 两种酸的浓度相同　　　　　　　　　　B. 两种酸的解离度相同

C. HCl 溶液的浓度是 $\text{H}_2\text{C}_2\text{O}_4$ 溶液浓度的两倍　　D. 两种酸的化学计量点相同

4. Na_2CO_3 和 NaHCO_3 混合物可用 HCl 标准溶液来滴定，测定过程中两种指示剂的滴加顺序为_____。

    A. 酚酞、百里酚蓝　　　B. 甲基橙、酚酞　　　C. 酚酞、甲基橙　　　D. 百里酚蓝、酚酞

5. 用 $0.1mol \cdot L^{-1}$ HCl 溶液滴定 $0.1mol \cdot L^{-1}$ NaOH 溶液时的 pH 突跃范围是 4.3～9.7，用 $0.01mol \cdot L^{-1}$ NaOH 溶液滴定 $0.01mol \cdot L^{-1}$ HCl 溶液时的 pH 突跃范围是_____。

    A. 4.3～9.7　　　B. 4.3～8.7　　　C. 5.3～9.7　　　D. 5.3～8.7

6. 用 $0.1mol \cdot L^{-1}$ NaOH 溶液滴定 $0.1mol \cdot L^{-1}$ HAc（$pK_a = 4.7$）时的 pH 突跃范围为 7.7～9.7，由此可以推断用 $0.1mol \cdot L^{-1}$ NaOH 溶液滴定 $pK_a = 3.7$ 的 $0.1mol \cdot L^{-1}$ 某一元酸的 pH 突跃范围是_____。

    A. 6.7～9.7　　　B. 6.7～8.7　　　C. 6.7～10.7　　　D. 7.7～9.7

7. 在用 $0.1000mol \cdot L^{-1}$ NaOH 标准溶液滴定某一 HAc 溶液时，若分别用酚酞和甲基橙为指示剂，两者消耗 NaOH 的体积分别是 V_1 和 V_2，则 V_1 和 V_2 的关系是_____。

    A. $V_1 = V_2$　　　B. $V_1 > V_2$　　　C. $V_1 < V_2$　　　D. 无法确定

8. 酸碱滴定中选择指示剂的原则是_____。

    A. $K_a = K_{HIn}$

    B. 指示剂的变色范围与理论终点完全相符

    C. 指示剂的变色范围应完全落在滴定的 pH 突跃范围之内

    D. 指示剂的变色范围全部或部分落入滴定的 pH 突跃范围之内

9. 某酸碱指示剂的 $K_{HIn} = 1.0 \times 10^{-5}$，则从理论上推算其 pH 变色范围是_____。

    A. 4～5　　　B. 5～6　　　C. 4～6　　　D. 5～7

10. 某二元弱酸可用 NaOH 标准溶液分步滴定，其化学计量点时的 pH 值分别为 9.50 和 4.15，适用于指示第一滴定终点的指示剂是_____。

    A. 苯胺黄（pH 变色范围为 1.3～3.2）　　　B. 甲基橙（pH 变色范围为 3.1～4.4）

    C. 中性红（pH 变色范围为 6.6～8.0）　　　D. 酚酞（pH 变色范围为 8.0～10.0）

11. 酸碱滴定突跃范围为 7.0～9.0，最适宜的指示剂为_____。

    A. 甲基红（4.4～6.4）　　　B. 酚酞（8.0～10.0）

    C. 溴白里酚蓝（6.0～7.6）　　　D. 甲酚红（7.2～8.8）

12. 滴定分析中，一般利用指示剂颜色的突变来判断反应物恰好按化学计量关系完全反应而停止滴定，这一点称为_____。

    A. 理论终点　　　B. 化学计量点　　　C. 滴定　　　D. 滴定终点

13. 关于一级标准物质，下列说法不正确的是_____。

    A. 纯度应在 99.9% 以上　　　B. 不含结晶水

    C. 在空气中稳定　　　D. 有较大的摩尔质量

14. 某碱样为 NaOH 和 Na_2CO_3 混合溶液，用 HCl 标准溶液滴定，先以酚酞作指示剂，耗去 HCl 溶液 V_1，继以甲基红为指示剂，又耗去 HCl 溶液 V_2，V_1 与 V_2 的关系是_____。

    A. $V_1 = V_2$　　　B. $V_1 = 2V_2$　　　C. $2V_1 = V_2$　　　D. $V_1 > V_2$

15. 某碱样以酚酞作指示剂，用标准 HCl 溶液滴定到终点时耗去 V_1，继以甲基橙作指示剂又耗去 HCl 溶液 V_2，若 $V_2 < V_1$，则该碱样溶液是_____。

    A. Na_2CO_3　　　B. NaOH　　　C. $NaOH + Na_2CO_3$　　　D. $NaHCO_3$

16. 下列情况会产生系统误差的是_____。

    A. 滴定管里出现气泡　　　B. 称量天平的砝码有锈蚀

    C. 仪器测定电压不稳定　　　D. 滴定管旋塞漏液

17. 下列哪一条不是基准物质所应具备的条件_____。

    A. 不应含有结晶水　　　B. 与化学式相符的物质组成

    C. 纯度应达到 99.9% 以上　　　D. 在通常条件应具有相当的稳定性

18. 配制 NaOH 标准溶液时，正确的方法是_____。

    A. 在分析天平上准确称取一定质量的 NaOH，溶解后用容量瓶定容

B. 在分析天平上准确称取一定质量的 NaOH，溶解后标定

C. 在台秤上迅速称取一定质量的 NaOH，溶解后用容量瓶定容

D. 在台秤上迅速称取一定质量的 NaOH，溶解后标定

19. 将数字 6.549 修约成 2 位有效数字，结果为_____。

A. 6.5   B. 6.50   C. 6.6   D. 6.60

20. 用盐酸溶液滴定氨水，以下指示剂不能使用的是_____。

A. 甲基橙   B. 甲基红   C. 酚酞   D. 溴酚蓝（$pK_{HIn} = 4.1$）

二、简答题

1. 在用邻苯二甲酸氢钾标定 NaOH 溶液的浓度时，若在实验过程中发生下列过失的情况，试说明每种情况下 NaOH 溶液所得的浓度是偏大还是偏小。

(1) 滴定管中 NaOH 溶液的初读数应为 1.00mL，误记为 0.10mL。

(2) 称量邻苯二甲酸氢钾的质量应为 0.351g，误记为 0.357g。

2. 由于一级标准物质 $H_2C_2O_4 \cdot 2H_2O$ 部分风化，若用其来标定 NaOH 溶液的浓度，结果是偏高还是偏低？

3. 下列数据各几位有效数字？

(1) 7.655   (2) 6.023×10^{23} (3) 4.8×10^{-10}

(4) $pK_a = 7.20$ (5) 0.0102   (6) 51.14

三、计算题

1. 欲测定奶粉中蛋白质的含量，称取试样 1.000g 放入蒸馏瓶中，加入 H_2SO_4 加热消化使蛋白质中的氨基（—NH_2）转化为 NH_4HSO_4，然后加入浓 NaOH 溶液，加热将蒸出的 NH_3 通入硼酸溶液中吸收，以甲基红作指示剂，用 $0.1000mol \cdot L^{-1}$ HCl 溶液滴定，消耗 23.68mL，计算奶粉中蛋白质的含量。（已知奶粉中蛋白质的平均含氮量为 15.7%）

2. 以甲基橙为指示剂，用 Na_2CO_3 作基准物质标定 HCl 溶液的浓度，若称取 Na_2CO_3 0.1317g，溶于水后用 HCl 溶液滴定，共用去 HCl 溶液 23.83mL，试求 HCl 溶液的浓度。

3. 近似浓度为 $0.1mol \cdot L^{-1}$ 的 NaOH 标准溶液，用草酸（$H_2C_2O_4 \cdot 2H_2O$）作基准物质标定。欲使滴定时所消耗 NaOH 溶液的体积在 20~30L 范围内，则草酸的质量范围为多少？

4. 测定含有 $Mg(OH)_2$ 的试样时，称取 1.403g 试样，在 250mL 容量瓶中配成悬浮液，吸出 25.00mL 置于锥形瓶中，再加入 30.00mL $0.07600mol \cdot L^{-1}$ 的标准硫酸溶液，待反应完全后用浓度为 $0.1652mol \cdot L^{-1}$ 的 NaOH 溶液滴定至终点，共消耗 NaOH 溶液 8.20mL，试求试样中 $Mg(OH)_2$ 的含量。

5. 应用有效数字规则计算下列各式。

(1) $2.3 - 0.254 + 789.10 =$

(2) $\dfrac{5.4 \times 4.32 \times 10^{-4}}{2.354 \times 2.34 \times 10^{-3}} =$

(3) $(1.276 \times 4.17) + (1.7 \times 10^{-1}) - (2.176 \times 10^{-3} \times 1.30 \times 10^{-2}) =$

(4) $(51.0 \times 4.03 \times 10^{-4}) + (2.512 \times 2.034 \times 10^{-3}) =$

第八章　比色分析法

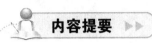**内容提要** ▶▶

　　本章介绍了光与物质颜色的关系及比色分析法定性、定量的基本原理。重点讨论了溶液的吸光度与浓度的关系（朗伯-比尔定律），具体介绍了目视比色分析法和分光光度法的仪器设备及分析步骤。

第一节　比色分析法的基本原理

　　比色分析法（colorimetry analysis）是基于溶液对光的选择性吸收而建立起来的一种分析方法，又称为吸光光度法。

　　有色物质溶液的颜色深度与其浓度有关。有色物质溶液的浓度和液层的厚度越大，颜色越深。利用光学方法比较溶液颜色的深浅，可以测定溶液的浓度。

　　比色分析法具有简单、快速、灵敏度高等特点，广泛应用于微量组分的测定。通常可测定含量在 $10^{-1} \sim 10^{-4}$ mg·L^{-1} 的痕量组分。比色分析法如同其他仪器分析法一样，也有相对误差较大（一般为 $1\% \sim 5\%$）的缺点。但对于微量组分的测定来说，由于绝对误差很小，测定结果还是令人满意的。在医学学科中，比色分析法广泛应用于药物分析、卫生分析、生化分析等方面。

一、物质的颜色和光的关系

　　光是一种电磁波。自然光是由不同波长（400～760nm）的电磁波按一定比例组成的混合光，通过棱镜可分解成红、橙、黄、绿、青、蓝、紫等各种颜色相连续的可见光谱。如把两种光以适当比例混合而产生白光时，这两种光的颜色互为补色，如图 8-1 所示，直线两端颜色的光互为补色。

　　当白光通过溶液时，如果溶液对各种波长的光都不吸收，溶液就没有颜色。如果溶液吸收了一部分波长的光，则溶液呈现透过溶液后剩余部分光的颜色。例如，我们看到 $KMnO_4$ 溶液在白光下呈紫红色，就是因为白光透过溶液时，绿色光大部分被吸收，而其他各色的光都能透过，在透过的光中除紫红色外都能两两互补成白色，所以 $KMnO_4$ 溶液呈紫红色。

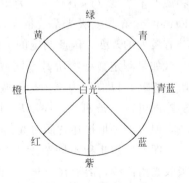

图 8-1　光的互补色示意图

　　同理，$CuSO_4$ 溶液能吸收黄色光，所以溶液呈蓝色。由此可见，有色溶液的颜色是被吸收光颜色的补色。吸收越多，补色的颜色越深。比较溶液颜色的深浅，实质上就是比较溶液对它所吸收光的吸收程度。表 8-1 列出了溶液的颜色与吸收光颜色的关系。

表 8-1 溶液的颜色与吸收光颜色的关系

溶液的颜色		绿	黄	橙	红	紫红	紫	蓝	青蓝	青
吸收光	颜色	紫	蓝	青蓝	青	青绿	绿	黄	橙	红
	λ/nm	400~450	450~480	480~490	490~500	500~560	560~580	580~600	600~650	650~760

二、朗伯-比尔 (Lambert-Beer) 定律

当一束平行单色光（只有一种波长的光）照射有色溶液时，光的一部分被吸收，一部分透过溶液（见图 8-2）。设入射光的强度为 I_0，溶液的浓度为 c，液层的厚度为 b，透射光强度为 I，则

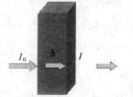

$$\lg \frac{I_0}{I} = Kbc \tag{8-1}$$

式中，$\lg \frac{I_0}{I}$ 表示光线透过溶液时被吸收的程度，称为**吸光度**（absorbance，A）或**光密度**（optical density，O.D.）。因此，上式又可写为：

图 8-2 光吸收示意图

$$A = Kbc \tag{8-2}$$

上式为朗伯-比尔定律的数学表达式。它表示一束单色光通过溶液时，溶液的吸光度与溶液的浓度和液层厚度的乘积成正比。

式(8-2) 中 K 为吸光系数，当溶液浓度 c 和液层厚度 b 的数值均为 1 时，$A = K$，即吸光系数在数值上等于 c 和 b 均为 1 时溶液的吸光度。对于同一物质和一定波长的入射光而言，它是一个常数。比色法中常把 $\frac{I}{I_0}$ 称为透光率（transmittance），用 T 表示，透光率和吸光度的关系如下：

$$A = \lg \frac{I_0}{I} = \lg \frac{1}{T} = -\lg T \tag{8-3}$$

当 c 以质量浓度（$g \cdot L^{-1}$）为单位时，吸光系数用 a 表示，称为质量吸光系数；当 c 以物质的量浓度（$mol \cdot L^{-1}$）为单位时，吸光系数称为摩尔吸光系数，用 ε 表示，其单位是 $L \cdot mol^{-1} \cdot cm^{-1}$。吸光系数越大，表示溶液对入射光越容易吸收，当 c 有微小变化时就可使 A 有较大的改变，因此测定的灵敏度较高。一般 ε 值在 10^3 以上可进行比色分析。

如果测定某种物质对不同波长单色光的吸收程度，以波长为横坐标，吸光度为纵坐标作图可得一条曲线，即物质对光的吸收曲线，便可准确地描述物质对光的吸收情况。

图 8-3 是几种不同浓度 $KMnO_4$ 溶液的吸收光谱曲线，溶液在波长 525nm 附近的吸收最强，而对其他波长的光吸收较弱。光吸收程度最大处的波长叫做最大吸收波长，用 λ_{max} 表示。不同浓度的 $KMnO_4$ 溶液所得的吸收曲线，最大吸收波长都一致，只是相应的光被吸收的程度不同。

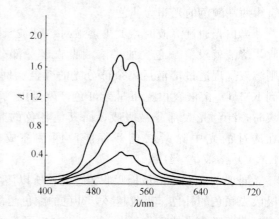

图 8-3 $KMnO_4$ 溶液的吸收光谱曲线

吸收曲线可作为比色分析法中波长选定的依据，测定时一般选择 λ_{max} 的单色光作为入射光。这样即使被测物质含量较低，也可得到较大的吸光度，因而可使分析的灵敏度较高。

若所测定的溶液无色，可在测定前加入适当的显色剂，通过与待测成分发生化学反应使溶液显色，即可测定此待测成分。

例8-1

已知在 525nm 处 $KMnO_4$ 溶液的 $\varepsilon = 2235 L \cdot mol^{-1} \cdot cm^{-1}$，若用 2cm 比色皿，为使所测得的透光率介于 20%～65% 之间，溶液物质的量浓度范围是多少？

解： 若 $T = 20\%$

则
$$c = \frac{A}{\varepsilon b} = \frac{-\lg T}{\varepsilon b} = 1.56 \times 10^{-4} \ (mol \cdot L^{-1})$$

若
$$T = 65\%$$

则
$$c = 4.19 \times 10^{-5} \ (mol \cdot L^{-1})$$

因此溶液物质的量浓度范围是 $1.56 \times 10^{-4} \sim 4.19 \times 10^{-5} mol \cdot L^{-1}$。

第二节　比色分析的测定方法和应用

一、目视比色法

用视力比较样品溶液与标准品溶液的颜色深浅以确定物质含量的方法称为**目视比色法**（visual colorimetry）。

目视比色法的根据是：被测物质和已知浓度的标准物质在同样条件下显色，当两溶液液层的厚度相等且颜色深度相同（即吸收度相同）时，则两者的浓度相等。$A_标 = A_样$，$c_标 \ L_标 = c_样 \ L_样$；当 $L_标 = L_样$ 时，$c_标 = c_样$。

目视比色法常用的是标准系列法。

标准系列法（standard series method）是在纳氏比色管中进行测定的。纳氏比色管是一套由同种玻璃制成的大小形状完全相同的平底玻璃管，有的具有玻璃塞或塑料塞。其容积有 10mL、20mL、50mL、100mL 等数种，管上具有标线以表示容量。比色管放在下面带有反光镜的比色管架上进行比色。

标准系列法的操作步骤如下。

先配制一个已知浓度的标准溶液，然后取一定量标准溶液，按照由少至多的次序置于规格相同的比色管中，加入显色剂并稀释至一定体积，摇匀，成为一系列颜色由浅至深的标准色阶。另取一定量的样品溶液，用同样方法，在同样条件下使其显色并稀释至相同的体积，制成样品比色液（其颜色深度应在标准色阶范围内）。然后，将样品比色液与标准色阶逐一比较，如样品比色液的颜色与标准色阶中某一标准比色液的颜色相同，则此两者的浓度相等。如样品比色液的颜色介于某两标准比色液的颜色之间，则可取它们浓度的平均值作为样品比色液的浓度，再根据稀释倍数求出样品溶液的浓度：

$$c_样 = 与样品液等色度的标准管溶液浓度 \times 稀释倍数$$

比色时可在自然光下进行。以漫射光为光源，各管受光情况一致，比色时可用平视法和俯视法，也可观察反光镜中各管颜色深浅的影像。常用的 pH 试纸就是采用的标准系列法。

标准系列法所用仪器简单，操作方便，液层厚度大，适用于测定低浓度溶液，在野战条件下它的应用广泛。但比色时须先配制一系列标准色阶，而标准色阶不宜长期保存，需临时配制，同时目视比色也容易引入视觉误差，影响分析结果的准确度。

二、分光光度法

1. 分光光度计

分光光度法（spectrophotometry）是以钨灯或氢灯光作光源，经单色光器分光后，以所需波长的单色光作入射光，通过测定溶液吸光度来求算溶液中被测物质含量的一种分析方法。所用的仪器称为**分光光度计**（spectrophotometer）。分光光度计的型号很多，但其基本原理相似，主要部件表示如下：

$$\boxed{光源} \rightarrow \boxed{单色器} \rightarrow \boxed{吸收池} \rightarrow \boxed{检测器} \rightarrow \boxed{放大器} \rightarrow \boxed{指示器}$$

（1）光源　可见分光光度计中，采用 $6\sim12V$ 的钨灯作光源，其最适宜的波长范围是 $360\sim1000nm$，为使光的强度稳定，须用稳压装置来稳定电压。紫外分光光度计中的光源为氢灯和钨灯各 1 个，可按需要进行转换。氢灯可用于 $200\sim400nm$ 波长范围的紫外分光光度法测定。

（2）单色器　分光光度计采用单色器来控制波长。它可以把连续波长的光通过棱镜或光栅、狭缝和准直镜等分解成所需波长的单色光。狭缝宽度应适中，狭缝太宽，单色光纯度差；狭缝太窄，则光通量过小，影响测量灵敏度。

（3）吸收池　分光光度计中用来盛放溶液的容器称为吸收池或比色皿，它是用无色透明、厚度均匀的玻璃制成的，其透光的两面严格平行。同一系列的测定中，所用的比色皿必须配套，即同一配套比色皿盛有同一溶液、在同一波长时测得的透光率不得越过 0.5%。实验时可根据溶液的浓度不同选择 $0.5cm$、$1.0cm$、$2.0cm$、$3.0cm$ 不同规格的比色皿。比色皿要保持清洁，透光面要注意保护，不得用手直接接触或用粗糙的滤纸擦拭，以免划伤表面，影响吸收程度，若外壁有液珠，应用滤纸吸干后再用擦镜纸擦净。紫外分光光度计的吸收池需用紫外光易通过的石英制造。

（4）检测器　可见分光光度计中的检测器一般用光电管，它是由一个阳极和一个用光敏材料制成的阴极组成的真空二极管。当光照射到阴极时，金属表面发射电子，流向电势较高的阳极而产生电流。紫外分光光度计的光电管有红敏（$625\sim1000nm$）和蓝敏（$200\sim625nm$）两只，可通过手柄转换。光越强，阴极表面发射的电子越多，产生的光电流也越大。

（5）放大器和指示器　光电管产生的电流较弱，约为 $1\times10^{-6}A$，需经放大器放大后输入指示器。指示器一般为微安电表、记录器、数字显示器和打印机等。在微安电表的标尺上同时刻有吸光度和透光率，如图 8-4 所示。透光率刻度是等分的。因吸光度与透光率是负对数关系，所以吸光度刻度是不均匀的。

很多精密型分光光度计采用屏幕显示吸收光谱、操作条件及各项数据，并可与计算机联用，使测定更为方便，也扩大了分光光度法的应用范围。图 8-5 为 72 系列分光光度计光学系统示意图。由光源发出的连续辐射光线射于聚光镜上，经平面镜转角 $90°$ 反射到入射狭缝，射入单色器。入射光经过准直镜反射后，以一束平行光射向背后镀铝的棱镜而发生色散，从棱镜色散后的光线经过准直镜反射在出射狭缝上，再经过聚光镜后进入比色皿。经溶液吸收后的透射光通过光门照射在光电管上，转换为光电信号，经过放大后输入检流计，由电表直接显示出吸光度。

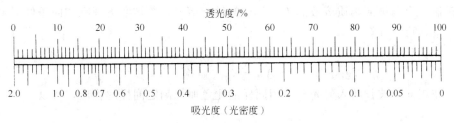

图 8-4 吸光度与透光率标尺

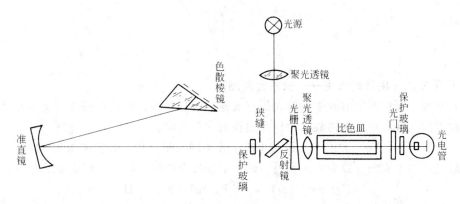

图 8-5 72系列分光光度计光学系统示意图

2. 可见分光光度法的测定方法

可见分光光度法常用于定量测定，最常用的测量方法有如下两种。

（1）标准曲线法 标准曲线法是分光光度法中最常用的方法。配制一系列不同浓度的标准溶液，用选定的显色剂显色。选用合适波长的入射光。测定时先以空白溶液调节透光率100%，然后分别测定标准系列的吸光度。以吸光度为纵坐标，浓度为横坐标作图，得到一条通过原点的直线，叫做标准曲线（或称工作曲线）。然后将被测溶液置于吸收池中，在相同条件下，测量其吸收度，并在标准曲线上查出其相应的含量。该方法适用于经常性批量测定，十分方便。采用此法时，应注意使标准溶液与被测溶液在相同条件下进行测量，且溶液的浓度应在标准曲线的线性范围内。

在测定溶液吸光度时，为了消除与被测物质吸收无关的因素的影响，如溶剂或其他物质对入射光的吸收，光在溶液中的散射以及吸收池界面对光的反射等，必须采用空白溶液（又称参比溶液）作对照。常用的空白溶液有下列三种。

① 溶剂空白 当显色剂及制备试液的其他试剂均无色，且溶液中除被测物外无其他有色物质干扰时，可用溶剂作空白溶液，这种空白溶液称为溶剂空白。

② 试剂空白 若显色剂有色，试样溶液在测定条件下无吸收或吸收很小时，可用试剂空白进行校正。所谓试剂空白，是按显色反应相同的条件加入各种试剂和溶剂（不加试样溶液）后所得的溶液，相当于标准曲线法中浓度为"0"的标准溶液。

③ 试样空白 当试样基体有色（如试样中混有其他有色离子），但显色剂无色，且不与试样中被测成分以外的其他成分显色时，可用试样空白校正。所谓试样空白，是指不加显色剂，但按显色反应相同条件进行操作的试样溶液。

（2）标准对照法 若仅对个别样品进行测定，且 A-c 曲线线性良好，可不作标准曲线而直接比较测定结果。

先配制一个与被测物质溶液的浓度相近的标准溶液，与被测溶液在相同条件下测定吸光度，根据下式可以计算。

$$A_标 = K_标 \, b_标 \, c_标$$

$$A_测 = K_测 \, b_测 \, c_测$$

由于使用同一波长的入射光，采用同样的比色皿，测定同样的物质，所以

$$K_标 = K_测$$

$$b_标 = b_测$$

因此，

$$\frac{A_标}{A_测} = \frac{c_标}{c_测}$$

即

$$c_测 = \frac{A_测}{A_标} \times c_标$$

3. 可见分光光度法的应用——铁的含量测定

（1）原理　分析测定溶液中铁的含量有硫氰酸盐显色法、磺基水杨酸法及邻菲罗啉显色法等各种方法。现以磺基水杨酸法为例介绍铁的含量测定。

在不同酸度下，Fe^{3+} 和磺基水杨酸生成组成不同的配合物。若控制溶液 pH 在 8～11.5 条件下显色，可生成配位数为 6 的黄色三磺基水杨酸合铁配合物。反应式如下：

$$Fe^{3+} + 3HSal^- \rightleftharpoons [Fe(Sal)_3]^{3-} + 3H^+$$

溶液的最大吸收波长为 420nm，因此可在 420nm 处进行测定。此方法适合于测定无大量 Cu^{2+}、Ca^{2+}、Ni^{2+}、Cr^{3+} 等离子存在的溶液中铁离子的含量。

（2）操作步骤

① 标准曲线的绘制　称取一定量硫酸铁铵 $[NH_4Fe(SO_4)_2 \cdot 12H_2O]$，用蒸馏水溶解，加适量硫酸酸化，配制成含 Fe^{3+} 0.1g·L^{-1} 的标准溶液，再稀释成含 Fe^{3+} 0.025mg·L^{-1} 的操作液。

取 25mL 容量瓶 6 只，编号后分别加入操作溶液 0.00mL、1.00mL、2.00mL、3.00mL、4.00mL、5.00mL，各加入 10% NH_4Cl 溶液 2mL 和 10% 磺基水杨酸溶液 2mL，滴加氨水至溶液由紫红色变为黄色，并使氨水稍过量，然后用 NH_4Cl-NH_3 缓冲溶液稀释至刻度，摇匀，以 1 号为空白，在 420nm 处依次测定吸光度。以 Fe^{3+} 含量为横坐标，吸光度为纵坐标绘制标准曲线。

② 样品的测定　取 25mL 容量瓶 1 只，准确加入经过处理的浓度在标准曲线范围内的被测溶液，按上面标准系列配制的同样方法加入等量的显色剂和缓冲溶液，在相同的条件下测定被测溶液的吸光度，利用标准曲线找出样品溶液的浓度，根据样品溶液的稀释倍数，求出样品的含量。

例8-2

用邻二氮菲测定铁时，已知每毫升试液中含 Fe^{2+} 0.500μg，用 2.00cm 吸收池于 508nm 波长处的吸光度为 0.198，计算三（邻二氮菲）合铁（Ⅱ）配合物的 ε（508nm 处）。

解： $c_{Fe^{2+}} = \dfrac{0.500}{55.8} \times 10^{-6} \times 1000 = 8.96 \times 10^{-6}$ （mol·L^{-1}）

因为　　　　　$A = \varepsilon bc$

所以　　　　　$\varepsilon = \dfrac{0.198}{2 \times 8.96 \times 10^{-6}} = 1.10 \times 10^{-4}$ （mol·L^{-1}·cm^{-1}）

本章要求

1. 熟悉物质颜色和光的关系。
2. 掌握朗伯-比尔定律（$A = Kbc$）及计算，正确理解公式中各符号的意义。
3. 熟悉目视比色分析法和分光光度法的分析步骤，了解分光光度计的组成部件。

习　题

一、选择题

1. 稀释符合朗伯-比尔定律的有色溶液，会使最大吸收峰的位置_____。

A. 向长波方向移动　　　　　　　　B. 向短波方向移动

C. 不移动，且吸光度值升高　　　　D. 不移动，且吸光度值降低

2. 某物质的吸光系数与_____有关

A. 仪器型号　　　　B. 吸收池厚度　　　　C. 溶液浓度　　　　D. 测定波长

3. 有两种不同浓度的某有色物质溶液，甲溶液用1.0cm吸收池，乙溶液用2.0cm吸收池，在同一波长下测得的吸光度的值相等，则它们的浓度关系为_____。

A. 甲是乙的1/2　　　B. 甲等于乙　　　C. 乙是甲的二倍　　　D. 乙是甲的1/2

二、简答题

1. 为什么要选用波长为 λ_{max} 的单色光进行分光光度法测定？

2. 什么是吸收光谱？什么是标准曲线？各有什么实际应用？

3. 可见光分光光度法测定时利用的是哪些波段范围的电磁波？

三、计算题

1. 已知透光率为20%和80%，分别计算其吸光度。已知吸光度为0.25和0.56，分别计算其透光率。

2. 已知某化合物的相对分子质量为251，将此化合物用乙醇作溶剂配成浓度为0.150mmol·L^{-1}的溶液，在480nm波长处用2.00cm吸收池测得透光率为39.8%，求该化合物在上述条件下的摩尔吸光系数 ε 和质量吸光系数 a。

第九章　胶体分散系

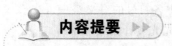

内容提要 ▶▶

　　本章主要介绍分散系的基本概念和分类；界面现象的定义和相关概念；溶胶、高分子溶液和凝胶的基本知识。以分散系为框架，简单介绍了界面现象的一些概念；具体阐述了胶体分散系的基本特性、溶胶的光学性质、动力学性质和电学性质、高分子化合物溶液和凝胶的概念和性质。

　　胶体化学是研究胶体分散系的物理化学性质的一门科学。胶体与人类的生活有着极其密切的联系。人类赖以生存的不可缺少的衣（丝、棉、毛皮、合成纤维）、食（淀粉、脂肪、蛋白质）、住（木材、砖瓦、陶瓷、水泥）、行（合金、橡胶等制成的交通工具）等都与胶体有关。因此，医药、化学、纺织、塑料、橡胶、冶金、电子、食品、建材等工业的许多工艺过程，例如，沉淀、印染、洗涤、润湿、润滑、乳化、发泡、浮选、发酵等均离不开胶体的基本原理。就人体而言，其各部分组织都是含水的胶体，即从胶体化学的观点来说，人体就是典型的胶体体系，细胞、血液、淋巴液、肌肉、脏器、软骨、皮肤、毛发等都属于胶体体系。因此，生物体内发生的许多生理变化和病理变化常与胶体的性质有联系。要了解生理机能，病理原因和药物疗效等，都要依据胶体的知识及研究成果。因而对于医学工作者来说，学习一些胶体体系的基本知识是很有必要的。

第一节　分　散　系

一、基本概念

　　自然界的物质分布有一个十分重要的普遍现象，就是高度分散性。一种或数种物质以或大或小的粒子分散在另一种物质之中形成的体系称为**分散体系**（disperse system），简称分散系。被分散的物质称为**分散相**（disperse phase）（分散质）；而分散别的物质的物质即连续介质称为**分散介质**（disperse medium）（分散剂）。医药上用的各种注射液、合剂、洗剂、乳剂、气雾剂都是分散系。胶体分散系是分散系的一种。**胶体化学**（colloidal chemistry），就是研究胶体分散体系的形成、稳定、破坏以及它们的物理化学性质的一门科学。目前，胶体化学已超越化学领域，成为自然科学中一门重要的科学分支，与其他学科息息相关，互相渗透，共同发展。

二、分散系的分类

　　按分散度对分散系进行分类，就是按分散相的质点直径大小分类，主要有三类，见表9-1。这种分类方法认为，只要把分散相粒子分散到胶体大小范围，胶体性质就会出现。这种分类方式适合于球形的分散相粒子，但对线形的高分子就不明确了。如纤维素，它的线状

长度是 1.5×10^{-6} m，属于粗分散系，而直径为 8×10^{-9} m，又属于低分子分散系。

表 9-1 按分散相质点大小分类

分 散 系	粗分散系	胶体分散系	低分子真溶液
分散相粒子直径/m	$>10^{-7}$	$10^{-7}\sim10^{-9}$	$<10^{-9}$

在粗分散系中，分散相粒子大于 10^{-7} m（100nm），因其粒子较大用肉眼或普通显微镜即可观察到分散相的颗粒。由于其颗粒较大，能阻止光线通过，因而外观上是浑浊的，不透明的。另外，分散相颗粒大，不能透过滤纸或半透膜，同时易受重力影响而自动沉降，因此不稳定。粗分散系按分散相状态的不同，又分为悬浊液（固体分散在液体中，如泥浆）和乳浊液（液体分散在液体中，如牛奶）。

在低分子分散系中，分散相粒子小于 10^{-9} m（1nm），因分散相粒子很小，不能阻止光线通过，所以溶液是透明的。这种溶液具有高度稳定性，无论放置多久，分散相颗粒不会因重力作用而下沉，不会从溶液中分离出来。分散相颗粒能通过滤纸或半透膜，在溶液中扩散很快，例如盐水和糖水等。

胶体分散系即胶体溶液，分散相粒子大小在 $10^{-9}\sim10^{-7}$ m（1~100nm）之间，属于这一类分散系的有溶胶和高分子化合物溶液。由于此类分散系的胶体粒子比低分子分散系的分散相粒子大，而比粗分散系的分散相粒子小，因而胶体分散系的胶体粒子能透过滤纸，但不能透过半透膜。外观上胶体溶液不浑浊，用肉眼或普通显微镜均不能辨别。

为了便于比较，表 9-2 排列了各类分散体系的特性。

表 9-2 各类分散体系的特性

粒子大小	类 型		体系的相态	分散相	性 质			实 例
					稳定性	渗透性	扩散性	
$<10^{-9}$ m（<1nm）	低分子分散系		真溶液	原子、离子或小分子	热力学、动力学均稳定	能透过滤纸	扩散快	蔗糖、氯化钠、醋酸的水溶液等
$10^{-9}\sim10^{-7}$ m（1~100nm）	胶体分散系	高分子溶液		高聚物大分子		能透过滤纸,但不能透过半透膜	扩散较慢	蛋白质、核酸水溶液等
		溶胶	多相	胶粒（原子或分子的聚集体）	热力学不稳定,动力学稳定			氢氧化铁、硫化砷、金溶胶等
$>10^{-7}$ m（>100nm）	粗分散体系		多相	粗粒子	热力学、动力学均不稳定	不能透过滤纸	扩散很慢	混浊泥水、牛奶、豆浆等

注：动力学稳定性是指在重力场中能否沉降下来；热力学稳定性是指能否自动聚结沉降。

第二节 界面现象

物质的两相之间密切接触的过渡区称为**界面**（interface），体系的界面很薄，是仅有几个分子直径的薄层。两相中若有一相为气体，则习惯上称为**表面**（surface），如将气-液、气-固界面称为液体及固体的表面，其余的皆称为界面。其类型取决于相互接触两相物质的聚集状态，一般可将宏观界面分成五种类型，如气-液、气-固、液-液、液-固及固-固等。因为气体与气体可以完全混合，所以气体间不存在界面。一个相的表面分子与内部分子性质的差异以及由此而引起的发生在各种不同相界面上的一系列现象称为**界面现象**，一般也通称为**表面现象**（surface phenomena）。

表面现象是自然界中普遍存在的基本现象。例如，雨滴、露珠、彩虹、光环等自然现象；又如，纤维被染色，炭粉能脱色，硅胶能吸水，塑料能防水，脱脂棉易被水润湿，毛细管中的水面会上升而汞面则自动下降，肥皂、牙膏能起泡去污，溶液过饱和而不结晶，水过冷而不结冰，液体过热而不沸腾等等。

一、表面积和比表面积

一定量的物质，分割得越细，所暴露的表面积也就越大。表面现象往往就发生在高度分散的体系之中。粒子分散程度是研究表面现象的重要数据，对于松散的聚集体或多孔性物质，通常用**比表面积**（specific surface area）或**分散度**（degree of dispersion）来表示物质的分散程度。比表面积是指单位质量粒子所具有的表面积或单位体积的物质所具有的表面积。当立方体的边长由 10^{-2}m 分割成 10^{-9}m 时，其总表面积和比表面积均增加了 1000 万倍。

由此可见，对于一定量的物质，颗粒愈小，总表面积就愈大，体系的分散度也就愈高。只有高度分散的体系，表面现象才能达到可以觉察的程度。实验表明，增加药物分散度，可以直接影响治疗效果。

二、表面能、比表面能和表面张力

任何两相界面上的分子与相内部分子所处环境都是不一样的。以图 9-1 所示的单组分气-液体系为例，图中圆圈代表分子引力范围。在液体内部的分子 A，因四面八方均有同类分子包围着，所受周围分子的引力是对称的，可以相互抵消而总和为零，因此它在液体内部移动时并不需要消耗功。但靠近表面的分子 B 及表面上的分子 C 的情况就与分子 A 大不相同。由于下面密集的液体分子对它的引力远大于上方稀疏气体分子对它的引力，所以不能相互抵消，这些力的总和垂直于液面而指向液体内部，也就是说液体表面分子有向内移动的趋势，企图使表面积自动地收缩到最小。因此，在没有其他作用力存在时，所有液体都有缩小其表面积而呈球形的趋势，因为一定量液体可能呈现的各种几何形状中，以球形的表面积为最小。另一方面，由于表面上不对称力场的存在，可使表面层分子与外来分子间发生化学的或物理的结合，以补偿这种力场的不对称性。许多重要的表面现象，诸如润湿、吸附作用、胶体的稳定性等等皆与上述两种趋势有关。

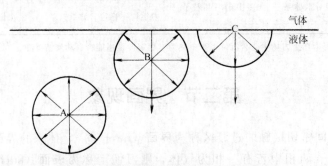

图 9-1　液体表面分子受力情况示意图

由于表面层分子受到指向内部的作用力，欲扩展液体表面，即把一部分分子由液体内部移到表面上来，则需要克服向内的拉力而消耗功。可见，表面上的分子比内部分子具有更高的能量，这多出的能量就称为**表面能**（surface energy）。因形成新表面而消耗的功即为**表面功**（surface work）。在温度、压力及组成恒定的条件下，增加液体的单位表面积时，体系所增加的表面能，称为比**表面能** σ（specific surface energy）。

表面能不仅存在于液体表面，同样也存在于固体表面，只要有表面或界面存在，就一定有表面能或界面能存在。

对于比表面能 σ 的物理意义，也可以从另一个角度来理解。如图 9-2 所示，在一个金属框上装有可以滑动的金属丝，丝的长度为 L，将此丝固定后蘸上肥皂液，然后再缓慢地（即可逆地）将金属框在力 F 的作用下移动距离 $\mathrm{d}x$，使肥皂膜的表面积增加了 $\mathrm{d}A$。因为液膜具有正反两个表面，所以共增加面积为 $2L\mathrm{d}x$。在此过程中，环境对液体所做的表面功为 $F \cdot \mathrm{d}x$。该能量储藏在液膜表面，成为表面能。

即
$$F\mathrm{d}x = \sigma\mathrm{d}A = \sigma 2L\mathrm{d}x$$

故
$$\sigma = \frac{F}{2L}$$

可见，比表面能 σ 在数值上等于在液体表面上垂直作用于单位长度线段上的表面紧缩力，所以 σ 又可称为**表面张力**（surface tension）。

下面的例子有助于表面张力概念的建立，见图 9-3。把一个系有细线圈的金属环在肥皂液中浸一下，然后取出，这时金属环中便有液膜形成，它很像一张拉紧了的橡皮膜，细线圈则保持着最初的偶然形状，如图 9-3(a) 所示。若用烧热的针刺破线圈内的液膜，由于细线圈上任一点两边的作用力不再平衡，则立即弹开而呈圆形，如图 9-3(b) 所示。因为周长一定时，圆面积为最大，细线圈张成圆形，正说明表面张力作用的结果使外圈肥皂膜的面积收缩至最小。

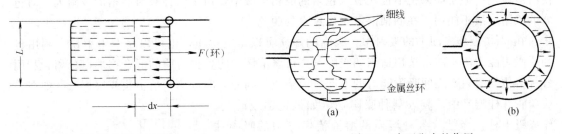

图 9-2 做表面功示意图　　　　　　图 9-3 表面张力的作用

上述两个实验现象显示出液体表面上处处都存在着一种使液面绷紧的力，即表面张力。图 9-2 及图 9-3 中箭头所指即液膜表面张力的方向。

当固体或液体被高度分散时，表面能的值不容忽视。例如 $1\mathrm{g}\,H_2O$，成一个球时，表面能为 $3.5 \times 10^{-5}\mathrm{J}$；而分散成 $10^{-9}\mathrm{m}$ 的微小质点时，表面能为 434J。

三、吸附

溶胶属多相分散系，分散相和分散介质之间有界面存在，对于一定体积的物质，分散粒子愈小，个数愈多，其总面积就愈大，比表面积也就愈大。例如，当 $1\mathrm{cm}^3$ 的物质分割至每边长 $10^{-5} \sim 10^{-7}\mathrm{cm}$ 大小的立方体时，其比表面积达到 $60 \sim 6000\mathrm{m}^2$，从而大大改变了界面性质。

1. 固体界面上的吸附

固体的表面不能自动缩小，它只能依赖于吸附其他物质以降低界面能。具有吸附作用的物质叫做**吸附剂**（adsorbent），被吸附的物质叫做**吸附质**（adsorbate）。疏松多孔的固体，如活性炭、硅胶、活性氧化铝、铂黑等都是良好的吸附剂。1g 良好活性炭的微孔界面积可达 $1000m^2$，常用于防毒面具中，也可用作蔗糖脱色。硅胶和活性氧化铝都可用作色层分析中的层析柱或薄层的吸附剂。铂黑用于氢电极以吸附氢。

2. 固体-气体界面上的吸附

气体在固体界面上的吸附作用是可逆的。气体分子可被吸附到吸附剂的界面上，但由于分子的热运动，气体又可能挣脱界面进入气相，这种过程叫做解吸（脱附）。当吸附与解吸达到平衡时，单位质量吸附剂所能吸附气体的量叫做吸附量。吸附是放热过程，解吸是吸热过程。

当温度不变时，增加气体压力，吸附量增加。当气体的压力增加到一定程度时，吸附量达到一极限值，此时吸附剂界面的吸附已达饱和，这种在给定温度下，以吸附量为纵坐标，以气体压力

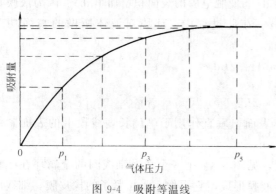

图 9-4 吸附等温线

为横坐标作图所得的曲线，叫做吸附等温线，见图 9-4。

3. 固体-液体界面上的吸附

固体-液体界面上的吸附，可能是溶质吸附，也可能是溶剂吸附，通常两者兼有，只是程度不同。例如，活性炭从色素水溶液中吸附的色素就远比吸附的水多，因此可以用活性炭使溶液脱色。但是如果把活性炭放入色素的酒精溶液中，由于活性炭对酒精的吸附大于对色素的吸附，故不能用于在酒精溶液中对色素的脱色。

在固体-液体界面上的吸附中，吸附的溶质可以是电解质，也可以是非电解质。利用各物质吸附能力的不同，选用适当的吸附剂，可将溶液中的各种溶质的混合物加以分离。利用各种溶质与吸附剂之间吸附能力的不同，使溶质得到分离的方法叫色谱法或层析法。如在一玻璃管（柱型）中，装入某种吸附剂（如氧化铝或硅胶）作成吸附柱。当把含各种溶质的溶液流经管中的吸附柱时，由于不同物质在吸附柱上的吸附能力不同，因而它们被吸附在柱的不同高度的位置上，最容易吸附的物质在柱的上部，其余依次向下。随后取出吸附柱，分层切开，再用溶剂分别提取，即被分离；或者用溶剂把被吸附物质由吸附柱上洗脱下来。在洗脱过程中，吸附力弱的先被洗出，吸附力强的后被洗出，将洗出液分段收集，同样达到分离的目的。例如，用石油醚提取绿叶中的成分：将石油醚加到绿叶中，使其作用后，把渣子滤去，将溶液倒入吸附柱，在柱上依次显出叶绿素、叶红素、胡萝卜素等色层，如图 9-5 中的 A、B、C，然后分别提取，即可得各种成分。

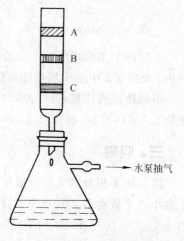

→ 水泵抽气

图 9-5 柱层析法简单装置图

四、表面活性物质

凡是能使溶液表面张力降低的物质，皆应称为表面活性物质。但习惯上只把那些溶入少量就能显著降低溶液表面张力的物质，称为表面活性物质或**表面活性剂**（surface active agent）。这类物质有很大的实用价值。

从分子结构的观点来看，表面活性剂一般都是线性分子，它是由两端不同性质的原子基团组成，一端是亲水的极性基团（亲水基），如—OH、—COOH、—NH_2等等；另一端是亲油的非极性基团（亲油基），一般是n-C_9H_{19}到n-$C_{18}H_{37}$直链烃（也可能是环烃）基，而且两端形成不对称结构。因此，表面活性剂分子是一种两亲分子。表面活性剂由于具有特殊的结构，当它溶入水中后，根据极性相似相溶规则，表面活性剂分子的极性基倾向于留在水中，而非极性基倾向于翘出水面，或朝向非极性的有机溶剂中。

表面活性剂品种繁多，在生产、科研和日常生活中被广泛应用。如在洗涤剂、化妆品、制药、纺织、化学纤维、制革、食品、塑料、橡胶、金属加工、石油、采矿、建筑等工业部门以及化学研究领域中，表面活性剂都起到了极为重要的作用，有人形象地称它为"工业味精"。选择合适的表面活性剂，可起到去污、增溶、发泡或消沫、乳化或破乳、润湿或去润湿、杀菌等作用。

第三节 溶 胶

一、胶体分散系的分类

1. 按分散相和分散介质关系分类

按分散相和分散介质的关系，可将胶体体系分为**憎液溶胶**（lyophobic sol.）和**亲液溶胶**（lyophilic sol.）两类。它们的主要区别在于：憎液溶胶是多相热力学不稳定体系，而亲液溶胶为均相热力学稳定体系。憎液溶胶的分散相在分散介质中不能自动地分散，分散之后必须有稳定剂存在才能维持其分散状态，否则分散相粒子会自动地相互聚结变大，出现分散度降低的凝结和沉降，各个相分离后很难再恢复原状。从这个意义上说，典型的憎液溶胶是热力学不可逆体系。亲液溶胶一般指高分子溶液，选择适当的溶剂，无需稳定剂，高分子化合物就能自动地分散成稳定真溶液，分散相和分散介质如果被分离，也很容易再恢复成原来的高分子真溶液状态。在这个意义上说，高分子溶液是热力学可逆体系。

2. 按胶体聚集状态分类

按胶体分散相和分散介质的聚集状态不同分为8类，见表9-3。这种分类方式反映了二相聚集状态，但不能显示胶体的性质。

表 9-3 按聚集状态分类

分散介质	分散相		
	气	液	固
气	—	气溶胶（气雾剂）	气溶胶（烟）
液	液溶胶（泡沫）	液溶胶（乳状液）	液溶胶（脂质体）
固	固溶胶（饼干、塑料）	固溶胶（珍珠）	固溶胶（变色玻璃）

3. 按分散体系的流动性分类

分散体系流动性大的，如气溶胶，水溶胶，高分子稀溶液；半流动性或半固体性的，如凝胶、冻胶；固体状的如干凝胶等。这种分类反映了胶体的流变特性。

二、胶体分散系的基本特性

1. 胶体分散系是物质的一种特殊状态

胶体不是一类特殊物质，而是几乎任何物质都可能存在的一种特殊状态。韦曼（We-imarm）经过对 200 多种物质的实验，结果表明任何典型的晶体物质都可以用降低其溶解度或选用适当的分散介质而形成胶体，而在另一条件下可以成为真溶液或晶体状态。典型例子如氯化钠在水中形成真溶液，而在苯中则形成氯化钠溶胶；硫黄在乙醇溶液中可以形成真溶液，而在水中却形成硫黄溶胶。在胶体体系和非胶体体系之间并没有清晰的界限。通常所指的胶体，是分散相粒子大小在 $10^{-9} \sim 10^{-7}$ m（$1 \sim 100$nm）之间的分散体系。

2. 胶体分散系是多相体系

胶体体系因高度分散而存在巨大的相界面，所以该体系具有三大特征，即高分散性、多相性和热力学不稳定性。胶体分散相之间有自发地相互聚结的趋势，属于热力学不稳定体系。高分子溶液中的分散相的粒子大小已达到胶体粒子的范围，因此具有与胶体相似的许多性质和相同的研究方法。例如动力学性质、光学性质，流变性质等，因为这些性质往往只和粒子的大小、形状有关，所以高分子溶液很自然地成了胶体研究的重要内容，但高分子溶液是单相的真溶液，没有相界面存在，属于热力学稳定体系。

三、溶胶的性质

1. 光学性质

在暗室内，让一束聚集的光线通过胶体溶液，在侧面可以看到发亮的圆锥形光柱，称为**丁铎尔现象**（Tyndall phenomena），又称为乳光。即当一束强光投射到溶胶上，在暗室或黑暗背景下，从光束的垂直方向观察，可以清楚地观察到一条光带，见图 9-6。

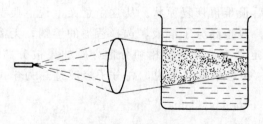
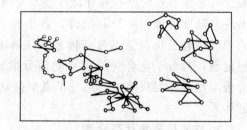

图 9-6　丁铎尔现象　　　　　　　　图 9-7　布朗运动

该现象实质上是胶粒强烈散射光的结果。丁铎尔现象与胶粒的大小及入射光线的波长有关。当粒子的半径大于入射光波的波长时，则主要发生光的反射或折射现象，粗分散体系属于这种情况。若是粒子半径小于入射光的波长，则主要发生光的散射，此时光波绕过粒子而向各个方向散射出去，这就是散射作用。可见光的波长约在 $400 \sim 700$nm 之间，而胶粒的大小一般在 $1 \sim 100$nm 之间，小于可见光的波长，因此胶体体系丁铎尔现象最明显，这是胶体溶液的重要特征。高分子溶液对光的散射较微弱，低分子真溶液则主要是透射光。光散射是由于入射光引起被射物质的原子的电子发生周期性振荡造成的，而电子的周期性振荡便成为二次光源，并向各个方向四射，形成散射光。

2. 动力学性质

1872 年，布朗（Brown）在显微镜下看到悬浮在水中的花粉颗粒作永不停息的无规则的移动和转动。以后还发现其他微粒（如矿石、金属和碳等）也有同样的现象，且温度越高，粒子越小，运动也越快。这种现象就称为**布朗运动**（Brown movement），见图 9-7。由此而表现出与胶体粒子运动有关的性质，称为胶体的动力学性质，如扩散、渗透、沉降等。它们和胶体粒子的大小及形状有密切的关系。所以从动力学性质出发，可以研究胶体粒子的大小和形状。其次，溶胶由于动力学性质，可以保持胶体粒子不因重力作用而聚沉在容器底部。这种保持分散相不从分散介质中分离出来的性质，称为动力学稳定性。

悬浮在液体中的微粒不断地运动，是由于微粒处在热运动的介质分子的包围之中，且不停地撞击微粒的缘故。在悬浮体中，大的颗粒每秒钟受到几百万次来自各个方向的撞击。由于受力均衡相互抵消而看不到布朗运动，但终因抵挡不住重力作用而下沉。如果微粒小到胶粒的程度，它受到的撞击次数要比大颗粒少得多。由于来自各方的撞击力不均匀，彼此抵消的可能性减少，胶粒即向合力大的一方偏移。因介质分子运动的无规则，致使其合力也不断改变，胶粒就连续地发生无序的运动，并在较短时间内产生明显的位移。1903 年，由于超显微镜的发明可以直接观察到胶体粒子的运动情形。

3. 电学性质

如将两个电极插入胶体溶液，通以直流电，则可以发现胶粒向与其所带电荷相反的电极方向移动，这种现象叫做**电泳**（electrophoresis）。从电泳方向可以判断胶粒所带电荷。大多数金属硫化物、硅酸、金、银等溶胶向正极迁移，胶粒带负电，称为负溶胶；大多数金属氢氧化物溶胶向负极迁移，胶粒带正电，称为正溶胶。若把溶胶充满多孔性隔膜（如活性炭、素烧磁片等），胶粒被吸附而固定，由于整个溶胶系统是电中性的，介质带与胶粒相反的电荷，这时在外电场作用下，液体介质将通过多孔隔膜向与介质电荷相反的电极方向移动，这种在电场中固相不动而液相反向移动的现象，称为**电渗**（electrosmosis）。

电泳和电渗都是由于分散相和分散介质作相对运动时产生的电动现象，它不仅具有理论意义，而且具有实际应用价值。电泳技术在氨基酸、多肽、蛋白质及核酸等物质的分离和鉴定方面有广泛的应用。

四、溶胶的稳定和聚沉

1. 胶团结构

根据胶粒的双电层结构模型，胶粒的中心称为**胶核**（colloidal nucleus），它是由许多原子或分子聚集而成。在胶核周围是由吸附在胶核表面上的特定离子及部分反离子和溶剂分子所组成的吸附层。胶核和吸附层总称为**胶粒**（colloidal particle）。而吸附层以外是由反离子组成的扩散层，包括胶核、吸附层与扩散层，总称为**胶团**（colloidal micell）。

例如 AgI 溶胶，它以 $(AgI)_m$ 为胶核，在过量 KI 中，吸附的 I^- 为特定离子，K^+ 为反离子。nI^- 及 $(n-x)K^+$ 进入吸附层，余下的 x 个反离子分散在扩散层中。具体结构见图 9-8 所示。也可以用简式表示如下：

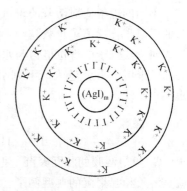

图 9-8 以 KI 稳定的碘化银胶团示意图

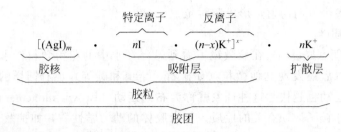

2. 溶胶的稳定与聚沉

（1）影响溶胶稳定性的因素通常有三种。

① 溶胶的动力稳定作用　溶胶是高度分散系统，胶粒很小，布朗运动较强，能克服重力影响而不沉降，使体系保持均匀分散。这种作用称之为溶胶的**动力稳定性**（kinetic stability）。一般说来，布朗运动越强烈，其动力稳定性越高，胶粒越不易于沉降。从介质来看，分散介质的黏度越大，胶粒与分散介质的密度差越小，胶粒越难沉降，溶胶的动力稳定性也越高。

② 溶胶的电学稳定作用　由胶团结构可知，每个胶粒都带有同性的净电荷，同性相斥，从而阻止了彼此的接近。如果两个胶粒的距离较大，而扩散层尚未重叠时，胶粒之间无排斥力；一旦粒子靠近而部分发生重叠时，产生相互排斥。当胶粒间的排斥力大于其吸引力时，则两个胶粒相撞后，因排斥而又分离，溶胶仍然保持其稳定性。

③ 溶剂化的稳定作用　对于憎液溶胶，胶粒所吸附的离子和反离子都是水化的（如果是非水溶剂就是溶剂化的），因而胶粒的水化外壳形成了它的保护层，使胶粒彼此隔开、不易聚集。

（2）溶胶的聚沉　溶胶是高分散度的多相体系，它具有巨大的表面积，体系的界面能很高，胶粒间的碰撞有使其自发聚集的趋势，是热力学不稳定体系，胶粒的聚沉是必然的。减弱或消除胶粒的电荷，就可促使胶粒聚集成较大的颗粒，这个过程称为凝聚。凝聚时仅呈混浊状态。若溶胶的分散度继续降低，分散相粒子增大到布朗运动克服不了重力的作用时，最后从介质中沉淀析出的现象称为聚沉。

① 电解质的影响　溶胶对电解质是十分敏感的，少量的电解质就能促使溶胶聚沉。这是由于电解质中反离子的加入，促使扩散层的反离子更多地进入吸附层，扩散层厚度与水化层厚度迅速变薄，溶胶的稳定性下降，最终导致聚沉。例如，在 $Fe(OH)_3$ 溶胶中加入少量 K_2SO_4 溶液，立即发生聚沉作用，析出氢氧化铁沉淀。

不同的电解质对溶胶的聚沉能力不同。使溶胶聚沉的电解质有效部分是与胶粒带相反电荷的反离子，反离子价数越高，其聚沉能力越大。

同价反离子的聚沉能力与水化离子半径大小有关。水化离子半径越小，离子越靠近胶粒表面，聚沉能力就越大。下列分别为 1 价正离子及 1 价负离子对溶胶的聚沉能力大小的次序：

$$H^+ > Cs^+ > Rb^+ > NH_4^+ > K^+ > Na^+ > Li^+$$

$$F^- > H_2PO_4^- > Cl^- > Br^- > NO^- > I^- > CNS^-$$

② 异电溶胶的相互聚沉　把两种电性相反的溶胶混合，能发生相互聚沉。用明矾净水就是溶胶相互聚沉的典型例子。天然水中的胶体悬浮粒子一般是负电性溶胶，明矾中的硫酸铝水解生成的 $Al(OH)_3$ 溶胶是正电性溶胶，混合后发生相互聚沉，再加上 $Al(OH)_3$ 絮状物的吸附作用，使污物清除。

第四节　高分子化合物溶液

一、高分子化合物的概念

人们常把相对分子质量在 10^4 以上的物质称为高分子化合物。在自然界中，存在着大量的高分子化合物。随着科学技术的发展，人们又合成出大量的高分子化合物。它们的共同特点是都具有很大的相对分子质量。**高分子化合物溶液**（macromolecular solution）在医药上的应用非常广泛。如生物体中的重要物质——蛋白质、核酸、糖原、淀粉、纤维素等都是天然高分子化合物，在生命活动中起着重要作用。许多高分子溶液如血浆代用液、脏器制剂疫苗、胶浆等制剂，胃蛋白酶、胰蛋白酶等天然蛋白质类以及催产素、增压素等，可直接作为防治药物；药物制剂中常用的增溶剂、乳化剂、胶囊剂等助剂，也都是高分子化合物。

高分子化合物是由一种或几种简单化合物（称为单体）交联而成，这些结构单元重复地结合而成为长链的高分子化合物。故这些结构也称为链节，其中的链节数 n 称为聚合度。如淀粉 $(C_6H_{10}O_5)_n$ 是由许许多多葡萄糖基（$—C_6H_{10}O_5—$）彼此以氧原子相结合而成的；蛋白质是由二十几种 α-氨基酸分子 $[RCH(NH_2)—COOH]$ 彼此之间通过"肽键"（$—CONH—$）而结合的；天然橡胶分子是由许多异戊二烯 $[CH_2=C(CH_3)—CH=CH_2]$ 的单体联结而成的高分子。但各物质的分子链长度以及结构单位之间结合方式不同，则形成线状和分枝状结构的高分子。

二、高分子化合物溶液的性质

高分子化合物溶液中，溶质和溶剂有较强的亲和力，两者之间没有界面存在，属均相分散系。由于在高分子溶液中分散质粒子已进入胶体范围（$1\sim100nm$），因此高分子化合物溶液也被列入胶体体系。它具有胶体体系的某些性质，如扩散速度小、分散质粒子不能透过半透膜等，但同时也具有自己的特征。

1. 稳定性

高分子化合物溶液属均相分散系，可长期放置而不沉淀。在稳定性方面它与真溶液相似。另外，许多高分子化合物具有多种亲水基团（如—OH、—COOH、—NH₂ 等），当其溶解在水中时，其亲水基团与水分子结合，在高分子化合物表面形成了一层水化膜，使分散质粒子不易靠近，增加了体系的稳定性。

2. 黏度

液体的一部分流过其他一部分时所受到的阻力叫**黏度**（viscosity）。高分子化合物溶液的黏度比一般溶液或溶胶大得多，高分子化合物溶液的高黏度与它的特殊结构有关。

高分子化合物常形成线状、枝状或网状结构，这种伸展着的大分子在溶剂中的行动困难、枝状、网状结构牵制溶剂，使部分液体失去流动性，自由液体量减少，故表现为高黏度。由于黏度与粒子的大小、形状及溶剂化程度直接相关，所以测定蛋白质溶液的黏度，就能推知蛋白质分子的形状和大小。在医学上，人体内的正常血液循环要求血液黏度保持在合适的水平上，若血液黏度异常，会导致微循环障碍，并引起血栓病。血液黏度的测量有助于病情的诊断与治疗。

3. 盐析作用

在高分子溶液中加入大量电解质使高分子溶质产生聚沉，这种现象称为**盐析**（salting out）。当大量电解质加入高分子溶液时，离子发生剧烈水化而导致已水化的高分子去水化，一旦失去了水化膜，便发生聚沉而盐析。使 1 升溶液出现盐析现象所需中性盐的最小量称盐析浓度，单位为 $mol \cdot L^{-1}$。盐析浓度一般都比较大，如血浆中各种蛋白质盐析所需的盐一般不少于 $1.3 \sim 2.5 mol \cdot L^{-1}$。

一般电解质正、负离子的盐析能力按以下顺序变化：

$$SO_4^{2-} > CH_3COO^- > Cl^- > NO_3^- > Br^- > I^- > CNS^-$$

$$Li^+ > Na^+ > NH_4^+ > K^+ > Rb^+ > Cs^+$$

蛋白质的盐析效果在等电点时为最佳。一般常采用中性盐，如 $(NH_4)_2SO_4$、Na_2SO_4、NaCl 等，盐析并不破坏蛋白质的结构，不引起蛋白质变性。加溶剂稀释后，蛋白质可以重新溶解。

盐析作用的实质，主要是高分子化合物分子与溶剂（水）间的相互作用被破坏，盐的加入使高分子化合物分子脱溶剂化。盐的加入还使一部分溶剂（水）与它们形成溶剂（水）化离子，致使这部分溶剂（水）失去溶解高分子化合物的性能。溶剂（水）被电解质夺去，高分子化合物沉淀析出。所以盐类的水化作用越强，其盐析作用也越强。上述离子盐析能力的顺序，实质上反映了离子水化程度大小的次序。

利用各类蛋白质盐析作用强弱不同，用改变电解质浓度的办法，使不同种类的蛋白质加以分离。盐析时，相对分子质量大的蛋白质比相对分子质量小的蛋白质更容易沉淀。如 $(NH_4)_2SO_4$ 使血清中球蛋白盐析的浓度是 $2.0 mol \cdot L^{-1}$，清蛋白盐析浓度是 $3 \sim 3.5 mol \cdot L^{-1}$。在血清中加 $(NH_4)_2SO_4$ 达一定量，则球蛋白先析出，滤去球蛋白，再加 $(NH_4)_2SO_4$，则可使清蛋白析出，这个过程叫分段盐析。

4. 高分子化合物溶液的保护作用

在溶胶中加入足量高分子化合物溶液，可显著地增加溶胶的稳定性，这种现象叫保护作用。在制备银溶胶的过程中，加入蛋白质所制得的胶体银（称为蛋白银），较普通银溶胶稳定。将所得蛋白银蒸干后能重新溶于水。蛋白银比普通银溶胶浓度更高，银粒更细，它含胶体银 $8.5\% \sim 20\%$，是极强的防腐剂。其保护作用在生理学上意义重大。微溶性盐类如碳酸镁和磷酸钙等，在血液中的浓度比在水中的浓度提高了近 5 倍，这是因为它们在血液中被蛋白质保护的缘故。当保护蛋白质减少时，这些微溶性盐就要沉淀，因而形成结石。

一般认为高分子化合物保护作用的机理是：高分子化合物的大分子为溶胶胶粒所吸附，并在胶粒表面形成保护膜，因而大大削弱了胶粒聚结的可能性。

第五节 凝 胶

人体的肌肉，脏器，细胞膜、皮肤及毛发，指甲，软骨等都可看作是凝胶，人体中约占体重 2/3 的水也基本上是保存在凝胶里面。由于凝胶处于溶液和固体高分子的中间状态，一方面具一定强度维持形态，另一方面可以让许多物质在其中进行物质交换。对于生命现象而言，凝胶的作用是十分重要的。

一、凝胶的形成

大多数高分子溶液在适当条件下，黏度逐渐增大，可以失去流动性，整个体系变成弹性半固体状态。这是因为体系中大量的高分子互相联结形成立体网状结构，网架间充满的溶剂不能自由流动，而构成网架的高分子仍具有一定柔顺性，所以表现出弹性半固体状，这种体系称为**凝胶**（gel），这种凝胶化的过程称为**胶凝**（gelation）。分散相质点的不对称性、改变温度、加入胶凝剂（如电解质）、提高分散物质的浓度、延长放置时间等，都能促进凝胶的形成。胶凝作用不是聚沉过程的终点，它只是失去了聚结稳定性，但仍具有动力稳定性。线性高分子溶液所形成的凝胶，其结构中大量无定形与少量微晶区处于混杂状态。胶凝现象不仅发生于高分子溶液，杆状、片状的溶胶粒子也能互相联结形成网状结构而成为凝胶。

二、弹性凝胶与非弹性凝胶

弹性凝胶是由柔性的线形大分子所形成，在适当条件下高分子溶液与凝胶之间可以相互逆转，故称为可逆凝胶。由于构成骨架的高分子高度不对称，因而溶剂量大大超过骨架量，该类凝胶柔软，富于弹性，亦称软胶。如肉冻，果酱和凝固血液等。

非弹性凝胶是由一些"刚性结构"分散颗粒所构成，该类凝胶脱水后不能恢复，即溶胶与凝胶不能相互逆转，称不可逆凝胶。硅胶，氢氧化铝等均属此类凝胶。

另外，当凝胶脱去大部分溶剂，使凝胶中液体含量比固体含量少得多，或者凝胶中充满的介质为气体，外表成固体状，称干凝胶。如明胶，阿拉伯胶、硅胶、毛发、指甲等。

三、凝胶的性质

1. 膨胀作用

干燥的弹性凝胶放入适当的溶剂中，会自动吸收液体而膨胀、使体积和质量增大的现象，称为**膨胀作用**（swelling）。有的弹性凝胶膨胀到一定程度，体积增大就停止了，称为有限膨胀。有的弹性凝胶能无限地吸收溶剂，最后形成溶液，称为无限膨胀。非弹性凝胶不能膨胀。膨胀现象对于药用植物的浸取是重要的：一般只有在植物组织膨胀后才能将有效成分提取出来，因此都要浸泡一定的时间。再如片剂的崩解也与膨胀有关。膨胀的第一阶段为溶剂化过程，溶剂分子迅速进入凝胶中，并与凝胶大分子形成溶剂化层。第二阶段为渗透作用，在第一阶段进入凝胶结构内溶液与留在凝胶结构外部的溶液之间，由于溶剂浓度差而形成渗透压，促使大量溶剂继续进入凝胶结构，这时凝胶产生很大的压力，称为膨胀压。古代埃及人将木头塞入岩石裂缝，借助于木头遇水后产生很大的膨胀压来开采建造金字塔的石料，即所谓的"湿木裂石"。

2. 触变作用

凝胶受振摇或搅拌等外力作用，网状结构拆散而成溶胶，去掉外力静置一定时间后又恢复成半固体凝胶结构，这种凝胶与溶胶相互转化的过程，称为**触变现象**（thixotropy phe-nomena）。触变作用的特点是凝胶结构的拆散与恢复是可逆的。原因是凝胶的空间网络中充满了溶剂分子，网络是由范德华力作用而构成，不很牢固。因此振动或搅拌即能使网络破坏而变成溶液。静置后由于范德华力作用又形成网络，包住液体而成凝胶。在药物制剂上触变剂型的滴眼剂及抗菌素注射剂等已有应用。这种剂型特点是药物在其中比较稳定，便于贮藏。

3. 离浆作用

随着时间延长，凝胶在老化过程中发生特殊的分层现象，液体缓慢地自动从凝胶中分离出来，凝胶出现脱水收缩现象，称为**离浆**（syneresis）。离浆与物质在干燥时的失水不相同，离浆出来的并非单纯溶剂，而是稀溶胶或高分子溶液；离浆亦可在潮湿低温环境中发生。离浆原因是凝胶网状结构继续交联，网架上粒子会进一步趋向靠近，促使网孔收缩而把一部分液体从网孔中挤出。显然离浆的速率与网架上粒子间距离有关，而粒子间距离又与凝胶的浓度有关。随着粒子浓度增高，粒子间距离越短，离浆速率越大，因而离浆出来的液体量亦越多。离浆现象十分普遍，如浆糊，干酪素，果浆等脱液收缩，馒头变硬，细胞老化失水，老人皮肤变皱等都属离浆现象。

4. 凝胶中的扩散反应

在凝胶中也可以发生化学反应。由于没有对流存在，化学反应中所产生的不溶物在凝胶中具有周期性分布的特点。最早研究此现象的是里根（Liesegang），故凝胶中所得层状或环状沉淀称为里根环，如图 9-9 所示。一个典型的例子是，在盛有明胶凝胶的浅盘中滴上 $AgNO_3$ 溶液，明胶凝胶中含有事先溶解的 $K_2Cr_2O_7$，$AgNO_3$ 溶液向四周扩散，与 $K_2Cr_2O_7$ 相遇后生成橙红色的 $Ag_2Cr_2O_7$ 沉淀。沉淀在凝胶中呈同心圆环形分布。过饱和扩散可能是形成里根环的原因。高浓度的 $AgNO_3$ 由中央向四周扩散，遇到 $K_2Cr_2O_7$ 则生成 $Ag_2Cr_2O_7$。第一层沉淀生成后，附近区域的 $K_2Cr_2O_7$ 浓度降低，于是出现空白，过此地带后又能满足过饱和的条件，因此又出现第二个环，依此类推。里根环的形成并不限于在凝胶中，在毛细管中、在多孔介质中或在其他无对流的环境中，都可以形成

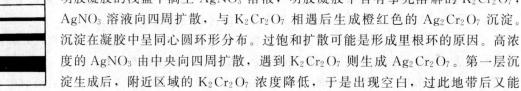

图 9-9 里根环

里根环。自然界中有很多类似的现象，如天然宝石上的长纹，树木上的年轮，动物体内的胆石等都具有这种周期性的结构。

本章要求

1. 了解分散系的基本概念和分类，了解界面现象的相关概念。熟悉吸附原理和表面活性物质。

2. 掌握胶体分散系的分类和特性。熟悉丁铎尔现象和布朗运动，熟悉胶团结构、溶胶的稳定和聚沉。

3. 了解高分子化合物溶液的概念及性质。

4. 了解凝胶的形成和性质。

习 题

一、选择题

1. 丁铎尔现象产生的原因是光照射到溶胶粒子上发生了_____现象。

A. 反射   B. 折射   C. 透射   D. 散射

2. 胶体分散系、粗分散系和低分子真溶液比较，分散相粒子大小排序为_____。

A. 低分子真溶液＞胶体分散系＞粗分散系   B. 粗分散系＞低分子真溶液＞胶体分散系

C. 胶体分散系＞粗分散系＞低分子真溶液   D. 粗分散系＞胶体分散系＞低分子真溶液

3. 青霉素钾（钠）在使用前要加适量注射用水，摇匀后成为悬浊液，它们属于_____。

A. 胶体分散系   B. 溶胶   C. 粗分散系   D. 高分子溶液

4. 溶胶的基本特性之一是_____。

A. 热力学上和动力学上皆属稳定的系统   B. 热力学上和动力学上皆属不稳定的系统

C. 热力学上稳定和动力学上不稳定的系统　　 D. 热力学上不稳定而动力学上稳定的系统

5. 高分子溶液与溶胶的鉴别可借助于_____。

A. 布朗运动　　　　　　 B. 丁铎尔现象　　　　 C. 电泳　　　　　　　　 D. 渗析

二、简答题

1. 把下列电解质按照使 $Fe(OH)_3$ 溶胶聚沉的能力由大到小排列出来

① $NaCl$　　　　② Na_3PO_4　　　　③ Na_2SO_4

2. 现有（1）食盐水、（2）淀粉溶液、（3）蔗糖水、（4）氢氧化铝胶体、（5）泥土的悬浊液等五种分散系，试把每种分散系具有的性质在表中的相应格子里填上"√"。

物质　　　性质	（1）	（2）	（3）	（4）	（5）
能通过滤纸					
能通过半透膜					
丁铎尔现象					
加少量电解质即聚沉					

3. 怎样用实验方法鉴别溶液和胶体？又怎样鉴别溶胶和悬浊液？

4. 胶体溶液有哪些性质？这些性质与胶体的结构有何关系？

5. 高分子化合物溶液和胶体溶液有哪些异同点？怎样破坏它们的稳定性？

6. 盐析与电解质对胶体的聚沉有何不同？试举例说明什么是分段盐析。

7. 什么叫凝胶？形成凝胶的条件是什么？凝胶的结构是怎样的？

8. 设有未知带何种电荷的溶胶 A 和 B 两种，A 中只需要加入少量的 $BaCl_2$ 或多量的 $NaCl$，就有同样的聚沉效能，B 中加入少量的 Na_2SO_4 或多量的 $NaCl$，也有同样的聚沉效能，问 A 和 B 两种溶胶原来带有何种电荷？

下 篇

第十章　有机化合物概述

 内容提要 ▶▶

　　本章介绍了有机化合物的定义、特点及有机化学与医学的关系。重点讨论了有机化合物的结构、组成及表示方法，简要介绍有机化合物的分类及反应类型。

一、有机化学和有机化合物

　　有机化学（organic chemistry）是研究有机化合物的来源、制备、结构、性质、应用以及有关理论和方法学的科学。

　　人们在很早以前就认识了有机化合物的应用和变化，但是对它们的研究只是在近代才有较大的发展。从前，人们把来源于有生命的动物和植物的物质叫做**有机化合物**（organic compound），而把从无生命的矿物中得到的物质叫无机化合物。有机化合物与生命有关系，所以人们认为它们是"有机"的，故称为有机化合物。实际上，有机化合物不一定都来自有机物，也可以以无机化合物为原料在实验室中人工合成出来。

　　大量的研究证明，有机化合物都含有碳元素，所以人们就把含碳的化合物叫做有机化合物。然而，除了碳以外，绝大多数的有机化合物还含有氢，有的也含有氧、硫、氮和卤素等。所以，现在习惯把有机化合物定义为碳氢化合物及其衍生物。其中，某些含碳的化合物，如一氧化碳、二氧化碳、碳酸盐及金属氰化物等，由于它们的性质与无机化合物相似，因此习惯上仍把它们放在无机化学中讨论。所以，有机化学和有机化合物的"有机"二字，已不再反映其固有的涵义，只是历史上的原因迄今仍沿用罢了。有机化合物与无机化合物之间没有绝对的界限，也不存在本质的区别。然而，由于元素碳在周期表中的特殊位置，使得有机化合物在组成、结构和性质等方面有着明显的特点，所以有必要把有机化合物与无机化合物分别进行讨论。

　　有机化合物主要具有下面一些特点。

　　（1）有机化合物数目繁多，且自成系统　组成有机化合物的元素较少，除碳以外，还有氢、氧、硫、氮、磷及卤素等为数不多的元素。但有机化合物的数目却极为庞大，迄今已知的近 2000 万种化合物中，绝大多数都是有机化合物，而且新合成或被新分离和鉴定的有机化合物还在与日俱增。而由碳以外的其他 100 多种元素组成的无机化合物的总数，还不到有机化合物的 1/10。

有机化合物之所以数目众多，主要有两个原因：a. 碳原子之间彼此能够进行多种方式的结合，生成稳定的、长短不同的直链、支链或环状化合物；b. 碳是周期表中第二周期第四族的元素，不仅能与电负性较小的氢原子结合，也能与电负性较大的氧、硫、卤素等元素形成化学键。

有机化合物的数目虽然很多，但根据它们之间的相互关系，可以统一在一个完整的体系中。

（2）热稳定性差，容易燃烧　与典型的无机化合物相比，有机化合物一般对热是不稳定的，有的甚至在常温下就能分解。虽然大多数的有机化合物在常温下是稳定的，但放在坩埚中加热，即炭化变黑，并且在完全燃烧后不留灰烬（有机酸的盐类等除外）。这是识别有机化合物的简单方法之一。

（3）熔点较低　有机化合物的熔点通常比无机化合物要低，一般在 300℃ 以下就熔化。

（4）难溶于水，易溶于有机溶剂　多数有机化合物，易溶于乙醇、乙醚、丙酮等有机溶剂而难溶或不溶于水。但是当有机化合物分子中含有能够同水形成氢键的羟基、羧基、磺酸基等时，也有可能溶于水中。

（5）反应速度慢，常有副反应发生　虽然在有机酸和有机碱中，也有一些离解度较大的物质，但大多数的有机化合物电离度很小。所以，很多有机反应，一般都是反应速度缓慢的分子间的反应，往往需要加热或使用催化剂，而瞬间进行的离子反应很少。另外，分解或取代反应都是在分子中的某一部位发生，且在大多数情况下，反应分阶段进行。所以，往往有副产物生成或能够分离出多种反应中间产物。

有机化学是一门极具创新性的学科。在对重要的天然产物和生命基础物质（糖、脂、肽和核苷等）的研究中，有机化学取得了丰硕的成果。在 21 世纪，有机化学面临新的发展机遇。一方面，随着新的分离技术、物理方法以及生物学方法的不断涌现，人们在了解有机化合物的性能、反应以及合成方面将有更新的认识和研究手段。另一方面，材料科学和生命科学的发展以及人类对环境和能源的新要求，都给有机化学提出了新的课题和挑战，有机化学将在物理有机化学（包括计算化学）、有机合成化学、天然产物化学、金属有机化学、药物化学以及有机分析化学等多个方面得到发展。

二、有机化学与医学

研究医学的主要目的是为了防病、治病，研究的对象是组成成分复杂的人体。组成人体的物质除水和一些无机盐以外，绝大部分是有机物。例如，构成人体组织的蛋白质，与体内代谢有密切关系的酶、激素和维生素，人体贮藏的养分——糖原、脂肪等。这些有机化合物在体内进行着一系列复杂的变化（也包括化学变化），以维持体内新陈代谢作用的平衡。为了防治疾病，除了研究病因以外，还要了解药物在体内的变化，它们的结构与药效、毒性的关系，这些都与有机化学密切相关。有机化学为生物化学、生物学、免疫学、遗传学、卫生学以及临床诊断等提供必要的基础知识。有关生命的人工合成，基因组和后基因组计划，癌症、艾滋病等的治疗都是目前医学和生物学正在探索的重大课题。在这些领域中也离不开有机化学的密切配合。

另外，有机化学与人类的生产和生活也有着十分密切的关系。它涉及数目众多的天然物质和合成物质，这些物质直接关系到人类的衣、食、住、行。我们身上穿的衣服，工业上使用的汽油、柴油、橡胶、塑料、油漆、染料以及杀虫剂、昆虫信息素等都是有机化合物。

三、组成有机化合物的化学键——共价键

典型的有机化合物与典型的无机化合物的主要差别在于组成分子的化学键不同。如上所述，有机化合物都含有碳，碳位于元素周期表第二周期第四族，它有四个价电子，在形成分子时，它既不易失去也不易得到四个电子，使其成为惰性元素的电子结构。因此，碳与其他原子结合时，是采取各自提供数目相等的电子，作为双方共有，并使每个原子达到稳定的八隅体结构。这种由共用电子对所形成的键叫做**共价键**（covalent bond）。由一对共用电子形成的键称为单键。由两对或三对共用电子所形成的键分别叫做双键或叁键。它们是有机化合物中最常见的共价键。例如：

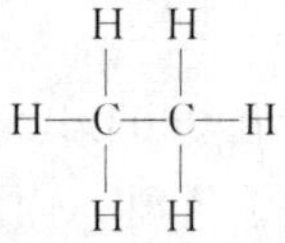

乙烷 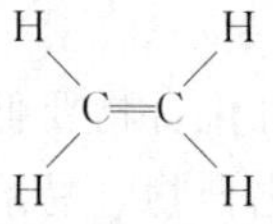　　　　　　乙烯 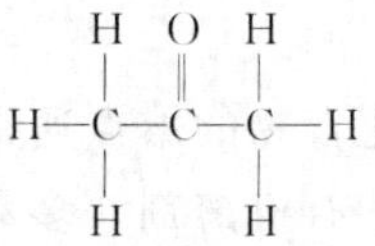　　　　　　丙酮 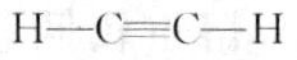　　　　　　乙炔

在上述分子中，有的含有碳氢（C—H）、碳碳（C—C）单键，有的含有碳碳（C＝C）、碳氧（C＝O）双键及碳碳（C≡C）叁键。

四、有机化合物分子的结构

1. 分子式和构造式

分子式（molecular formula）是以元素符号表示分子组成的式子。由于它不能表明分子的结构，因此在有机化学中应用较少。分子结构的涵义包括：（a）分子中各原子的排列次序；（b）分子中各原子间相互结合的方式；（c）分子中各原子在空间的排布。只表示分子中各原子的排列次序及结合方式的式子叫做**构造式**（constitutional formula）。例如分子组成是C_2H_6O的化合物可以是构造不同的两个化合物。

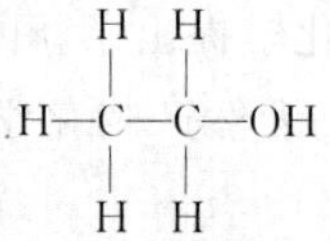

乙醇　　　　　　　　　　　　甲醚
（沸点78.5℃，能与钠反应）　　　（沸点－23.6℃，不能与钠反应）

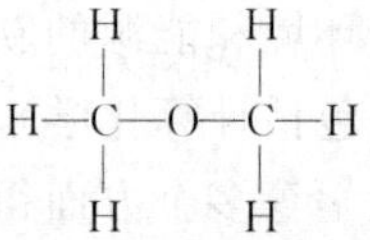

构造式在有机化学中的应用最多，在推测和说明有机化合物的物理性质及化学性质时也极为重要。

2. 化合物的构型和构型式

构造式只是在平面上表示分子中各原子或原子团的排列次序和结合方式，是两维的。但是，分子结构是立体的，应当用三维表示法。例如最简单的甲烷分子，碳原子位于正四面体的中心，四个氢原子位于正四面体的四个顶点 [图10-1(a)]。

为了形象地表明分子中各原子在空间的排布，往往借助分子模型表示。最常用的分子模型有两种，一是用各种颜色的圆球代表不同的原子，用木棍代表原子间的键。这种用圆球和木棍做成的模型称为球棒模型 [图10-1(b)]。另一种是根据实际测得的原子半径和键长按比例制成的模型，叫做比例模型 [图10-1(c)]。它能更准确地表示分子中各原子间的相互关系。

在具有确定构造的分子中，各原子在空间的排布叫做分子的构型。为了在平面上表示有

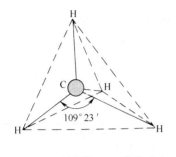

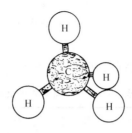

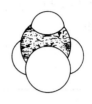

（a）甲烷的正四面体模型　　　　（b）甲烷的球棒模型　　　　（c）甲烷的比例模型

图 10-1　甲烷的空间构型模型

机化合物分子的立体结构，通常用实线表示在纸平面上的键，用粗实线或楔形实线表示伸向纸平面前方的键，用虚线或楔形虚线表示伸向纸平面后方的键，如图 10-2。这种三维式就是构型式。然而，为了方便起见，通常用构造式。

![甲烷、正丁烷、丙酮的构型式结构图]

甲烷　　　　　　　　　正丁烷　　　　　　　　　丙酮

图 10-2　甲烷、正丁烷和丙酮的三维表示法

五、共价键参数

共价键的参数包括键长、键角、键能及键的极性等，它们可以表征有机分子中共价键的某些性质，对探讨有机化合物的结构和性质是十分重要的。

1. 键长

在正常的、未激发的分子中，各原子处于平衡的位置。这时两个成键原子核中心间的距离就是该键的键长，一般用纳米（nm）表示。键长取决于成键的两个原子的大小及原子轨道重叠的程度。成键原子及成键的类型不同，其键长也不相同。例如，$C-C$、$C=C$ 及 $C\equiv C$ 的键长分别是 0.154nm、0.133nm 和 0.121nm，即单键最长，双键次之，叁键最短。

2. 键角

分子中某一原子与另外两个原子形成的两个共价键在空间中的夹角，叫做键角。它的大小与分子的空间构型有关。例如，烷烃的碳原子都是 sp^3 杂化的，所以 $H-C-C$ 或 $H-C-H$ 的键角都接近 $109°28'$；烯烃双键上的碳是 sp^2 杂化的，$H-C-H$ 或 $H-C-C$ 的键角接近 $120°$；炔烃叁键上的碳是 sp 杂化的，所以 $H-C-C$ 的夹角为 $180°$。

键角的大小是影响化合物性质的因素之一。例如环丙烷的 $C-C-C$ 键角比正常的 $C-C-C$ 键角小，因此它不太稳定。

3. 键能和键离解能

在 $25℃$ 和 $101.325kPa$ 压力下，以共价键结合的 A、B 两个原子在气态时使键断裂，分解为 A 和 B 两个原子（气态）所消耗的能量叫做键能。一个共价键断裂所消耗的能量又叫做共价键的离解能。对于双原子分子来说，键能就等于离解能。对多原子分子来说，键能和

键离解能是两个不同的概念。多原子分子的离解能是指断裂一个给定的键时所消耗的能量，而键能则是断裂同类型共价键中的一个键所需要的平均能量。键的离解能反映了以共价键结合的两个原子相互结合的牢固程度，键的离解能愈大，键愈牢固。一般地说，离解能对我们较为有用。

表 10-1 列举了一些化合物的键离解能。

表 10-1　一些化合物的键离解能

键	$D/kJ \cdot mol^{-1}$	键	$D/kJ \cdot mol^{-1}$	键	$D/kJ \cdot mol^{-1}$
H—H	435	I—I	151	C_2H_5—Cl	343
H—F	444	CH_3—H	435	C_2H_5—Br	289
H—Cl	431	CH_3—F	452	C_2H_5—I	226
H—Br	368	CH_3—Cl	351	$n\text{-}C_3H_7$—H	410
H—I	397	CH_3—Br	293	$i\text{-}C_3H_7$—H	397
F—F	159	CH_3—I	234	$t\text{-}C_4H_9$—H	381
Cl—Cl	243	C_2H_5—H	410	CH_2CH—H	435
Br—Br	192	C_2H_5—F	444	CH_2CHCH_2—H	368
CH_3—CH_3	368	$t\text{-}C_4H_9$—CH_3	335	$i\text{-}C_3H_7$—Cl	339
C_2H_5—CH_3	356	CH_2CH—CH_3	385	$t\text{-}C_4H_9$—Cl	331
$n\text{-}C_3H_7$—CH_3	356	CH_2CHCH_2—CH_3	301	CH_2CH—Cl	351
$i\text{-}C_3H_7$—CH_3	351	$n\text{-}C_3H_7$—Cl	343	CH_2CHCH_2—Cl	251

4. 键的极性

由两个相同的原子或两个电负性相同的原子组成的共价键，由于它们的共用电子对的电子云对称地分布于两个原子核之间，所以这种共价键是非极性的。如果组成共价键的两个原子的电负性不同，则形成极性共价键。它们的共用电子对的电子云不是平均地分布在两个原子核之间，而是靠近电负性较大的原子，使它带部分负电荷（用 δ^- 表示）；电负性较小的原子则带部分正电荷（用 δ^+ 表示）。例如，氯甲烷，H_3C—Cl，电负性较大的氯原子带部分负电荷，碳带部分正电荷，可表示为 $H_3\overset{\delta^+}{C}$—$\overset{\delta^-}{Cl}$。两个键合原子的电负性相差愈大，键的极性愈强。

键的极性能导致分子的极性。用极性键结合的双原子分子是极性分子；用极性键结合的多原子分子是否有极性，则与分子的几何形状有关。

键的极性能够影响化合物的物理性质和化学性质。它不仅与化合物的熔点、沸点和溶解度有关，而且还能决定在这个键上能否发生化学反应或发生什么类型的反应，并影响与它相连的键的反应活性。

六、共价键的断裂和反应类型

任何化学反应都是分子在反应体系中作布朗运动或无序碰撞而完成的。在这一反应过程中，包括原有化学键的断裂和新键的形成。共价键的断裂方式有两种：均裂和异裂。

1. 均裂和异裂

（1）均裂　共价键断裂后，两个键合原子共用的一对电子由两个原子各保留一个。这种键的断裂方式叫**均裂**（homolysis）。

$$-\underset{|}{\overset{|}{C}}:A \xrightarrow{\Delta \text{ 或 } h\nu} -\underset{|}{\overset{|}{C}}\cdot + \cdot A$$

均裂往往借助于较高的温度或光的照射。

由均裂生成的带有未成对电子的原子或原子团叫自由基或游离基。有自由基参加的反应叫做自由基反应。光、高温或过氧化物能够引发这种反应。自由基反应是高分子化学中的一个重要的反应，也存在于许多生理或病理过程。

（2）异裂　共价键断裂后，两个键合原子共用的一对电子只归属原来生成共价键的两个原子中的一个原子，这种键的断裂方式叫做**异裂**（heterolysis）。它往往被酸、碱或极性溶剂所催化，一般在极性溶剂中进行。

碳与其他原子间的 σ 键断裂时，可得到**碳正离子**（carbocation）或**碳负离子**（carbanion）：

$$-\underset{|}{\overset{|}{C}}:A \longrightarrow :A^- + -\overset{|}{\underset{|}{C}}^+ \qquad \text{（碳正离子）}$$

$$-\underset{|}{\overset{|}{C}}:A \longrightarrow :A^+ + -\overset{|}{\underset{|}{C}}: \qquad \text{（碳负离子）}$$

通过共价键的异裂而进行的反应叫做离子型反应，它有别于无机化合物瞬间完成的离子反应。它通常发生于极性分子之间，通过共价键的异裂而完成。

路易斯酸碱概念可以帮助我们对离子型反应的理解。按照路易斯的定义，接受电子对的物质为酸，提供电子对的物质为碱。

碳正离子和路易斯酸是亲电的，在反应中它们总是进攻反应物中电子云密度较大的部位，所以是一种亲电试剂。碳负离子和路易斯碱是亲核的，在反应中它们往往寻求质子或进攻一个荷正电的中心以中和本身负电荷，是亲核试剂。由亲电试剂的进攻而发生的反应叫亲电反应；由亲核试剂的进攻而发生的反应叫亲核反应。

2. 反应类型

有机化学反应还可根据产物与原料之间的关系分为取代反应、加成反应、消去反应、异构化反应和氧化还原等五种反应类型。

（1）取代反应　连接在碳原子上的一个原子或官能团被另一个原子或官能团置换的反应叫取代反应。在反应中，该碳原子上有一个 σ 键断裂和一个新的 σ 键生成。

$$-\underset{|}{\overset{|}{C}}-X+Y^- \longrightarrow -\underset{|}{\overset{|}{C}}-Y+X^-$$

$$CH_3-CH_2-CH_2Br+OH^- \longrightarrow CH_3-CH_2-CH_2OH+Br^-$$

（2）加成反应　两个原子加到一个 π 键上形成两个 σ 键的反应叫加成反应。

$$\overset{}{C}=\overset{}{C} +Y-X \longrightarrow -\underset{X}{\overset{Y}{\underset{|}{\overset{|}{C}}-\overset{|}{\underset{|}{C}}}}-$$

$$CH_2=CH_2+Br_2 \longrightarrow CH_2Br-CH_2Br$$

（3）消去反应　一般地说，位于两个相邻碳原子上的两个 σ 键断裂，并在这两个原子之间形成一个 π 键的反应叫消去反应。

$$-\underset{H}{\overset{}{\underset{|}{\overset{|}{C}}}}-\underset{}{\overset{X}{\underset{|}{\overset{|}{C}}}}- \longrightarrow \overset{}{C}=\overset{}{C} +HX$$

$$CH_2—CH_2Br \longrightarrow CH_2 = CH_2 + HBr$$

（4）异构化反应　一个化合物通过原子或原子团的移动而转变为它的异构体的反应叫异构化反应。

$$\overset{\displaystyle H}{\underset{\displaystyle }{-C}}-\overset{\displaystyle }{C}=A \Longrightarrow \overset{\displaystyle }{C}=\overset{\displaystyle }{C} \underset{\displaystyle A—H}{}$$

$$\underset{\displaystyle H}{\overset{\displaystyle H\ \ O}{H—C—C}}-CH_3 \Longrightarrow \overset{\displaystyle }{C}=\overset{\displaystyle OH}{C} \underset{\displaystyle CH_3}{}$$

（5）氧化还原反应　在有机化学中，氧化一般是指有机物得氧或脱氢的过程，还原是指有机物加氢或失氧的过程。因此，烃变成醇，醇变成醛，醛变成酸都是氧化反应，它们各自的逆过程都是还原反应。

$$R—\overset{\displaystyle H}{\underset{\displaystyle H}{C}}—H \underset{\text{还原}}{\overset{\text{氧化}}{\Longrightarrow}} R—\overset{\displaystyle H}{\underset{\displaystyle H}{C}}—OH \underset{\text{还原}}{\overset{\text{氧化}}{\Longrightarrow}} R—\overset{\displaystyle O}{\underset{\displaystyle H}{C}} \underset{\text{还原}}{\overset{\text{氧化}}{\Longrightarrow}} R—\overset{\displaystyle O}{\underset{\displaystyle OH}{C}}$$

实际上，人们把两种反应类型的分类往往结合在一起，例如，亲电取代反应，亲核取代反应；亲电加成反应，亲核加成反应；氧化加成反应和还原消除反应等。

七、有机化合物的分类

按照形成有机分子构造骨架上的碳原子的结合方式，有机化合物可分类如下：

有机化合物
- 链状化合物（脂肪族化合物）
- 环状化合物
  - 碳环化合物
    - 脂环化合物
    - 芳香族化合物
  - 杂环化合物

有机化合物的化学性质除了和它们的碳骨架构造有关外，主要取决于分子中某些特殊的原子或原子团。这些能决定化合物基本化学性质的原子或原子团叫**官能团**（functional group）。由于含有相同官能团的化合物的化学性质基本相似，所以把官能团作为主要标准对有机化合物进行分类，以便于学习。表 10-2 列举了一些有机化合物的类别及其官能团。

表 10-2　有机化合物的分类及其官能团

官能团	官能团名称	化合物分类名	官能团	官能团名称	化合物分类名
$\overset{\displaystyle }{C}=\overset{\displaystyle }{C}$	双键	烯烃	—COOH	羧基	羧酸
—C≡C—	叁键	炔烃	—SO$_3$H	磺酸基	磺酸
—OH	羟基	醇(脂肪族)酚(芳香族)	—NO$_2$	硝基	硝基化合物
—O—	醚键	醚	—NH$_2$	氨基	胺
—CHO	醛基	醛	—CN	氰基	腈
$\overset{\displaystyle }{C}=O$	酮基	酮	—X(F,Cl,Br,I)	卤素	卤代物

烷烃没有官能团，但各种含有官能团的化合物可以看作是它的氢原子被官能团取代而衍生物出来的；苯环不是官能团，但在芳香烃中，苯环具有官能团的性质。

本章要求

1. 掌握有机化合物的定义、特点。
2. 掌握有机化合物的结构表示方法：分子式，构造式，构型式。掌握共价键参数的意义。
3. 熟悉有机化合物的分类及基本反应类型。
4. 了解有机化学与医学的关系。

习　题

一、选择题

1. 下列说法正确的是_____。

A. 有机物都是从有机体中分离出来的物质　　　B. 有机物都是共价化合物

C. 有机物不一定都难溶于水　　　D. 有机物不具备无机物的性质

2. 下列说法中，不属于有机物的特点的是_____。

A. 绝大多数有机物受热易分解，容易燃烧　　　B. 绝大多数有机物熔点、沸点低

C. 大多数有机物难溶于汽油、酒精等有机溶剂　　　D. 大多数有机物是非电解质，不易导电

3. 有机化合物分子发生异裂时产生的是_____。

A. 原子　　　　　B. 电子　　　　　C. 自由基　　　　　D. 正、负离子

4. 有机化合物分子中的化学键主要是_____。

A. 离子键　　　　　B. 共价键　　　　　C. 金属键　　　　　D. 氢键

5. 在有机化学反应中，两个原子加到一个 π 键上形成两个 σ 键的反应是_____。

A. 取代反应　　　　　B. 加成反应　　　　　C. 消去反应　　　　　D. 异构化反应

6. 通常情况下，有机化合物分子在发生化学反应时，发生改变的主要部位是_____。

A. 自由基　　　　　B. 取代基　　　　　C. 原子　　　　　D. 官能团

二、简答题

1. 你对有机化学的定义是如何理解的？为什么说"有机"这个词已失去了它固有的含义？

2. 有机化合物与无机化合物有哪些不同的地方？

3. 造成有机化合物的数目比无机物多的原因是什么？

4. 区别下列各组概念

(1) 键能和键的离解能

(2) 构造式和结构式

5. 指出下列化合物分子中所含官能团的名称以及它们所属化合物的类型

(1) $CH_3CH{=\!=}CHCH_3$　　　(2) 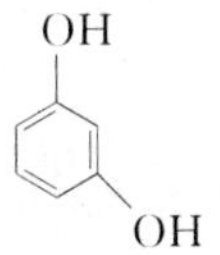 间苯二酚 (OH, OH)　　　(3) $CH_2{-}CH{-}CH_2$ (OH, OH, OH)

(4) 苯甲酸 (COOH)　　　(5) $CH_3CCH_2CH_3$ (O)　　　(6) $CH_3OCH_2CH_3$

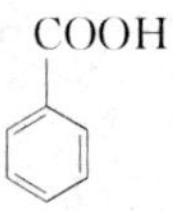

(7)

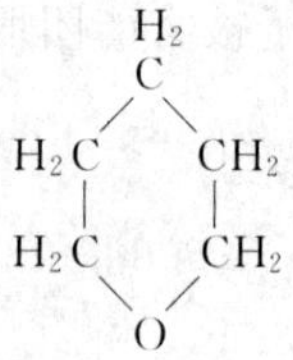

$$
\begin{array}{c}
\text{H}_2 \\
\text{C} \\
\text{H}_2\text{C} \qquad \text{CH}_2 \\
\text{H}_2\text{C} \qquad \text{CH}_2 \\
\text{O}
\end{array}
$$

(8)

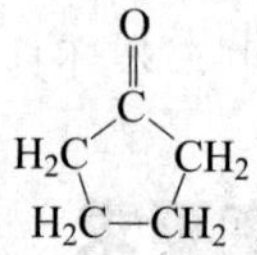

$$
\begin{array}{c}
\text{O} \\
\text{C} \\
\text{H}_2\text{C} \qquad \text{CH}_2 \\
\text{H}_2\text{C} —— \text{CH}_2
\end{array}
$$

(9)

$$
\text{SO}_3\text{H}
$$

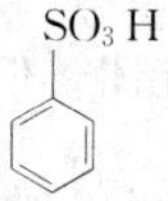

第十一章 链　　烃

内容提要

本章介绍链烃的结构、异构现象和命名，链烃的物理性质、化学性质以及反应历程。重点讨论烷烃、烯烃、炔烃的结构及命名原则，烯烃和炔烃的加成反应（催化加氢、加卤素、加卤化氢、加水）、氧化反应、聚合反应等。阐述了烷烃的自由基反应历程，烯烃和炔烃亲电加成反应历程。

分子中只含有碳和氢两种元素的有机化合物叫碳氢化合物，简**称烃**（hydrocarbon）。烃是有机化合物的母体，其他各类有机化合物可以看作是烃的衍生物。烃的种类很多，根据烃分子中碳原子互相连接的方式不同，可将烃分为两大类：开链烃和闭链烃。

开链烃简称链烃，它的结构特征是分子中碳原子互相连接成不闭合的链状。链烃按分子中所含碳与氢的比例不同分为饱和链烃和不饱和链烃。饱和链烃又称烷烃。不饱和链烃包括烯烃、二烯烃和炔烃等。

闭链烃分子中的碳原子连接成闭合的碳环，所以又叫环烃。环烃可分为脂环烃和芳香烃两类。

烃的分类和实例如下：

- 烃
  - 链烃（脂肪烃）
    - 饱和烃——烷烃　乙烷　（$CH_3—CH_3$）
    - 不饱和烃
      - 烯烃　乙烯　（$CH_2═CH_2$）
      - 炔烃　乙炔　（$CH≡CH$）
      - 二烯烃　1,3-丁二烯　（$CH_2═CH—CH═CH_2$）
  - 环烃
    - 脂环烃　环戊烷　（ ）
    - 芳香烃　苯　（ ）、萘（ ）

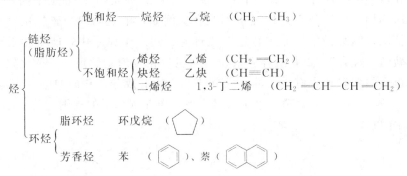

第一节　链烃的结构、异构现象和命名

一、链烃的结构

1. 烷烃的结构、通式和原子轨道杂化特征

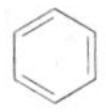

烷烃（alkane）的结构特点是分子中的碳原子之间都以单键相结合，其余价键都和氢原子相连接，即在这种烃类化合物中碳原子的价键都用完了，故称“烷”烃。又因为在烷烃分子中，除碳碳单键外，其他碳原子的化合价都被氢原子所饱和，所以又称为**饱和烃**（saturated hydrocarbon）。其分子组成通式为 C_nH_{2n+2}。

如含有一个、两个和三个碳原子的烷烃结构如下：

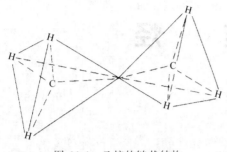

图 11-1 乙烷的链状结构

名称	分子式	构造式
甲烷	CH_4	CH_4
乙烷	C_2H_6	CH_3CH_3
丙烷	C_3H_8	$CH_3CH_2CH_3$

其他烷烃的结构与乙烷、丙烷相似。除甲烷外，烷烃分子中的各个碳原子上所连的四个原子或原子团不尽相同，所以其键角稍有变化，但仍接近于 $109°28'$。因为这样的空间排布能量最低，体系最稳定。乙烷的空间结构如图 11-1 所示。

为什么烷烃分子中各单键之间是这样的键角呢？根据原子轨道杂化理论，碳原子的核外电子排布是 $1s^2$，$2s^2$，$2p^2$，在最外层的四个价电子中，两个是已经配对的 s 电子，另外两个是未配对的 p 电子。这样碳在形成共价键时应是两价。但在大多数情况下，有机化合物的碳是四价。为此，鲍林（Pauling）假设，如果供给基态的碳一定的能量，将使一个电子从 2s 轨道激发到 2p 轨道中，使碳处于激发态，这时碳就有四个未成对的电子，如图 11-2。

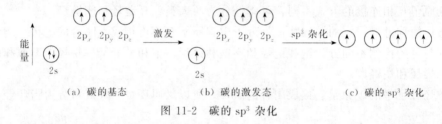

图 11-2 碳的 sp^3 杂化

它们与其他原子结合时就形成四个共价键。因为 2s 轨道与 2p 轨道不同，所以这四个共价键应有所不同，但这与实际情况也不符合。例如，甲烷的四个碳氢键完全相同。为了解释这种情况，鲍林提出了原子轨道杂化理论：在一个原子中，能量相近而类型不同的几个原子轨道"混合"，重新组合（杂化）为能量相等的新轨道——杂化轨道。甲烷的碳原子杂化以后的新轨道含有 1/4 的 s 成分和 3/4 的 p 成分，它们的电子云呈"葫芦形" [图 11-3(a)]。四个 sp^3 杂化轨道的电子云对称地分布在碳原子的周围，其中心轴间的夹角为 $109°28'$ [图 11-3(b)]。

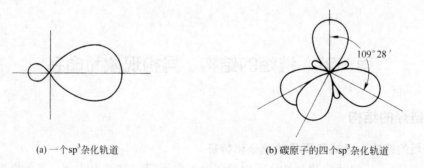

(a) 一个sp^3杂化轨道　　　　　　　　(b) 碳原子的四个sp^3杂化轨道

图 11-3 碳的 sp^3 杂化轨道电子云形状

在甲烷分子中，碳原子的四个 sp^3 杂化轨道分别与氢原子的 1s 轨道沿着键轴重叠成键。碳原子位于四面体的中心，H—C—H 之间的夹角都是 $109°28'$，如图 11-4。这样形成的碳氢和碳碳单键，它们的电子云具有圆柱状的轴对称，叫做 σ 键。

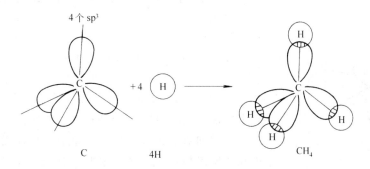

图 11-4　甲烷的成键过程

2. 烯烃的结构、通式和原子轨道杂化特征

烯烃（alkene）是指一类含有碳碳双键（$\diagdown C = C \diagup$）的烃类化合物。例如，乙烯 $CH_2 = CH_2$ 是最简单的烯烃。因为它含有碳碳双键，分子中的氢原子数较烷烃中的稀少，所以称为"烯"烃。在烯烃分子中不是所有碳原子的价都饱和了，因此它又称为不饱和烃。根据碳碳双键的数目，烯烃又可以分为烯烃（含一个双键）、二烯烃（含两个双键）和多烯烃（含多个双键）。其中以烯烃和共轭二烯烃最为重要，烯烃的通式是 C_nH_{2n}。碳碳双键（$\diagdown C = C \diagup$）是它的官能团，例如：

$$CH_3-CH=CH_2 \qquad\qquad CH_3-CH_2-CH=CH_2 \qquad\qquad CH_3-CH=CH-CH_3$$

　　　丙烯　　　　　　　　　　　1-丁烯　　　　　　　　　　　　2-丁烯

烯烃的碳碳双键并不等于两个单键的加和，其中一个是 σ 键，一个是 π 键。π 键是由碳碳双键的碳原子上未参与杂化的 p 轨道互相平行重叠形成的。

在烯烃分子中，双键碳原子是 sp^2 杂化的。乙烯中的碳原子与甲烷中的碳原子不同，它只与其他三个原子相结合，形成一个三角形。激发态碳的 2s 轨道和两个 p 轨道杂化，形成三个相同的 sp^2 杂化轨道（形状与 sp^3 杂化轨道相似），还剩下一个 $2p_z$ 轨道没有参与杂化，见图 11-5。

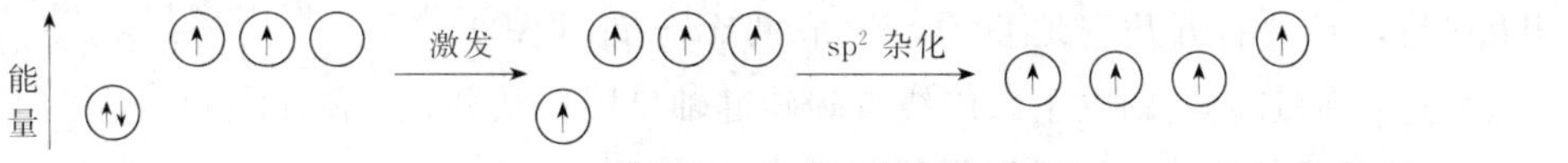

能量

（a）碳的基态　　　　　　（b）碳的激发态　　　　（c）三个 sp^2 杂化轨道和一个未杂化的 $2p_z$ 轨道

图 11-5　烯烃中双键碳的杂化——sp^2 杂化

sp^2 杂化轨道的对称轴指向等边三角形的顶端，形成键角为 $120°$ 的平面，如图 11-6。没有参与杂化的 $2p_z$ 轨道垂直于此平面。

在乙烯分子中，每个碳原子各以一个 sp^2 杂化轨道沿着对称轴重叠形成一个碳碳 σ 键，两个碳上剩余的四个 sp^2 杂化轨道分别与四个氢的 1s 轨道结合形成四个碳氢 σ 键。每个碳上未参与杂化的 $2p_z$ 轨道的对称轴都与碳的三个 sp^2 杂化轨道所在的平面垂直，而且相互平等，"肩并肩"地重叠形成碳碳间的第二个键——π 键。构成 π 键的电子叫 π 电子。

3. 炔烃的结构、通式和原子轨道杂化特征

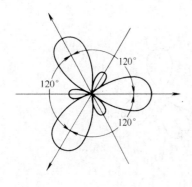

图 11-6　三个 sp^2 杂化轨道

炔烃（alkyne）是含有碳碳叁键（—C≡C—）的碳氢化合物。例如：

CH₃—C≡CH　　　CH₃—CH₂—C≡CH　　　CH₃—C≡C—CH₃
　丙炔　　　　　　　1-丁炔　　　　　　　　2-丁炔

R—C≡CH 或 R′—C≡C—R″ 可代表它们的结构式，碳碳叁键（—C≡C—）是炔烃的官能团。

叁键和双键相似，其中碳原子的价还没有被氢所完全饱和，所以炔烃也是不饱和烃。通式是 C_nH_{2n-2}，与二烯烃或环烯烃相同。"炔"字是表示分子中氢原子数更为"缺少"的意思。

在炔烃分子中，叁键碳原子是 sp 杂化的碳原子，只与其他两个原子结合，键角为 180°。激发态碳的 2s 轨道仅与一个 2p 轨道（$2p_x$）杂化，形成两个相等的 sp 杂化轨道，还剩下两个 2p 轨道（$2p_y$，$2p_z$）未参与杂化，见图 11-7。

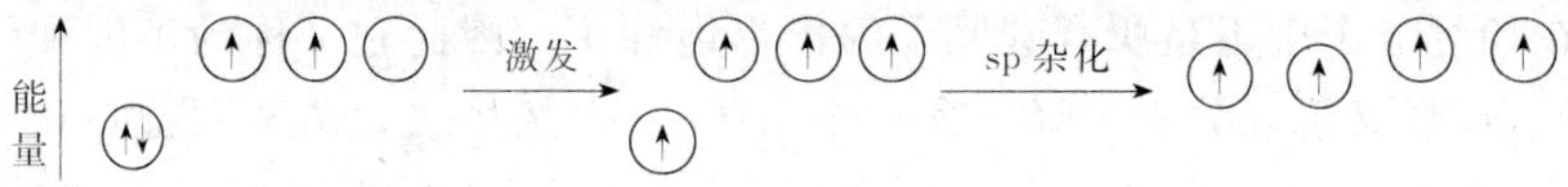

能量 | (a) 激发→ (b) sp 杂化→ (c)

图 11-7　炔烃中叁键碳的杂化——sp 杂化
（a）碳的基态；（b）碳的激发态；（c）碳的两个 sp 杂化轨道和两个未杂化的 p 轨道

两个 sp 杂化轨道对称地分布在碳原子的两侧，二者之间的夹角为 180°，见图 11-8。因此，在形成乙炔分子时，碳的一个 sp 杂化轨道与另一个碳的 sp 杂化轨道重叠形成一个碳碳 σ 键，每个碳的另一个 sp 杂化轨道分别与一个氢的 1s 轨道形成碳氢 σ 键。乙炔分子中的三个 σ 键在一条线上，H—C—C 和 C—C—H 的夹角都是 180°。因此，乙炔是一个线型分子。每个碳上没有参与杂化的两个 p 轨道（p_y 和 p_z）的对称轴分别垂直于这条线，且相互垂直。因此，两个碳的 p_y 与 p_y 轨道以及 p_z 与 p_z 轨道相互平行，且"肩并肩"地重叠，形成两个 π 键 [图 11-9

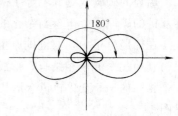

图 11-8　两个 sp 杂化轨道

(a)，(c)]。而且它们的电子云围绕着碳碳键轴呈圆柱状分布 [图 11-9(b)]。

4. 二烯烃的结构、通式和原子轨道杂化特征

二烯烃是含有两个 C═C 双键的不饱和烯烃。它比含相同数目碳原子的烯烃少两个氢原子，分子组成的通式为 C_nH_{2n-2}。

二烯烃分子中的两个 C═C 的位置和它们的性质有密切关系。根据两个 C═C 的相对位置，可将二烯烃分为三类，其中以共轭二烯烃最为重要。

（1）累积二烯烃　两个双键与同一个碳原子相连，即含有"C═C═C"结构体系的二烯烃。例如 1,2-丁二烯 CH₂═C═CH—CH₃。

（2）孤立二烯烃　此类二烯烃的两个双键被两个以上的单键隔开，即含有"C═C—(C)ₙ—C═C（$n \geq 1$）"结构的二烯烃。例如，1,4-戊二烯 CH₂═CH—CH₂—CH═CH₂。这类二烯烃的结构和性质与单烯烃相似。

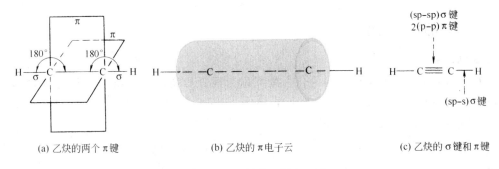

(a) 乙炔的两个 π 键　　(b) 乙炔的 π 电子云　　(c) 乙炔的 σ 键和 π 键

图 11-9　乙炔的 σ 键和 π 键

（3）共轭二烯烃　两个 C＝C 间有一个单键，即含"C＝C—C＝C"结构体系（共轭体系）的二烯烃。例如 1,3-丁二烯 CH_2＝CH—CH＝CH_2。

二、共轭二烯烃的结构

在**共轭二烯烃**（conjugated dienes）中，最简单而且最重要的是 1,3-丁二烯。

在 1,3-丁二烯分子中，两个 C＝C 的键长为 0.137nm，比一般烯烃分子中的 C＝C 的键长（0.133nm）长；而 C-2 和 C-3 间的键长为 0.146nm，比一般烷烃分子中的 C—C 的键长（0.154nm）短，这种现象叫作键长的平均化。

在 1,3-丁二烯分子中，四个碳原子都是以 sp^2 杂化轨道形成 C—C σ 键，所有的 σ 键都在同一平面内。此外，每个碳原子还留下一个未参与杂化的 p 轨道，它们的对称轴都垂直于 σ 键所在的平面，因而它们彼此互相平行，见图 11-10。1,3-丁二烯的 C-2 与 C-3 的 p 轨道也是重叠的，这种重叠虽然不像 C-1 和 C-2 或 C-3 和 C-4 轨道之间重叠程度那样大，但它已具有部分双键性质。在这种情况下，这个 p 轨道相互平行重叠，见图 11-11，使四个 p 电子不是分别在原来两个定域的 π 轨道中，而是分布在四个碳原子之间，即发生离域，形成了包括四个碳原子及四个 π 电子的体系。这种体系叫作共轭体系，这种键称为共轭 π 键或大 π 键。

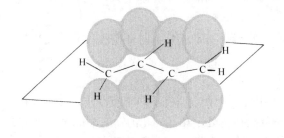

图 11-10　1,3-丁二烯分子中 p 轨道的重叠

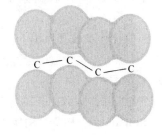

图 11-11　1,3-丁二烯分子中的大 π 键

像 1,3-丁二烯这样的共轭体系是由两个 π 键组成的。由于共轭 π 键的形成，π 电子能围绕更多的原子核运动，电荷分散，体系的能量降低，共轭体系比相应的非共轭体系更加稳定。共轭体系具有以下几个特征：①形成共轭体系的原子在同一个平面上；②有可以实现平行重叠的 p 轨道和一定数量的供成键用的 p 电子；③键长平均化；④共轭体系较稳

定等。

三、链烃的异构现象

1. 碳链异构

具有相同分子式，而结构不同的化合物互称为**同分异构体**（isomer），简称异构体。由于碳链结构不同而产生的异构体叫作碳链异构体。例如，分子式为 C_4H_{10} 的烷烃，碳原子的连接方式有两种可能，其构造式分别为：

	正丁烷	异丁烷
	$CH_3CH_2CH_2CH_3$	$\begin{array}{c}CH_3\\ \mid \\ CH_3CHCH_3\end{array}$
熔点	−138℃	−160℃
沸点	−0.5℃	−12℃

分子式为 C_5H_{12} 的烷烃，碳原子的连接方式则有三种可能，其构造式分别为：

	$CH_3CH_2CH_2CH_2CH_3$	$(CH_3)_2CHCH_2CH_3$	$(CH_3)_3CCH_3$
	正戊烷	异戊烷	新戊烷
熔点	−130℃	−160℃	−17℃
沸点	36.1℃	28℃	9.5℃

这种异构现象是由于组成分子的原子或原子团连接次序不同引起的，所以属于构造异构。随着分子中碳原子数目的增加，同分异构体的数目会很快地增加。

烷烃中碳链结构的不同主要是由碳原子之间结合方式的不同引起的。在烷烃中碳原子与碳原子之间可能有四种结合方式，因此把碳原子分为**伯**（primary，以 $1°$ 表示）、**仲**（secondary，$2°$）、**叔**（tertary，$3°$）和**季**（quaternary，$4°$）四类。

$$\overset{6}{C}H_3$$
$$\overset{1}{C}H_3 - \overset{2}{C} - \overset{3}{C}H - \overset{4}{C}H_2 - \overset{5}{C}H_3$$
$$H_3\overset{7}{C} \quad \overset{8}{C}H_3$$

只与另外一个碳原子直接相连的碳原子，如上式中的 C-1、C-5、C-6、C-7、C-8 叫作伯碳原子；与另外两个碳直接相连的碳原子（C-4）叫作仲碳原子；与另外三个碳原子直接相连的碳原子（C-3）叫作叔碳原子；与另外四个碳原子直接相连的碳原子（C-2）叫作季碳原子。

连在伯、仲和叔碳原子上的氢，分别称为伯、仲和叔氢原子。不同类型的氢原子反应活性不同。

2. 构象异构

有机物分子中，仅由于围绕单键旋转，使分子中各原子在空间有不同排布方式，称之为**构象**（conformation）。构象异构属于立体异构，各种异构体都处于相互转化的动态平衡体系中。

（1）乙烷的构象　乙烷是含有碳碳单键的最简单的化合物。当两个碳原子围绕 C—C 键旋转时，两个碳原子上的两组氢原子之间可以处于相对不同的位置，出现无数的空间排布方式，每一种空间排布方式就是一种构象。

不同的构象可用透视式或**纽曼**（Newman）投影式表示。（Ⅰ）和（Ⅱ）是乙烷的两种典型构象。纽曼投影式中，离观察者较远的碳原子用圆圈表示，它的三个 C—H 键用圆圈外的三条实线表示；离观察者较近的碳原子用圆心的点表示，它的三个 C—H 键则用与圆心相连的三条实线表示。

（Ⅰ）式中两组氢原子处于交叉位置，这种构象叫作**交叉式**（guche form）。式中两组氢原子彼此相距最远，C—H 键 σ 电子对的相互斥力最小，能量最低，因而稳定性最大。这种构象叫作优势构象。（Ⅱ）式中，两组氢原子两两相对重叠，C—H 键上 σ 电子对的相互斥力最大，这种构象叫作**重叠式**（eclipsed form）。重叠式构象具有较高的内能，是一种相对不稳定的构象。

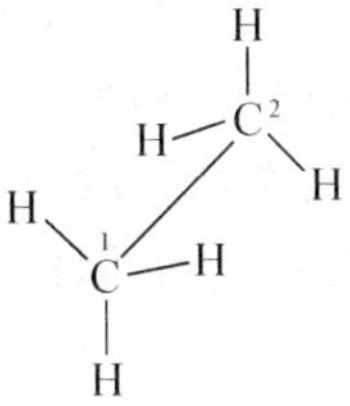

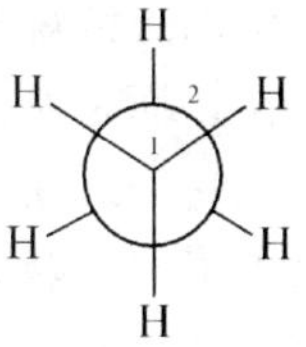

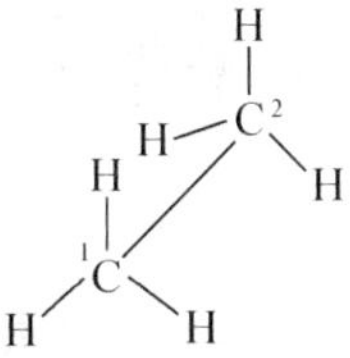

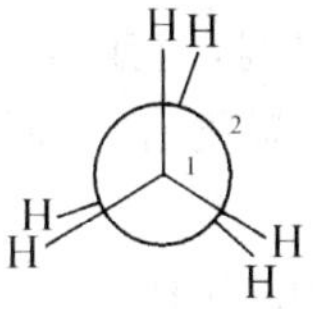

透视式 纽曼投影式

（2）正丁烷的构象 正丁烷（CH_3—CH_2—CH_2—CH_3）的构象要比乙烷复杂。当围绕正丁烷的 C-2 与 C-3 间的键旋转时，可以有全重叠式、邻位交叉式、部分重叠式和对位交叉式等不同的典型构象。它们的透视式和纽曼投影式表示如下：

全重叠式

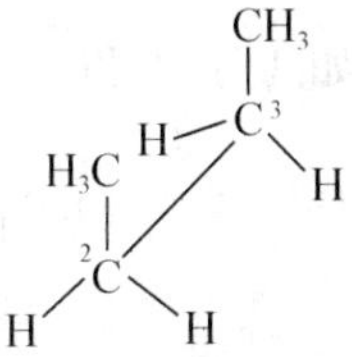

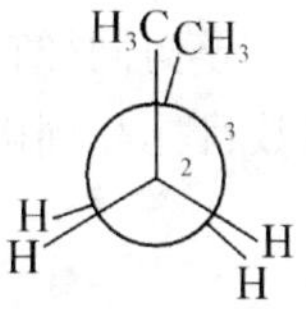

邻位交叉式

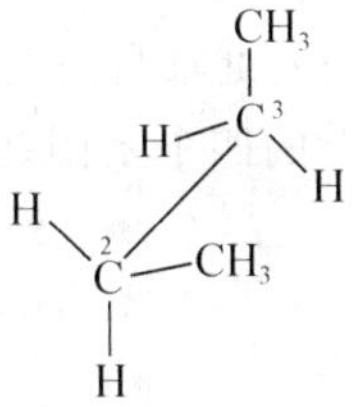

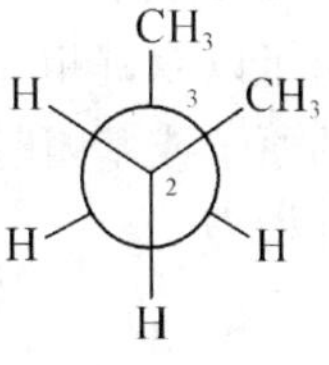

部分重叠式

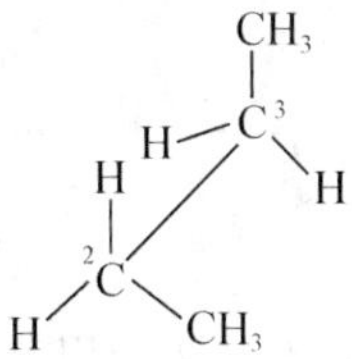

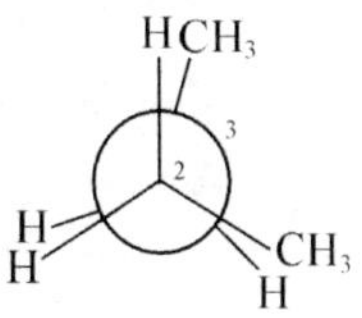

对位交叉式

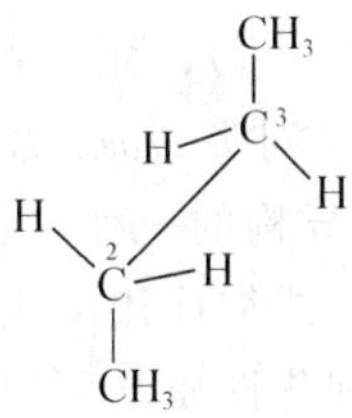

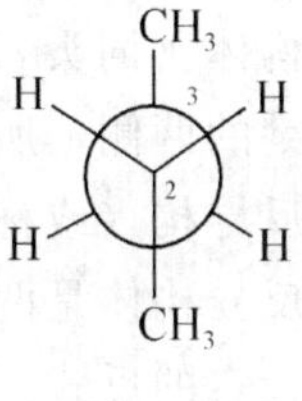

在正丁烷的构象中，对位交叉的两个甲基相距最远，相互斥力最弱，内能最低，是最稳定的构象。邻位交叉的两个甲基相距较近些，所以稳定性稍差。部分重叠式的甲基和氢原子十分靠近，相互斥力大，稳定性较邻位交叉式差。而在全重叠式中，由于两个甲基处于十分靠近的地位，相互排斥作用最大，稳定性最差。因此这几种构象的内能高低次序为：全重叠式＞部分重叠式＞邻位交叉式＞对位交叉式。

可见，对位交叉式是正丁烷的优势构象。在链状化合物中，优势构象都是类似于正丁烷对位交叉式的构象，所以直链烷烃都呈锯齿状。但是，分子主要以其优势构象存在，并不意味着其他构象式不存在，而是所占比例较少而已。应当特别注意，构象异构一般是多种异构体处于动态平衡体系，它们之间的能量差（能垒）较小，不易分离，故视为同种物质。而其他类型的异构体，属于不同的物质，在性质上有差异，尤其是生物活性差别更大，如顺-2-丁烯和反-2-丁烯（详见本节中"顺反异构"），一般都能够分离。

3. 位置异构

烯烃由于存在双键，它的异构体数目比相应的烷烃多，如丁烷只有两种构造异构体，而分子式为 C_4H_8 的烯烃则有三种构造异构体。

$$CH_2\!=\!CH\!-\!CH_2\!-\!CH_3 \qquad\qquad CH_3\!-\!CH\!=\!CH\!-\!CH_3 \qquad\qquad CH_3\!-\!\overset{\overset{\displaystyle CH_3}{|}}{C}\!=\!CH_2$$

1-丁烯   2-丁烯   2-甲基-1-丙烯

在烯烃的构造异构体中，有一种是碳链异构，即碳骨架不同的异构现象。如 1-丁烯（或 2-丁烯）与 2-甲基-1-丙烯；另一种是由于双键的位置不同而引起的异构现象，如 1-丁烯和 2-丁烯。这种由于官能团位置不同而产生的异构现象叫作位置异构。碳链异构与位置异构都属于构造异构。

位置异构同样存在于炔烃分子中，如 1-丁炔和 2-丁炔。只是由于受叁键限制，炔烃的异构体数目比相同碳原子的烯烃少。

$$CH_3C\!\equiv\!CCH_3 \qquad\qquad\qquad CH_3CH_2C\!\equiv\!CH$$

2-丁炔   1-丁炔

4. 顺反异构

由于以双键相连的两个碳原子不能绕 σ 键轴自由旋转，所以当两个碳原子上各连有两个不同的原子或基团时，如 2-丁烯，双键上的四个基团在空间就可以有两种不同的排列方式，即两种构型。

顺-2-丁烯（cis-2-丁烯）   反-2-丁烯（trans-2-丁烯）
（沸点＋4℃）   （沸点＋1℃）
（Ⅰ）   （Ⅱ）

在前一个化合物（Ⅰ）中，相同的基团（两个甲基或两个氢原子）在双键的同侧，叫作顺式异构体（词头 *cis* 系拉丁文，意指在一边）；而后者（Ⅱ）的两个甲基（或两个氢原子）则在双键的两侧，所以叫作反式异构体（词头 *trans* 系拉丁文，意指交叉）。这种异构现象叫作顺反异构（或称几何异构），是立体异构的一种，属于构型异构。

顺反异构体是两种不同的化合物。顺式往往比反式活泼。故在一定条件下，可使顺式转变为较稳定的反式。顺反异构体不仅在理化性质上不同，它们的生理活性也有差异，如具有降血脂作用的亚油酸，它的两个双键都是顺式构型。

现将上述有关链烃异构的内容小结如表 11-1。

表 11-1 链烃异构的小结

链 烃	通 式	杂化特征	标准键角	异构现象
烷	C_nH_{2n+2}	sp^3	109°28′	碳链异构 构象异构
烯 （二烯烃）	C_nH_{2n} C_nH_{2n-2}	sp^2 sp^2	120° 120°	碳链异构 位置异构 顺反异构 构象异构
炔	C_nH_{2n-2}	sp	180°	碳链异构 位置异构 构象异构

四、链烃的命名

有机化合物的种类繁多，数目庞大，又有许多异构体，所以必须有一个合理的**命名法**（nomenclature），以便于识别。链烃的常用命名法有普通命名法和系统命名法。

（一）烷烃的命名

1. 普通命名法

（1）直链烷烃的命名　直链烷烃按碳原子数叫作"正某烷"。10 个及 10 个碳原子以下的烷烃分别用天干（甲、乙、丙、丁、戊、己、庚、辛、壬、癸）表示。例如，CH_4 甲烷，C_2H_6 乙烷，C_3H_8 丙烷，…，$C_{12}H_{26}$ 正十二烷。

（2）含侧链烷烃的命名　若在链的一端含有 $(CH_3)_2CH$—原子团，且无其他侧链的烷烃，则按碳原子总数叫作异某烷。例如：

$$CH_3—\underset{\underset{CH_3}{|}}{CH}—CH_3 \qquad\qquad CH_3—\underset{\underset{CH_3}{|}}{CH}—CH_2—CH_3$$

异丁烷　　　　　　　　　　　异戊烷

若具有 $(CH_3)_3C$—且无其他侧链的五个或六个碳的烷烃，分别命名为新戊烷及新己烷。

对结构比较复杂的化合物的命名可采用系统命名法。

2. 系统命名法

（1）烷基　烃分子中去掉一个氢原子所剩下的原子团叫作烃基。脂肪烃去掉一个氢原子所剩下的原子团叫做脂肪烃基，通常用 R 表示，芳香烃基用 Ar 表示。烷烃的基叫作**烷基**（alkyl group）。烷基的命名根据烷烃而定。多于两个碳原子的烷烃，有可能衍生出多个不同的烷基。例如：

烷　烃　　　　　　　　　烷　基

甲烷 CH_4　　　　　　　　甲基 CH_3—

乙烷 C_2H_6　　　　　　　乙基 CH_3CH_2—

丙烷 C_3H_8 丙基 $CH_3CH_2CH_2-$ 异丙基 CH_3-CH-
$$\qquad\qquad\qquad\qquad\qquad\qquad\qquad\qquad\qquad\qquad |$$
$$\qquad\qquad\qquad\qquad\qquad\qquad\qquad\qquad\qquad CH_3$$

丁烷 C_4H_{10} 正丁基 $CH_3-CH_2-CH_2-CH_2-$ 异丁基 $CH_3-CH-CH_2-$
$$\qquad\qquad\qquad\qquad\qquad\qquad\qquad\qquad\qquad\qquad\qquad\qquad\qquad\qquad |$$
$$\qquad\qquad\qquad\qquad\qquad\qquad\qquad\qquad\qquad\qquad\qquad\qquad\qquad CH_3$$

$$\qquad\qquad\qquad\qquad\qquad\qquad\qquad\qquad\qquad\qquad\qquad\qquad\qquad\qquad CH_3$$
$$\qquad\qquad\qquad\qquad\qquad\qquad\qquad\qquad\qquad\qquad\qquad\qquad\qquad\qquad |$$
仲丁基 CH_3-CH_2-CH- 叔丁基 CH_3-C-
$$\qquad\qquad\qquad\qquad |\qquad\qquad\qquad\qquad\qquad\qquad\qquad |$$
$$\qquad\qquad\qquad\qquad CH_3\qquad\qquad\qquad\qquad\qquad\qquad CH_3$$

（2）系统命名法　　系统命名法是我国根据 IUPAC （International Union of Pure and Applied Chemistry）的命名原则并结合汉字的特点而制订出来的。其要点是如何确定主链和取代基的位置。具体步骤如下。

① 选择最长的连续的碳链为主链作为母体，叫某烷，主链以外的侧链作为取代基；

② 从靠近侧链的一端开始，把母体烷烃的各个碳原子依次编号，以确定取代基的位次。把取代基的位次号与名称之间用一短线相连，写在母体名称之前；

例如
$$\overset{1}{C}H_3-\overset{2}{C}H_2-\overset{3}{C}H-\overset{4}{C}H_2-\overset{5}{C}H_2-\overset{6}{C}H_3$$
$$\qquad\qquad\qquad\quad |$$
$$\qquad\qquad\qquad CH_3$$

3-甲基己烷（不应叫 4-甲基己烷）

③ 主链上连接几个不同烷基时，一般把简单烷基放在前面，复杂烷基放在后面；

例如
$$CH_3-CH_2-CH-CH-CH-CH_2-CH_2-CH_3$$
$$\qquad\qquad\quad |\qquad |\qquad |$$
$$\qquad\qquad CH_3\ (CH_2)_2\ CH_2$$
$$\qquad\qquad\qquad\quad |\qquad |$$
$$\qquad\qquad\qquad CH_3\ CH_3$$

3-甲基-5-乙基-4-丙基壬烷

④ 若在主链上连有相同的取代基，则将取代基合并，用二、三……数字表示取代基的数目标在取代基前面，各取代基的位次号仍须标出；

例如
$$\qquad\qquad\qquad\qquad CH_3$$
$$\qquad\qquad\qquad\qquad |$$
$$CH_3-CH-CH_2-C-CH_3\qquad\qquad CH_3-CH-CH-CH-CH_2-CH_3$$
$$\qquad |\qquad\qquad\qquad |\qquad\qquad\qquad\qquad\qquad\quad |\qquad |\qquad |$$
$$\quad CH_3\qquad\qquad CH_3\qquad\qquad\qquad\qquad CH_3\ CH_3\ CH_3$$

2，2，4-三甲基戊烷   2,3,4-三甲基己烷

⑤ 若同时可能有几个等长的主链时，要选择含取代基最多的碳链为主链；

例如
$$CH_3-CH_2-CH-CH-CH-CH_2-CH_3$$
$$\qquad\qquad\quad |\qquad |\qquad |$$
$$\qquad\qquad CH_3\ CH_2\ CH_3\ CH_3$$
$$\qquad\qquad\qquad\quad |$$
$$\qquad\qquad\qquad CH_2$$
$$\qquad\qquad\qquad\quad |$$
$$\qquad\qquad\qquad CH_3$$

2,3,5-三甲基-4-丙基庚烷（不应叫 2,3-二甲基-4-仲丁基庚烷）

⑥ 若在主链的等距离两端同时遇到取代基且多于两个时，则要比较第二个取代基的位次大小，以取代基位次的代数和最小为原则。

例如
$$CH_3-CH-CH_2-CH-CH-CH_3$$
$$\qquad\quad |\qquad\qquad\quad |\qquad |$$
$$\qquad CH_3\qquad\quad C_2H_5\ CH_3$$

2,5-二甲基-3-乙基己烷（不应叫 2,5-二甲基-4-乙基己烷）

（二）不饱和烃的命名

1. 烯烃的命名

烯烃的系统命名法的关键也是如何选择母体化合物和如何确定取代基的位置。其具体步骤如下。

（1）选择含有双键的最长碳链为主链作为母体。主链上的碳原子从靠近双键的一端开始编号，并把双键位置写在烯烃名称的前面；

例如
$$^1CH_3—^2CH=^3CH—^4CH_2—^5CH_3$$

2-戊烯

（2）把侧链作为取代基，其位置、数目和名称写在烯烃名称的前面；

例如
$$^6CH_3—^5CH—^4CH_2—^3CH=^2CH—^1CH_3$$
$$|$$
$$CH_3$$

5-甲基-2-己烯

（3）如双键在主链的中央，则编号从靠近取代基的一端开始；

$$CH_3—C=CH—CH_3$$
$$|$$
$$CH_3$$

2-甲基-2-丁烯

（4）烯烃主链上的碳原子在 10 个以上时，烯字的前面加一个碳字；

$$CH_3—(CH_2)_{13}—CH=CH_2$$

1-十六碳烯

（5）烯烃去掉一个氢原子生成一价基团，叫做烯基，命名时，碳链的编号应从游离价所在的碳原子开始；

例如
$$CH_2=CH— \qquad 乙烯基$$
$$CH_3—CH=CH— \qquad 丙烯基$$
$$CH_2=CH—CH_2— \qquad 烯丙基（2-丙烯基）$$

（6）对于双键碳原子上连有四个不同取代基的烯烃，其顺反异构体的命名，如简单地用相同基团在双键的同侧或异侧的方法命名则遇到困难。

例如

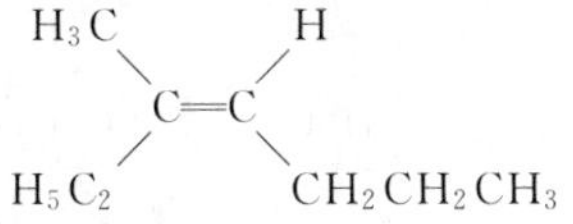

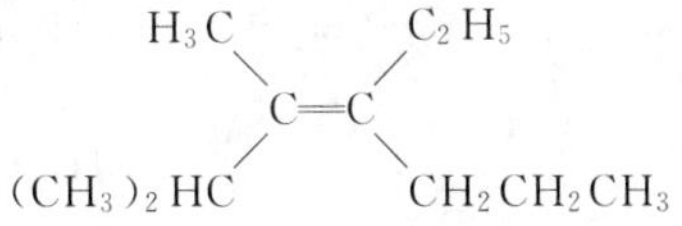

这时应根据 Cahn-Ingold-Prelog 的顺序规则对顺反异构体命名。顺序规则是为了表达某些立体化学关系，需决定有关原子或原子团的排列次序时所用的方法。其主要内容如下。

① 将各种取代基的原子（在顺反异构体中是与 C=C 的碳相连的原子）按原子序数大小排列，大者为"较优"基团。若为同位素，则将质量数大的定为"较优"基团。

例如 I＞Br＞Cl＞S＞P＞O＞N＞C＞D＞H （其中"＞"表示优于）

② 如两个基团的第一个原子相同，则比较与它直接相连的几个原子。比较时，按原子序数排列，先比较最大的；若仍相同，再依次比较第二、第三个。例如，$(CH_3)_3C—$、$(CH_3)_2CH—$、$CH_3CH_2—$、$CH_3—$四个基团，它们的第一个原子都是碳，因此要看与它相连的几个原子。例如，在叔丁基中是 C，C，C；在异丙基中是 C，C，H；在乙基中是 C，H，H；在甲基中是 H，H，H。因此，它们的次序是：

$$(CH_3)_3C\text{—} > (CH_3)_2CH\text{—} > CH_3CH_2\text{—} > CH_3\text{—}$$

假使第二个原子也相同时，则沿取代链逐次相比。

例如

$$\overset{4}{CH_3}\text{—}\overset{3}{CH_2}\text{—}\overset{2}{CH_2}\text{—}\overset{1}{CH_2}\text{—} > H\text{—}\overset{3}{CH_2}\text{—}\overset{2}{CH_2}\text{—}\overset{1}{CH_2}\text{—} > H\text{—}\overset{2}{CH_2}\text{—}\overset{1}{CH_2}\text{—}$$

此外应注意，含有一个原子序数大的原子的基团要比含有两个或三个原子序数小的原子的基团优先，例如：

$$\text{—}CH_2Cl > \text{—}C(CH_3)_3$$

因此，此规则是比较原子序数的大小，而不是几个原子的原子序数之和。

③ 有双键或叁键的基团，可以认为是连着两个或三个相同原子。

例如

C=A 为 —C—A—(C)　　（C 和两个 A 连接，A 也和两个 C 连接）

—C≡A 为 —C—A　　（C 和三个 A 连接，A 也和三个 C 连接）

因此

中带 * 的碳可写为 —*C—(C)　　（ * C 和三个碳连接）

> —C≡CH > —CH=CH₂ > —CH₂CH₃ > —CH₃

按顺序规则决定了双键上每个碳所连的两个原子或原子团的优先次序后，在下式中，如 a>b，c>d，则当 a 与 c 在参考平面（π 键所在平面，即与 C=C 平面相垂直的平面）同侧时，叫做 *Z* 构型（*Z* 取自德文 zusammen，在一起）；当 a 与 c 在参考平面两侧时，叫做 *E* 构型（*E* 取自德文 entgegen，相反，相对）。*Z*、*E* 写在括号里，放在化合物系统名称的前面。

$$\begin{matrix} a & & c \\ & C=C & \\ b & & d \end{matrix}$$

$$H_3C \quad\quad C_2H_5$$
$$\quad C=C$$
$$H \quad\quad CH_2CH_2CH_3$$
(E)-3-乙基-2-己烯

CH₃—>H—
CH₃CH₂—>C₂H₅—

$$H_3C \quad\quad CH_2CH_2CH_3$$
$$\quad C=C$$
$$H \quad\quad C_2H_5$$
(Z)-3-乙基-2-己烯

$$CH_3 \quad\quad CH_2CH_2CH_3$$
$$\quad C=C$$
$$CH_3CH_2 \quad\quad CH(CH_3)_2$$
(Z)-3-甲基-4-异丙基-3-庚烯

CH₃CH₂—>CH₃—
(CH₃)₂CH—>CH₃CH₂CH₂—

2. 二烯烃的命名

二烯烃的系统命名法是以含有两个 C=C 的最长碳链为主链，作为母体二烯烃。从靠近 C=C 的一端开始将主链上的碳原子编号，两个 C=C 的位次标明于母体二烯烃名称之前。取代基的位置随主链上碳原子的编号位次而定。

例如

$$CH_2=CH-CH=CH_2$$

1,3-丁二烯

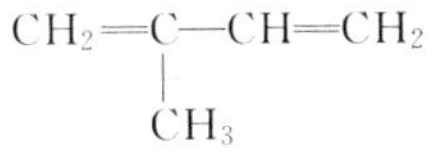

$$CH_2=\overset{\overset{\displaystyle |}{CH_3}}{C}-CH=CH_2$$

2-甲基-1,3-丁二烯（异戊二烯）

3. 炔烃的命名

炔烃的命名法和烯烃相似。

例如

$$CH_3-CH_2-CH_2-CH_2-C\equiv CH$$

1-己炔

$$CH_3-CH_2-C\equiv C-CH_3$$

2-戊炔

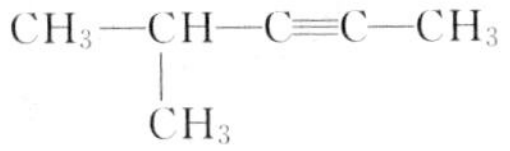

$$CH_3-\overset{\overset{\displaystyle |}{CH_3}}{CH}-C\equiv C-CH_3$$

4-甲基-2-戊炔

$$CH_3-C\equiv C-C\equiv C-C\equiv C-CH_3$$

2,4,6-辛三炔

若分子中同时含有 C=C 和 C≡C 时，要选择含有双键和叁键的最长碳链为主链作为母体。碳链的编号应从靠近双键或叁键的一端开始；当双键与叁键处于同等地位需作选择时，要以双键编号较小为原则，二者都以双键在前，叁键在后的原则命名。

$$CH_3-CH=CH-C\equiv CH \qquad 3\text{-戊烯-1-炔}$$

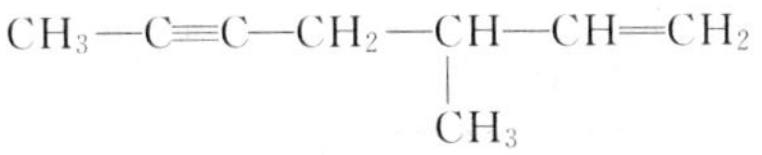

$$CH_3-C\equiv C-CH_2-\overset{\overset{\displaystyle |}{CH_3}}{CH}-CH=CH_2 \qquad 3\text{-甲基-1-庚烯-5-炔}$$

$$CH_3-CH=CH-CH_2-C\equiv C-CH_3 \qquad 2\text{-庚烯-5-炔}$$

第二节　链烃的性质

一、链烃的物理性质

在有机化学中，**物理性质**（physical properties）通常是指它们的聚集状态、气味、熔点（mp）、沸点（bp）、密度（ρ）、折射率（n）、溶解度、偶极矩、比旋光度以及波谱数据等。有机化合物的物理性质不仅与分子组成有关，而且与分子结构有密切关系，纯的有机物在一定条件下，都有恒定的物理常数，通过测物理常数，可以鉴定有机化合物的纯度和分子结构。

1. 物态

在室温和常温下，含有 1～4 个碳原子的烷烃是气体；含 5～15 个碳原子的直链烷烃是液体；16 个碳原子以上的是固体。

烯烃的物理性质与相应的烷烃相似。常温时，C_2～C_4 的烯烃是气体，C_5～C_{18} 是液体，C_{18} 以上的是固体。

在正炔烃的同系列中，C_2～C_4 的炔烃是气体，C_5～C_{15} 的是液体，C_{15} 以上的是固体。

2. 溶解度

链烃都难溶于水，而易溶于有机溶剂。这是有机化学中"相似相溶"原理的一种表现。

3. 熔点、沸点和密度

不仅物态随着链烃同系物相对分子质量的增加而有明显的改变，其他一些物理性质如熔点、沸点、密度等也呈现出规律性的变化。熔点和沸点也随着碳原子数目的增加而增高。见表 11-2。

表 11-2 链烃的物理常数

名称	熔点/℃	沸点/℃	相对密度（液态时）	名称	熔点/℃	沸点/℃	相对密度（液态时）
甲烷	−183	−164	0.4661	1-戊烯	−138	29	0.6411
乙烷	−183	−89	0.5462	1-己烯	−138	63	0.6734
丙烷	−187	−42	0.5853	1-辛烯	−101	121	0.7149
正丁烷	−138	−0.5	0.5788	乙炔	−81.8	−83.6	—
正戊烷	−130	36	0.6262	丙炔	−101.51	−232.3	
正己烷	−95	69	0.6603	1-丁炔	−32.3	8.1	—
正庚烷	−91	98	0.6838	2-丁炔	−122.5	27	0.691
正辛烷	−57	126	0.7025	1-戊炔	−90	29.3	0.695
乙烯	−169	−102		2-戊炔	−101	55.5	0.714
丙烯	−185	−48		1-己炔	−132	71	0.715
1-丁烯	−185	−6.5	0.5946	2-己炔	−88	84	0.730

　　有侧链的烷烃，一般来说，分子中的分支愈多则沸点愈低，例如表 11-3。

表 11-3 五个己烷异构体的沸点

名　　称	构　　造　　式	碳 架 形 状	沸点/℃
正己烷	CH₃CH₂CH₂CH₂CH₂CH₃		68.75
3-甲基戊烷	CH₃CH₂CHCH₂CH₃ 　　　| 　　　CH₃		63.30
2-甲基戊烷（异己烷）	CH₃CHCH₂CH₂CH₃ 　　| 　　CH₃		60.30
2,3-二甲基丁烷	CH₃CH—CHCH₃ 　　|　　| 　　CH₃ CH₃		58.05
2,2-二甲基丁烷	CH₃ 　　　| CH₃—C—CH₂CH₃ 　　　| 　　　CH₃		49.70

　　这是因为分子的侧链越多，分子越近于球形。这样表面积减小，分子间的作用力变弱，只需要较少的热能就能使分子气化，所以沸点比较低。

　　链状烷烃的熔点变化没有沸点那样有规律，通常是随着相对分子质量及分子的对称性增大而升高。分子越对称，它们在晶体中的排列越紧密，熔点就高。例如，正戊烷、异戊烷、新戊烷的熔点分别为 −130℃，−160℃，−20℃。新戊烷的熔点最高。

　　烷烃的相对密度都小于 1，且随着相对分子质量的变大而有所增加，最后接近于 0.80左右。这也是由于分子间的作用力随着相对分子质量的增加而增大，使分子间的距离相对地减小，相对密度增大。

二、链烃的化学性质

　　化合物的结构决定其化学性质，同系物结构相似，因此它们的化学性质也很相近。而表现一类化合物特征结构的关键是官能团。当掌握官能团的典型化学性质，可以推测同系物的性质。

（一）烷烃的化学性质

烷烃的分子中没有官能团。除甲烷只有 C—H σ 键外，所有烷烃分子中仅含 C—C 及 C—H σ 键。

在 C—H 键中，由于碳原子和氢原子的电负性相差很小，σ 电子云几乎均匀地分布在两个原子核之间，所以烷烃中的 C—H 及 C—C 键是非极性键。它们在常温下都非常稳定，与强酸、强碱及常见的氧化剂或还原剂都不发生化学反应。然而，在一定条件下，例如高温、高压和在催化剂存在下，烷烃也能进行一些反应。

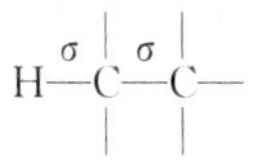

1. 卤化反应

烷烃和氯在黑暗中几乎不起反应。但是在日光照射、高温或催化剂的影响下，它们能产生剧烈的反应。例如甲烷和氯气在强烈的日光或紫外光照射下猛烈反应，甚至发生爆炸。

$$CH_4 + 2Cl_2 \xrightarrow[h\nu]{\text{紫外光或光能}} C + 4HCl + \text{热量}$$

在漫射的日光下则起氯化反应，生成氯甲烷、二氯甲烷、三氯甲烷（俗称氯仿）和四氯化碳等。

烷烃的氯化过程是逐步的。每一步被取代出来的氢原子与另一个氯原子化合成为氯化氢。

$$CH_4 + Cl_2 \xrightarrow{h\nu} CH_3Cl + HCl$$

$$CH_3Cl + Cl_2 \xrightarrow{h\nu} CH_2Cl_2 + HCl$$

$$CH_2Cl_2 + Cl_2 \xrightarrow{h\nu} CHCl_3 + HCl$$

$$CHCl_3 + Cl_2 \xrightarrow{h\nu} CCl_4 + HCl$$

以上四个氯代烷的沸点不同，可用分馏法分离。但控制反应条件，也可以获得一种主要产物。例如，用少量的氯与过量的甲烷反应主要得到氯甲烷，但收率低。

2. 氧化反应

烷烃在通常情况下是不被氧化的。但是它能在空气中燃烧（剧烈氧化）生成二氧化碳和水，同时放出大量的热能。因此烷烃可以用作燃料。

$$C_2H_6 + 3\frac{1}{2}O_2 \rightarrow 2CO_2 + 3H_2O \qquad \Delta H = -1426 \ kJ \cdot mol^{-1}$$

$$C_6H_{14} + 9\frac{1}{2}O_2 \rightarrow 6CO_2 + 7H_2O \qquad \Delta H = -4141 \ kJ \cdot mol^{-1}$$

一些气态烃或极细微粒的液态烃与空气在一定比例范围内混合，点燃时会发生爆炸。煤矿井的瓦斯爆炸就是甲烷与空气的混合物（体积比约为 1:10 左右）燃烧时造成的。

烷烃在高温及催化剂存在下，可以用空气或氧气进行氧化，生成许多有用的含氧化合物。例如：

$$RCH_2CH_2R' + O_2 \xrightarrow[110℃]{\text{锰盐}} RCOOH + R'COOH \ （\text{同时有醇、酮、醛等生成}）$$

（$C_{20} \sim C_{30}$ 的烷烃）

（二）烯烃和炔烃的化学性质

烯烃的官能团是碳碳双键（—C＝C—），炔烃的官能团是碳碳叁键（—C≡C—），它们相同的地方在于都含有不饱和键，而且，是容易断裂的 π 键，因此，表现出比烷烃活泼的化学性质。下面，我们先讨论一下烯烃和炔烃共有的化学性质。

1. 加成反应

（1）加氢　在普通情况下，烯烃与氢并不发生反应。如有适当的催化剂（Pt，Pd，Ni）存在，烯烃在液相或气相下能够氢化，变成相应的烷烃。例如：

$$CH_2=CH_2+H_2 \xrightarrow{\text{催化剂}} CH_3-CH_3$$

由于催化氢化反应可以定量地进行，所以在鉴定化学结构上常用微量氢化法来测定双键的数目。

炔烃比烯烃难于氢化，当有催化剂存在时，炔烃也能加氢。由于炔烃含有两个 π 键，可分步与两分子氢加成。

$$CH_3-C\equiv C-CH_3 \xrightarrow[H_2]{Pt} (CH_3-CH=CH-CH_3) \xrightarrow[H_2]{Pt} CH_3-(CH_2)_2-CH_3$$

（2）加卤素　烯烃与卤素的加成反应，通常指的是烯烃与氯或溴反应。这个反应在常温下就能很迅速地发生。例如：

$$CH_2=CH_2+Br-Br \longrightarrow \overset{\displaystyle Br\ \ \ Br}{\underset{\displaystyle CH_2-CH_2}{|\ \ \ \ |}}$$

炔烃能与氯或溴加成。反应分两步进行，第一次加 1mol 试剂，生成烯烃的二卤衍生物；第二次再加 1mol 试剂，生成四卤代烷。例如：

$$CH\equiv CH \xrightarrow{Cl_2} \underset{Cl}{\overset{H}{C}}=\underset{H}{\overset{Cl}{C}} \xrightarrow{Cl_2} Cl_2HC-CHCl_2$$

$$\text{反二氯乙烯} \qquad \text{1,1,2,2-四氯乙烷}$$

如果用溴的四氯化碳溶液时，反应结束后溴的棕红色消失。因为反应有明显的颜色变化，所以常用这个方法来鉴定化合物是否含有碳碳双键或碳碳叁键。

（3）加卤化氢　烯烃与卤化氢（HI，HBr，HCl）的加成反应也是亲电加成反应，生成卤代烷。例如：

$$CH_2=CH_2+HI \longrightarrow CH_3CH_2I$$

$$\text{碘乙烷}$$

像 HX 一类试剂，加在双键上的两部分（H 与 X）不一样，所以叫做不对称试剂。乙烯是对称的烯烃，它和不对称试剂加成产物只有一种。若不对称试剂和不对称烯烃（即双键两个碳原子上含氢原子的数目不同）发生加成反应时，加成方式就有两种可能。例如，丙烯与氯化氢加成时，产物可能是：

$$CH_3-CH=CH_2+HCl \longrightarrow \begin{cases} CH_3-\underset{\displaystyle \underset{Cl}{|}}{CH}-CH_3 & (\text{I})\ 90\% \\ CH_3-CH_2-CH_2Cl & (\text{II})\ 10\% \end{cases}$$

得到的产物主要是（I）。也就是当不对称烯烃和卤化氢加成时，氢原子主要加在含氢较多的双键碳原子上。这个经验规律叫做**马尔科夫尼可夫规则**（Markovnikov's rule），简称马氏规则。

（4）加水　在酸的催化下，烯烃与水也可进行加成反应生成醇。例如：

$$CH_2=CH_2+HOH \xrightarrow{H^+} CH_3CH_2OH$$

$$\text{乙醇}$$

$$CH_3-CH=CH_2+HOH \xrightarrow{H^+} CH_3-\underset{\underset{OH}{|}}{CH}-CH_3$$

异丙醇

$$\underset{\underset{CH_3}{|}}{\overset{\overset{CH_3}{|}}{C}}=CH_2 + HOH \xrightarrow{H^+} (CH_3)_2\underset{\underset{OH}{|}}{C}-CH_3$$

叔丁醇

常用的催化剂是硫酸和磷酸。烯烃与水的加成反应也遵循马氏规则。

　　炔烃的水合是催化剂（硫酸汞的硫酸溶液）存在下，按马氏规则进行的。乙炔水合后的反应产物是乙醛，其他炔烃水合产物不是醛，而是酮。

$$H-C\equiv C-H+H-OH \xrightarrow[H_2SO_4]{HgSO_4} \left[\underset{\underset{O\ H\ H}{|\ \ |}}{\overset{\overset{}{}}{H-C=C-H}}\right] \xrightarrow{重排} CH_3-\overset{\overset{H}{|}}{C}=O$$

乙醛

$$CH_3CH_2C\equiv C-H+H-OH \xrightarrow[H_2SO_4]{HgSO_4} \left[CH_3CH_2-\underset{\underset{O\ H}{|}}{C}=CH_2\right] \xrightarrow{重排} CH_3CH_2COCH_3$$

丁酮

炔烃加水先生成烯醇 $-\underset{\underset{O\ H\ H}{|\ \ |}}{C}=C-$ ，烯醇不稳定，经过分子内重排，变为稳定的醛或酮。

2. 氧化反应

　　（1）强氧化剂的氧化　烯烃很容易被氧化，主要发生在 π 键上。首先是 π 键断裂，条件强烈时 σ 键也可以断裂，随着氧化剂及反应条件的不同，氧化产物也不同。常用的氧化剂是高锰酸钾溶液。

　　烯烃与稀的高锰酸钾溶液作用，氧化为邻二醇。

$$R-CH=CH_2+H_2O \xrightarrow[室温]{KMnO_4} R-\underset{\underset{OH}{|}}{CH}-\underset{\underset{OH}{|}}{CH_2}$$

　　烯烃与高锰酸钾浓溶液作用，碳链在双键处断裂，生成碳原子数较少的羧酸和酮等。

$$R-CH=\underset{\underset{R'}{\diagup}}{\overset{\overset{R''}{\diagup}}{C}} \xrightarrow[KMnO_4]{[O]} RCOOH + \underset{\underset{R'}{\diagup}}{\overset{\overset{R''}{\diagup}}{C}}=O$$

羧酸　　　酮

$$R-CH=CH_2 \xrightarrow[KMnO_4]{[O]} RCOOH + \underset{\downarrow}{HCOOH}$$
$$CO_2+H_2O$$

　　用高锰酸钾氧化烯烃虽然可以得到邻二醇、酮或酸，但这个反应的用途不在于化学合成，而是分析。因为反应后，溶液的紫色褪去，且有褐色的二氧化锰沉淀生成。所以在有机分析上常用它检验双键的存在和推测分子的结构。

　　炔烃的氧化反应比烯烃简单，炔烃氧化时，碳链在叁键处断裂。例如，乙炔用高锰酸钾氧化时，生成二氧化碳。

$$3HC\equiv CH+10KMnO_4+2H_2O \longrightarrow 6CO_2+10KOH+10MnO_2\downarrow$$

其他炔烃用高锰酸钾氧化，生成羧酸。

$$R-C\equiv C-R' \xrightarrow[H_2O]{[O]} RCOOH+R'COOH$$

从反应结果可以看到高锰酸钾的紫色消失。所以也可利用此反应检查碳碳叁键。

（2）臭氧氧化 臭氧（常用含 O_3 6%～8%的氧气）能与烯烃迅速进行反应，碳碳双键断裂，生成环状的臭氧化物，臭氧化物含有过氧键（—O—O—），很不稳定，容易发生爆炸。因此，通常都不把它分离出来而是在锌粉存在下进行水解。断裂部位是原来的碳碳双键处，根据原来烯烃的结构，水解后的产物可能是醛或酮。

例如，1-丁烯、2-丁烯及 2-甲基丙烯是同分异构体，臭氧化物的分解产物不同。

$$CH_3CH_2CH=CH_2 \xrightarrow[(2)\ H_2O,\ Zn]{(1)\ O_3 \text{❶}} CH_3CH_2CHO+HCHO$$
　　　　1-丁烯　　　　　　　　　　　　　丙醛　　　　甲醛

$$CH_3CH=CHCH_3 \xrightarrow[(2)\ H_2O,\ Zn]{(1)\ O_3} CH_3CHO+CH_3CHO$$
　　　2-丁烯　　　　　　　　　　　　乙醛　　　　乙醛

$$CH_3-\underset{\underset{CH_3}{|}}{C}=CH_2 \xrightarrow[(2)\ H_2O,\ Zn]{(1)\ O_3} CH_3COCH_3+HCHO$$
　　　2-甲基丙烯　　　　　　　　　　　丙酮　　　甲醛

从上述例子可以看出，不同结构的烯烃，氧化产物不同，双键碳上有两个烷基时（$\overset{R}{\underset{R}{}}C=C\overset{}{}$），氧化产物为酮（$R-\overset{O}{\overset{||}{C}}-R$）；双键碳上有一个烷基时（$R-CH=C\overset{}{}$），氧化产物为醛（$R-\overset{O}{\overset{||}{C}}-H$）；双键碳上没有烷基（$CH_2=C\overset{}{}$）即端烯时，氧化产物为甲醛，因此常用此反应推测烯烃的结构。加 Zn 粉的目的是避免生成的醛被 H_2O_2 氧化。

3. 聚合反应

在一定的条件下，烯烃能发生自身的加成反应。这种由低分子结合成为较大分子的过程叫做**聚合反应**（polymerization），生成的产物叫做**聚合物**（polymer）。烯烃的聚合是通过加成反应进行的，所以这种聚合方式称为加成聚合反应，简称加聚。例如，乙烯在高温、高压下，加入少量过氧化物作为引发剂，乙烯分子能彼此发生加成，形成相对分子质量可达 4 万左右的聚乙烯。

$$n\text{H}_2\text{C}=\text{CH}_2 \longrightarrow \text{─}[\text{CH}_2-\text{CH}_2]_n\text{─} \qquad (n=500\sim2000)$$

烯烃聚合反应在医用高分子化学中应用较多。比如，制作医用高分子微球时，就可用苯乙烯及其衍生物的聚合物。

乙炔在不同的催化剂和反应条件下，发生各种不同的聚合反应，生成链状或环状的化合物。如乙炔若发生二分子聚合反应时，生成乙烯基乙炔 $CH_2=CH-C\equiv CH$；若在适当的催化剂存在下，三个分子的乙炔聚合成苯。

$$3HC\equiv CH \xrightarrow{\text{催化剂}} \bigcirc$$

4. 炔烃的特殊反应——炔淦反应

连接在 $C\equiv C$ 碳原子上的氢原子相当活泼，这是因为叁键 C 是 sp 杂化，s 成分占 1/2，

---

❶ （1）O_3，（2）H_2O，Zn 的含义是，第一步以 O_3 处理，第二步将第一步的产物与 H_2O，Zn 反应。

电负性比较强，使得 C_{sp}—H_{1s} σ 键的电子云更靠近碳原子，增强了 C—H 键极性，显示酸性。乙炔基阴离子能量低，体系稳定，所以乙炔分子 $CH\equiv CH$ 中的氢原子容易被金属取代，生成的炔烃金属衍生物叫做炔化物。例如，将乙炔通入硝酸银氨溶液或氯化亚铜氨溶液中，分别生成白色的乙炔银和砖红色的乙炔亚铜沉淀。

$$CH\equiv CH+2[Ag(NH_3)_2]NO_3 \longrightarrow AgC\equiv CAg\downarrow +2NH_3+2NH_4NO_3$$
乙炔银

$$CH\equiv CH+2[Cu(NH_3)_2]Cl \longrightarrow CuC\equiv CCu\downarrow +2NH_3+2NH_4Cl$$
乙炔亚铜

上述反应极为灵敏，常用来鉴定具有—$C\equiv CH$ 结构特征的炔烃，并可利用这一反应从混合物中把这种炔烃分离出来，而 R'—$C\equiv C$—R 型的炔烃不发生这两个反应。乙炔银和乙炔亚铜在湿润时比较稳定，在干燥时能因撞击或升高温度发生爆炸，所以实验完毕后，应立即加硝酸把它分解掉。

（三）共轭二烯烃的化学性质

共轭二烯烃的化学性质和烯烃相似，可以发生加成、氧化、聚合等反应。但由于两个双键共轭的影响，又显出一些特殊的性质。

共轭二烯烃可以与 1mol 或 2mol 卤素或卤化氢加成。例如：

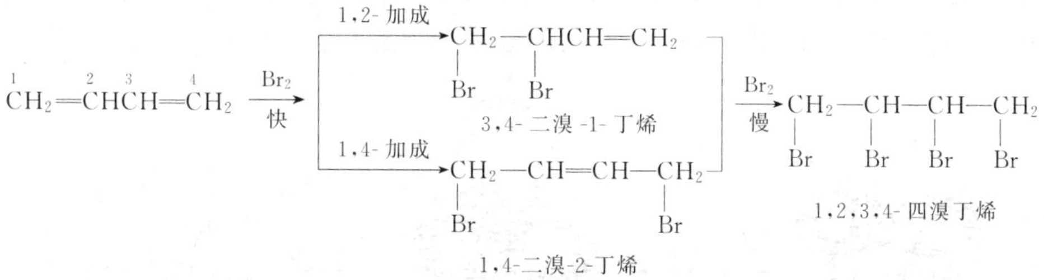

加第一分子溴的速率要比加第二分子溴快得多，反应可以控制在二溴代物阶段，生成的二溴代物也不是一种而是两种：3,4-二溴-1-丁烯和1,4-二溴-2-丁烯。从结构中可以看出3,4-二溴-1-丁烯是由溴和一个双键加成而生成的1,2-加成产物。1,4-二溴-2-丁烯是溴加在共轭双键两端而生成的1,4-加成产物。

共轭二烯烃的1,2-与1,4-加成产物的比例取决于反应条件。通常在较低温度及非极性溶剂中，有利于1,2-加成；在较高温度及极性溶剂中，有利于1,4-加成。

第三节 链烃的反应历程

化学反应历程，就是化学反应所经历的过程，是对每一个化学反应的各个中间步骤的详细描述。了解一类反应的历程，有利于深入研究该类反应，以便人为控制反应条件，达到预期目的。反应历程决定于作用物的分子结构、进攻试剂的性质、反应介质和反应条件等。

一、反应历程

1. 烷烃卤代反应历程——自由基反应

研究表明，烷烃的氯化反应是一种自由基反应。反应过程中，反应物的共价键发生均裂，生成自由基。自由基的化学反应活性大，很不稳定，极易与其他化合物的分子发生反应，使自己变成稳定的分子，又使其他化合物的分子变为自由基，从而引起一连串反应（链锁反应）。自由基反应通常经历链引发、链增长、链终止三个步骤，例如甲烷的氯代反应。

链引发
$$Cl \!:\! Cl \xrightarrow{\text{日光}} 2Cl \cdot$$

链增长
$$
\begin{cases}
Cl \cdot + CH_4 \longrightarrow HCl + \cdot CH_3 \\
\cdot CH_3 + Cl_2 \longrightarrow CH_3Cl + Cl \cdot \\
Cl \cdot + CH_3Cl \longrightarrow HCl + \cdot CH_2Cl \\
\cdot CH_2Cl + Cl_2 \longrightarrow CH_2Cl_2 + Cl \cdot \\
Cl \cdot + CH_2Cl_2 \longrightarrow HCl + \cdot CHCl_2
\end{cases}
$$

链终止
$$
\begin{cases}
Cl \cdot + Cl \cdot \longrightarrow Cl_2 \\
\cdot CH_3 + Cl \cdot \longrightarrow CH_3Cl \\
\cdot CH_3 + \cdot CH_3 \longrightarrow CH_3 - CH_3
\end{cases}
$$

2. 加成反应历程——亲电加成

（1）烯烃与卤素的加成　非极性的溴分子由于受乙烯 π 电子或极性条件（如微量的水、玻璃容器的器壁等）的影响而极化变成了偶极分子 $\overset{\delta^+}{Br}—\overset{\delta^-}{Br}$。加成反应分两步进行。第一步，$\overset{\delta^+}{Br}—\overset{\delta^-}{Br}$ 中带部分正电荷的 $\overset{\delta^+}{Br}$ 进攻乙烯分子，使 C═C 中的 π 键变弱，Br—Br 中的 σ 键也变弱，生成一个带正电荷的 σ 络合物——环状溴鎓离子及 Br^-。

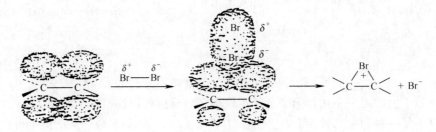

第二步，Br^- 从溴鎓离子的背面进攻，得加成产物。

用实验方法可以证明是 $\overset{\delta^+}{Br}$ 而不是 $\overset{\delta^-}{Br}$ 首先与烯烃加成。如果将乙烯通到氯化钠的水溶液中去时，不发生反应。如将乙烯通到含溴的氯化钠水溶液中去时，非但有二溴化合物生成，

$$CH_2\!=\!CH_2 + Br_2 \longrightarrow \overset{+}{\underset{\begin{subarray}{c}CH_2 - CH_2\end{subarray}}{Br}} + Br^- \longrightarrow \underset{\text{1,2-二溴乙烷}}{\underset{Br\;\;\;\;Br}{CH_2\!-\!CH_2}}$$

$$
\begin{array}{cc}
\downarrow Cl^- & \downarrow H_2\ddot{O} \\
(NaCl) &
\end{array}
$$

$$\underset{Br\quad Cl}{CH_2\!-\!CH_2} \qquad \underset{Br\quad \overset{+}{O}H_2}{CH_2\!-\!CH_2} \longrightarrow \underset{Br\quad OH}{CH_2\!-\!CH_2} + H^+$$

2-溴乙烷

而且还产生溴氯代物和溴代醇。这充分说明了是溴先与乙烯作用生成溴鎓离子，然后它再与

Cl^- 或 $H_2\overset{..}{O}$ 作用生成溴氯化物和溴代醇。

在乙烯与溴的加成反应中，第一步进行得较慢，是决定反应速率的步骤。第二步是带相反电荷的两个离子结合，所以反应较快。决定反应的一步是由亲电试剂发动进攻的，所以这个反应是亲电反应。又由于整个反应是加成反应，故叫做**亲电加成反应**（electrophilic addition）。

（2）烯烃与卤化氢的加成和马氏规则 烯烃与卤化氢（HCl，HBr，HI）或浓的氢卤酸的加成也是亲电加成。卤化氢是极性分子（$H^{\delta+}—X^{\delta-}$），氢卤酸为 H^+X^-。

加成反应的第一步是质子（H^+）与烯烃生成碳正离子。这是决定反应速率的一步。

$$\overset{sp^3 \quad sp^2}{CH_2{=}CH_2 + H^+ \longrightarrow CH_3{-}\overset{+}{C}H_2}$$

乙基阳离子（碳正离子）

碳正离子中，带正电荷的碳是 sp^2 杂化的，这个碳上有空的未参与杂化的 p 轨道。

第二步，X^- 与碳正离子结合，生成卤代烷。

$$CH_3CH_2^+ + X^- \longrightarrow CH_3CH_2X$$

不对称烯烃（如丙烯）与 HX 的加成符合马氏规则。反应第一步生成的碳正离子有两种可能性：一种是（Ⅰ），即正电荷在中间一个碳原子（C-2）上；另一种是（Ⅱ），即正电荷在末端的碳原子（C-1）上。

$$CH_3—CH{=}CH_2 \begin{cases} ① \ CH_3\overset{+}{C}HCH_3 \xrightarrow{\ X^-\ } CH_3\underset{\underset{X}{|}}{C}HCH_3 \quad （主产物） \\ \qquad\qquad (Ⅰ) \qquad\qquad 2\text{-}卤丙烷 \\ ② \ CH_3CH_2\overset{+}{C}H_2 \xrightarrow{\ X^-\ } CH_3CH_2CH_2X \\ \qquad\qquad (Ⅱ) \qquad\qquad 1\text{-}卤代烷 \end{cases}$$

实验表明，生成这两种碳正离子（Ⅰ及Ⅱ）所需的活化能不同，生成（Ⅰ）的活化能较小，生成（Ⅱ）的活化能较大；同时，（Ⅰ）与（Ⅱ）本身的能量大小也不一样，（Ⅰ）较小而（Ⅱ）较大。所以各种烷基碳正离子的稳定性次序为：$3°>2°>1°>{+}CH_3$。可见 $2°$ 碳正离子要比 $1°$ 碳正离子更容易生成。也就是说异丙基碳正离子（Ⅰ）比丙基碳正离子（Ⅱ）更容易生成。因此，（Ⅰ）是丙烯与 HX 加成反应的主要中间体，因此，主产物是 2-卤丙烷而不是 1-卤丙烷。

马氏规则还可以用甲基的诱导效应来解释。丙烯是不对称烯烃，与乙烯不同。乙烯的双键的两个碳原子各连两个氢，其分子中 π 电子云的分布是均匀的。丙烯双键的两个碳原子中，有一个连两个氢，另一个连着氢和甲基。由于氢与甲基的电负性不同，氢的电负性大，甲基的电负性小是给电子基。所以，丙烯分子中碳碳双键上的电子云密度比乙烯的大，同时π 电子云的分布也不均匀：

$$CH_3\longrightarrow \overset{\delta+}{\underset{\underset{H}{|}}{C}}{=\!=}\overset{\delta-}{\underset{\underset{H}{|}}{C}}{-}H$$

式中的弯箭号 ⌢ 表示一对 π 电子的转移方向，$\delta+$ 及 $\delta-$ 表示双键两个碳原子上电荷的分布不均匀。$\delta-$ 和 $\delta+$ 各代表部分负、正电荷。甲基的这种影响叫做诱导效应（$+I$ 效应）。因而，当亲电试剂 H^+ 向丙烯发动进攻时，其攻击部位是丙烯分子中带部分负电荷的碳。这样，生成的中间体是 $CH_3\overset{+}{C}HCH_3$（Ⅰ），加成的主要产物是 $CH_3\underset{\underset{X}{|}}{C}HCH_3$，符合马氏规则。

二、诱导效应和共轭效应

1. 诱导效应

有机化合物的性质，不仅决定于分子中原子的组成，连接顺序和方式，而且决定于分子中原子间的相互影响和空间排布。一般把原子间的相互影响归结为电子效应。电子效应说明改变分子中电子云密度的分布对物质性质所产生的影响；空间排布归结为空间效应，空间效应说明分子中的空间结构对性质的影响。电子效应又可分为**诱导效应**（inductive effect）和**共轭效应**（conjugative effect）。

所谓诱导效应是在多原子分子中，由于原子或原子团电负性不同，使分子中电子云密度分布发生变化，造成键的极化，这种影响可沿分子链传递下去。原子间的这种相互影响叫做诱导效应（即 I 效应）。

诱导效应的方向以 C—H 键作为比较标准（I 效应 $=0$）。当其他原子或原子团（X 或 Y）取代 C—H 的氢原子后，成键的电子云密度分布不同于 C—H 键。如果 X 的电负性大于氢原子，则当 X 取代氢后，C—X 键的电子偏向 X，产生偶极。

$$-\overset{|}{\underset{|}{C}}\rightarrow X \qquad -\overset{|}{\underset{|}{C}}-H \qquad -\overset{|}{\underset{|}{C}}\leftarrow Y$$

$$-I\text{效应} \qquad\qquad \text{比较标准} \qquad\qquad +I\text{效应}$$

箭头指的方向是电子偏移方向。与氢相比，X 具有吸电性，我们把它们叫做**吸电子基**（electron-drawing group）。由它们所引起的诱导效应叫做吸电子诱导效应，一般用 $-I$ 表示。如果 Y 的电负性小于氢原子，则当 Y 取代后，C—Y 键的电子向碳偏移。与氢相比，Y 具有斥电子性，我们把它们叫做**斥电子基**（electron-donation group）。由它们所引起的诱导效应叫做斥电子诱导效应，或叫供电诱导效应，用 $+I$ 表示。

在多原子分子中，$+I$ 或 $-I$ 诱导效应都可以沿着分子中原子的链（σ 键）由近及远地传递下去。例如：

$$H-\overset{H}{\underset{H}{C}} \xrightarrow{\delta\delta\delta^+} -\overset{H}{\underset{H}{C}} \xrightarrow{\delta\delta^+} -\overset{H}{\underset{H}{C}} \xrightarrow{\delta^+} -X^{\delta^-}$$

$$H-\overset{H}{\underset{H}{C}} \xleftarrow{\delta\delta\delta^-} -\overset{H}{\underset{H}{C}} \xleftarrow{\delta\delta^-} -\overset{H}{\underset{H}{C}} \xleftarrow{\delta^-} Y^{\delta^+}$$

式中 δ^+、δ^- 表示带部分正负电荷，带电量顺序为 $\delta^+>\delta\delta^+>\delta\delta\delta^+$；$\delta^->\delta\delta^->\delta\delta\delta^-$。但是，诱导效应将随着传递距离的增加而迅速减弱，一般经过 3~4 个键以后，影响已经很小了。

诱导效应只是使共价键中的电子云密度由于电负性的差异而引起的定向偏移，并不改变各原子的电子层结构，故只产生局部的正负电荷。

根据实验结果，一些原子或原子团电负性大小的次序如下：

—F＞—Cl＞—Br＞—I＞—OCH$_3$＞—OH＞—C$_6$H$_5$＞—CH＝CH$_2$＞—H＞—CH$_3$＞—C$_2$H$_5$＞—CH（CH$_3$）$_2$＞C（CH$_3$）$_3$

在 H 前面的原子或原子团是吸电子基，在 H 后面的是斥电子基。

上面所述的诱导效应是由分子内的静电作用产生的永久性的效应，是由物质分子的结构所决定的，与外界的条件无关，又叫做静态诱导效应。如果有外界电场的影响，例如在极性介质或极性溶剂的作用下，上述诱导效应将得到加强，这种现象叫做动态诱导效应。

应用诱导效应理论可以解释许多反应过程的问题。前面的丙烯与 HBr 加成符合马氏规则就是由于甲基的斥电子诱导效应的结果。

2. 共轭效应

共轭效应是分子中原子间相互影响的另一种形式，它存在于共轭体系中，可以引起分子中电子云密度的重新分布（C 效应）。根据共轭体系不同可分为 π-π 共轭、p-π 共轭和 σ-π 共轭。本节重点讨论前两种共轭效应。

（1）π-π 共轭　π-π 共轭效应是存在于像 1,3-丁二烯这种 π-π 共轭体系中的一种电子效应。由于 π-π 共轭体系的存在，π 电子可在整个共轭体系流动。引起分子中电子云密度的重新分布。例如：1,3-丁二烯与 HBr 加成时，可以有 1,2-加成、1,4 加成两种产物，这主要是共轭效应影响。

1,3-丁二烯在极性试剂 HBr 作用下，发生极化，第一步是带正电荷的氢离子进攻极化了的 1,3-丁二烯分子中电子云密度大的部位，可能生成两种活泼的正碳离子中间体（a）和（b）。

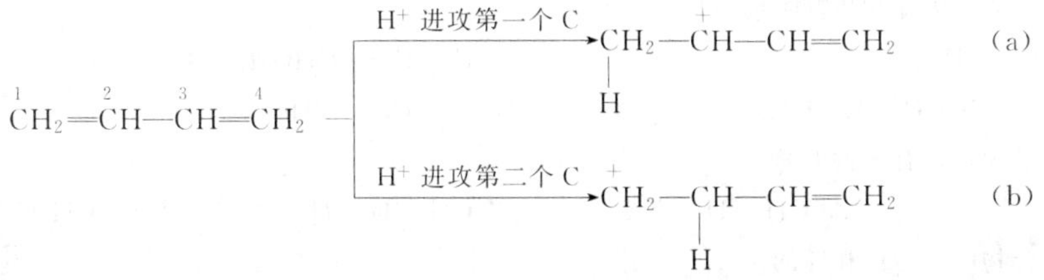

（a）中碳正离子上的空 p 轨道和双键相邻，可以相互重叠，发生电子云分布的改变称为电子离域，使 C-2 上的正电荷分散到 C-3，C-4 上，使体系稳定。而（b）中碳正离子与双键相隔两个单键，所以不能共轭，也就不能发生电子离域。因此第一步主要生成（a）。但是经测定（a）中的正电荷并不是均匀分布在 C-2，C-3，C-4 上，而是主要集中在 C-2 和 C-4 上，也就是出现了正、负交替现象，这是 π-π 共轭体系的一个特征。因此当第二步 Br 加成时，分别可加到 C-2 和 C-4 上，得到 1,2-、1,4-两种加成产物。

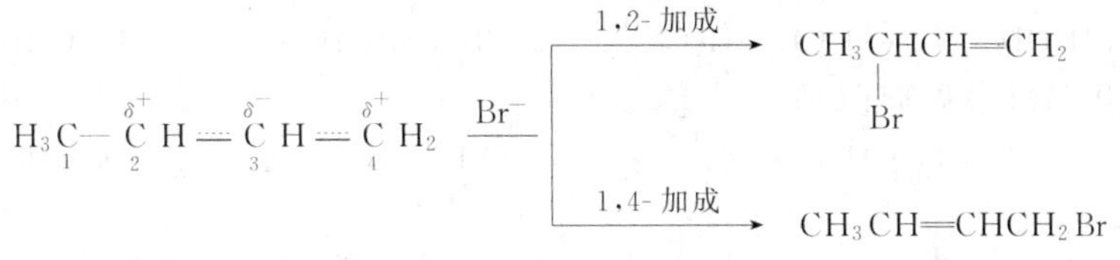

（2）p-π 共轭　p-π 共轭是指在含有未共用 p 电子对的原子与碳碳双键直接相连的体系中，p 电子对与双键 π 电子相互作用所形成的共轭效应。例如，CH_2 =CH—Cl 分子中，含孤对 p 电子的氯原子与 C=C 双键直接相连，它们相互作用，发生 p-π 共轭，其方向是 p 电子向 C=C 上移动，C—Cl 键变短。这样的结构（称乙烯位卤原子）中，C—Cl 键活性降低。同样，苯酚分子也存在氧原子与苯环的 p-π 共轭，氧原子的电子云向苯环移动，O—C 键变短，O—H 键极性增强。所以，苯酚酸性大于醇，且环上亲电取代反应活性增强（以后章节中详细讨论）。

本章要求

1. 掌握链烃的结构、异构现象，烷烃、烯烃和炔烃的原子轨道杂化特征。掌握链烃的命名原则。

2. 熟悉烷烃的卤化反应和氧化反应。

3. 掌握烯烃和炔烃的亲电加成反应及马氏规则的运用。掌握烯烃和炔烃的氧化反应，炔烃的炔淦反应，共轭二烯烃的亲电加成反应。了解烯烃和炔烃的聚合反应。

4. 熟悉诱导效应、共轭效应的概念及其应用。了解自由基取代反应、亲电加成反应的反应历程。

5. 了解各类链烃的物理性质。

习　题

一、选择题

1. 下列碳正离子中最稳定的是_____。

A. $CH_3\overset{+}{C}HCH_3$ 　　 B. $CH_3\overset{+}{C}(CH_3)_2$ 　　 C. $CH_3\overset{+}{C}HCH_2CH_3$ 　　 D. $\overset{+}{C}H_3$

2. 下列分子中，为 π-π 共轭体系的是_____。

A. $CH_3CH{=}CHCl$ 　　　　　　　B. $CH_3CH{=}CHCH{=}CH_2$

C. $CH_3CH{=}CHCH_2CH{=}CH_2$ 　　　D. $CH_3CCl{=}CHCl$

3. 下列分子中，含有 π 键的是_____。

A. CH_4 　　 B. CH_3CH_3 　　 C. $CH_3CH_2CH_3$ 　　 D. $CH_3CCl{=}CH_2$

4. 下列化合物中，为饱和烃的是_____。

A. $CH_3CH_2CH_3$ 　　　　　　　B. $CH_2{=}CHCH_3$

C. $CH_3CH{=}CHCH_3$ 　　　　　　D. 丙炔

5. 下列化合物中，能与硝酸的银氨溶液生成白色沉淀的是_____。

A. CH_4 　　 B. CH_3CH_3 　　 C. $CH_3CH{=}CH_2$ 　　 D. 乙炔

6. 下列分子中存在顺反异构体的是_____。

A. 乙炔 　　 B. CH_3CH_3 　　 C. $CH_3CH{=}CH_2$ 　　 D. $CH_3CH{=}CHCH_3$

7. 在磷酸的催化作用下，丙烯与水发生加成反应，主要产物是_____。

A. $CH_3CH_2CH_2OH$ 　　 B. $CH_3CH_2CH_2Cl$ 　　 C. CH_3CH_2OH 　　 D. $CH_3CHOHCH_3$

8. 下列分子中，含有季碳原子的是_____。

A. CH_4 　　 B. CH_3CH_3 　　 C. $(CH_3)_4C$ 　　 D. $CH_3CH{=}CHCH_3$

二、简答题

1. 指出 $CH_3{-}CH{=}CH_2$ 和 $CH_2{=}CH{-}CH_2{-}C{\equiv}CH$ 中各碳原子的杂化状态（sp^3、sp^2、sp）。

2. 下列各式中，哪几个是同一化合物？

(1) $(CH_3)_2CHCH_2CHCH_2CH_3$
　　　　　　　　|
　　　　　　　CH_3

(2) $CH_2CHCH_2CHCH_3$
　　|　|　　|
　CH_3CH_3　CH_3

(3) $CH_3{-}CHCHCH_2CH_2CH_3$
　　　　|
　　　CH_3　　（上方 CH_3）

(4) $CH_3{-}\overset{CH_3}{\underset{H_3CH_2C}{C}}{-}\overset{}{\underset{CH_2CH_3}{CH_2}}$

3. 命名下列各化合物

(1) $(CH_3)_2CHCH_2CH_3$

(2) 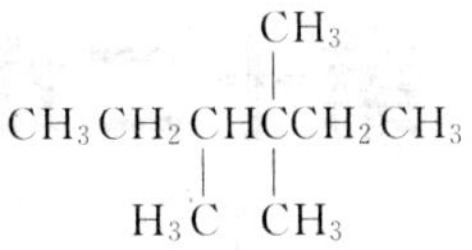 $CH_3CH_2\underset{\underset{H_3C}{|}\overset{\overset{CH_3}{|}}{\underset{CH_3}{|}}}{C}HCH_2CH_3$

(3) $CH_3-\underset{\underset{CH_3}{|}}{C}H-\overset{\overset{CH_3}{|}}{C}H-CH_3$

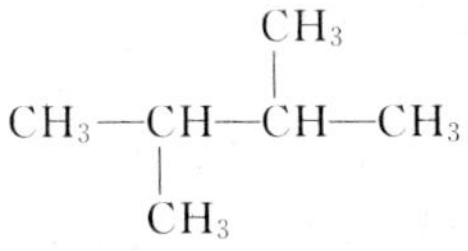

(4) 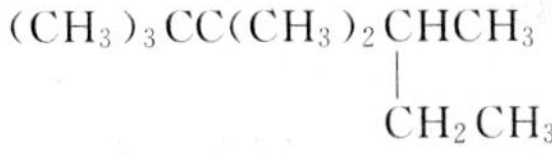 $(CH_3)_3CC(CH_3)_2\underset{\underset{CH_2CH_3}{|}}{C}HCH_3$

(5) 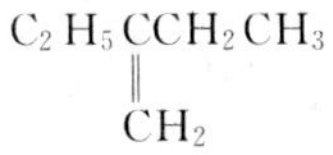 $C_2H_5\underset{\underset{CH_2}{||}}{C}CH_2CH_3$

(6) 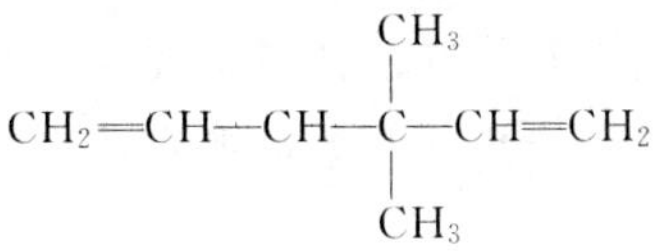 $CH_2=CH-CH-\overset{\overset{CH_3}{|}}{\underset{\underset{CH_3}{|}}{C}}-CH=CH_2$

4. 写出下列各化合物的构造式

(1) 2-甲基丁烷

(2) 2,3-二甲基戊烷

(3) 2-甲基-3-乙基戊烷

(4) 2,3-二甲基-4-乙基己烷

(5) 2,3-二甲基-1-丁烯

(6) 2-甲基-2-丁烯

(7) 3-甲基-4-乙基十一烷

(8) 顺-3,4-二甲基-2-戊烯

5. 下列化合物中,哪些有顺反异构体? 如有,写出各异构体的构型式并命名 (*Z/E* 法)。

(1) 3-甲基-4-乙基-3-己烯

(3) 1,3-戊二烯

(2) 1-氯-2-戊烯

(4) 2,4-庚二烯

6. 用系统命名法命名下列各顺反异构体

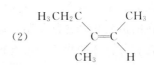

(1) 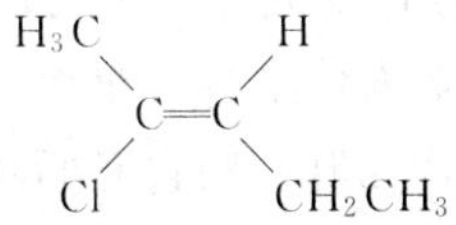 $\underset{Cl}{\overset{H_3C}{\diagdown}}C=C\underset{CH_2CH_3}{\overset{H}{\diagup}}$

(2) $\underset{CH_3}{\overset{H_3CH_2C}{\diagdown}}C=C\underset{H}{\overset{CH_3}{\diagup}}$

7. 写出分子式为 C_4H_8 的各个烯烃的简写式 (包括顺反异构体的构型式) 并分别用系统命名法命名。

8. 用反应式分别表示 2-甲基-1-丁烯与下列各试剂的反应:

(1) 溴/CCl_4; (2) 5% $KMnO_4$ 溶液; (3) HI; (4) H_2/Pt; (5) HBr

9. 用化学方法如何鉴别丁烷、1-丁烯和 1-丙炔?

第十二章 环 烃

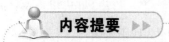

内容提要 ▶▶

　　本章主要介绍环状化合物的结构、命名及化学性质。讨论了脂环烃的稳定性及环己烷的构象。重点介绍小环的开环加成反应和取代反应；苯的结构特点及芳香烃的亲电取代反应；亲电取代反应机理和亲电取代反应的定位效应。简要介绍多环芳烃的结构和性质。

　　环烃（cyclic hydrocarbon）又称闭链烃。它们是具有环状结构的碳氢化合物。根据这类化合物的结构和性质又分为脂环烃和芳香烃。

第一节 脂 环 烃

　　脂环烃（alicyclic hydrocarbon）是具有链烃性质的环烃。脂环烃及其衍生物广泛存在于自然界中，例如，有些地区所产石油中含有多种环烷烃；一些植物中含有挥发油（精油），其成分大多是环烯烃及其含氧衍生物。挥发油是中草药中重要的有效成分，也有的可作香料。在自然界广泛存在的甾族化合物都是脂环烃的衍生物，它们在人体中具有重要的生理功能。在合成药物中，含有芳香环的化合物占有很大的比例，同样，也有一些含有脂环烃的药物，例如环氧沙星。

一、脂环烃的分类和命名

1. 脂环烃的分类

　　脂环烃分为饱和脂环烃和不饱和脂环烃。饱和脂环烃称为环烷烃；根据分子中含有双键、叁键，又把不饱和脂环烃分为环烯烃和环炔烃。环烷烃和环烯烃比较多见，环炔烃则比较少见。根据环数多少又把脂环烃分为单环脂烃和多环脂烃。多环脂烃中最重要的是萜类化合物。

　　环烷烃中只有一个碳环的称为单环烷烃，它的通式为 C_nH_{2n}，与烯烃互为同分异构体。单环烷烃可分为大环（环上的碳原子数≥12）、中环（8～11 个碳）、普通环（5～7 个碳）和小环（3～4 个碳）。到目前为止，已知的大环有三十碳环，小环有三碳环，最常见的是五碳环（环戊烷）和六碳环（环己烷）。

2. 脂环烃的命名

　　单环烷烃的命名是根据组成环的碳原子数称为环某烷。例如：

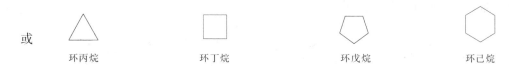

或

环丙烷　　　　　　　环丁烷　　　　　　　环戊烷　　　　　　　环己烷

环上如有取代基时，取代基的位次尽可能采用最小数标出；若有不同取代基时，则以含碳最少的取代基作为 1 位。例如：

1-甲基 -2- 乙基环戊烷 或

1-甲基-4-异丙基环己烷 或

单环烯烃是根据成环的原子数和双键数命名的。标明双键位置以最小数为原则。若有取代基时，取代基的位置数则以双键位置数为准依次排列。例如：

或

1,3-环己二烯　　　　　　3-乙基环戊烯　　　　　　5-甲基-1,3-环己二烯

二、环烷烃的结构

环烷烃中的碳原子也是 sp^3 杂化状态，它们的杂化轨道之间的夹角应为 109°28′。但环丙烷的碳原子在一个平面上，C—C 间的 sp^3 杂化轨道没有在两原子核连线的方向上重叠，也就是没有达到最大程度的重叠，分子中 C—C—C 键角为 105.5°，如图 12-1 所示。所以，分子内存在一种达到最大重叠的倾向，这种倾向就叫做"张力"。因此内能较高，环不稳定。

环丁烷的情况与环丙烷相似，分子中也存在着张力，但比环丙烷要稳定得多。

C_4 及 C_4 以上的环烷烃环上的碳原子并不都在同一平面上，C—C—C 键角为 109°28′左右。

例如，环戊烷中组成环的五个碳中只有四个碳原子是处在同一个平面上，另一个碳是在平面外。这样的结构是在不断地翻动着，处于平面外的碳是沿着环迅速地变换。因而环戊烷是一个有一只角向上的近平面结构。

环己烷有四个碳原子在一个平面上，其他两个碳一个在此平面的上方，另一个在这个平面的下方（椅型）；

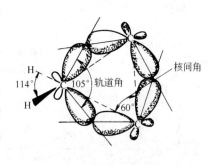

图 12-1 　环丙烷中 sp^3 杂化轨道
重叠示意图

或者两个都在此平面的上方（船型）。

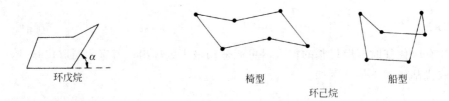

环戊烷   椅型   船型

环己烷

1. 环己烷的构象

环己烷的六个成环碳原子不共平面，C—C—C 键角保持正常键角 $109°28'$。通过键的扭动可以得到椅型和船型两种不同的排列方式。

从环己烷的椅型构象和船型构象可以清楚地看出，椅型环己烷中所有相邻两个碳原子的碳氢键都处于相当于正丁烷邻位交叉式，非键合的 C-1 和 C-3 两个碳原子上的氢原子相距 0.250nm，属于正常的原子间距。而船型环己烷的构象中，有两对碳原子（C-2 与 C-3；C-5 与 C-6）的键相互处于重叠式，同时又由于"船头"及"船尾"（即 C-1 与 C-4）的两个碳氢键是向内伸展的，相距较近，约 0.183nm，比正常的非键合原子的间距小，斥力较大，能量较高。实验证明，船型比椅型的能量高 $29.7kJ\cdot mol^{-1}$ 左右。在常温下，环己烷是两种构象的平衡混合物，见图 12-2，其中主要以椅型环己烷存在，船型只约占 0.1%。

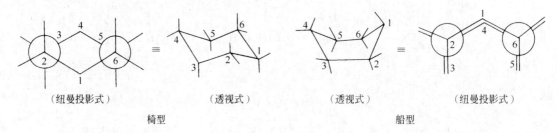

（纽曼投影式）   （透视式）   （透视式）   （纽曼投影式）

椅型   船型

图 12-2　环己烷的构象

在椅型环己烷中，六个碳原子在空间分布于两个平面上，C-1，C-3，C-5 在同一平面上，C-2，C-4，C-6 在另一平面上。这样，环己烷中的 12 个碳氢键可以分为两种类型，其中 6 个是垂直于平面而与对称轴平行的，叫直立键或 a 键，三个向上，三个向下，交替排列。另外的 6 个则向外斜伸，称为平伏键，或 e 键，有三个向上斜伸，另三个向下斜伸，分别与两个平面成 $19°$ 角。每个碳原子上有一个直立键和一个平伏键，分别向上、下交替排列，如图 12-3。

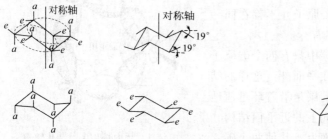

图 12-3　椅型构象的直立键及平伏键

图 12-4　两种椅型构象的转变

在室温下，环己烷的一种椅型构象可以通过 C—C 键的扭动很快地转变为另一种椅型构象。这时原来的 *a* 键就变成了 *e* 键，原来的 *e* 键都变成了 *a* 键，但对应于平面的上下关系不变，如图 12-4。

对环己烷来说，这两种构象可以相互转变，但环上有取代基时情况就不同了。

一元取代的环己烷，其取代基可以连在 *a* 键，也可以连在 *e* 键，形成两种不同的构象。一般以 *e* 键取代的构象能量较低，比较稳定。这是因为 *e* 键上的取代基与环上同侧的两个 *a* 键上的氢原子距离较远，斥力较小，较为稳定。例如，甲基环己烷在室温时，当甲基在 *a* 键上时，则与环上同侧的两个 *a* 键上的氢的距离较近，斥力较大，故不稳定。甲基以 *e* 键连接的分子约占 95%，而以 *a* 键连接的分子仅占 5%，且存在如下的动态平衡：

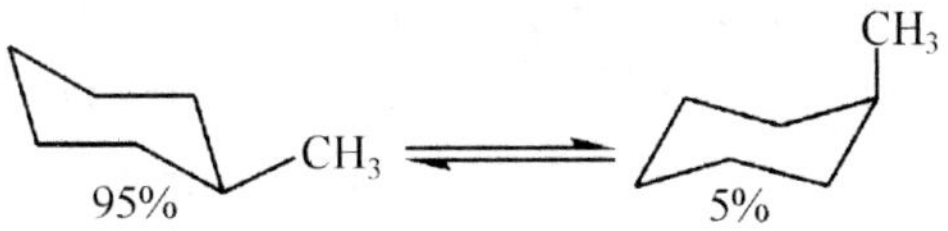

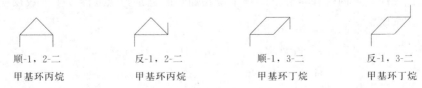

取代基越大时，这种以 *e* 键取代的构象为主的趋势也越大。

二元取代的环己烷可以有 1,2-、1,3- 和 1,4- 三种位置异构体。在每一种异构体中，又有顺式与反式异构体。以 1,2-二甲基环己烷为例，它有顺式和反式两种异构体，顺式异构体中两个甲基位于环平面的同侧，其相应的构象为：

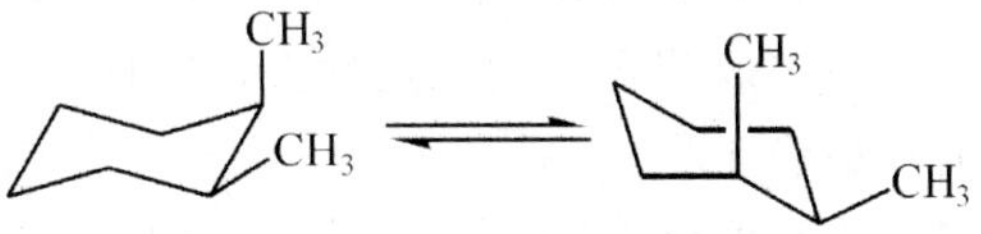

反式异构体中，两个甲基位于环的异侧，两个甲基可以都连在两个 *e* 键上（*ee* 型），或都连于两个 *a* 键上（*aa* 型）。显然 *ee* 键型比较稳定。所以，反式 1，2-二甲基环己烷主要以 *ee* 型的构象存在。

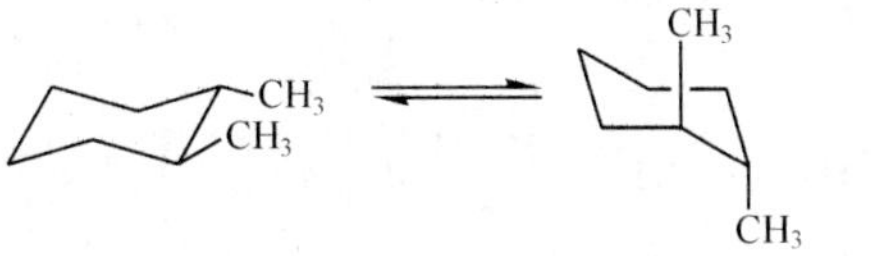

当两个取代基不相同时，如顺-1-甲基-4-叔丁基环己烷，则以叔丁基在 *e* 键，甲基在 *a* 键的构象为优势构象。

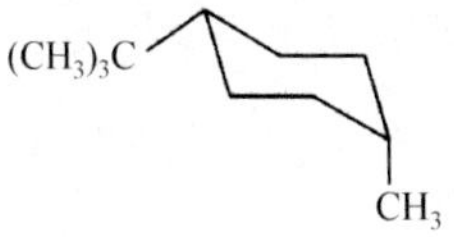

所以环己烷和取代环己烷的构象稳定性有如下规律：

① 椅型构象比船型构象稳定；

② 环己烷的一元取代物中，以 *e* 键取代物最稳定；在多元取代物中，以 *e* 取代多的构象较稳定；

③ 环上有不同取代基时，大的取代基结合在 *e* 键上的构象最稳定。

2. 环烷烃的顺反异构

在环烷烃中，由于环的存在，限制了 C—C σ 键的自由旋转，因而当两个成环碳原子上连有取代基时，就会产生顺反异构现象。例如：

| 顺-1，2-二甲基环丙烷 | 反-1，2-二甲基环丙烷 | 顺-1，3-二甲基环丁烷 | 反-1，3-二甲基环丁烷 |

三、脂环烃的性质

1. 物理性质

脂环烃的物理性质与链烃相似。环丙烷和环丁烷在常温下是气体，环戊烷是液体，高级环烷烃是固体，如环三十烷的熔点为 $56℃$。环烷烃的熔点、沸点和相对密度都比含同数碳原子的烷烃为高，见表 12-1。

表 12-1 一些环烷烃及烷烃的物理常数比较

化合物	熔点/℃	沸点/℃	相对密度(d_4^{20})	化合物	熔点/℃	沸点/℃	相对密度(d_4^{20})
环丙烷	-127.6	-32.9	$0.720(-79℃)$	环戊烷	-93.9	49.3	0.7457
丙烷	-187.69	-12.07	$0.5005(7℃)$	戊烷	-129.72	36.07	0.6262
环丁烷	-90	12.5	$0.703(0℃)$	环己烷	6.6	80.7	0.7786
丁烷	-138.45	-0.5	0.5788	己烷	-95	68.95	0.6603

2. 化学性质

从饱和键、不饱和键等化学键的角度来分析，环烷烃与烷烃相似，能发生自由基取代反应；环烯烃和环炔烃分别与烯烃和炔烃相似。但是，由于脂环烃具有环状结构，特别是小环烃出现一些特殊的化学性质。主要表现在环的稳定性上，小环（3~4 个碳）较不稳定，大环则较稳定，五元环和六元环最稳定。

（1）氢化反应 环烷烃可进行催化氢化反应，氢化时环被打开，两端碳原子与氢原子结合而生成链状的烷烃。在氢化过程中，由于环烷烃环的大小不同，反应的难易程度也不一样。例如，在催化剂 Ni 的作用下，环丙烷在 $80℃$ 时即可氢化生成丙烷；环丁烷在 $120℃$ 时生成丁烷；而环戊烷则在 $300℃$ 时才能生成戊烷。

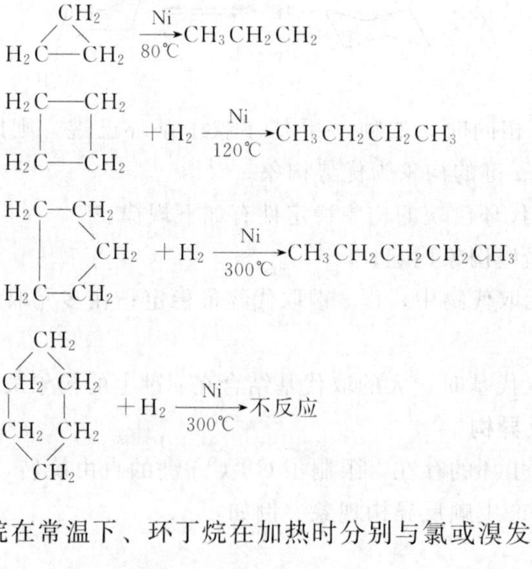

（2）卤代反应 环丙烷在常温下、环丁烷在加热时分别与氯或溴发生加成反应，开环得 1,3- 或 1,4- 二卤代烷。

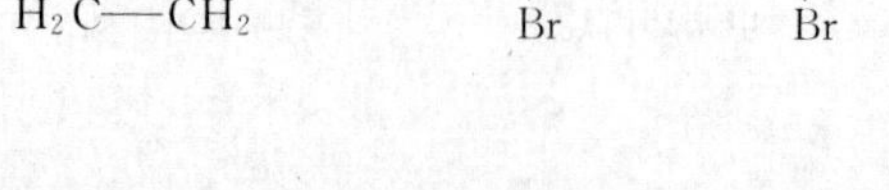

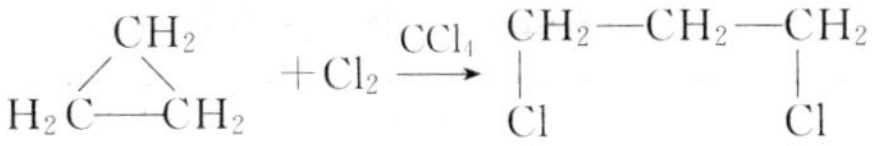

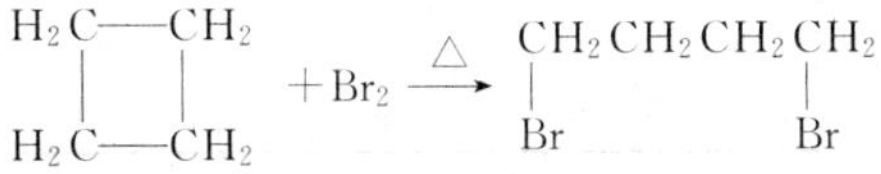

$$H_2C{-}CH_2 \text{(环丙烷)} +Cl_2 \xrightarrow{CCl_4} CH_2{-}CH_2{-}CH_2$$
$$\underset{Cl}{|} \qquad \underset{Cl}{|}$$

$$\text{(环丁烷)} +Br_2 \xrightarrow{\triangle} \underset{Br}{\overset{}{|}}CH_2CH_2CH_2\underset{Br}{\overset{}{|}}CH_2$$

环戊烷及更高级的环烷烃与卤素不发生加成反应，但能进行自由基取代反应。例如：

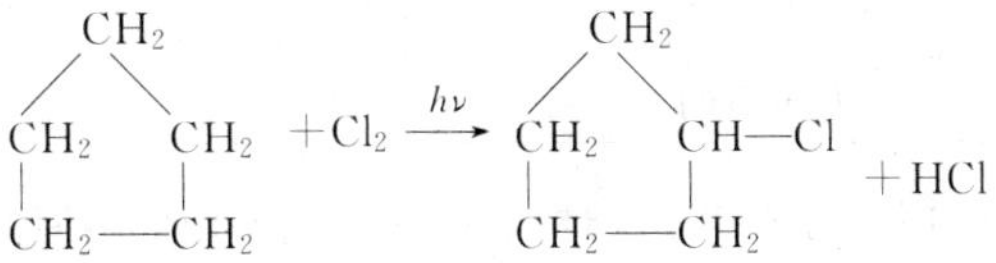

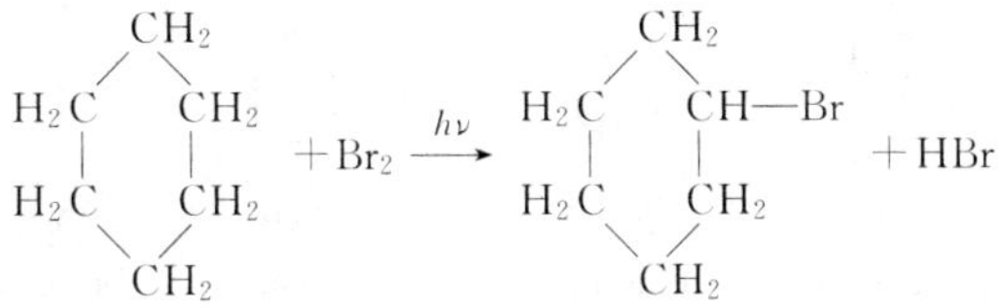

$$\text{(环戊烷)} +Cl_2 \xrightarrow{h\nu} \text{(氯代环戊烷)} + HCl$$

$$\text{(环己烷)} +Br_2 \xrightarrow{h\nu} \text{(溴代环己烷)} + HBr$$

（3）加氢卤酸　环丙烷在常温时与卤化氢发生加成反应得卤丙烷。环上有烷基取代的环丙烷衍生物与卤化氢的加成符合马氏规则。碳环打开，氢原子加在环中连氢较多的碳原子上，而卤原子则加在连氢较少的碳原子上。

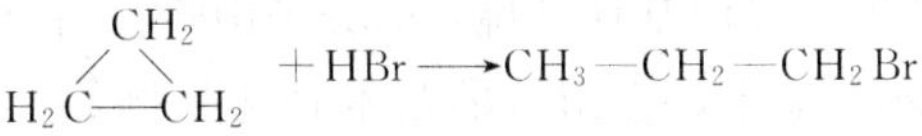

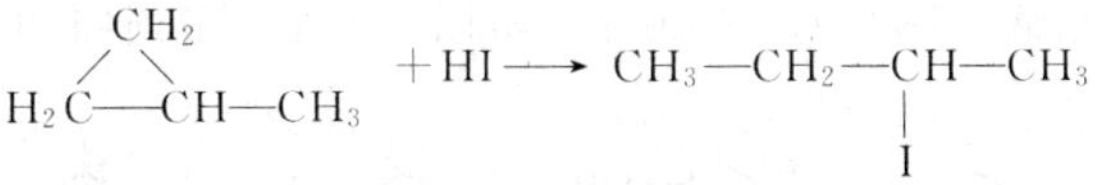

$$H_2C{-}CH_2 \text{(环丙烷)} +HBr \longrightarrow CH_3{-}CH_2{-}CH_2Br$$

$$H_2C{-}CH{-}CH_3 \text{(甲基环丙烷)} +HI \longrightarrow CH_3{-}CH_2{-}\underset{I}{\overset{}{|}}CH{-}CH_3$$

常温时，环丁烷、环戊烷及更高级的环烷烃与卤化氢不起反应。以强氧化剂在加热条件下与环烷烃作用时，则环断裂，生成二元羧酸。

例如：

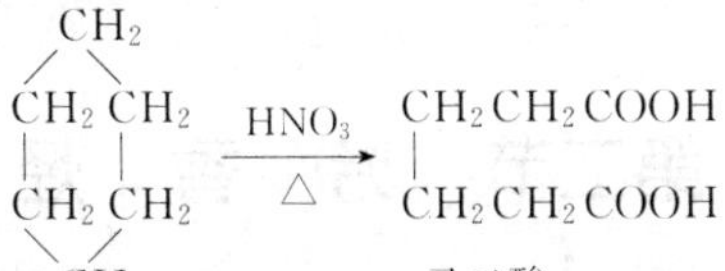

$$\text{(环己烷)} \xrightarrow[\triangle]{HNO_3} \begin{matrix}CH_2CH_2COOH\\ CH_2CH_2COOH\end{matrix}$$
己二酸

四、萜类化合物

在脂环烃中，两个或几个环共用一个或几个碳原子的叫做多环脂烃。在多环脂烃中，最重要的一类化合物是萜类化合物。

萜类（terpenes）是一类天然的烃类化合物。它们的分子中都含有异戊二烯的基本单元。其通式为 $(C_5H_8)_n$。

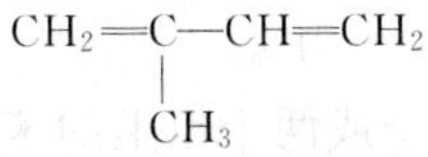

$$CH_2{=}\underset{CH_3}{\overset{}{C}}{-}CH{=}CH_2$$

凡是由异戊二烯衍生的化合物其分子式符合 $(C_5H_8)_n$ 通式的，均称**萜类化合物**（terpenoids）或**异戊二烯类化合物**（isoprenoids）。萜类化合物，可根据分子中 $n=1，2，3，4\cdots\cdots$相应地称为半萜、单萜、倍半萜、二萜等，见表12-2。

表 12-2　萜类化合物的分类及分布

碳原子数	名　称	通式$(C_5H_8)_n$	存　在	碳原子数	名　称	通式$(C_5H_8)_n$	存　在
5	半萜	$n=1$	植物叶	20	二萜	$n=4$	树脂、苦味质、植物醇
10	单萜	$n=2$	挥发油	25	二倍半萜	$n=5$	海绵、植物病菌、昆虫代
15	倍半萜	$n=3$	挥发油				谢物

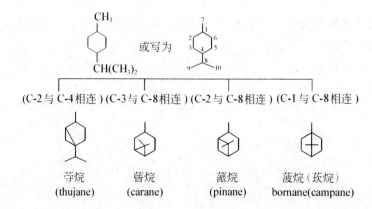

(C-2与C-4相连)　(C-3与C-8相连)　(C-2与C-8相连)　(C-1与C-8相连)

莰烷	蒈烷	蒎烷	菠烷（莰烷）
(thujane)	(carane)	(pinane)	bornane(campane)

在萜类化合物中，单萜类化合物多具有生理活性，常是医药、食品、化妆品工业的重要原料。单萜类化合物通式 $C_{10}H_{16}$，其基本骨架就有 30 余种，化合物也较多。限于篇幅，我们只介绍几个重要的二环单萜类化合物。常见的二环单萜有四种，它们分子中都含有两个环，在结构上可以看成是由萜烷（1-甲基-4-异丙基环己烷）的分子中除去两个氢原子后连接而成的。

上述化合物是一些植物挥发油中许多组分的基本骨架。例如，薄荷烯、α-松油烯、侧柏醇、α-松油二环烯、龙脑（冰片）、樟脑等。所以，它们是医学上重要化合物的母体。

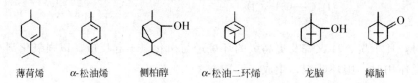

薄荷烯	α-松油烯	侧柏醇	α-松油二环烯	龙脑	樟脑

第二节　芳　香　烃

芳香烃简称芳烃。它是芳香族化合物的母体。芳香族化合物包括具有苯环结构（苯型）或不具苯环结构（非苯型）但有芳香性的一类化合物。苯是最简单的苯型芳香烃。按照它们的结构中所含苯环数目和连接方式，苯型芳香烃又可分为两类。

（1）单环芳香烃　这类芳香烃分子中只含有一个苯环，如苯、甲苯、二甲苯等。

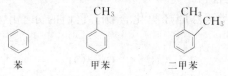

苯	甲苯	二甲苯

（2）多环芳香烃　分子中含有两个或两个以上的苯环，根据苯环的连接方式不同，又可分为三类：

① 多苯代脂烃　这类芳香烃可看作是脂肪烃中两个或两个以上氢原子被苯基取代的化合物，如二苯甲烷、三苯甲烷等。

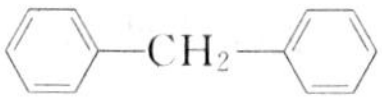

二苯甲烷 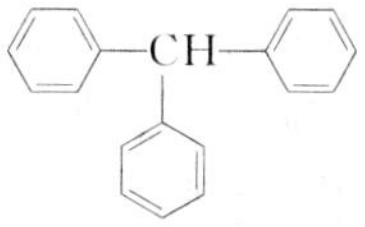　　　　　　　　　三苯甲烷

② **联苯和联多苯**　分子中两个或两个以上的苯环直接相连，如联苯、联多苯等。

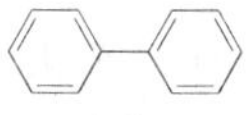

联苯 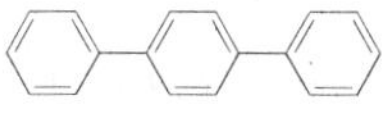　　　　　　　　　　对三联苯

③ **稠环芳香烃**　苯环通过共用相邻的碳原子相互稠合而成的芳香烃称为稠环芳香烃。如萘、蒽、菲等。

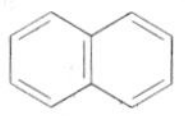

萘 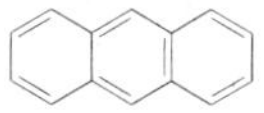　　　　　　　　蒽 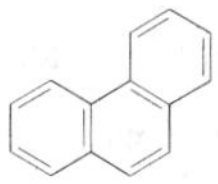　　　　　　　　菲

苯型芳香烃为合成芳香族化合物的重要原料，而芳香族化合物又是医药、染料，以及国防工业的重要物质。过去苯型芳香烃主要来自煤焦油，分馏煤焦油可得苯、甲苯、萘、蒽及其他芳香族化合物。现在逐步采用石油芳构化，可获得大量的芳香烃。因此，石油已成为芳香烃的主要来源。

一、苯的结构

根据元素分析和相对分子质量的测定，证明苯的分子式为 C_6H_6。由苯的分子式可见，碳氢之比和乙炔相同，都是 $1:1$，它应具有不饱和性，但是事实并非如此。苯极为稳定，不易氧化，难起加成反应，但在催化剂的作用下，易发生取代反应。由此证明，苯的性质与不饱和烃大有区别。苯的这种性质来自苯的特殊结构。

1865 年凯库勒（Kekulé）首先提出了苯的环状结构，即六个碳原子彼此连接成环，每个碳原子上都连着一个氢原子。为了满足碳的四价，凯库勒提出如下的构造式：

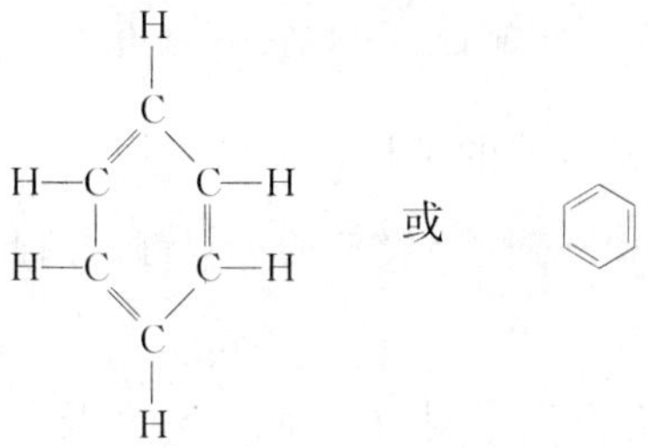

凯库勒的这种环状构造式在一定程度上反映了客观事实，如苯在一定条件下，催化加氢生成环己烷，这说明了苯分子的六个碳原子结合成环状结构；但不能解释苯分子中含有三个双键，为什么不出现与烯烃相类似的加成反应。另外，苯的邻位二元取代物只有一种，而凯库勒的构造式却能有两种。

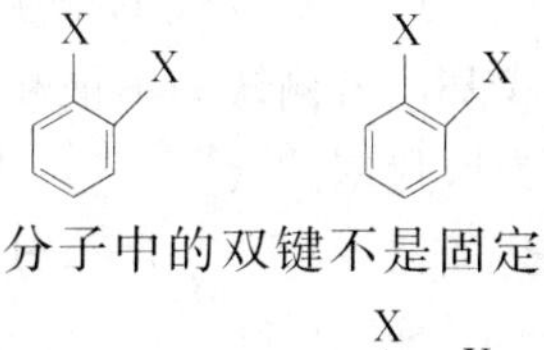

为了解释这种情况，凯库勒认为苯分子中的双键不是固定的，它们可以来回转变。

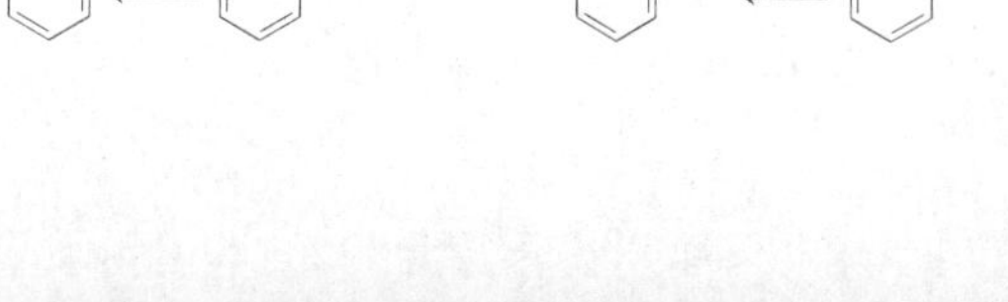

多年来，人们对于苯提出了多种构造式，但还没有一种能比较完善地表示它的结构。

经过现代物理方法的研究，证明苯分子中的六个碳原子都是 sp^2 杂化的。每个碳原子各以两个 sp^2 杂化轨道分别与另外两个碳原子形成 C—C σ 键。这样六个碳原子构成了一个正六边形的环状结构。每个碳原子上的另一个 sp^2 轨道，其电子云的对称轴在正六边形的平面上，这个 sp^2 杂化轨道与氢原子的 1s 轨道形成 C—H σ 键。因此苯分子中的所有原子都在一个平面上，键角都是 120°[图 12-5(a)]。每个碳原子还有一个未参与杂化的 p_z 轨道 [图 12-5(b)]，它的对称轴垂直于此平面，能与相邻的两个碳原子上的 p_z 轨道分别从侧面平行重叠，形成了一个闭合的共轭体系 [图 12-5(c)]。在这个体系中，环上有 6 个碳原子和 6 个电子，离域的电子云完全平均化，体系能量低，比较稳定。电子云成两个轮胎状 [图 12-5(d)]，均匀分布在苯环平面的上下两侧。苯分子中的碳-碳键长也完全平均化，都是 0.1393nm，没有碳-碳单键和双键的区别。

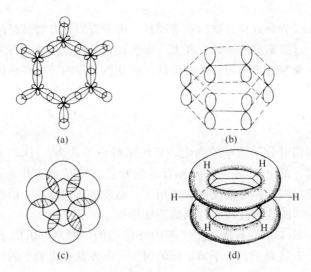

(a)　　　　(b)

(c)　　　　(d)

图 12-5　苯的分子结构

目前，仍常采用凯库勒式表示苯的结构，也可采用 ⬡ 或 ⬡ 来表示。必须注意，用凯库勒式表示时，并不意味着苯分子中有交替的单双键。因此，二元取代物只有三种，即

邻位，　　　　间位及　　　　对位。而　　　　及　　　　是等同的。

二、苯的同系物的异构现象和命名

苯的同系物是指苯分子中的氢原子被烃基取代的衍生物。当苯环上只有一个取代基时，可以苯环为母体命名，烷基作为取代基。若侧链为不饱和烃基（如烯基或炔基）等则以不饱和烃为母体命名，苯环（苯基）作为取代基。

例如　　　CH_3　　　CH_2CH_3　　　$CH=CH_2$　　　$C≡CH$

甲苯　　　　乙苯　　　　苯乙烯　　　　苯乙炔

当苯环上有两个取代基时，则有三种位置异构体。两个取代基的相对位置，可用**邻**（*ortho*，*o*）、**间**（*meta*，*m*）和**对**（*para*，*p*）或数字表示。

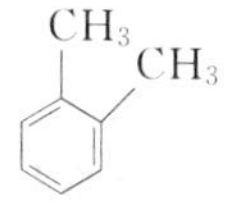

邻二甲苯	间二甲苯	对二甲苯
o-二甲苯	*m*-二甲苯	*p*-二甲苯
1,2-二甲苯	1,3-二甲苯	1,4-二甲苯

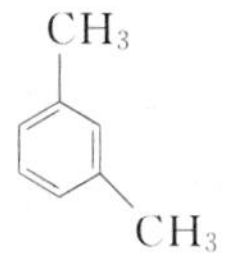

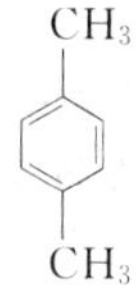

当苯环上有三个或三个以上取代基时，它们的位置用数字表示。

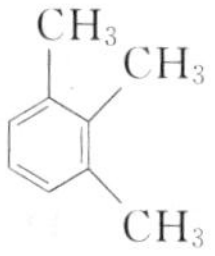

| 1,2,3-三甲苯 | 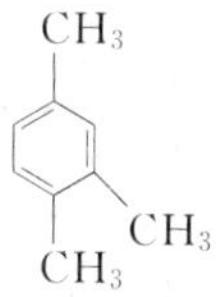 1,2,4-三甲苯 | 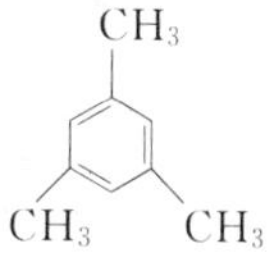 1,3,5-三甲苯 |
| （连三甲苯） | （偏三甲苯） | （均三甲苯） |

芳香烃分子中的一个氢原子被去掉后，所余下的原子团称为芳基，常用 Ar 表示。

例如

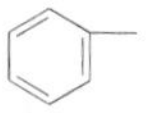

（或 C_6H_5—）称为苯基

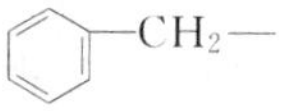

（或 $C_6H_5CH_2$—）称为苯甲基（苄基）

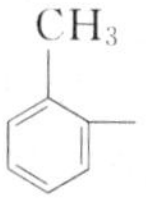

邻甲苯基

三、苯及其同系物的性质

（一）物理性质

苯和它的常见同系物一般为无色而具有气味的液体，不溶于水，相对密度 0.8～0.9。芳香烃都具有一定的毒性（苯的毒性最大，能够致癌）。液体芳香烃常用作有机溶剂。苯及其同系物的物理常数见表 12-3。

表 12-3 苯及其同系物的物理常数

名 称	熔点/℃	沸点/℃	相对密度（d_4^{20}）	名 称	熔点/℃	沸点/℃	相对密度（d_4^{20}）
苯	5.5	80.1	0.8765	连三甲苯	<−15	176.1	0.8943
甲苯	−95	110.6	0.8669	偏三甲苯	−57.4	169.1	0.3758
邻二甲苯	−25.2	144.4	0.8802	均三甲苯	−52.7	164.7	0.8651
间二甲苯	−47.9	139.1	0.8641	正丙苯	−101.6	159.2	0.8620
对二甲苯	13.2	138.4	0.8610	异丙苯	−96.9	152.1	0.8617
乙苯	−93.9	136.2	0.8667				

（二）化学性质

由于苯及其同系物分子中都含有苯环结构，故它们的化学性质与饱和烃及不饱和烃有明显的不同。它们具有独特的“芳香性”，即在通常情况下，易起取代而难起加成和氧化反应。

1. 取代反应

在一定条件下，苯环上的氢原子易被其他的原子或原子团取代。

（1）卤代反应　在铁粉或卤化铁的催化下，氯或溴原子可取代苯环上的氢，主要生成氯苯或溴苯。

氯苯

溴苯

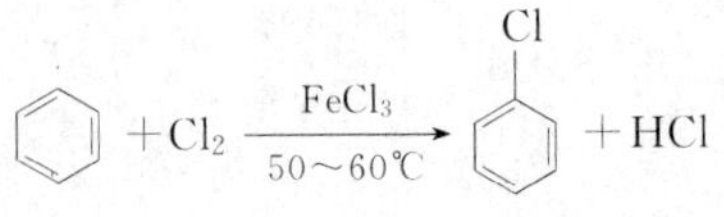

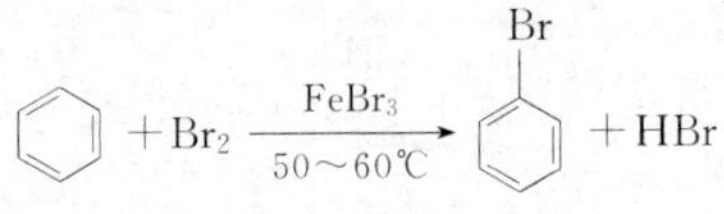

在同样的催化剂存在时，苯的同系物与卤素的反应比苯容易。一烷基苯与卤素反应，主要是卤素取代烷基的邻位或对位上的氢原子。

邻氯甲苯（58%）　对氯甲苯（42%）

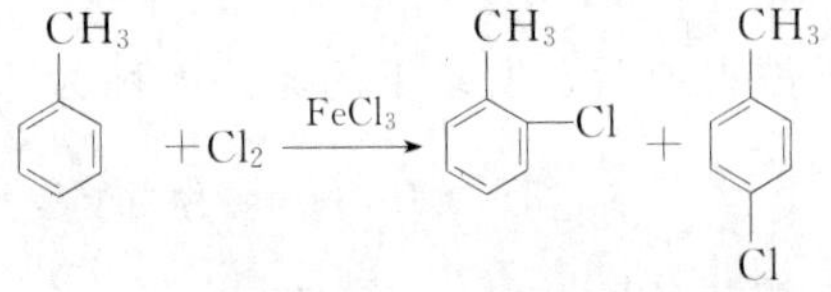

如果不用催化剂，而是在光照下或将氯气通入沸腾的甲苯中，则甲苯与氯不在苯环上发生取代反应，而是甲基上的氢逐个地被氯取代（自由基取代）。

苯氯甲烷（氯化苄）　苯二氯甲烷　苯三氯甲烷

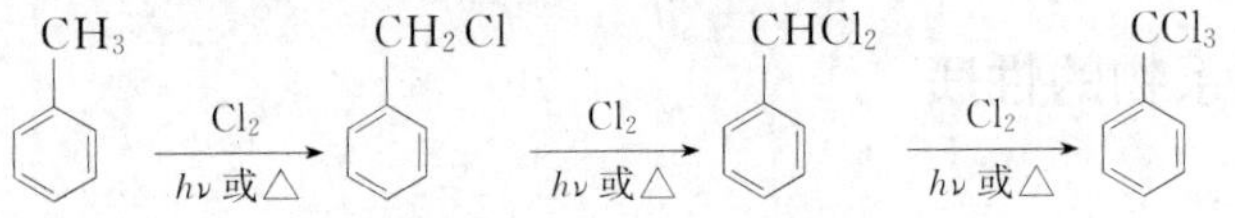

每步反应都有氯化氢生成。如果控制氯气的量，可以使反应停止在生成氯化苄的阶段。

一般，在光照下进行自由基卤代时，α-H 比 β-H 容易被取代。乙苯与溴在日光下反应时，α-溴乙苯几乎是唯一产物。

1-苯基-1-溴乙烷

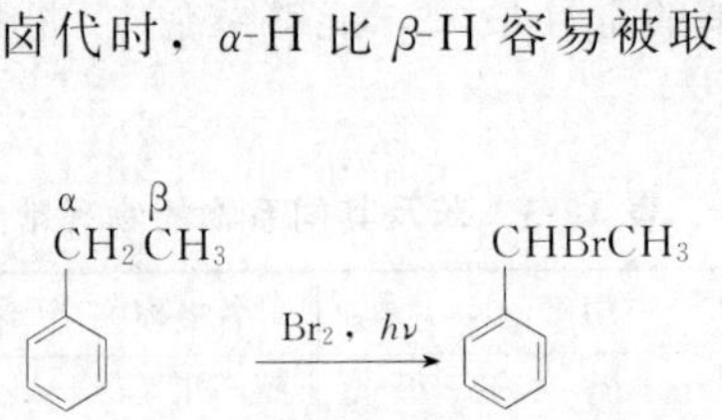

在有机化合物分子中经取代反应引入卤素的反应称为卤代反应。

（2）硝化反应　苯与浓硝酸及浓硫酸的混合物（混酸）共热后，苯环上的氢原子被硝基（—NO_2）取代，生成硝基苯。

硝基苯

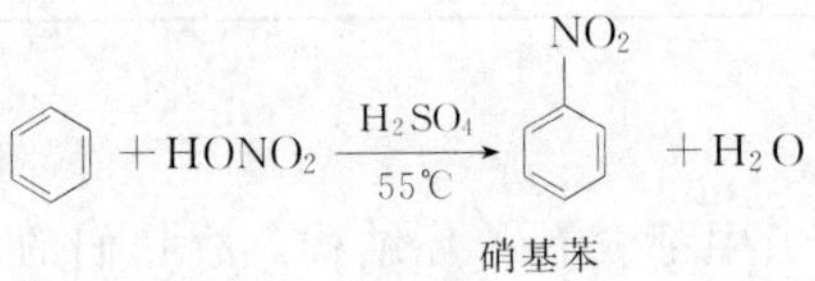

在有机化合物分子中引入硝基的反应叫做硝化反应。

硝基苯不易继续硝化。如果用发烟硝酸和浓硫酸在 95℃ 时，硝基苯可转变为间二硝基苯。

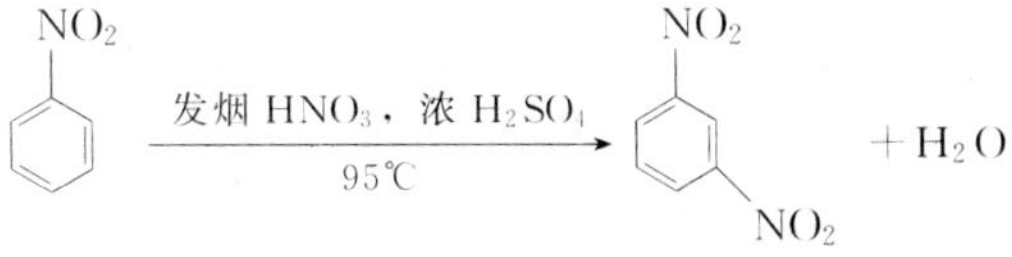

间二硝基苯

（1,3-二硝基苯）

所以当苯环上带有硝基时，再引入第二个硝基到苯环上比较困难；或者说，硝基苯进行硝化反应比苯要难。此外，第二个硝基主要是进入苯环上原有硝基的间位。

苯的同系物发生硝化反应时比苯要容易。硝基主要进入烷基的邻位及对位。

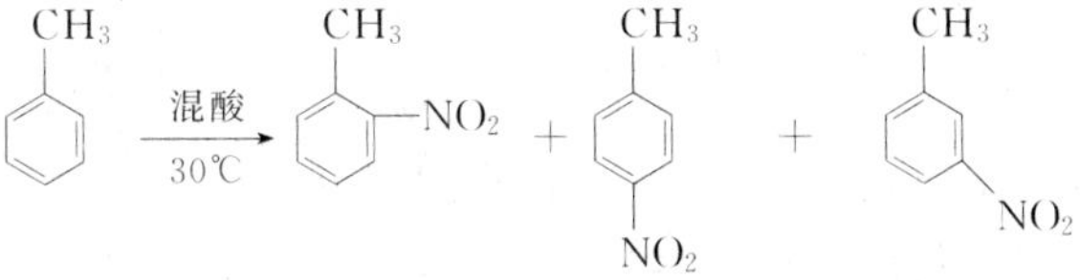

邻硝基甲苯	对硝基甲苯	间硝基甲苯
（58%）	（33%）	（4%）

如果反应温度为 50℃ 时，邻及对硝基甲苯继续硝化，主要得 2,4-二硝基甲苯。两种二硝基甲苯在 100℃ 时进一步反应，生成 2,4,6-三硝基甲苯（TNT），它是一种重要的炸药。

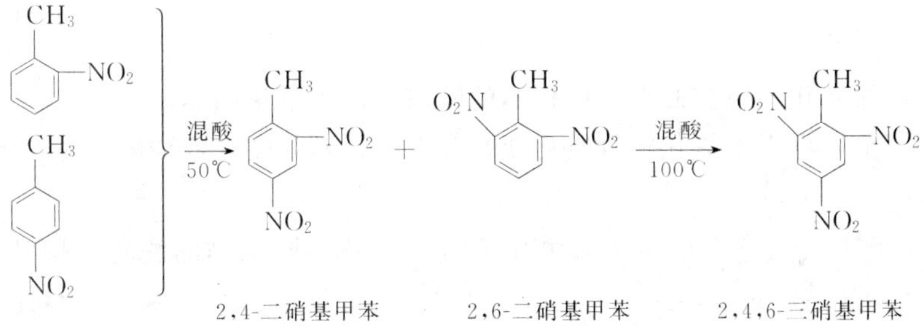

2,4-二硝基甲苯	2,6-二硝基甲苯	2,4,6-三硝基甲苯
（主产物）		

（3）磺化反应 苯与浓硫酸在 75~80℃ 或与发烟硫酸（SO_3＋浓 H_2SO_4）在 40℃ 时反应，苯环上的氢原子被磺酸基（—SO_3H）取代，生成苯磺酸。

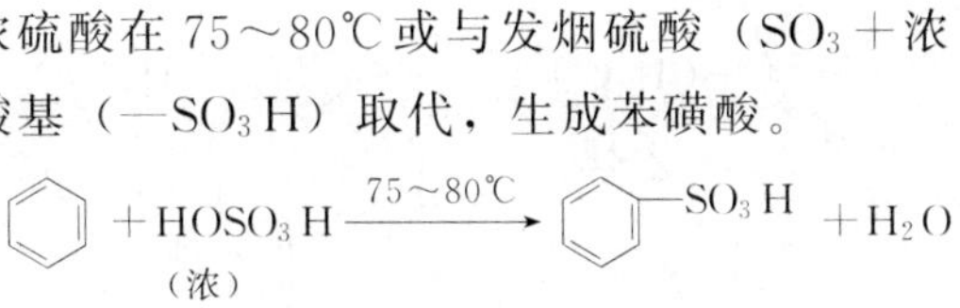

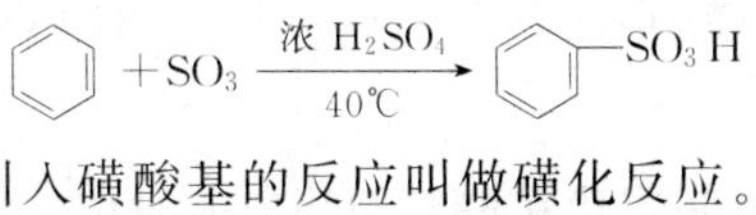

在有机化合物分子中引入磺酸基的反应叫做磺化反应。

苯磺酸继续磺化时，需要用发烟硫酸及较高温度，产物主要为间苯二磺酸。可见，苯环上已有了磺酸基后，再引入第二个磺酸基时比苯要难；而且第二个磺酸基主要进入原来磺酸基的间位。

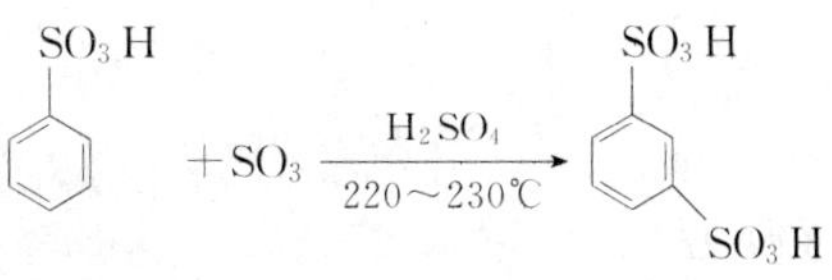

　　苯的同系物的磺化反应比苯容易进行。例如，甲苯与浓硫酸在常温下即可以发生磺化反应，主要产物是邻及对甲苯磺酸。如在 $100\sim120℃$ 时反应，则对甲苯磺酸为主要产物。

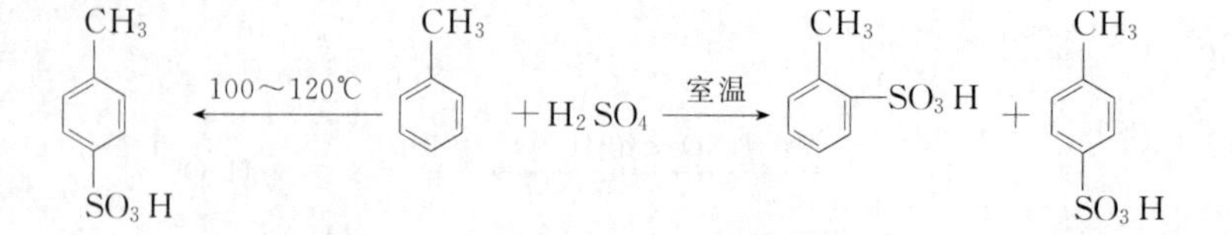

邻甲苯磺酸（32%）　　对甲苯磺酸（62%）

　　苯磺酸和苯甲磺酸均是有机强酸，易溶于水，其酸性可与无机强酸相比。

　　（4）烷基化反应　　苯在路易斯酸如无水氯化铝、无水氯化铁、无水氯化锌等存在下，可与卤代烷反应，苯环上的氢原子被烷基取代，生成苯的同系物。例如：

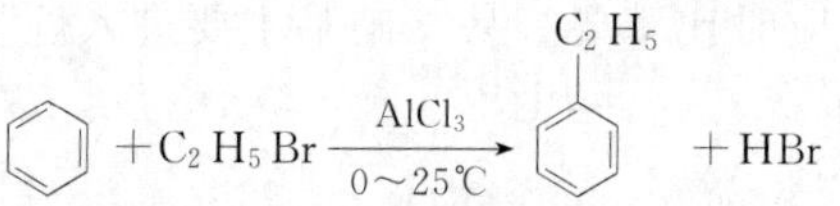

　　在有机化合物分子中引入烷基的反应叫做烷基化反应。

　　苯的同系物进行烷基化反应比苯容易。因此，在上述情况下，生成的乙苯能与溴乙烷进一步反应，生成二或三乙基取代苯。第二个乙基进入的位置在原有乙基的邻位或对位。

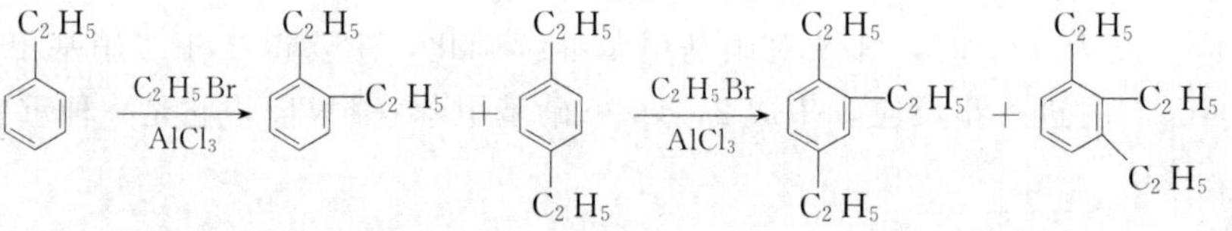

　　要想使苯的烷基化反应控制在一取代苯的阶段，需用过量的苯。

　　（5）酰化反应　　在无水氯化铝等路易斯酸存在下，苯与酰卤或酸酐反应，苯环上的氢被酰基（ $R-\overset{O}{\overset{\|}{C}}-$ ）取代。这个反应叫做酰化反应。苯及其同系物的酰化及烷基化都叫做**傅-克反应**（Friedel-Crafts reaction）。

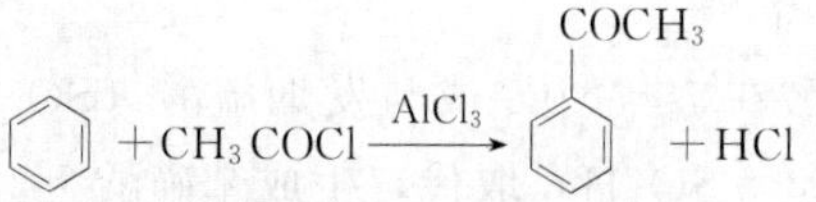

乙酰氯

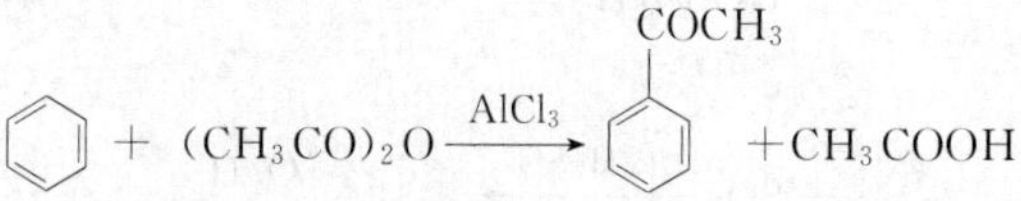

乙酐

　　苯的同系物比苯容易酰化，酰基取代在烷基的邻位或对位。

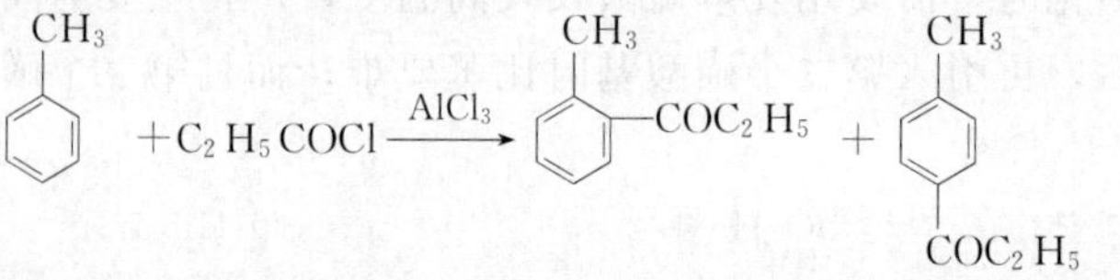

1-邻甲基苯丙酮　　　1-对甲基苯丙酮

硝基苯及苯磺酸很难进行傅-克反应。

2. 氧化反应

苯环本身很稳定，在一般情况下难以氧化。苯的同系物则能与一些氧化剂（如重铬酸钾的酸性溶液、高锰酸钾溶液、稀硝酸等）反应。这时，苯环的侧链被氧化，只要侧链上有 α-H，不论侧链烷基长短如何，都被氧化为与苯环相连的羧基。

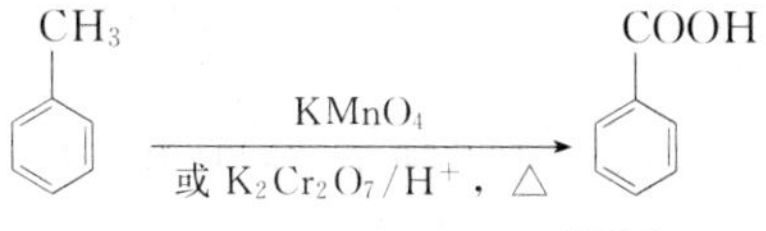

苯甲酸

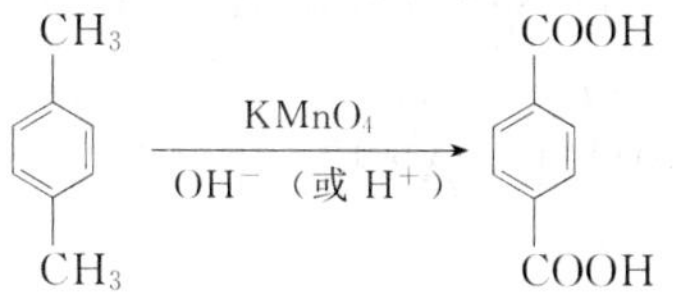

对苯二甲酸

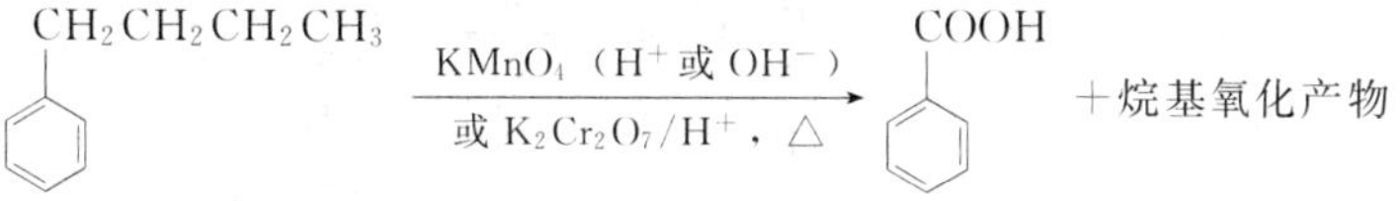

＋烷基氧化产物

叔丁基苯上不含 α-H，在上述条件下不被氧化。

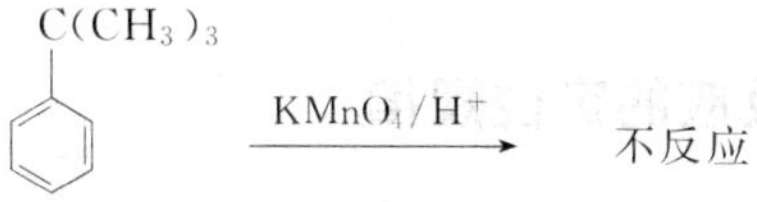

不反应

在剧烈的条件下和有催化剂时，苯环才被破坏。例如：

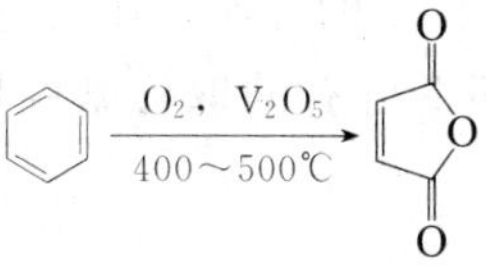

马来酐

3. 加成反应

苯环在一般条件下不容易发生加成反应。当在催化剂、高温或光的影响下，也可发生加成反应。

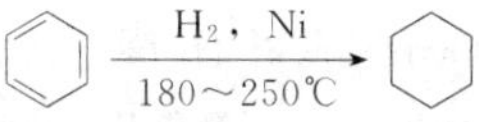

环己烷

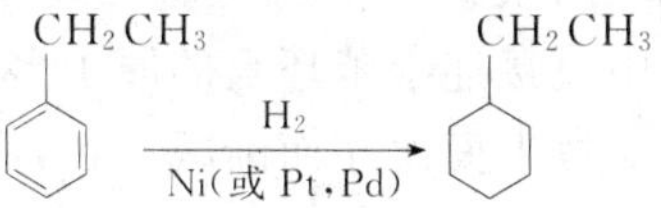

乙基环己烷

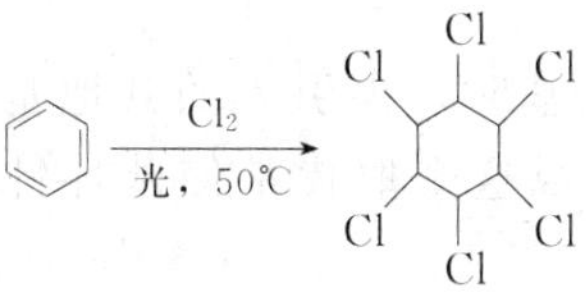

1,2,3,4,5,6-六氯环己烷
（六六六）

溴与苯可进行类似反应。

苯的同系物与卤素在日光下，不发生加成反应，而是在侧链上取代。

四、苯环上亲电取代反应的历程

苯及其同系物在苯环上的取代反应，包括卤化、硝化、磺化、烷基化及酰化等，是一个亲电的带正电荷的原子或原子团（E^+）首先进攻苯环形成中间体碳正离子（σ-配合物），然后 H+ 离去。因此，是一个亲电取代反应。它的整个过程用下式表示。

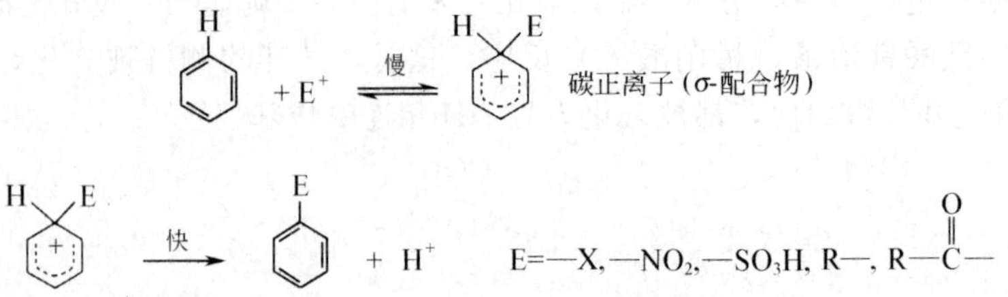

$$\text{(苯)} + E^+ \underset{\text{慢}}{\rightleftharpoons} \text{(σ-配合物)} \quad \text{碳正离子（σ-配合物）}$$

$$\text{(σ-配合物)} \xrightarrow{\text{快}} \text{(苯E)} + H^+ \qquad E=-X, -NO_2, -SO_3H, R-, R-\overset{O}{\overset{\|}{C}}-$$

例如，傅-克烷基化反应的亲电试剂是卤代烃（RX）与催化剂（如 $AlCl_3$）生成的碳正离子——烷基阳离子（R^+）。

$$RCl + AlCl_3 \rightleftharpoons R^+ + \left[AlCl_4\right]^-$$

反应分两步进行。

第一步

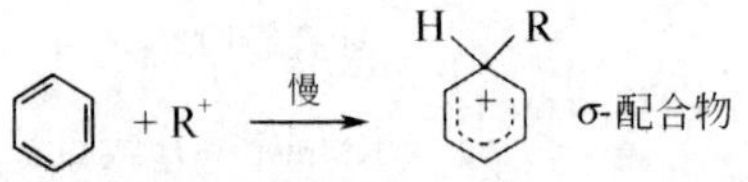

$$\text{(苯)} + R^+ \xrightarrow{\text{慢}} \text{(σ-配合物)} \quad \sigma\text{-配合物}$$

第二步

$$\text{(σ-配合物)} + [AlCl_4]^- \xrightarrow{\text{快}} \text{(苯R)} + HCl + AlCl_3$$

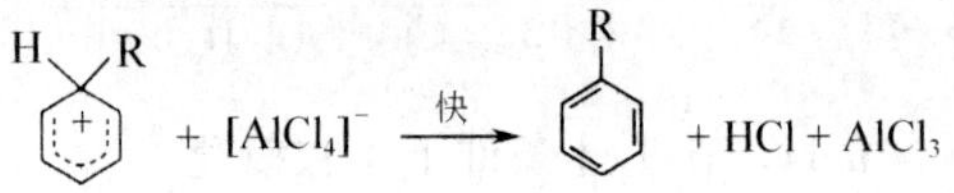

五、苯环上亲电取代反应的定位规律

实验证明当苯环上已经有一个取代基存在，再引入第二个取代基时，则第二个取代基进入的位置和难易程度主要决定于原有取代基的性质，而与进入的取代基关系较少。这就是苯环亲电取代的定位规律。因此，把苯环上已有的取代基叫做定位取代基。根据许多实验事实，可以把定位取代基分为两类

1. 邻对位定位取代基

当苯环上已带有这类定位取代基时，再引入的其他基团主要进入它的邻位或对位，而且第二个取代基的进入一般比没有这个取代基（即苯）时容易，或者说这个取代基使苯环活化。下面是常见的邻对位定位取代基。

$$-N(CH_3)_2 > -NH_2 > -OH > -OCH_3 > -NHCOCH_3 > -R > (Cl, Br, I)^❶$$

二甲氨基　　氨基　　羟基　甲氧基　乙酰氨基　烷基　卤素

这类定位取代基的特征是取代基中直接连于苯环上的原子多数具有未共用电子对，并不含有双键或叁键。它们的定位取代效应按上面次序而渐减。

2. 间位定位取代基

当苯环上已存在这类定位取代基时，再引入的其他基团主要进入它的间位，而且第二个取代基的进入比苯要难，或者说这个取代基使苯环钝化。下面是常见的间位定位取代基。

$$-N^+(CH_3)_3 > -NO_2 > -C\equiv N > -SO_3H > -CHO > -COOH$$

三甲氨基　　硝基　　氰基　　磺酸基　醛基　　羧基

这类定位取代基的特征是，取代基中直接与苯环相连的原子，有的带有正电荷。有的含有双键或叁键。它们的定位效应按上面次序而渐减。

---

❶卤素使苯环钝化。

苯环的取代定位规律在实际应用上很有意义。因为掌握了这个规律，就可以预知取代反应中的主要产物。

取代定位规律并不是绝对的。实际上在主要生成邻位及对位产物的同时，也有少量间位产物生成；在主要生成间位产物的同时，也有少量的邻位和对位产物生成。例如当甲苯在 $0℃$ 下磺化时，除生成 52.5% 的对甲苯磺酸和 42.7% 的邻甲基苯磺酸外，还生成 3.8% 的间甲基苯磺酸。

3. 二取代苯的取代定位规律

如果苯环上已经有了两个取代基，当引入第三个取代基时，影响第三个取代基进入的位置的因素较多。定性地说，两个取代基对反应活性的影响有加和性。人们从实际工作中得出了以下的经验规律。

① 苯环上已有两个邻对位定位取代基或两个间位定位取代基，当这两个定位取代基的定位方向有矛盾时，第三个取代基进入的位置，主要由定位作用较强的一个来决定。如果两个定位取代基的作用强度相近；将得到数量相近的异构体。例如，下列化合物进行亲电取代反应时，第三个取代基主要进入的位置用箭号表示。

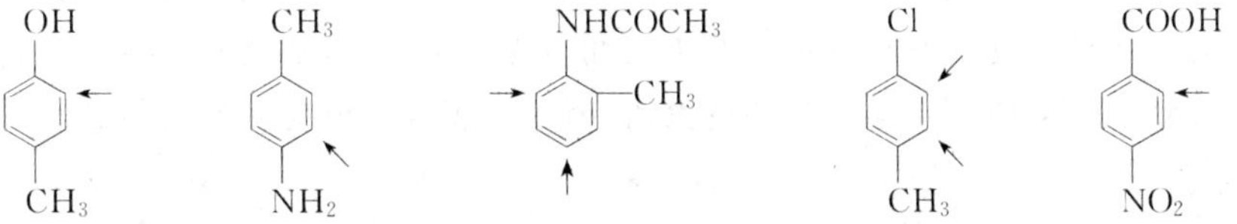

② 苯环上已有一个邻对位定位取代基和一个间位定位取代基，且二者的定位方向相反，这时主要由邻对位定位取代基来决定第三个取代基进入的位置。下列化合物第三个取代基主要进入的位置用箭号表示。

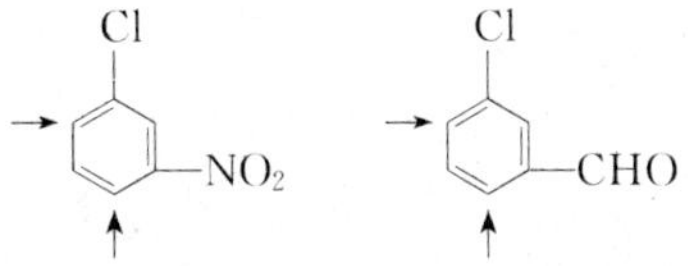

③ 两个定位取代基在苯环的 1 位和 3 位时，由于空间位阻的关系，第三个取代基在 2 位发生取代反应的比例较小。例如：

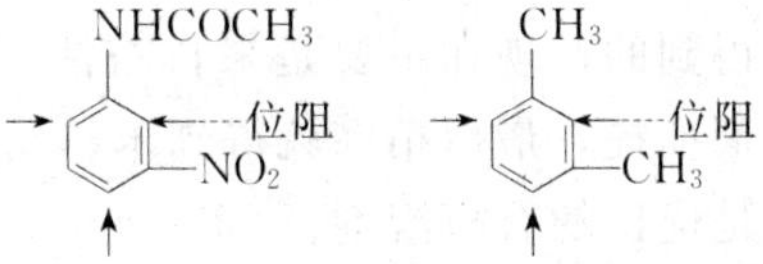

苯环上取代的定位规律的主要意义是预测反应的主产物，以帮助我们选择适当的合成路线，少走弯路；既能获得较高的收率，又可避免复杂的分离手续。

例12-1

由苯合成对硝基氯苯。

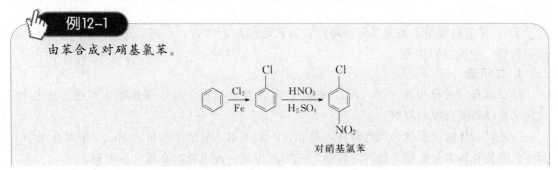

对硝基氯苯

合成路线应是先将苯氯化，然后硝化，而不能先硝化后氯化。因为氯是邻对位定位取代基，氯苯硝化时使硝基进入到氯取代基的对位，得到所要的产物是对硝基氯苯。

而硝基是间位定位取代基，硝基苯氯化时，产物是间硝基氯苯而不是对硝基氯苯。

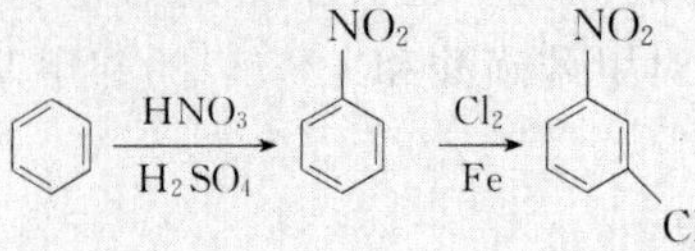

例12-2

由苯合成3-硝基-4-氯苯磺酸。

此合成要求在苯环上引入三个基团，即—Cl，—NO_2，—SO_3H。从这个化合物的结构看，—NO_2 和—SO_3H 是在—Cl 的邻位和对位。因此应先引入—Cl，同时，第二步应该是先磺化而不是先硝化。因为—SO_3H 基的体积较大，所以磺化时—SO_3H 几乎全都连在—Cl 的对位，副产物少。再进一步硝化时，由于—Cl 和—SO_3H 都使—NO_2 进入—Cl 的邻位，这样反应副产物就少。如果采用氯苯先硝化再磺化的方法，这时，—NO_2 接在—Cl 的邻位和对位，而且邻位产物只有30%，这样不但收率低，而且增加了分离的麻烦。

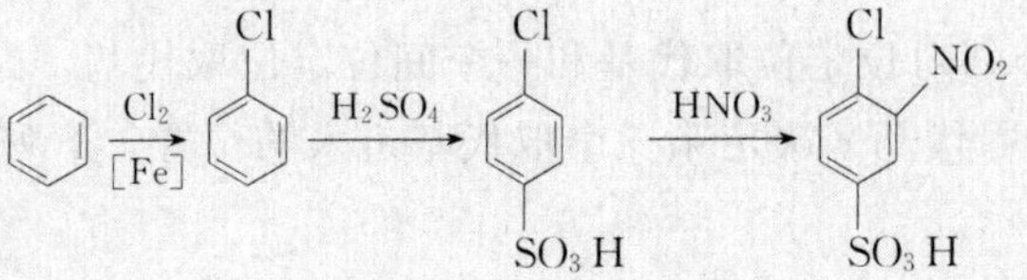

六、苯及其主要同系物

1. 苯

苯为无色液体，熔点 5.5℃，沸点 80℃，具有特殊气味，能致癌。苯不溶于水，易溶于有机溶剂。苯易燃烧，燃烧时火焰放出大量黑烟。

苯最初是从煤焦油中分馏得到的，现在主要是来自石油。石油中的 6~8 个碳馏分经芳构化，再用二甲基亚砜等抽提剂抽提，最后精馏就得到苯。

苯是重要的化工原料，也是优良的有机溶剂。

2. 甲苯

甲苯为无色液体，易燃烧。甲苯主要用以合成硝基甲苯、TNT、苯甲酸、苯甲醛等。甲苯也用作溶剂。

TNT 是三硝基甲苯英文名称的略语，为黄色结晶，味苦，有毒。不溶于水，但溶于有机溶剂是一种猛烈的炸药。

3. 二甲苯

二甲苯有三种异构体（邻、间、对位），因其沸点接近，故从煤焦油中难被分离获得。目前主要以石油为原料制取。

三种异构体的混合物为无色液体，易燃，不溶于水，易溶于有机溶剂。二甲苯在医学上制作组织切片标本时，用于脱醇、脱脂。二甲苯也是一种重要的有机合成原料。

第三节 多环芳香烃

按照多环芳香烃中苯环互相连接的方式可分为联苯、联多苯类、多苯代脂烃类和稠环芳香烃类。其中以稠环芳香烃类最为重要。

一、萘

萘是煤焦油中含量最多的成分，可达 10% 左右。

1. 萘的结构

萘的分子式为 $C_{10}H_8$。通过 X 射线测定萘分子的结构，证明萘分子具有平面结构。两个苯环共用两个碳原子互相稠合在一起，C—C 键的键长既不同于典型的单键和双键，也不同于苯分子中的 C—C 键。萘的结构或表示如下：

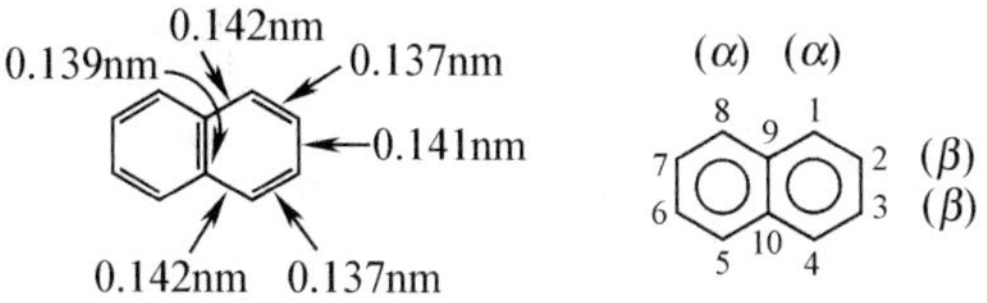

萘分子中 C-1,4,5,8 为 α 位；C-2,3,6,7 为 β 位。

在萘分子中，每个碳原子都以 sp^2 杂化轨道形成 C—C σ 键外，各碳原子还以 p 轨道互相重叠，形成一个共轭体系。这个共轭体系与苯的结构相似，但并不完全一样，因为苯分子中的各碳原子的 π 电子云重叠都是均等的，而萘分子中的 9 及 10 两个碳原子的 p 电子云除了互相重叠外，还分别与 1,8 及 4,5 碳原子的 p 电子云重叠，所以萘分子中的 π 电子云在 10 个碳原子上不是均匀分布的。各碳原子之间的键长不等也说明了这一点。

萘分子中的这种电子云分布不平均化，使萘环上不同位置的碳原子出现不同的反应能力。例如，α 位碳原子的电子云密度最高，β 位碳原子的低些，C-9、C-10 的最低。因此它们所发生的亲电取代反应的难易程度也不同。

2. 萘的物理性质

萘为白色片状结晶，熔点 80℃，沸点 218℃。能挥发，萘在室温下有相当大的蒸气。不溶于水，而能溶于乙醇、乙醚和苯等有机溶剂中。

3. 萘的化学性质

（1）取代反应　萘可发生与苯类似的亲电取代反应，一般在 α-C 上进行。例如，卤化和硝化反应。磺化则根据温度不同，产物也不同。例如：

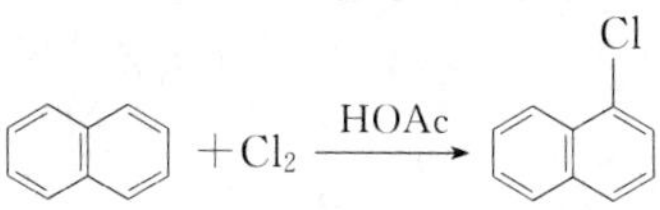

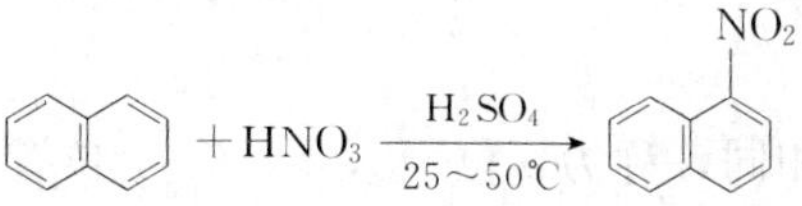

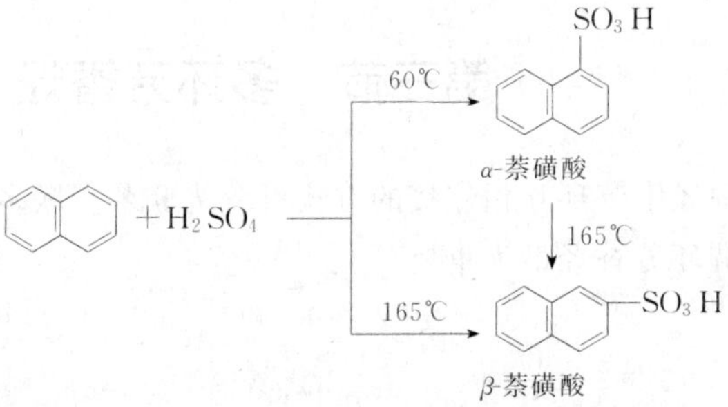

$$\text{萘} + H_2SO_4 \xrightarrow{60℃} \alpha\text{-萘磺酸} \xrightarrow{165℃} \beta\text{-萘磺酸}$$

（2）加成反应　萘比苯易加成，在不同条件下生成不同的加成产物。

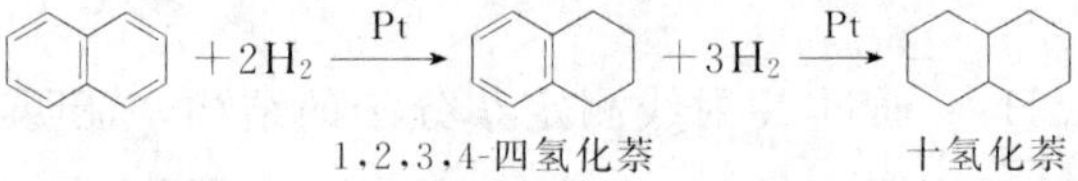

$$\text{萘} + 2H_2 \xrightarrow{Pt} \text{1,2,3,4-四氢化萘} + 3H_2 \xrightarrow{Pt} \text{十氢化萘}$$

（3）氧化反应　萘比苯易被氧化。用 V_2O_5 作催化剂时，萘的蒸气可被空气氧化，生成邻苯二甲酸酐。

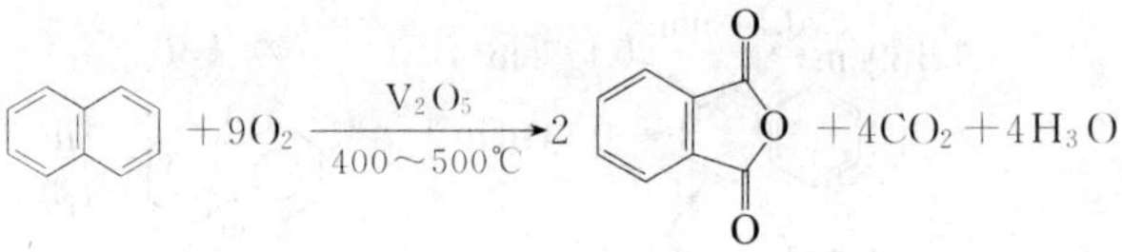

$$\text{萘} + 9O_2 \xrightarrow[400\sim500℃]{V_2O_5} 2\ \text{邻苯二甲酸酐} + 4CO_2 + 4H_3O$$

当萘环上有取代基时，取代基的类型对氧化的部位及难易程度均有影响。若萘环上某个环连接有间位定位取代基时，则该环比没有取代基的环难被氧化；而萘环上某个环连接有邻对位定位取代基时，则该环比没有取代基的环易被氧化。

例如

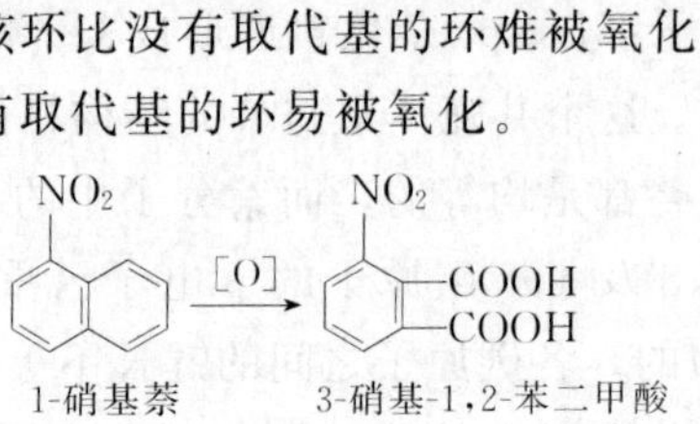

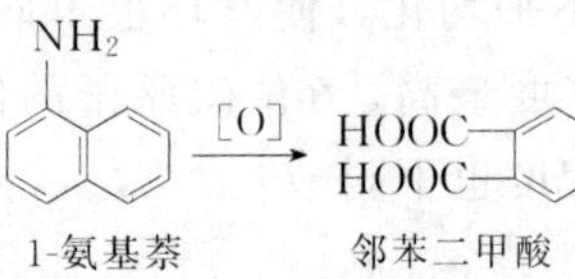

1-硝基萘　$\xrightarrow{[O]}$　3-硝基-1,2-苯二甲酸

1-氨基萘　$\xrightarrow{[O]}$　邻苯二甲酸

二、蒽和菲

蒽和菲都存在于煤焦油中。蒽为无色片状晶体，熔点 216℃，沸点 340℃；菲为具有光泽的无色晶体，熔点 101℃，沸点 340℃。

蒽和菲的分子式都是 $C_{14}H_{10}$，二者互为同分异构体。它们在结构上都形成了闭合的共轭体系，且同萘相似，分子中各碳原子上的电子云密度是不均匀的。各碳原子的位次如下：

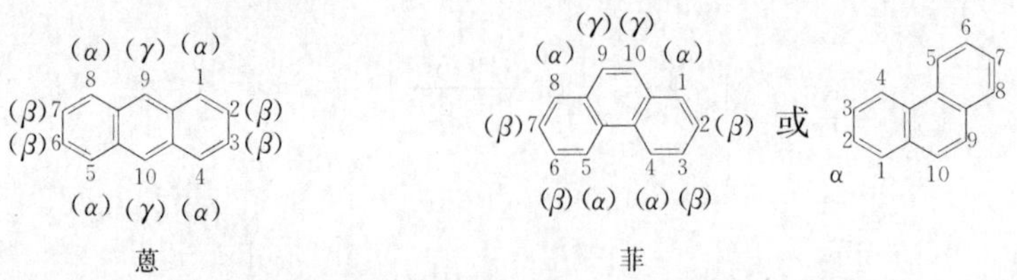

蒽　　　　　　　菲

其中 1，4，5，8 位置相同，称为 α 位；2，3，6，7 位置相同，称为 β 位；9 和 10 位置相同，称为 γ 位。

蒽和菲具有一定的不饱和性，与 H_2、X_2 起加成反应；在一定条件下也被氧化。

三、致癌烃

致癌烃是引起恶性肿瘤的一类多环稠苯芳香烃。这一类化合物都含四个或更多的苯环。它们存在于煤焦油和沥青中，长期接触其蒸气，可能引起皮肤癌。因此，为了保证人民健康，必须防止多环稠苯芳香烃对环境的污染。常见的致癌烃有 3,4-苯并芘，1,2,5,6-二苯并蒽和 1，2，3，4-二苯并菲等。

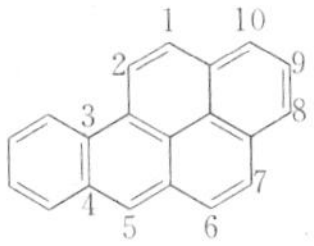

3，4-苯并芘

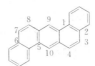

1，2，5，6-二苯并蒽

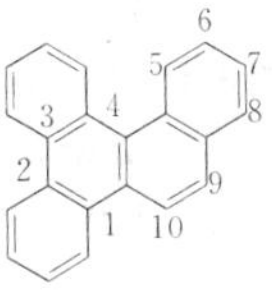

1，2，3，4-二苯并菲

本章要求

1. 掌握环烷烃和芳香烃的结构特征，熟悉环烃、芳香烃的命名。熟悉环己烷的典型构象，比较几种特殊构象的稳定性。

2. 熟练掌握小环的开环加成反应。掌握苯环上的亲电取代反应及其定位规律，能应用定位规律预测苯环上第二个取代基取代的位置。熟悉苯环侧链的取代及氧化。

3. 了解苯环上亲电取代的历程。

4. 了解多环芳烃的结构及化学性质。

习 题

一、选择题

1. 下列反应属于自由基反应历程的是_____。

A. 苯的磺化反应   B. 丙炔的催化氢化反应   C. 乙烯与溴的加成反应   D. 甲烷的氯代反应

2. 下列化合物中不是苯的同系物的是_____。

A. 甲苯   B. 1,3-二甲苯   C. 乙苯   D. 苯乙烯

3. 互为同分异构体的一组化合物是_____。

A. 苯和甲苯   B. 戊烷和环戊烷   C. 环戊烷和环戊烯   D. 环己烷和 2-己烯

4. 下列化合物既能使 $KMnO_4$ 溶液褪色，又能使溴水褪色的是_____。

A. 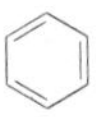   B. 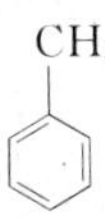   C. 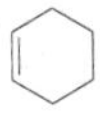   D.

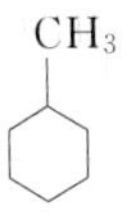

5. 下列化合物不能发生侧链氧化的是_____。

A. 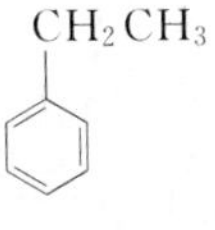   B. 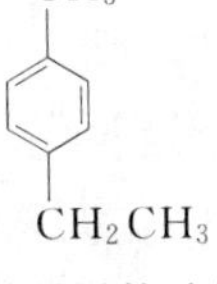   C. 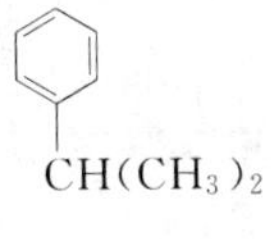   D.

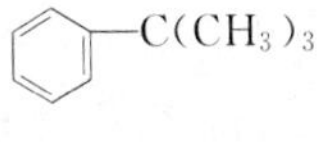

6. 从甲苯生成苯甲酸，下列所用的试剂最合适的是_____。

A. $KMnO_4/H_2SO_4$　　B. H_2SO_4/HNO_3　　C. $Br_2/FeBr_3$　　D. 浓 H_2SO_4

7. 能说明苯分子的平面正六边形结构中，碳碳键不是单、双键交替的事实是______。

A. 苯的一元取代物只有一种　　B. 苯的邻位二元取代物只有一种

C. 苯的间位二元取代物只有一种　　D. 苯的对位二元取代物只有一种

8. 某烃的分子式为 C_8H_{10}，它不能使溴水褪色，能与酸性高锰酸钾反应生成分子式 $C_8H_6O_4$ 的有机物。该烃进行硝化反应时所生成的一硝基取代物只有一种，则该烃是______。

A. 乙苯　　B. 1,2-二甲苯　　C. 1,3-二甲苯　　D. 1,4-二甲苯

9. 下面化合物 a 苯、b 氯苯、c 苯甲醚、d 苯磺酸发生亲电取代反应由易到难的顺序为______。

A. c>a>b>d　　B. a>d>b>c　　C. b>c>d>a　　D. d>a>c>b

10. 下列化合物不能进行 Friedel-Crafts（付-克）反应的是______。

A. 甲苯　　B. 苯酚　　C. 硝基苯　　D. 萘

11. 下列脂环烃中，最容易与溴发生加成反应的是______。

A. 　　B. 　　C. 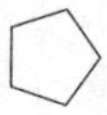　　D. 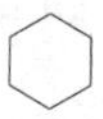

二、简答题

1. 试写出下列各化合物的构造式

(1) 1-甲基环己烯　　(2) 3-甲基环己烯

(3) 反-1,3-二氯环丁烷（构型式）　　(4) 间二硝基苯

(5) 2,7-二甲基萘　　(6) 对溴硝基苯

(7) 对羟基苯甲酸　　(8) 3,5-二硝基苯磺酸

(9) 1-甲基-4-异丙苯　　(10) 邻硝基甲苯

(11) 9-氯蒽　　(12) 1,3,5-三乙苯

2. 画出下列各化合物的椅式构象并比较其稳定性

(1) 顺-1,2-二甲基环己烷　　(3) 顺-1,3-二甲基环己烷

(2) 反-1,2-二甲基环己烷　　(4) 反-1,3-二甲基环己烷

3. 命名下列各化合物

(1) 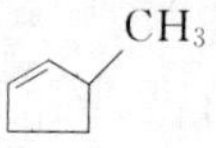

(2) 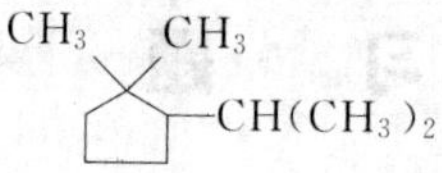

(3) 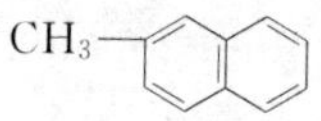

(4) 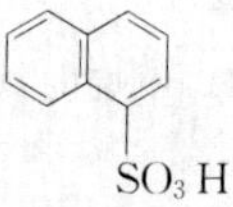

(5) 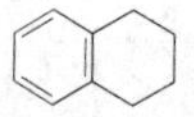

(6) 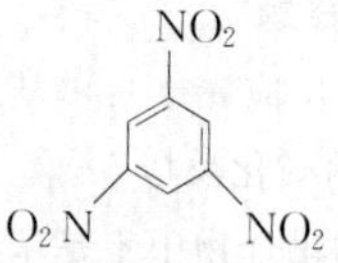

(7) 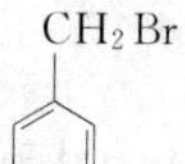

(8) 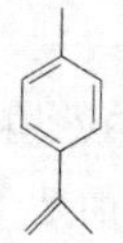

(9) 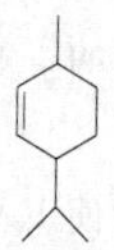

(10) 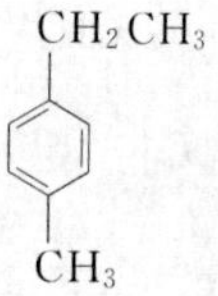

(11) 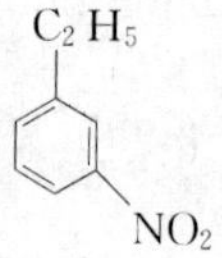

(12) 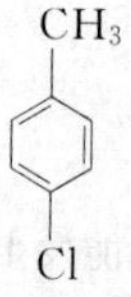

4. 完成下列各反应式

(1) 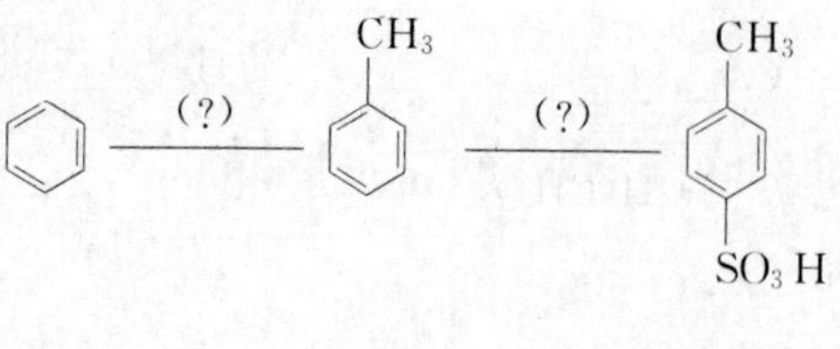

(2)

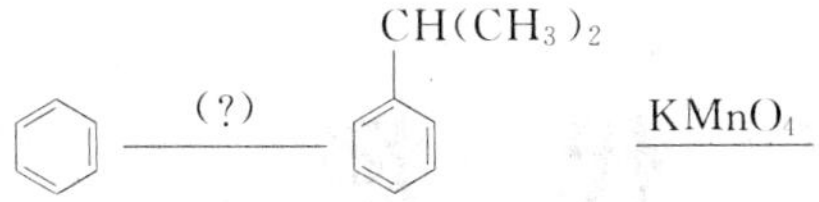

$$\text{苯} \xrightarrow{(?)} \text{异丙苯} \xrightarrow{KMnO_4}$$

CH(CH₃)₂

(3)

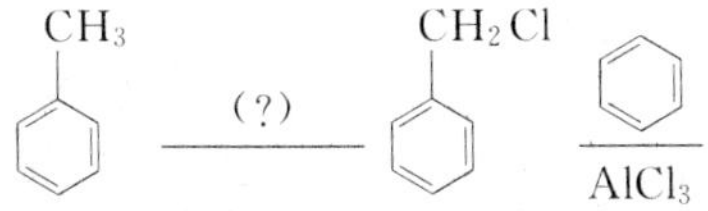

$$\text{甲苯} \xrightarrow{(?)} \text{苄基氯} \xrightarrow[AlCl_3]{\text{苯}}$$

CH₃ / CH₂Cl

(4)

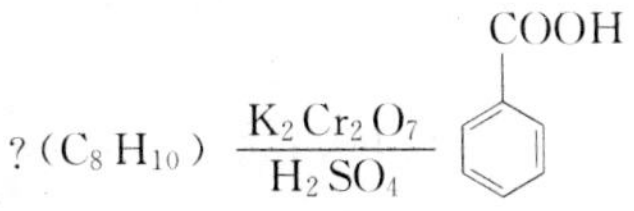

$$?(C_8H_{10}) \xrightarrow[H_2SO_4]{K_2Cr_2O_7} \text{苯甲酸}$$

COOH

(5)

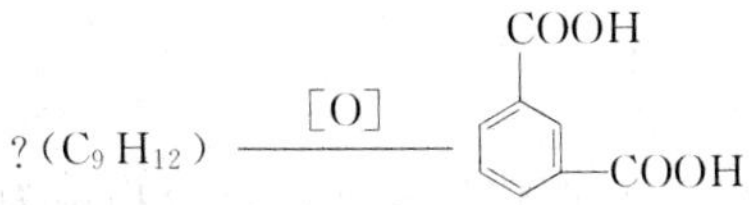

$$?(C_9H_{12}) \xrightarrow{[O]} \text{间苯二甲酸}$$

COOH / COOH

(6)

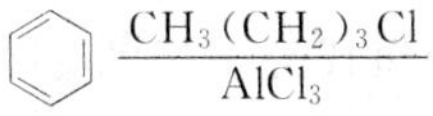

$$\text{苯} \xrightarrow[AlCl_3]{CH_3(CH_2)_3Cl}$$

(7)

$$\text{苯}-CH_2CH_2CH_2CHClCH_3 \xrightarrow[\triangle]{AlCl_3}$$

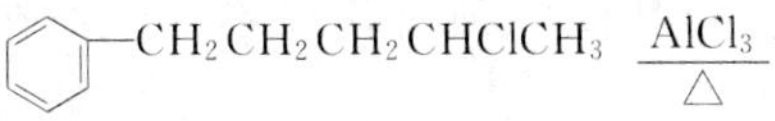

5. 试以化学方法区别下列各组化合物

(1) 甲苯、1-庚烯和庚烷　　　　　(2) 乙苯、苯乙烯和苯乙炔

(3) 环己基苯和1-苯基环己烯　　　(4) 环己烷、环己烯和苯

6. 试以苯合成下列化合物

(1) 苯甲酸　　　　　　　　　　　(4) 间硝基苯磺酸

(2) 间硝基苯甲酸　　　　　　　　(5) 3-硝基-4-溴苯甲酸

(3) 邻硝基苯甲酸　　　　　　　　(6) 间溴苯甲酸

7. 通过元素分析，测定相对分子质量，证明 A、B、C 三种芳香烃的分子式均为 C_9H_{12}。当以 K_2CrO_7 的酸性溶液氧化后，A 变为一元羧酸，B 变为二元羧酸，C 变为三元羧酸。但经浓硝酸和浓硫酸硝化后，A 和 B 分别生成两种一硝基化合物，而 C 则只生成一种一硝基化合物。试通过反应式确定 A、B、C 的结构和名称。

8. 一个烃 $C_{10}H_{16}$ 不含侧链烷基，能吸收 $1mol$ H_2。用 O_3 处理后再用 Zn/H_2O 作用，得一个对称的二元酮 $C_{10}H_{16}O_2$。推导这个烃可能的构造式。

9. 芳香烃 $C_{10}H_{12}$（甲）能使 Br_2/CCl_4 及冷的稀 $KMnO_4$ 溶液褪色。甲可与等物质的量的 H_2 加成。热 $KMnO_4$ 将甲氧化为二元酸 $C_8H_6O_4$（乙）。乙只能生成一种一溴化物。请推导甲的可能构造式。

第十三章　卤　代　烃

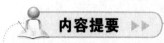

内容提要 ▶▶

　　本章主要介绍卤代烃的分类、命名及物理化学性质。重点讨论卤代烃的亲核取代反应和消除反应，简要介绍几种重要的卤代烃。

　　烃分子中的一个或几个氢原子被卤素（F、Cl、Br、I）取代后生成的化合物称为**卤代烃**（halogenated hydrocarbon），卤原子是卤代烃的官能团。最常见的卤代烃是烃的氯、溴和碘的取代物，由于氟代烃的制法和性质都比较特殊，和其他三种卤代烃不同，不在本章中讨论。

一、卤代烃的分类和命名

1. 分类

　　卤代烃按卤原子种类的不同可分为氟代烃、氯代烃、溴代烃和碘代烃；按分子中卤原子数目不同分为一卤代烃和多卤代烃；但通常都是按烃基的不同将卤代烃分为卤代烷烃、卤代烯烃和卤代芳烃。其中卤代烷中以一卤代烷较为重要，根据卤素所连的碳原子不同，又将一卤代烷分为伯卤代烷、仲卤代烷和叔卤代烷（也可用 1°、2°、3°卤代烷表示）。

例如　　　伯卤代烷　　　　　　R—CH₂—X　　　　　　　CH₃CH₂CH₂I
　　　　　　　　　　　　　　　　　　　　　　　　　　　　　1- 碘丙烷(1°)

　　　　　　　　　　　　　　　　　　R′　　　　　　　　　　　　Br
　　　　　　　　　　　　　　　　　　|　　　　　　　　　　　　|
　　　　　　仲卤代烷　　　　　　R—CH—X　　　　　　　CH₃CHCH₃
　　　　　　　　　　　　　　　　　　　　　　　　　　　　　2- 溴丙烷(2°)

　　　　　　　　　　　　　　　　　　R′　　　　　　　　　　　　CH₃
　　　　　　　　　　　　　　　　　　|　　　　　　　　　　　　|
　　　　　　叔卤代烷　　　　　　R—C—X　　　　　　　CH₃—C—CH₃
　　　　　　　　　　　　　　　　　　|　　　　　　　　　　　　|
　　　　　　　　　　　　　　　　　　R″　　　　　　　　　　　　Cl
　　　　　　　　　　　　　　　　　　　　　　　　2- 甲基 -2- 氯丙烷(叔丁基氯)(3°)

2. 命名

简单的卤代烃用普通命名法，根据相应的烃基命名，称为卤代某烃。

例如　　　　CH₃CH₂I　　　　CH₂＝CHCl　　　　CH₃—C—Br　　　　⬡—CH₂Br
　　　　　　　　　　　　　　　　　　　　　　　　　|
　　　　　　　　　　　　　　　　　　　　CH₃（上）、CH₃（下）

　　　　　　碘乙烷　　　　　　氯乙烯　　　　　　叔丁基溴　　　　　　苄基溴

有些卤代烷常采用俗名，例如，CHCl₃ 氯仿（三氯甲烷），CHI₃ 碘仿（三碘甲烷）。复杂的卤代烃可用系统命名法命名。以烃作为母体，按照烃的命名法编号，把支链和卤素当作取代基，其位置按"次序规则"写在某烃的名称之前。

例如

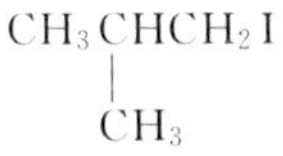

$$CH_3CHCH_2I$$
$$|$$
$$CH_3$$

2-甲基-1-碘丙烷

$$CH_3CHCH_2CHCH_3$$
$$| \quad\quad |$$
$$Cl \quad\quad Br$$

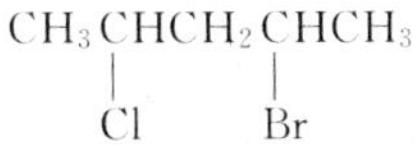

2-氯-4-溴戊烷

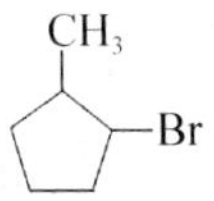

1-甲基-2 溴环戊烷

卤代烯的命名，以烯烃作为母体，双键的位次仍用较小的编号标出。

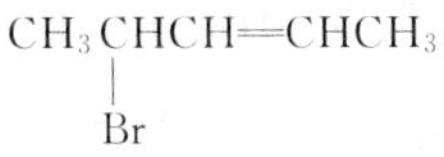

$$CH_3CHCH=CHCH_3$$
$$|$$
$$Br$$

4-溴-2-戊烯

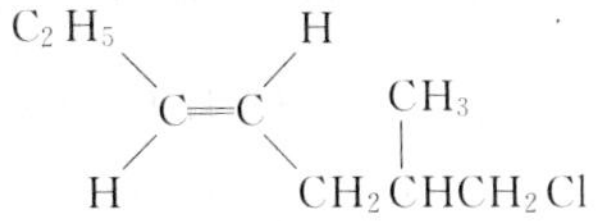

(E)-6-甲基-7-氯-3-庚烯

卤代芳烃的命名分两种情况：当卤原子与芳环直接相连时，以芳烃为母体，卤原子为取代基；当卤原子与侧链相连时，则以相应的链烃为母体，卤原子和芳基作为取代基。

例如

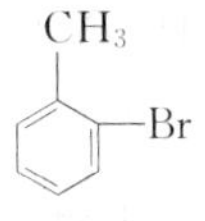

邻溴甲苯

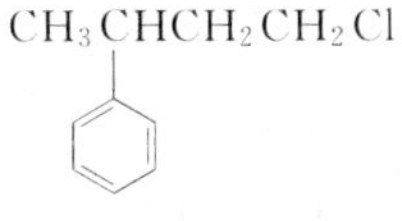

$$CH_3CHCH_2CH_2Cl$$

3-苯基-1-氯丁烷

二、卤代烃的物理性质

除两个碳以下的氯代烷、溴甲烷和氯乙烯在室温下是气体外，一般的卤代烃多为液体，十五个碳以上的卤代烷为固体。

卤代烃中烃基相同而卤原子不同时，沸点随卤原子序数的增加而升高，即碘代烃最高，溴代烃次之，氯代烃最低。同系列中卤代烃沸点随碳链增加而升高。同分异构体中，直链卤代烃沸点较高，含支链越多，沸点越低。

除某些卤代烷外，卤代烃的相对密度一般比水大，分子中卤原子增多，相对密度增大。

所有的卤代烃都难溶于水，但能溶于大多数有机溶剂。另外，氯仿、二氯甲烷等又是常用的有机溶剂。

三、卤代烃的化学性质

卤代烃的官能团是卤原子，它们的化学性质可以用一卤代烷（R—X）为代表进行分析。

由于卤素的电负性比碳大，因此卤代烷分子中的碳卤键是极性共价键，在一定条件下易异裂而发生反应。

① C—X 键的一对电子偏向卤素，使卤原子带部分负电荷，碳原子带部分正电荷。该碳原子易受亲核试剂的进攻，同时，卤原子带共用的一对电子离开。由于反应是亲核试剂进攻带正电荷的碳原子，故称为**亲核取代反应**（nucleophilic substitution），用 S_N 表示。

$$R-X+Nu^- \longrightarrow R-Nu+X^-$$
亲核试剂

② 由于 α 碳带部分正电荷，增强了相邻碳上碳氢键的活性，β-H 容易受碱（$B:^-$）进攻，除脱去 X^- 以外，还以 H—B 的形式脱去 H^+，生成烯烃，这个反应叫**消除反应**（elimination），用 E 表示。

$$-\overset{|}{\underset{\underset{B:^-}{\overset{|}{H}}}{C}}-\overset{|}{\underset{|}{C}}-X \longrightarrow -\overset{|}{C}=\overset{|}{C}- + X^- + H-B$$

1. 取代反应

卤代烷与一些亲核试剂（OH^-，RO^-，CN^-，NO_3^-，$:NH_3$）作用，卤原子被其他原子团取代，生成各种产物。例如：

$$CH_3CH_2CH_2CH_2Br \xrightarrow[\text{水溶液}]{KOH} CH_3CH_2CH_2CH_2OH$$
丁醇

$$CH_3CH_2CH_2Br \xrightarrow{CH_3ONa} CH_3CH_2CH_2OCH_3$$
甲丙醚

$$CH_3CH_2CH_2X \xrightarrow[\triangle]{NaCN} CH_3CH_2CH_2CN$$
丁腈

除卤代烷易发生亲核取代反应外，不同类型的卤代烃反应活性亦不同。不同类型卤代烃反应活性顺序为：烯丙式卤代烃或苄式卤代芳烃（$CH_2=CH-CH_2-X$ 或 ⟨苯环⟩$-CH_2-X$）＞卤代烷、孤立式卤代烯或孤立式卤代芳烃（卤原子与双键或苯环相隔两个以上的碳原子）＞乙烯式卤代烃或卤代苯（$CH_2=CH-X$ 或 ⟨苯环⟩$-X$）。卤代烃分子的烃基相同卤素不同时，卤代烃的取代反应活性也不同，顺序为：碘代物＞溴代物＞氯代物，也就是卤原子半径由大到小的顺序。

2. 消除反应

卤代烷与氢氧化钾或氢氧化钠的醇溶液共热时，分子中脱去一分子卤化氢而生成烯烃。这种由分子中脱去一个小分子（HX，H_2O，NH_3，CH_3OH 等），形成不饱和结构的反应称为消除反应。

$$R-\underset{\boxed{H}}{CH}-\underset{\boxed{X}}{CH_2} + KOH \xrightarrow[\triangle]{\text{乙醇}} RCH=CH_2 + KX + H_2O$$

在卤代烷中，消除卤化氢的反应以叔卤代烷最易进行，其次为仲卤代烷，伯卤代烷较难。

仲卤代烷和叔卤代烷进行消除反应时可能得到不同的产物。例如：

$$CH_3CH_2\underset{\underset{Br}{|}}{C}HCH_3 \xrightarrow[\triangle]{KOH,\ C_2H_5OH} CH_3CH=CHCH_3 + CH_3CH_2CH=CH_2$$
81%　　　　　　　　19%

$$CH_3CH_2\overset{\overset{Br}{|}}{\underset{\underset{CH_3}{|}}{C}}CH_3 \xrightarrow[\triangle]{KOH,\ C_2H_5OH} CH_3CH=\underset{\underset{CH_3}{|}}{C}CH_3 + CH_3CH_2\underset{\underset{CH_3}{|}}{C}=CH_2$$
71%　　　　　　　　29%

从上述实验结果可知，主产物是双键碳原子上连有最多烃基的烯烃，此经验规律叫做札依采夫（Saytzeff）规则。

四、重要的卤代烃

1. 氯乙烷

氯乙烷在常温下是略带甜味的气体，沸点 12.2℃，低温或加压下成为无色透明液体，易挥发，通常装于压缩钢瓶中使用。工业上用作冷却剂，在有机合成上用作乙基化试剂。施行小型外科手术时，用作局部麻醉剂，将氯乙烷喷洒在施行手术的部位，由于迅速气化吸热，引起皮肤骤冷暂时失去感觉。

2. 二氟二氯甲烷

二氟二氯甲烷俗名氟利昂，常温下为气体，沸点 −29.8℃，易压缩为液体，解除压力后立即气化，同时吸收大量的热。因其具有无臭、无腐蚀性、不燃烧和化学性质稳定等许多优点而用作制冷剂。但近年来发现，氟利昂的大量使用和废弃会导致大气臭氧层的破坏，从而产生全球性的环境污染问题。

3. 氟烷

氟烷（$CF_3CHClBr$）学名 1,1,1-三氟-2-氯-2-溴乙烷，无色透明液体，沸点 49～51℃，有焦甜味，不能燃烧。氟烷是一种新麻醉剂，麻醉效果比乙醚高 4 倍，停药后很短时间即可苏醒。氟烷对皮肤和黏膜无刺激作用，对肝肾机能无持续性损害，但对心血管系统有抑制作用，可降低血压。

4. 四氟乙烯

四氟乙烯（$CF_2\!=\!CF_2$）为无色气体，沸点 −76.3℃，可聚合制得聚四氟乙烯。

$$nCF_2\!=\!CF_2 \longrightarrow \text{┤}CF_2\!-\!CF_2\text{├}_n$$

聚四氟乙烯有耐热性，耐腐蚀性，化学性质稳定性超过一切塑料，有"塑料王"之称，商品名为"特氟隆"（Teflon）。

本章要求

1. 熟悉卤代烃常见的分类方法，判断伯、仲、叔卤代烃；熟悉卤代烃的系统命名。

2. 掌握卤代烃的结构特点及主要的化学性质，能够准确写出亲核取代反应的产物，使用扎依采夫规则判断卤代烃消除反应的主要产物，能够使用卢卡斯试剂鉴别伯、仲、叔卤代烃。

3. 了解卤代烃的主要物理性质。

习 题

一、选择题

1. 下列化合物中与 NaOH 水溶液最易反应的是_____。

A. 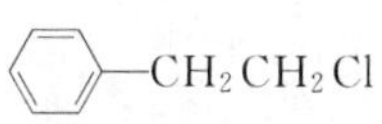 ⬡—CH_2CH_2Cl　　B. 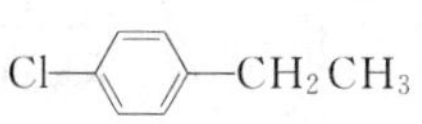 Cl—⬡—CH_2CH_3　　C. 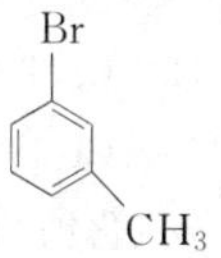 （带Br和CH_3的苯环）　　D. $CH_2\!=\!CH\!-\!Cl$

2. 与 $AgNO_3$ 乙醇溶液反应生成沉淀的化合物是_____。

A. 氯乙烯　　　　　　　B. 二氯乙烯　　　　　　C. 氯苯　　　　　D. 苄氯

3. 下列化合物中，预测与 NaOH 乙醇溶液反应最快的是_____。

A. CH_3CH_2CHBr　　　　　　　　　　　B. $(CH_3)_3CBr$
     $|$
     CH_3

C. $CH_3CH_2CH_2CH_2Br$　　　　　　　　　D. ⬡—Br

4. ⬡—CH_2Br（邻位 Cl）在加热条件下与 $AgNO_3$ 醇溶液反应生成_____。

A. 褐色↓　　　　　　B. 棕色↓　　　　　　C. 白色↓　　　　　D. 淡黄色↓

5. ⬡（Cl，CH_3）在 KOH 的乙醇溶液中反应，主要产物是_____。

A. ⬡（OH，CH_3）　　B. ⬡（OC_2H_5，CH_3）　　C. ⬡（CH_3，双键）　　D. ⬡（CH_3，双键）

二、简答题

1. 用系统命名法命名下列化合物

(1) $CH_3-CH-CH_2-CH-CH_3$
    $|$ $|$
    CH_3 Cl

(2) Br—⬡—CH_2Br

(3)
CH_3-CH H
   $|$ $|$
   Br　　　　　　
    $C=C$
    $|$ $|$
   CH_3 C_2H_5

(4) CF_2Cl_2

2. 写出下列化合物的构造式

(1) 氯仿　　　　　(2) 烯丙基溴　　　　　(3) 氯化苄　　　(4) 3-溴环己烯

3. 写出下列反应的主要产物

(1) $CH_2=CH-CH_3 \xrightarrow{HI} ? \xrightarrow{NaCN}$

(2) ⬡（间位 Br）—CH_2Br $+NaOH \xrightarrow{H_2O}$

(3) ⬡—$CH_2-CH-CH_3$ $+KOH \xrightarrow[\triangle]{乙醇}$
      $|$
     Br

(4) $(CH_3)_3CONa+CH_3CH_2Cl \longrightarrow$

(5) $CH_3-CH-CH-CH_3 \xrightarrow[乙醇溶液]{KOH} ? \xrightarrow{Br_2}$
    $|$ $|$
   CH_3 Cl

4. 试写出氯化苄与下列试剂反应的主要产物

(1) $NaCN$　　　　　　(2) C_2H_5ONa　　　　　(3) C_6H_6，$AlCl_3$

(4) Cl_2，光　　　　　(5) Cl_2，Fe　　　　　(6) $KMnO_4$，H^+

5. 卤代烃 C_3H_7Br（A）与氢氧化钠的乙醇溶液作用生成 C_3H_6 的化合物 B，氧化 B 得到两个碳的酸 C、CO_2 和水。使 B 与氢溴酸作用得到 A 的异构体 D。试推导 A、B、C、D 的构造式。

6. 将下列化合物按在 NaOH 水溶液中取代反应的活性顺序由大到小排列

(1) 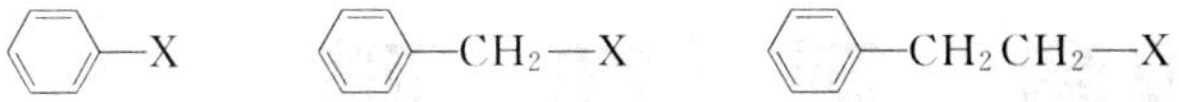 ⟨◯⟩—X   ⟨◯⟩—CH₂—X   ⟨◯⟩—CH₂CH₂—X

(2) $CH_3CH=CH—CH_2Br$ $CH_3CH_2CH_2Br$ $CH_3C=CHBr$
　　　　　　　　　　　　　　　　　　　　　　　　　　　　　　　　　　　|
　　　　　　　　　　　　　　　　　　　　　　　　　　　　　　　　　　　CH_3

(3) $CH_3CH_2CH_2I$ $CH_3CH_2CH_2Br$ $CH_3CH_2CH_2Cl$

第十四章 醇、酚、醚

 内容提要 ▶▶

　　本章主要介绍醇、酚、醚的基本结构、分类、命名以及相应的理化性质。重点介绍了醇和酚的化学性质。通过对反应机理的探讨，进一步阐明了各有机化合物特征官能团之间的相互转化关系。简要介绍了几种重要的醇、酚和醚的结构及其在医学上的应用。

　　醇、酚和醚都是烃的含氧衍生物。

　　醇（alcohol）可看作是烃分子中的氢被**羟基**（—OH，hydroxyl group）取代的化合物。

　　酚（phenol）是芳烃环上的氢被羟基取代的化合物。醇和酚都具有羟基官能团，但酚中的羟基是直接连在芳香环上，这一结构特点决定了酚的性质与醇不完全相同而自成一类。通常把醇中的羟基称为醇羟基，而酚中的羟基称为酚羟基。

　　醚（ether）是醇或酚的衍生物，可看作是醇或酚羟基上的氢被烃基（—R′或—Ar′）取代的化合物。

　　它们的通式分别为：

$$\underset{\text{醇}}{R-OH} \qquad \underset{\text{酚}}{Ar-OH} \qquad \underset{\text{醚}}{\underset{(Ar)\ (Ar')}{R-O-R'}}$$

第一节　醇

一、醇的分类和命名

1. 醇的分类

① 根据醇分子中烃基的不同，将醇分为饱和醇、不饱和醇及芳香醇。

$$\underset{\text{饱和醇}}{R-CH_2-OH} \qquad \underset{\text{不饱和醇}}{R-CH=CH-CH_2OH} \qquad \underset{\text{芳香醇}}{Ar-CH_2-OH}$$

② 根据羟基所连碳原子的种类不同，又可将醇分为伯醇（1°醇）、仲醇（2°醇）和叔醇（3°醇）。

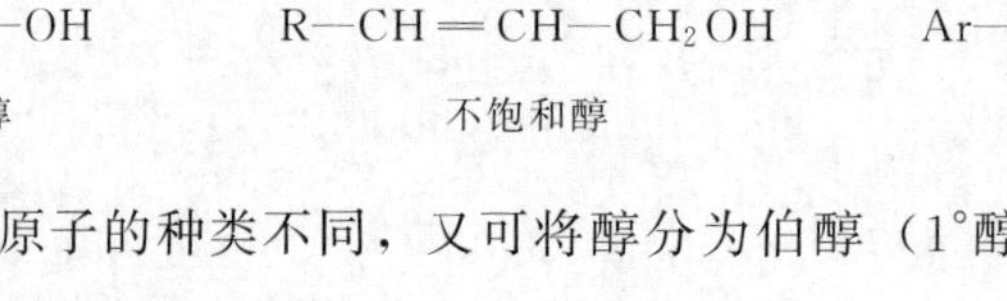

$$\underset{\text{伯醇}}{R-CH_2OH} \qquad \underset{\text{仲醇}}{\overset{R}{\underset{R'}{\text{CH}-OH}}} \qquad \underset{\text{叔醇}}{\overset{R'}{\underset{R''}{R-C-OH}}}$$

③ 根据所含羟基的数目，醇还可分为一元醇、二元醇、三元醇等，含两个以上羟基的醇又称为多元醇。

$$CH_3-OH \qquad \begin{array}{c} CH_2-OH \\ | \\ CH_2-OH \end{array} \qquad \begin{array}{c} CH_2-OH \\ | \\ CH-OH \\ | \\ CH_2-OH \end{array}$$

一元醇　　　　　二元醇　　　　　三元醇

2. 醇的命名

① 简单的一元醇多用普通命名法，通常是烃基名称后面加"醇"字，"基"字可省去。例如

$$CH_3CH_2CH_2CH_2OH \qquad \begin{array}{c} CH_3CHCH_2OH \\ | \\ CH_3 \end{array} \qquad \begin{array}{c} CH_3 \\ | \\ CH_3-C-OH \\ | \\ CH_3 \end{array} \qquad \begin{array}{c} CH_2OH \\ \end{array}$$

正丁醇　　　　　　异丁醇　　　　　　叔丁醇　　　　　苯醇（苯甲醇）

醇的系统命名法则适用于结构复杂的醇，原则是选择连有羟基的最长碳链作为主链，从靠近羟基的碳原子一端开始编号，按主链碳原子数称某醇，并将羟基的位置以及其他取代基的位置、名称依次写在某醇的前面。

例如

$$\begin{array}{c} CH_3CH_2CHCH_3 \\ | \\ OH \end{array} \qquad \begin{array}{c} CH_3CHCH_2CH_2CHCH_2OH \\ | \qquad\qquad | \\ Cl \qquad\qquad CH_3 \end{array}$$

2-丁醇（仲丁醇）　　　　　　2-甲基-5-氯-1-己醇

② 不饱和醇的命名，选择既包括连接羟基的碳，又包括重键上两个碳原子在内的最长碳链作为主链，从靠近羟基一端开始编号，并分别指出羟基及重键的位置。

例如

$$\begin{array}{c} CH_3CH=CHCHCH_3 \\ | \\ OH \end{array}$$

3-戊烯-2-醇

③ 芳香醇的命名，通常把链醇作为母体，芳烃基作为取代基。

例如

$$\begin{array}{c} \bigcirc-CH-CH-CH_3 \\ | \quad | \\ CH_3 \ OH \end{array}$$

3-苯基-2-丁醇

④ 多元醇的命名，选择连有尽可能多的羟基的碳链作为主链，依羟基的数目称某二醇或某三醇等，并在名称前标明羟基的位次。因为羟基是连在不同碳原子上的，所以当羟基数与主链碳原子数相同时，不必标明羟基的位次。

$$\begin{array}{c} CH_3-CH-CH_2 \\ | \quad\ | \\ OH \ \ OH \end{array} \qquad \begin{array}{c} CH_2-CH-CH_2 \\ | \quad\ | \quad\ | \\ OH \ \ OH \ \ OH \end{array}$$

1,2-丙二醇　　　　　丙三醇（甘油）　　　　环己六醇（肌醇）

二、醇的物理性质

低级饱和一元醇如 $C_1 \sim C_5$ 的醇是易挥发的液体，较高级如 $C_6 \sim C_{11}$ 的醇为油状黏稠液体，C_{12} 以上的醇为蜡状固体。由于羟基的存在，醇分子间可形成氢键，故醇的沸点比与它的相对分子质量相近的烷烃高得多，并随相对分子质量的增加而呈规律性的增高。对于直链饱和一元醇来说，每增加一个 CH_2 系差，沸点约升高 $18 \sim 20$℃。同样，多元醇的沸点随着

羟基数目的增多而升高。

由于醇羟基可以与水形成氢键，因此低级醇如甲醇、乙醇可与水混溶，但当醇中烃基增大时，醇羟基与水形成氢键的能力相应减小，因此高级醇不溶于水而溶于有机溶剂。多元醇因羟基多，在水中的溶解度也随着增加。

一般脂肪醇的相对密度比水小，但芳香醇的相对密度则大于1，表14-1列出了一些常见醇的物理常数。

表 14-1　一些常见醇的物理常数

名称	构造式	熔点/℃	沸点/℃	相对密度 (20℃)	溶解度(25℃)/ $g \cdot (100gH_2O)^{-1}$
甲醇	CH_3OH	-97.8	64.5	0.792	∞
乙醇	CH_3CH_2OH	-117.3	78.5	0.789	∞
正丙醇	$CH_3CH_2CH_2OH$	-127	97.8	0.804	∞
异丙醇	$(CH_3)_2CHOH$	-86	82.5	0.789	∞
正丁醇	$CH_3(CH_2)_2CH_2OH$	-89.8	117.7	0.810	7.9
异丁醇	$(CH_3)_2CHCH_2OH$	-108	108	0.802	10.0
正戊醇	$CH_3(CH_2)_3CH_2OH$	-78.5	137.9	0.817	2.3
正己醇	$CH_3(CH_2)_4CH_2OH$	-52	156.5	0.819	0.6
苯甲醇	$C_6H_5CH_2OH$	-15	205	1.046	
环己醇	⬡—OH	25	161	0.962	5.7

三、醇的化学性质

化合物的结构决定其性质，性质是结构的外在表现，下面来分析一下醇的结构：

$$\overset{\displaystyle H}{\underset{\displaystyle |}{-\overset{\beta}{C}}}-\overset{\overset{\displaystyle |}{\alpha}}{\underset{\displaystyle |}{C}}\rightarrow \ddot{O}\leftarrow H$$

在醇分子当中存在着四种共价键，C—C键、C—H键、C—O键和O—H键，C、H的电负性相近，故C—C键和C—H键为非极性共价键，比较稳定。而O的电负性比C、H大，因此，C—O键和O—H键是极性共价键，在一定条件下易异裂而发生化学反应。可以认为醇的化学性质是由它的官能团羟基所决定的。

① O—H键断裂，H被活泼金属或原子团取代。

② C—O键断裂，—OH离去，发生取代反应或消除反应。

③ α碳原子上的C—H键受羟基的影响，极性增加，α-H易脱去，发生氧化反应。

1. 与活泼金属反应

醇能够和钠、钾、镁等活泼金属发生反应，羟基上的氢被金属所取代。例如，乙醇和金属钠反应生成乙醇钠并放出氢气。

$$2ROH + 2Na \longrightarrow 2RONa + H_2\uparrow$$
醇钠

$$2CH_3CH_2OH + 2Na \longrightarrow 2CH_3CH_2ONa + H_2\uparrow$$
乙醇钠

这个反应与水和金属钠的反应极为相似，只是反应较温和。这是因为醇羟基是与斥电子的烃基相连，烃基的诱导效应（+I）使羟基中氧原子上的电子云密度增加，减弱了氧吸引

$$H-O\!:\!H \qquad R\!\rightarrow\!O\!:\!H$$

氢氧间电子对的能力，即降低了氢氧键的极性，使醇羟基的氢不及水中的氢那样活泼，不易成为离子，所以反应也较为缓和。由此可见，烃基的斥电子能力愈强，醇羟基中氢原子的活性愈低。所以不同结构的醇与金属钠反应的活性顺序是：1°醇＞2°醇＞3°醇。

在实验室中常利用乙醇来消除残留无用的少量钠，使之变成乙醇钠后再用水洗去，这样可以避免金属钠与水接触引起燃烧和爆炸。醇钠是白色固体，遇水即水解，生成醇和氢氧化钠，因此醇钠的水溶液具有强碱性。在通常情况下，醇与氢氧化钠的反应趋势较小。

$$RONa+H_2O \longrightarrow ROH+NaOH$$

2. 与无机含氧酸的酯化反应

醇可与无机含氧酸如硝酸、亚硝酸、硫酸和磷酸等作用，脱去一分子水而生成无机酸酯。

$$\underset{CH_3}{CH_3CHCH_2CH_2OH} + HO\,NO \longrightarrow \underset{CH_3}{CH_3CHCH_2CH_2ONO} + H_2O$$

甘油含有三个羟基，可与三分子硝酸发生酯化反应。

$$\begin{array}{l}CH_2OH\\CHOH\\CH_2OH\end{array} +3HONO_2 \longrightarrow \begin{array}{l}CH_2ONO_2\\CHONO_2\\CH_2ONO_2\end{array} +3H_2O$$

　　甘油　　　　　　　甘油三硝酸酯（硝酸甘油）

亚硝酸异戊酯和硝酸甘油都是血管舒张剂，在临床上可用作缓解心绞痛的药物。硝酸甘油还可用作炸药。

硫酸是二元酸，可形成两种硫酸酯，即酸性酯和中性酯；多元酸可形成多种酯，例如，磷酸是三元酸，可形成三种磷酸酯，它们的通式分别表示如下：

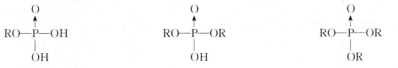

磷酸烷基二氢酯（酸性酯）　磷酸二烷基一氢酯（酸性酯）　磷酸三烷基酯（中性酯）

醇的无机酸酯具有多方面的用途，硫酸二甲酯是常用的甲基化试剂，另外，高级醇（$C_8\sim C_{18}$的醇）的酸性硫酸酯的钠盐 $ROSO_2ONa$ 有去垢作用，可用作洗涤剂；在人体内，软骨中的硫酸软骨质就含有硫酸酯的结构，组成细胞的重要成分如核酸、磷脂中都含有磷酸酯的结构，而人体代谢过程中也会产生某些特殊的磷酸酯。

醇不仅能与无机酸作用生成无机酸酯，也能与有机羧酸作用生成羧酸酯。

3. 卤代反应

$$ROH+HX \rightleftharpoons RX+H_2O$$

醇与氢卤酸（HCl，HBr 或 HI）反应时，醇羟基被卤素取代生成卤代烃和水。这是卤代烃水解反应的逆反应，如果将其中一种反应物过量或移去一种产物，平衡向右移动，可提高卤代烃的产率。盐酸在与伯醇和仲醇反应时，需在无水氯化锌催化下进行。用浓盐酸和无水氯化锌配制成的试剂称为**卢卡斯**（Lucas）试剂。该试剂与叔醇立即反应生成难溶于水的卤代烃而呈混浊；与仲醇反应需几分钟才见混浊；而与伯醇反应时，室温下一小时也难混浊，必须加热才能反应。利用上述反应速率的不同，可作为区别伯、仲、叔醇的一种化学方法。

4. 脱水反应

醇与浓 H_2SO_4 共热发生脱水反应，脱水的方式随温度而异，一般在较高温度下，主要发生分子内脱水（消除反应）生成烯烃，而在稍低温度下，则发生分子间脱水（亲核取代反应）生成醚。

$$CH_2-CH_2 \xrightarrow[170℃]{浓 H_2SO_4} CH_2=CH_2 + H_2O$$
（下方 H 与 OH 框起）

$$C_2H_5-OH + HO-C_2H_5 \xrightarrow[140℃]{浓 H_2SO_4} C_2H_5-O-C_2H_5 + H_2O$$

仲醇及叔醇进行分子内脱水时，同样遵从札依采夫规则，即主产物是碳碳双键上烃基最多的烯烃。

$$CH_3CH_2CHCH_3 \xrightarrow[H_2SO_4(1:1)]{-H_2O}
\begin{cases}
CH_3CH_2CH=CH_2 \quad 19\% \quad \text{1-丁烯} \\
CH_3CH=CHCH_3 \quad 81\% \quad \text{2-丁烯}
\end{cases}$$
（OH 在第二个碳下方）

醇的脱水反应也常见于人体的代谢过程，某些含有醇羟基的化合物在酶的作用下，发生分子内脱水，形成含有双键的化合物。

5. 氧化反应

醇可以发生氧化反应，不同结构的醇氧化产物不同。伯醇氧化成醛，醛继续氧化生成羧酸，仲醇氧化成酮，叔醇在一般条件下不被氧化。常用的氧化剂为重铬酸钾、高锰酸钾或铬酸（CrO_3^-/冰醋酸）等。伯醇和仲醇被酸性重铬酸钾氧化时，溶液由橙色变为绿色，故可利用发生氧化反应的难易程度及氧化产物的不同来区分伯、仲、叔醇。

$$\underset{\text{乙醇（伯醇）}}{CH_3-\overset{\text{H}}{\underset{\text{H}}{C}}-OH} \xrightarrow[]{K_2Cr_2O_7,\ 25℃(橙色)} \underset{\text{乙醛}}{CH_3-\overset{O}{C}-H} \xrightarrow{[O]} \underset{\text{乙酸（绿色）}}{CH_3-\overset{O}{C}-OH} + Cr^{3+}$$

$$\underset{\text{2-丙醇（仲醇）}}{CH_3-\overset{CH_3}{\underset{H}{C}}-OH} \xrightarrow[]{K_2Cr_2O_7,\ 25℃(橙色)} \underset{\text{丙酮（绿色）}}{CH_3-\overset{CH_3}{C}=O} + Cr^{3+}$$

$$\underset{\text{2-甲基-2-丙醇（叔醇）}}{CH_3-\overset{CH_3}{\underset{CH_3}{C}}-OH} \xrightarrow{K_2Cr_2O_7,\ 25℃} 无反应（溶液保持橙色）$$

另一种氧化方法是将伯醇、仲醇的蒸气在高温下通过活性铜或银催化剂，经高温脱氢生成相应的醛和酮，此法主要用于工业生产。

$$R-\overset{H}{\underset{H}{C}}-OH \xrightarrow[300℃]{Cu} R-\overset{O}{C}-H + H_2\uparrow$$

$$R-\overset{\underset{|}{\overset{R}{|}}}{\underset{H}{C}}-OH \xrightarrow[300℃]{Cu} R-\overset{O}{\overset{\|}{C}}-R + H_2\uparrow$$

醇的氧化实质上是脱去两个氢原子，一个是羟基氢，一个是 α-H，叔醇因无 α-H，故一般情况下不起氧化反应，但叔醇在酸性条件下，易脱水生成烯烃，烯烃再被氧化为小分子氧化产物。

醇的氧化反应也常见于人体的代谢变化中，与体外反应的差别在于这类生物氧化需要酶催化。例如，乙醇在醇的脱氢酶催化下可在肝脏内氧化成乙醛，乙醛又进一步在酶催化下氧化成可被机体细胞所同化的乙酸根离子。但如果是酗酒，摄入乙醇的速度大大超过其氧化的速度，结果造成了乙醇在血内的潴留导致酒精中毒。

6. 多元醇的特性反应

多元醇的化学性质大多与饱和一元醇类似，能够发生一元醇的一切反应。但由于多元醇所含的羟基比一元醇多，因此又有其特殊的性质。例如连二醇除了能与碱金属反应外，还可与重金属的氢氧化物反应。如把甘油加到氢氧化铜沉淀中去，就可看到沉淀消失，生成一种深蓝色的甘油铜溶液。

$$\begin{matrix}CH_2-OH \\ | \\ CH-OH \\ | \\ CH_2-OH\end{matrix} + \begin{matrix}HO \\ \\ Cu \\ \\ HO\end{matrix} \longrightarrow \begin{matrix}CH_2-O \\ | \quad\quad\ \ \diagdown \\ CH-O \quad Cu \\ | \\ CH_2-OH\end{matrix} + 2H_2O$$

甘油铜（深蓝色）

实验室中可利用此反应来鉴定具有两个相邻羟基的多元醇。

四、重要的醇

1. 甲醇

甲醇最初由木材干馏制得，故俗名木精。甲醇为无色透明液体，沸点 64.5℃，能与水或大多数有机溶剂混溶。甲醇有毒，误服 10ml 可导致失明，30ml 使人中毒死亡。这是因为甲醇被肝脏的脱氢酶氧化成甲醛，甲醛对视网膜有毒，其进一步氧化产物甲酸又不能被机体很快利用而潴留于血中，使 pH 下降，导致酸中毒而致命。

甲醇是重要的工业原料，另外，0.2（20%）的甲醇和汽油的混合物是一种优良的发动机燃料。

2. 乙醇

乙醇是酒的主要成分，俗名酒精，为无色透明液体，沸点 78.5℃，发酵法或合成法制得的乙醇经分馏可得 0.955（95.5%）的乙醇，即普通乙醇。因其为共沸液，故欲制取无水乙醇不能使用蒸馏法，实验室可用与氧化钙回流来除去水分。乙醇用途广泛，是一种重要的合成原料。临床上使用 0.75（75%）的酒精作为外用消毒剂，长期卧床病人用 0.50（50%）乙醇溶液涂擦皮肤，有收敛作用，并能促进血液循环，可预防褥疮。医药上使用乙醇配制成酊剂，如碘酊，俗称碘酒，就是碘和碘化钾的乙醇溶液。乙醇也常用于制取中草药流浸膏或提取其中的有效成分。

3. 丙三醇

丙三醇俗名甘油，为带有甜味的无色黏稠液体，沸点 290℃，能与水或乙醇混溶。无水甘油有吸湿性，能吸收空气中的水分［当含水 0.2（20%）时，即不再吸水］，所以甘油在化妆品等生产中常用作吸湿剂。在医药上甘油又可用作溶剂，如酚甘油、碘甘油等，对便秘者，常用甘油栓剂或 0.5（50%）甘油溶液灌肠，它既有润滑作用，又由于能产生高渗压，引起排便反射。甘油在药剂学中用作赋形剂和润滑剂。甘油的某些氧化产物的磷酸酯是人体内物质代谢的中间产物。

4. 山梨醇和甘露醇

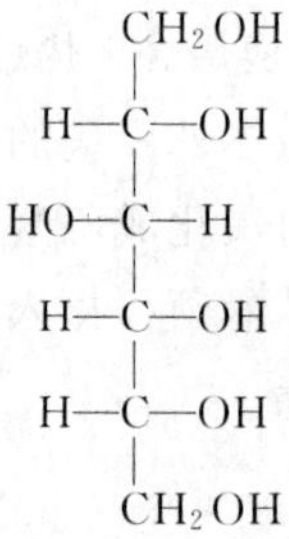

山梨醇 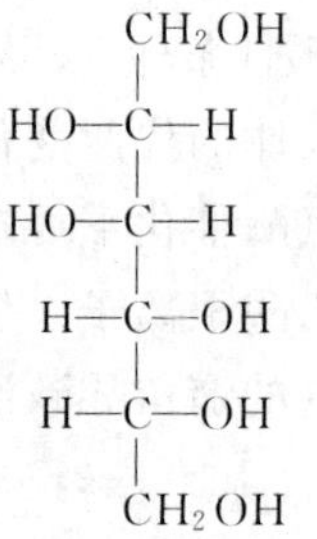　　　　　甘露醇

山梨醇和甘露醇均易溶于水。它们的 0.2（20%）或 0.25（25%）的溶液，在临床上用作渗透性利尿药，能将周围组织及脑组织的水分吸入血中随尿排出，从而降低颅内压，消除水肿，对治疗脑水肿与循环衰竭有效。

5. 苯甲醇

苯甲醇又名苄醇，为无色液体，沸点 205℃，具有芳香气味，存在于植物的香精油中。微溶于水，可与乙醇、乙醚混溶。具有微弱的麻醉作用和防腐功能，过去将含有苯甲醇的注射用水称为无痛水，作为青霉素钾盐的溶剂，常可减轻注射时的疼痛。但后来发现使用苯甲醇注射用水可导致臀肌挛缩，故现在已禁止使用。0.1（10%）的苯甲醇软膏或其洗剂为局部止痒剂。

6. 龙脑

龙脑 又名冰片或 2-莰烷醇，为白色片状结晶，熔点 204℃，通过蒸馏艾纳香的新鲜叶子而得。具有特异香气，能升华。药用冰片是用化学方法制得的。市售人丹、冰硼散等成药中均含此成分。近有报道认为冰片能改变血脑屏障通透性，可增加某些水溶性大分子物质向脑内转运，从而为其"芳香开窍""引药上行"等作用提供了依据，也为某些中枢神经系统用药的处方设计提供了新思路和新方法。

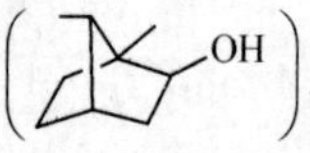

第二节　酚

一、酚的分类和命名

酚和醇虽然都含有羟基官能团，但酚式羟基直接与苯环上的 sp^2 杂化碳原子相连，而醇式羟基一般连在 sp^3 杂化的碳原子上。

按照分子中所含酚羟基的数目，可以把酚分为一元酚、二元酚、三元酚等，含有两个以上酚羟基的酚又叫多元酚。

例如

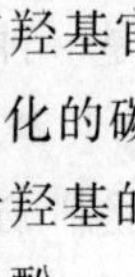

苯酚　　　　　邻苯二酚（儿茶酚）　　　连苯三酚(1,2,3-苯三酚)
一元酚　　　　　二元酚　　　　　　　　三元酚

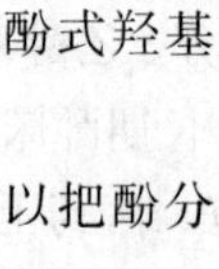

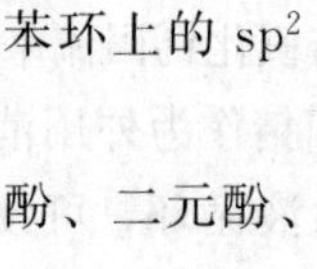

酚的命名一般是在"酚"字前面加上芳环的名称，以此作为母体，再加上其他取代基的位次、数目和名称。

例如

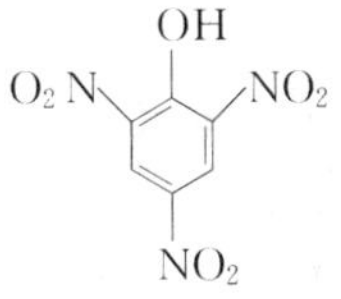

2,4,6-三硝基苯酚（苦味酸） 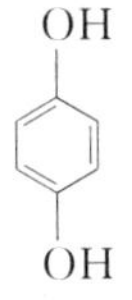   对苯二酚 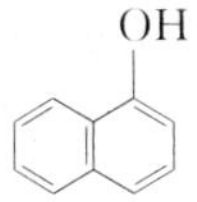   1-萘酚（α-萘酚）

二、酚的物理性质

大多数酚类在室温下均为固体，一般没有颜色，但往往由于含有氧化产物而带黄色或红色。由于氢键的存在，它们具有较高的沸点，其相对密度都大于1。酚类能溶于乙醇、乙醚等有机溶剂，但微溶于水。

三、酚的化学性质

在酚 $\left(\bigcirc\!\!\!-\ddot{O}H\right)$ 分子中，苯环的 π 电子轨道与酚羟基中氧原子的一对未共用电子对发生 p-π 共轭，它的作用超过了羟基的诱导（$-I$）效应，结果使氧的电子云移向苯环，在化学性质上表现出：

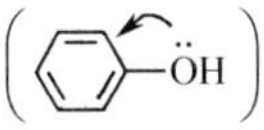

① C—O 键的极性降低，键更牢固，不易起羟基的取代和消除反应；

② O—H 键极性增大，易断裂，故酚羟基的 H 较醇羟基的 H 更活泼，易离解成 H^+，使酚具有酸性，而且比醇更易于氧化；

③ 苯环上的亲电取代反应更容易进行。

1. 弱酸性

酚具有弱酸性，除了酚羟基上的氢能被活泼金属取代外，还能与强碱溶液作用生成盐和水。

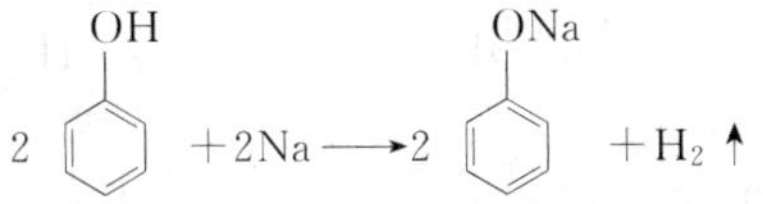

苯酚钠

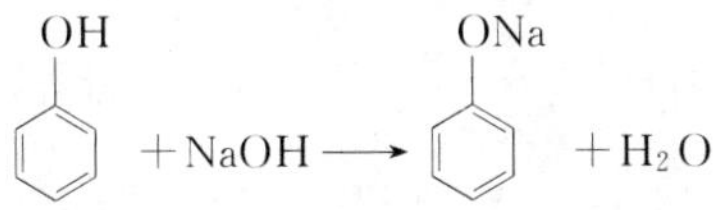

苯酚微溶于水，而苯酚钠却易溶于水。如果向苯酚钠的水溶液中通入 CO_2，即有苯酚析出，这是因为苯酚的酸性比碳酸弱，苯酚盐能被碳酸所分解。由于酚的酸性弱于碳酸，所以酚只能溶于氢氧化钠而不溶于碳酸氢钠。实验室常根据酚的这一特性，将酚与既溶于氢氧化钠又溶于碳酸氢钠的羧酸相区别。此方法也可用于中草药中酚类成分与羧酸类成分的分离。

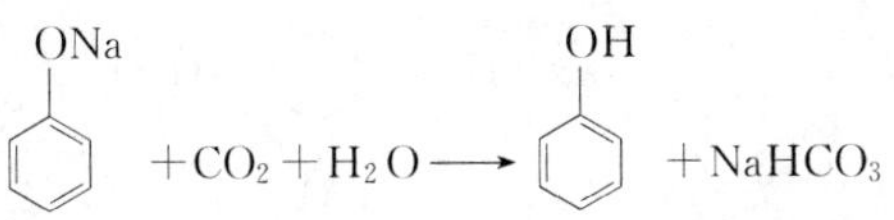

2. 与三氯化铁的反应

大多数酚能与三氯化铁的水溶液发生颜色反应。不同的酚产生的颜色各不相同。例如，苯酚、间苯二酚、1,3,5-苯三酚均显紫色，甲苯酚呈蓝色，邻苯二酚、对苯二酚呈绿色，1,2,3-苯三酚呈红色。α-萘酚产生紫色沉淀，β-萘酚产生绿色沉淀。一般认为酚与三氯化铁反应可能是生成了带有颜色的配合物。

$$6ArOH + FeCl_3 \rightleftharpoons [Fe(OAr)_6]_3^- + 6H^+ + 3Cl^-$$

除酚以外，凡具有烯醇型（ $-\overset{\underset{|}{OH}}{C}=\overset{|}{C}-$ ）结构的化合物都能与三氯化铁溶液发生颜色反应。故常用三氯化铁水溶液来鉴别酚类和烯醇的结构。

3. 苯环上的取代反应

羟基是邻对位定位取代基，并有活化苯环的作用，所以酚比苯更容易进行亲电取代反应。例如，苯的卤化一般较难进行，需要催化剂，但苯酚与溴水在室温下立即反应产生 2,4,6-三溴苯酚的白色沉淀。此反应十分灵敏，即使很少量的苯酚也可检出，故可用来鉴别苯酚。

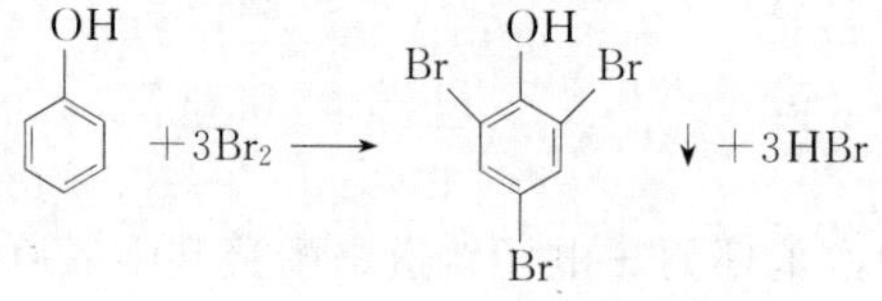

2,4,6-三溴苯酚

苯进行硝化反应需用浓硫酸和浓硝酸的混合物作为硝化剂，苯酚进行硝化反应比苯容易，使用稀硝酸室温下即可生成邻和对硝基苯酚的混合物。

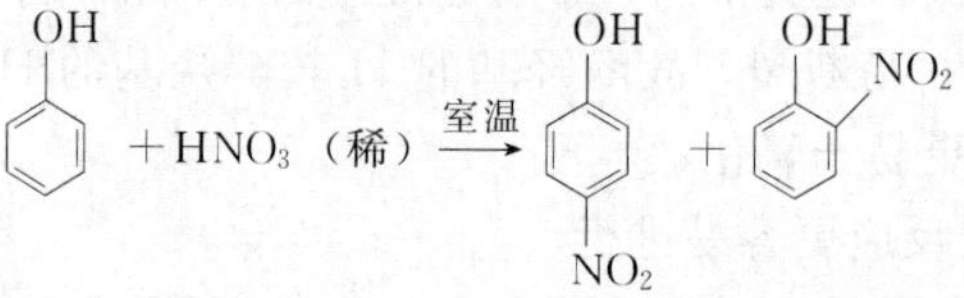

对硝基苯酚　邻硝基苯酚

浓硫酸也容易使酚磺化，室温下反应，产物为邻羟基苯磺酸，在 100℃ 时反应，主产物是对羟基苯磺酸。

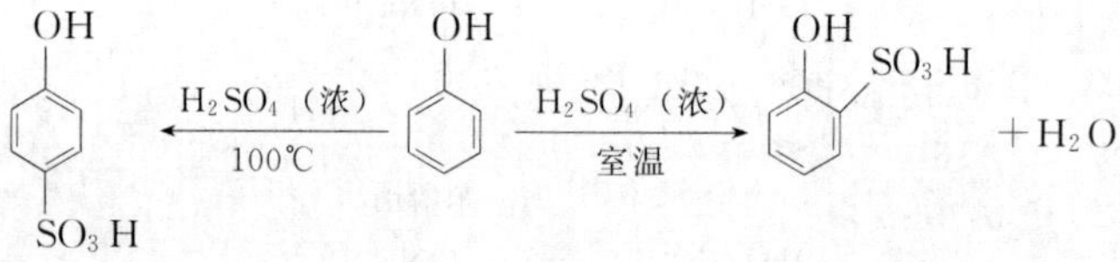

对羟基苯磺酸　　　　　　　　　　　邻羟基苯磺酸

4. 氧化反应

酚类易被氧化，但过程复杂。酚类化合物在空气中放置被氧气缓慢氧化的过程称为酚的自氧化反应。利用该性质，某些酚类化合物在食品、橡胶、塑料等工业上用作抗氧剂。

苯酚如用酸性重铬酸钾强烈氧化，则不仅羟基被氧化，其对位的氢也可氧化，生成对苯醌。

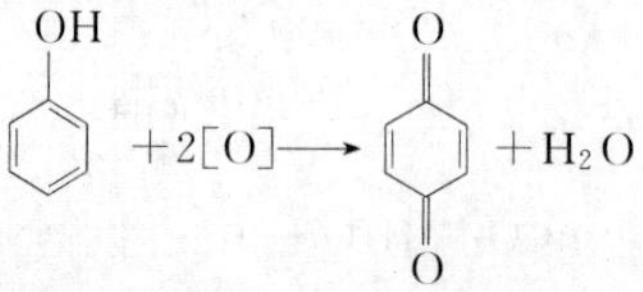

对苯醌

多元酚更容易被氧化，特别是邻位和对位异构体更是如此，如邻苯二酚和对苯二酚在室温下即可被弱氧化剂（如氧化银）氧化成相应的醌，冲洗照相底片时常用多元酚作显影剂，就是利用其可将底片上的银离子还原成金属银的性质。但间苯二酚不能氧化为相应的醌。

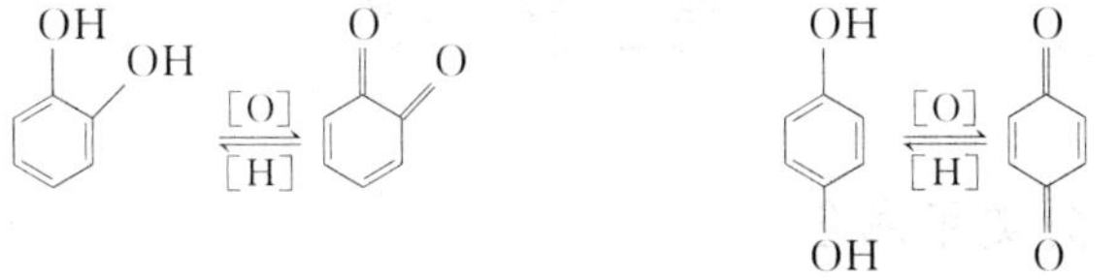

邻苯醌　　　　　　　　　　对苯醌

四、重要的酚

1. 苯酚

苯酚俗名石炭酸。为无色针状结晶，有特殊气味，熔点 43℃，沸点 182℃，室温下稍溶于水，在 68℃ 以上才可以与水混溶，易溶于乙醇、乙醚等有机溶剂。苯酚能凝固蛋白质，有杀菌能力，医药上用作消毒剂，其 0.03～0.05（3%～5%）溶液用于消毒手术器具，苯酚浓溶液对皮肤有腐蚀性。苯酚易被氧化，故应避光贮存于棕色瓶内。

2. 甲苯酚

甲苯酚有邻、间、对三种异构体，因来源于煤焦油，又叫煤酚。三者沸点相近，不易分离，常以混合物使用。煤酚的杀菌能力比苯酚强，医药上常将其配制成 0.47～0.53（47%～53%）的肥皂水溶液，称为煤酚皂液，又称**来苏尔**（Lysol），临时用时加水稀释，供消毒之用。

3. 苦味酸

学名 2,4,6-三硝基苯酚。为黄色晶体，熔点 123℃。因分子中存在三个硝基，酸性很强，接近于无机酸。苦味酸不能采用苯酚直接硝化的方法来制取，因直接硝化需用浓硝酸，易使苯酚氧化。故工业上将苯酚在 100℃ 下与浓硫酸作用，生成二磺酸产物，然后再加入硝酸，经硝化反应制得苦味酸。苦味酸是常用的蛋白质及生物碱的沉淀剂，因其能使蛋白质沉淀这一性质，故苦味酸的饱和水溶液或含有苦味酸的油膏可外用于皮肤的轻微烫伤。

4. 维生素 E

维生素 E 又名生育酚，是天然存在的酚，广泛存在于植物中，在麦胚油中含量最多，豆类及蔬菜中也很丰富。维生素 E 在自然界中有多种（α、β、γ、δ 等），其中 α-生育酚活性最高。

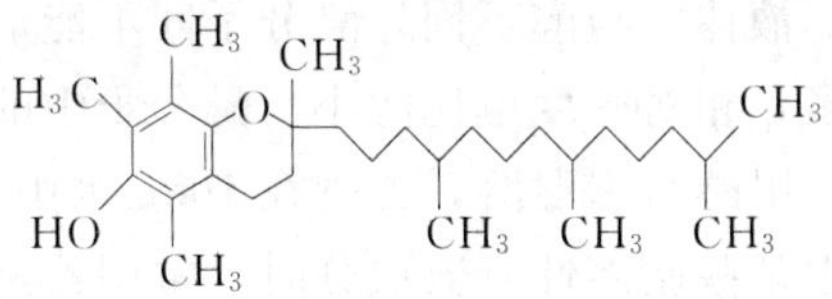

α-生育酚

维生素 E 为黄色油状物，熔点 2.5～3.5℃，在无氧条件下对热稳定。临床用于治疗先兆流产和习惯性流产。此外，维生素 E 可作为一种自由基的清除剂，减少自由基对肌体的损伤而具有延缓衰老的作用。

5. 苯二酚

苯二酚有邻、间、对三种异构体，它们都是无色结晶，邻苯二酚又称儿茶酚，存在于许多植物中，它的一个重要衍生物是肾上腺素，有升高血压和止喘的作用。间苯二酚又称树脂酚或雷琐辛，由人工合成。具有杀细菌和真菌的作用，刺激性较小，在医药上用于治疗皮肤病，如湿疹、癣病等。对苯二酚俗名氢醌，存在于植物中。因具有很强的还原性常用作显影剂。

第三节 醚

一、醚的结构、分类和命名

$$\underset{\text{环氧乙烷}}{\underset{O}{CH_2\!-\!CH_2}}$$

醚是醇或酚羟基上的氢被烃基取代的化合物，官能团（C—O—C）称作醚键。在醚分子中，若与氧相连的两个烃基相同，称（简）单醚，如乙醚 $C_2H_5\!-\!O\!-\!C_2H_5$；若两个烃基不同则称混（合）醚，如甲乙醚 $CH_3\!-\!O\!-\!C_2H_5$；若醚为环状结构时则称为环醚，如环氧乙烷。

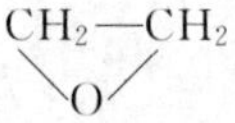

醚的普通命名法是与氧相连的烃基的名称，再加上"醚"字，一般省去"基"字。单醚可以在两个相同烃基名称前冠以"二"字，如烃基为烷基时，则"二"字也可省去。

单醚： $\underset{\text{乙醚}}{C_2H_5\!-\!O\!-\!C_2H_5}$ 　　　 $\underset{\text{二苯醚}}{C_6H_5\!-\!O\!-\!C_6H_5}$ 　　　 $\underset{\text{二乙烯基醚}}{CH_2\!=\!CH\!-\!O\!-\!CH\!=\!CH_2}$

对于混醚，则把较小烃基写在较大烃基名称之前，芳香烃基的名称放在脂肪烃基名称之前。

混醚： $\underset{\text{甲乙醚}}{CH_3\!-\!O\!-\!C_2H_5}$ 　　　 苯甲醚 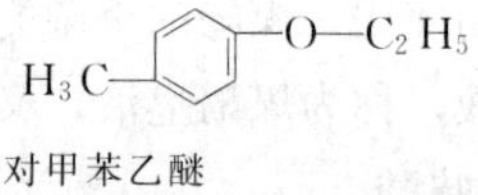 　　　 对甲苯乙醚

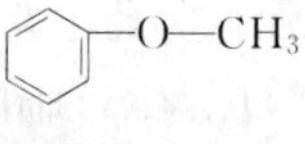

结构复杂的醚可用系统命名法命名。取较长的烃基作为母体，把余下的碳数较少的烷氧基作为取代基。

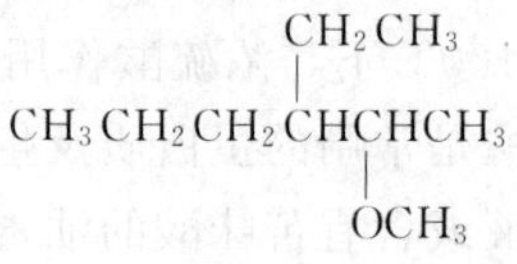

$$\underset{\text{3-乙基-2-甲氧基己烷}}{CH_3CH_2CH_2\overset{\overset{\displaystyle CH_2CH_3}{\displaystyle |}}{C}H\underset{\underset{\displaystyle OCH_3}{\displaystyle |}}{C}HCH_3}$$

二、醚的物理性质

多数醚是易挥发、易燃的液体，与醇不同，醚分子间不能形成氢键，所以沸点比相对分子质量与其相近的醇要低得多，相对密度也比醇小。醚分子中的氧可与水分子形成氢键，所以醚在水中有一定的溶解度。甲醚与水混溶，乙醚在 100g 水中约溶解 8g。乙醚是实验室中常用的溶剂，如提取中草药中某些脂溶性有效成分时，常用乙醚作提取剂。纯净乙醚在外科手术中是一种吸入全身麻醉剂，乙醚极易挥发、着火，因此使用时要保持通风良好，且禁止使用明火。

三、醚的化学性质

醚的化学性质与醇或酚有很大不同，除少数环醚外，醚是比较稳定的化合物，其稳定性仅次于烷烃。如醚与金属钠无反应，对碱及还原剂相当稳定，因此常用来作有机反应的溶剂。但醚键的氧上有未共用电子对，它遇强酸可发生一些反应。

1. 锌盐的生成

醚键上的氧原子具有未共用电子对，能接受强酸中的氢离子生成锌盐。因此，醚能溶于

冷的强酸如浓 H_2SO_4、浓 HCl 中。

$$R{-}O{-}R + HCl \longrightarrow \left[\ \overset{\overset{H}{\uparrow}}{R{-}O{-}R}\ \right]^{+} Cl^{-}$$

𬭚盐

醚的𬭚盐不稳定，遇水即分解，释放出原来的醚。因烷烃不与冷的浓酸反应也不溶于其中，所以用此反应可区别烷烃和醚。

2. 烷基醚的氧化

含有 α-H 的烷基醚由于受烃氧基的影响，在空气中放置时会被氧气氧化，生成过氧化物。过氧化物是不稳定的，在加热或蒸馏的过程中很容易分解而发生猛烈的爆炸。因此在使用乙醚、四氢呋喃等醚类时，应尽量避免将其暴露在空气中。使用前应先检验有无过氧化物存在。其方法为用淀粉-碘化钾试纸，如果试纸变蓝，表明有过氧化物存在。去除过氧化物的方法是用硫酸亚铁饱和水溶液预先将醚充分洗涤，再进行蒸馏。除用硫酸亚铁外，也可使用碘化钠、亚硫酸钠、氢化铝锂等还原剂。

四、冠醚

冠醚（crown ether）是 20 世纪 70 年代发展起来的一类重要的化合物，它是一类含有多个氧原子的大环醚，因其立体结构像王冠，故称冠醚，其结构特点是具有—O—CH₂—CH₂—O—的重复单元。例如：

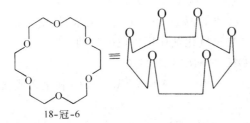 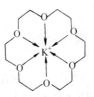

18-冠-6   18-冠-6 与 K⁺ 配合物

大分子冠醚的一个重要特点就是和金属阳离子形成配合物，不同的冠醚，其分子孔穴的大小各异，选择不同的金属阳离子形成配合物，如 18-冠-6 与 K^+ 配合，24-冠-8 与 Rb^+、Cs^+ 配合等，利用冠醚这一特性可分离不同的金属离子。冠醚还可作为相转移催化剂，提高有机反应速率。

第四节 硫醇和硫醚

一、硫醇、硫醚的结构和命名

醇分子中的氧被硫替代的化合物叫**硫醇**（mercaptan），通式为 R—SH，官能团是巯基（—SH）。

醚分子中的氧被硫代替的化合物叫**硫醚**（thio-ether），通式为(Ar)R—S—R′(Ar′)，官能团是硫醚基（C—S—C）。

硫醇和硫醚的命名方法与醇和醚相似，只是在"醇"和"醚"前加一个"硫"字，如：

硫醇 CH_3SH $CH_3-CH-CH_2-CH_2-SH$

甲硫醇 CH_3

3-甲基-1-丁硫醇(异戊硫醇)

硫醚 CH_3-S-CH_3 $CH_3-S-C_2H_5$ $CH_3-S-CH_2-\overset{\displaystyle CH_3}{\underset{}{CH}}-CH_2-CH_3$

甲硫醚   甲乙硫醚   2-甲基-1-甲硫基丁烷

二、硫醇、硫醚的物理性质

硫的电负性比氧小，不像醇那样易形成氢键，因此低级硫醇的沸点及在水中的溶解度都比相应的醇低得多。但高级硫醇的沸点与相应的醇很接近。硫醇易溶于有机溶剂。另外，低级硫醇具有难闻的臭味，臭鼬用做"防御武器"的分泌液中就含有多种硫醇，散发出恶臭气味，以防外敌接近。在空气中含有 $10^{-10}\ mol \cdot L^{-1}$ 的丁硫醇时，就可以闻到它的臭味，如燃料气中常加入少量的叔丁硫醇，一旦漏气，可产生自动报警的效果。

低级硫醚除甲硫醚外都是无色液体，有臭味，但不如硫醇那样强烈。硫醚不溶于水，易溶于有机溶剂。

三、硫醇的化学性质

1. 弱酸性

由于硫的原子半径大于氧，其原子核对核外电子控制力较小，外层电子的可极化性大，因此硫醇中的 S—H 键比醇分子中的 O—H 键容易解离，即硫醇的酸性比醇强，如乙硫醇 $pK_a = 9.5$，而乙醇 $pK_a = 17$，因此硫醇可与氢氧化钠作用生成硫醇钠。

$$RSH + NaOH \longrightarrow RSNa + H_2O$$

硫醇的弱酸性还表现在与重金属 Hg^{2+}，Pb^{2+}，Ag^+，Cd^{2+} 等的氧化物或盐作用，生成不溶于水的硫醇盐。

$$2RSH + HgO \longrightarrow (RS)_2Hg \downarrow + H_2O$$

硫醇汞盐

$$2RSH + (CH_3COO)_2Pb \longrightarrow (RS)_2Pb \downarrow + 2CH_3COOH$$

硫醇铅盐

许多重金属盐能引起人畜中毒，是由于重金属能与机体内某些酶中的巯基结合，使酶丧失活性。例如，汞中毒、铅中毒、砷中毒，因此在医疗上应用硫醇与重金属离子生成稳定盐的性质，将某些含有巯基的化合物作为重金属中毒的解毒剂。

例如

$$\begin{array}{ccc}
CH_2-SH & CH_2-SH & COONa \\
| & | & | \\
CH-SH & CH-SH & CH-SH \\
| & | & | \\
CH_2-OH & CH_2-SO_3Na & CH-SH \\
 & & | \\
 & & COONa
\end{array}$$

2,3-二巯基丙醇   2,3-二巯基丙磺酸钠   2,3-二巯基丁二酸钠

上述各化合物的分子中均含有两个相邻的巯基，它们不仅使重金属离子与其结合，不再与酶的巯基作用，还能夺取已与酶结合的重金属离子，使酶复活。这些解毒剂与重金属离子形成稳定的络盐可随尿液排出。在长期临床实践中发现，二巯基丙醇本身有一定的毒性，目

前已逐渐被其他巯基化合物所代替。二巯基丁二酸钠是我国研制成功的一个副作用较小、效力较高的重金属解毒剂。

$$\begin{array}{c} \text{COONa} \\ | \\ \text{CH—SH} \\ | \\ \text{CH—SH} \\ | \\ \text{COONa} \end{array} + Hg^{2+} \longrightarrow \left[\begin{array}{c} \text{NaOOC—CH—CH—COONa} \\ | \qquad | \\ S \qquad S \\ \diagdown \quad \diagup \\ Hg \\ \diagup \quad \diagdown \\ S \qquad S \\ | \qquad | \\ \text{NaOOC—CH—CH—COONa} \end{array}\right]^{2-} + 4H^+$$

2. 氧化

硫醇的氧化不像醇那样发生在与羟基相连的 α 碳原子上，而是发生在硫原子上。硫醇与空气中的氧作用或与 H_2O_2、I_2 等弱氧化剂反应，产物为二硫化物。其中的—S—S—键，称为二硫键，二硫化物在一定条件下可还原为硫醇。

$$2R-SH \underset{[H]}{\overset{[O]}{\rightleftharpoons}} R-S-S-R$$
二硫化物

硫醇和二硫化物的相互转变在生物体内是常见的生化反应，例如半胱氨酸与胱氨酸之间的变化，在氨基酸的代谢过程中占有重要的地位。

$$2 \begin{array}{c} \text{CH}_2\text{—CHCOOH} \\ | \qquad | \\ \text{SH} \quad \text{NH}_2 \end{array} \underset{[H]}{\overset{[O]}{\rightleftharpoons}} \begin{array}{c} \text{CH}_2\text{—CHCOOH} \\ | \qquad | \\ S \quad\ \text{NH}_2 \\ | \\ S \quad\ \text{NH}_2 \\ | \qquad | \\ \text{CH}_2\text{—CHCOOH} \end{array}$$

半胱氨酸   胱氨酸

3. 酯化

硫醇可以酯化为硫酯。在人体中，含有巯基的辅酶 A（CoA—SH）在酶的作用下，与乙酸反应生成乙酰辅酶 A 就是一种硫酯。

$$\text{CoA—SH} + \text{CH}_3\text{COOH} \xrightarrow{\text{酶}} \begin{array}{c} \quad\quad O \\ \quad\quad \| \\ \text{CH}_3\text{—C—S—CoA} \end{array}$$
乙酰辅酶 A

四、硫醚的化学性质

硫醚的化学性质较稳定，但易被氧化。弱氧化剂可将硫醚氧化为**亚砜**（sulfoxide），亚砜在较强的氧化条件下生成**砜**（sulfone）。

$$R-\overset{\cdot\cdot}{\underset{\cdot\cdot}{S}}-R \xrightarrow{[O]} R-\overset{\overset{O}{\uparrow}}{S}-R \xrightarrow{[O]} R-\overset{\overset{O}{\uparrow}}{\underset{\underset{O}{\downarrow}}{S}}-R$$
       亚砜   砜

$$\text{CH}_3-S-\text{CH}_3 \xrightarrow{\text{H}_2\text{O/HOAc}} \text{CH}_3-\overset{\overset{O}{\uparrow}}{S}-\text{CH}_3$$
二甲亚砜

某些砜类化合物可作药用，如**二甲亚砜**（dimethylsulfoxide，DMSO）具有镇痛消炎作用。除此之外，它又是一种良好的溶剂，既能溶解无机物又能溶解有机物，而且还有较强的穿透能力，当药物溶于 DMSO 中，可促使药物渗入皮肤，因此在透皮吸收药物中，常被用作促渗剂。又如 4,4′-二氨基二苯砜在临床上用于治疗麻风病。

芥子气（mustard gas），学名 β,β'-二氯二乙硫醚，是硫醚的氯代衍生物，曾在第一次世界大战后期当化学毒剂使用。芥子气为无色油状液体，沸点 217℃，熔点 14℃，粗制品呈黄褐色，具有芥末的气味。它不溶于水，易溶于乙醇、苯等有机溶剂。芥子气和路易斯气同属于糜烂性毒剂，损伤作用与路易斯气相似，其蒸气穿透性强，能腐蚀皮肤，损害黏膜组织及呼吸器官。

芥子气可在空气中缓慢水解为无毒化合物，热水及碱性介质能加速其水解。因此可用煮沸法消毒被芥子气污染的物品。

$$(ClCH_2CH_2)_2S \xrightarrow[\triangle]{2H_2O} (HOCH_2CH_2)_2S + 2HCl$$

$$\beta,\beta'\text{-二羟基二乙硫醚}$$

$$(ClCH_2CH_2)_2S \xrightarrow[\triangle]{OH^-} (CH_2=CH_2)_2S$$

二乙烯基硫醚

漂白粉能与芥子气发生氧化、氯化反应，生成毒性较小的产物。

$$(ClCH_2CH_2)_2S \xrightarrow[\triangle]{[O]} (ClCH_2CH_2)_2SO_2$$

砜类

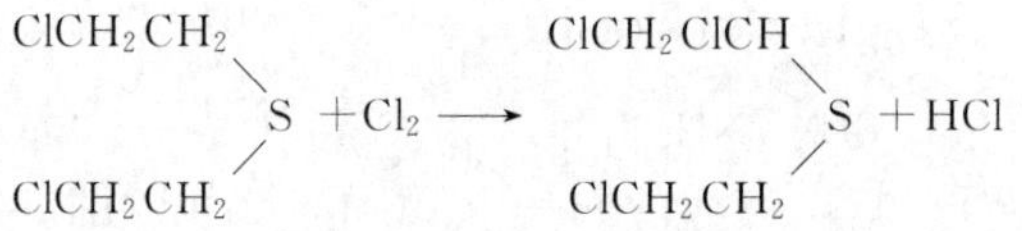

$$\begin{array}{c} ClCH_2CH_2 \\ \diagdown \\ S +Cl_2 \longrightarrow \\ \diagup \\ ClCH_2CH_2 \end{array} \begin{array}{c} ClCH_2\ ClCH \\ \diagdown \\ S +HCl \\ \diagup \\ ClCH_2CH_2 \end{array}$$

α,β,β'-三氯二乙硫醚（无糜烂性）

本章要求

1. 熟悉醇、酚、醚、硫醇的结构特征及命名方法。
2. 重点掌握醇的化学性质：与活泼金属的反应；与无机含氧酸的酯化反应；卤代反应；脱水反应；氧化反应。
3. 掌握酚的弱酸性、三氯化铁显色反应及苯环上的亲电取代反应。
4. 熟悉硫醇的弱酸性及邻位二巯基化合物在医疗上的应用。
5. 了解苦味酸、维生素 E、冠醚等结构特征。

习　题

一、选择题

1. 为检查司机是否酒后驾车采用呼吸分析仪，其中装有 $K_2Cr_2O_7 + H_2SO_4$，如果司机血液中乙醇含量超过标准，则该分析仪显示绿色，其原理是_____。

A. 乙醇被氧化　　　　B. 乙醇被吸收　　　　C. 乙醇被脱水　　　　D. 乙醇被还原

2. 下列醇的酸性大小顺序为_____。

① CH_3CH_2OH　　② $CH_3CHOHCH_3$　　③ CH_3OH　　④ $(CH_3)_3C—OH$

A. ③>①>②>④

B. ①>②>③>④

C. ③>②>①>④

D. ①>③>②>④

3. 乙醇和甲醚互为_____异构体。

A. 碳链 　　　　　　B. 互变 　　　　　　C. 官能团 　　　　　　D. 顺反

4. 苯酚具有一定的弱酸性，下列叙述正确的是_____。

A. 酚羟基的氢原子比醇羟基的氢原子活泼性弱

B. 苯酚的酸性比羧酸的酸性强

C. 苯酚在水溶液中能电离出少量的氢离子

D. 苯酚的酸性比碳酸的酸性强

5. 下列化合物中，属于伯醇的是_____。

A. 异丁醇 　　　　　B. 苄醇 　　　　　　C. 叔丁醇 　　　　　D. 乙醇

6. 将 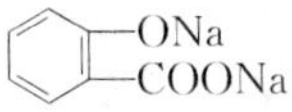 转化成 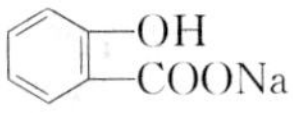 ，可选用下列哪种试剂_____。

A. HCl 　　　　　B. H_2CO_3 　　　　　C. $NaHCO_3$ 　　　　　D. H_2SO_4

7. 乙醇的沸点比甲醚沸点高得多，其主要原因是_____。

A. 甲醚能与水形成氢键，乙醇不能　　　　　B. 乙醇能形成分子间氢键，甲醚则不能

C. 甲醚能形成分子间氢键，乙醇则不能　　　　　D. 乙醇能与水形成氢键，甲醚则不能

8. 下列化合物与溴水不发生反应的是_____。

A. 苯酚 　　　B. 丙烯 　　　C. 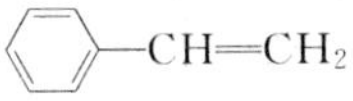 —CH=CH₂ 　D. 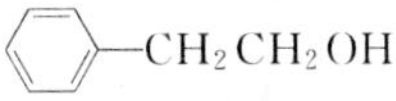 —CH₂CH₂OH

9. 被高锰酸钾氧化后生成酮的是_____。

A. 乙醇 　　　　　B. 丁醇 　　　　　C. 2-丁醇 　　　　　D. 2-甲基-2-丙醇

10. 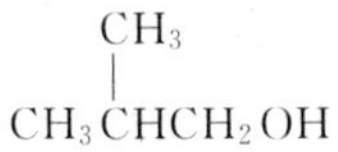 在浓 H_2SO_4 中作用，发生分子间脱水，产物是_____。

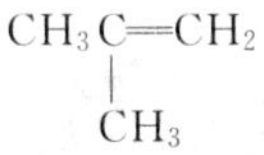

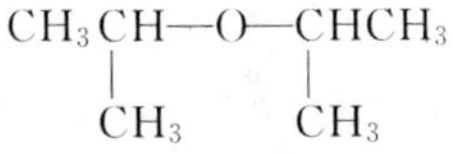

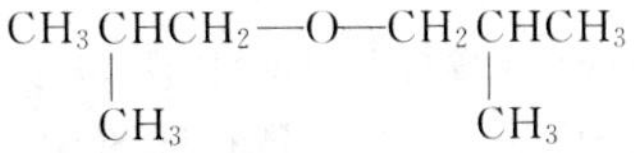

11. 可用来鉴别伯醇、仲醇和叔醇的试剂是_____。

A. 过氧化物 　　　B. 卢卡斯试剂 　　　C. 酸性高锰酸钾 　　　D. 酸性重铬酸钾

12. 医药上常用的消毒剂"煤酚皂"溶液（来苏儿）主要成分是_____。

A. 苯酚 　　B. 2,4,6-三溴苯酚 　　C. 2,4,6-三硝基苯酚 　　D. 甲苯酚

二、简答题

1. 试比较仲丁醇、异丁醇和叔丁醇：

（1）在一般反应条件下，它们的氧化产物有何不同？写出可能发生的氧化反应式。

（2）它们与金属钠的反应速率有何差异？

（3）在实验室里用何试剂鉴别它们？

（4）哪个醇的脱水产物有顺反异构体？写出它的反应式。

2. 用系统命名法命名下列化合物，并指出它们属于是伯醇、仲醇还是叔醇？

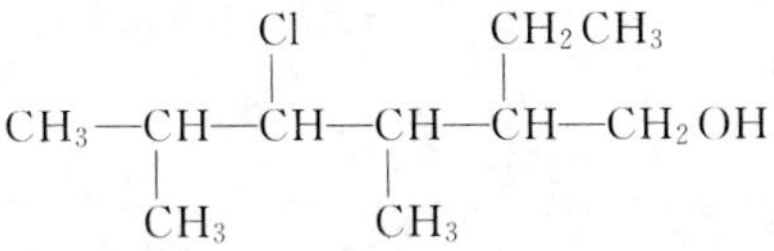

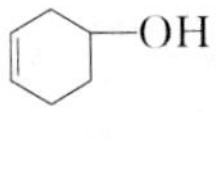

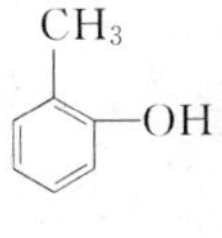

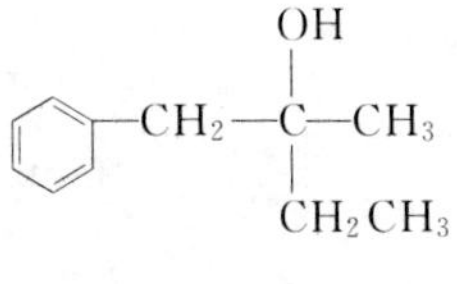

(5) $CH_3CH_2\underset{\underset{CH_3}{|}}{CH}SH$

(6)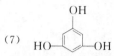

(7)

(8) $HOCH_2CH_2OH$

3. 写出下列化合物的构造式

(1) 异丙醇 　　　　(2) 甘油　　　　　(3) 苦味酸

(4) 邻甲苯酚 　　　 (5) 苯甲醚（茴香醚）　(6) 仲丁醇

(7) 芥子气 　　　　 (8) 二苯甲醇　　　　(9) 2-戊硫醇

4. 写出下列反应的主要产物

(1) $\ce{C6H5-\underset{\underset{CH_2-CH_3}{|}}{\overset{\overset{OH}{|}}{C}}-CH_3}$ $\xrightarrow[\triangle]{\text{浓 } H_2SO_4}$

(2) $CH_3CH=CHCH_2OH \xrightarrow[H^+]{KMnO_4}$

(3) 环己醇 $\xrightarrow[170℃]{\text{浓 } H_2SO_4}$? $\xrightarrow{\text{稀、冷 } KMnO_4}$

(4) 苯酚 $\xrightarrow{Br_2\ (H_2O)}$

(5) $C_6H_5-CH=CHCH_2OH \xrightarrow[300℃]{Cu}$

5. 用反应式表示环戊醇与下列试剂的反应

(1) 冷的浓 H_2SO_4 　　　　(2) 热浓 H_2SO_4

(3) $K_2Cr_2O_7$ 　　　　　　(4) Lucas 试剂　　　(5) Na

6. 用化学方法区别下列各组化合物

(1) 正丁醇、苯酚和丁醚 　　　(2) 叔丁醇和正丁醇

(3) 2,3-丁二醇和 1,3-丁二醇　　(4) 苯甲醇和邻甲基苯酚

(5) 甲丙醚和 1-己烯 　　　　　(6) 对甲酚和苯甲醚

7. 某醇依次与下列试剂相继反应（1）HBr，（2）KOH（醇溶液），（3）H_2O（H_2SO_4 催化），（4）$K_2Cr_2O_7 + H_2SO_4$，最后得 2-丁酮，试推测原来醇可能的结构，并写出各步反应式。

8. 某物质 $C_5H_{12}O(A)$ 与金属钠反应放出 H_2。A 与浓 H_2SO_4 共热得烯烃 C_5H_{10}（B）。B 氧化后得丙酮和乙酸。B 与 HBr 反应的产物 $C_5H_{11}Br$(C) 再与 NaOH 水溶液反应后又得 A。推导 A 可能的构造式。

9. 化合物 C_7H_8O（A）不溶于 $NaHCO_3$ 水溶液，但溶于 NaOH 溶液。A 用溴水处理得 $C_7H_6OBr_2$（B）。推导 A、B 可能的构造式。

第十五章 醛、酮、醌

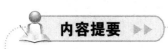

内容提要 ▶▶

　　本章主要介绍醛、酮、醌的结构、分类、命名以及物理、化学性质。重点讨论醛和酮的化学性质，包括羰基的亲核加成反应、活泼 α-H 的反应、还原反应以及醛的特殊反应。简要介绍醌类化合物的结构特征和化学性质，醛、酮、醌的常见化合物。

　　醛（aldehyde）、酮（ketone）和醌（quinone）的分子构造中都含有相同的官能团——羰基（carbonyl group）（ $\diagdown$C=O），因而统称为羰基化合物。它们在性质上有很多相似的地方。许多醛和酮是重要的工业原料，有些是香料或重要药物。

第一节 醛 和 酮

一、醛和酮的构造和分类

　　羰基与一个氢原子和一个烃基相连的化合物叫醛（甲醛例外，它的羰基与两个氢原子相
连），可用通式 R—$\overset{O}{\overset{\|}{C}}$—H 表示。—$\overset{O}{\overset{\|}{C}}$—H 称为醛基，是醛的官能团，可简写为—CHO，它位于碳链的一端。

　　羰基与两个烃基相连的化合物叫做酮，可用通式 R—$\overset{O}{\overset{\|}{C}}$—R′ 表示。酮的官能团 —$\overset{O}{\overset{\|}{C}}$— 称为酮基，位于碳链中间。

　　羰基中的碳原子为 sp^2 杂化，其中一个 sp^2 杂化轨道与氧原子的一个 p 轨道按轴向重叠形成 σ 键；碳原子的未参与杂化的 p 轨道与氧原子的另一个 p 轨道平行重叠形成 π 键。因此，羰基的碳氧双键是由一个 σ 键和一个 π 键组成的。

　　由于氧原子的电负性比碳原子大，因此羰基中 π 电子云偏向于氧原子一边，使羰基中的碳原子带有部分正电荷，而氧原子则带有部分负电荷。羰基的极化情况可表示为

$$\diagup\overset{\delta^+}{C}\!\!=\!\!\overset{\delta^-}{O}$$

因此，羰基化合物是极性化合物，具有较大的偶极距（2.3～2.8D）。

　　醛和酮可以按照它们的分子中含有的醛基或酮基的数目，分为一元及多元醛或酮；如果以烃基的类型分类，则有脂肪的、脂环的及芳香的醛、酮之分；还可以根据分子中是否含有碳碳重键，分为饱和的及不饱和的醛、酮。此外，根据酮分子中的两个烃基是否相同，分为简单酮（RCOR）和混合酮（RCOR′）。

　　碳原子数相同的链状饱和一元醛及饱和一元酮是同分异构体。

二、醛和酮的命名

1. 普通命名法

简单的脂肪醛按分子中碳原子的数目,称为某醛。例如:

$$H-\overset{\overset{\displaystyle O}{\|}}{C}-H \qquad CH_3-\overset{\overset{\displaystyle O}{\|}}{C}-H \qquad CH_3CH_2CH_2CHO$$

甲醛   乙醛   丁醛

简单的酮可按羰基所连接的两个烃基命名。例如:

$$CH_3-\overset{\overset{\displaystyle O}{\|}}{C}-CH_2-CH_3 \qquad CH_3-CH_2-\overset{\overset{\displaystyle O}{\|}}{C}-CH_2-CH_3$$

甲乙酮   二乙酮

2. 系统命名法

对构造比较复杂的醛、酮,则用系统命名法命名。命名时先选择包括羰基碳原子在内的最长碳链作主链,称为某醛或某酮。从醛基一端或从靠近酮基一端开始把主链中碳原子编号。由于醛基一定在碳链的链端,故不必标明其位置,但酮基的位置必须标明,写在酮名的前面。主链上如有支链或取代基,应标明位次,把它的位次(按次序规则)、数目、名称写在某醛、某酮的前面。主链中碳原子的编号也可以用希腊字母表示,即把与羰基碳直接相连的碳原子用 α 表示,其他碳原子依次为 β,γ……

$$\overset{\gamma\ \ \beta\ \ \alpha}{\underset{4\ \ 3\ \ 2\ \ 1}{CH_3\underset{\overset{\displaystyle |}{CH_3}}{CH}CH_2CHO}}$$

3-甲基丁醛
(β-甲基丁醛)

$$CH_3-CH_2-\underset{\overset{\displaystyle |}{CH_3}}{CH}-\underset{\overset{\displaystyle |}{CH_3}}{CH}-CHO$$

2,3-二甲基戊醛
(α,β-二甲基戊醛)

$$\underset{5\ \ \ \ 4\ \ \ \ 3\ \ \ \ 2\ \ \ \ 1}{CH_3-CH_2-CH_2-\overset{\overset{\displaystyle O}{\|}}{C}-CH_3}$$

2-戊酮

$$CH_3-CH_2-\overset{\overset{\displaystyle O}{\|}}{C}-\underset{\overset{\displaystyle |}{CH_3}}{CH}-CH_2-CH_3$$

4-甲基-3-己酮

命名不饱和醛、酮则需标示出不饱和键和羰基的位置。

$$CH_2=CHCH_2CHO$$

3-丁烯醛

多元醛、酮命名时,同样选择包括羰基碳原子在内的最长碳链作为主链,编号时使羰基位置数字最小,同时加上用汉字表示的羰基数目。

$$\begin{array}{l} CH_2-CHO \\ | \\ CH_2-CHO \end{array}$$

丁二醛

$$CH_3-\overset{\overset{\displaystyle O}{\|}}{C}-CH_2-\overset{\overset{\displaystyle O}{\|}}{C}-CH_3$$

2,4-戊二酮

芳香醛、酮的命名,是以脂肪醛、酮为母体,芳基烃基作为取代基。

2-苯基丙醛   苯乙酮   二苯甲酮

三、醛和酮的物理性质

在常温下，除甲醛是气体外，12 个碳原子以下的脂肪醛、酮都是液体，高级的脂肪醛、酮和芳香酮多为固体。

由于醛或酮分子之间不能形成氢键，没有缔合现象，故它们的沸点比相对分子质量相近的醇低。但由于羰基的极性，增加了分子间的引力，因此沸点较相应的烷烃高。如表 15-1 所示。

表 15-1　相对分子质量相近的烷、醇、醛、酮的沸点

名　称	正戊烷	正丁醇	丁醛	丁酮
相对分子质量	72	74	72	72
沸点/℃	36.1	117.7	74.7	79.6

醛及酮羰基上的氧可以与水分子中的氢形成氢键，因而低级的醛、酮（如甲醛、乙醛、丙酮等）易溶于水，但随着分子中碳原子数目的增加，它们的溶解度则迅速减少。醛和酮易溶于有机溶剂。一些醛、酮的物理常数见表 15-2。

表 15-2　一些醛、酮的物理常数

名　称	构造式	熔点/℃	沸点/℃	相对密度	溶解度 g·$(100gH_2O)^{-1}$
甲醛	HCHO	−92	−19.5	0.815	55
乙醛	CH_3CHO	−123	20.8	0.781	溶
丙醛	CH_3CH_2CHO	−81	48.8	0.807	20
乙二醛	CHO|CHO	15	50.4	1.14	溶
苯甲醛	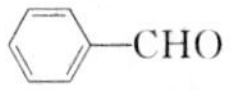 ⬡—CHO	−26	179	1.046	0.33
丙酮	CH_3COCH_3	−95	56	0.792	溶
2-戊酮	$CH_3COCH_2CH_2CH_3$	−77.8	102	0.812	几乎不溶
苯乙酮	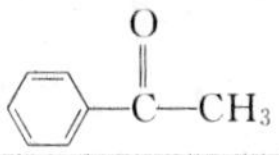 ⬡—CO—CH_3	19.7	202	1.026	微溶

四、醛和酮的化学性质

醛和酮的分子中含有反应性很强的 C=O，它们的化学性质活泼。其结构与化学性质的关系可以分析如下：

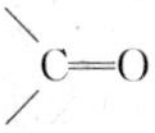

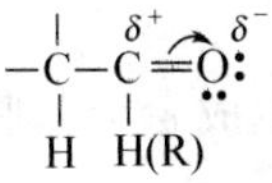

$$-\overset{|}{\underset{H}{C}}-\overset{\delta^+}{\underset{H(R)}{C}}=\overset{\delta^-}{O}$$

（1）$\overset{\delta^+}{C}=\overset{\delta^-}{O}$ 能发生亲核加成反应。Nu: $\overset{\delta^+}{C}=\overset{\delta^-}{O}$

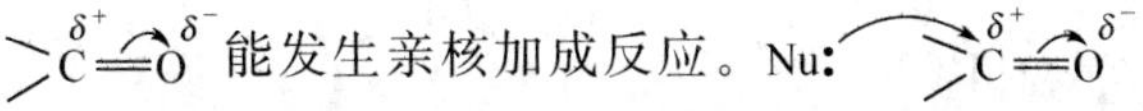

（2）$C=\ddot{O}$ 能加氢或还原。

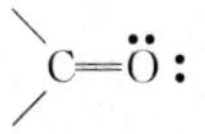

（3）α-H 的活泼性　在羰基的影响下，α-H 具有酸性。它们在碱（B^-）或酸的作用下生成烯醇盐或烯醇，进一步发生其他反应。

碱催化：

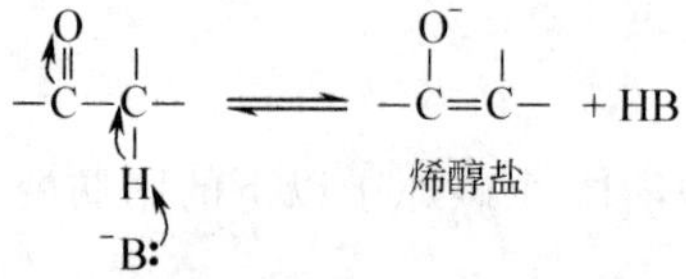

酸催化：

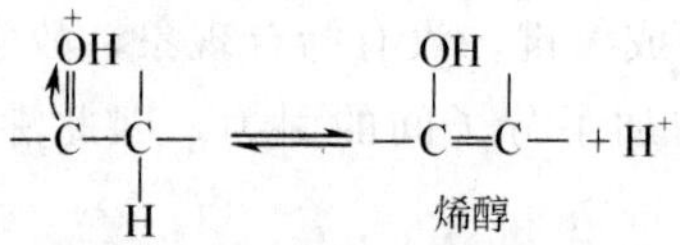

（4）醛基氢的反应　醛基的氢可被弱氧化剂所氧化，也能发生歧化反应。

下面分别讨论它们的化学反应。

（一）羰基的加成

醛和酮的羰基中含有 π 键，所以醛和酮都容易发生加成反应。由于羰基中的带负电荷的氧比带正电荷的碳较为稳定，所以，当羰基化合物发生加成反应时，首先是试剂中带负电荷的部分加到羰基的碳原子上，形成氧带负电荷的中间体，然后试剂中带正电荷的部分加到带负电荷的氧上。这种由亲核试剂（能提供电子对的试剂）进攻而引起的加成反应叫做**亲核加成反应**（nucleophilic addition）。这类加成反应可用下式表示：

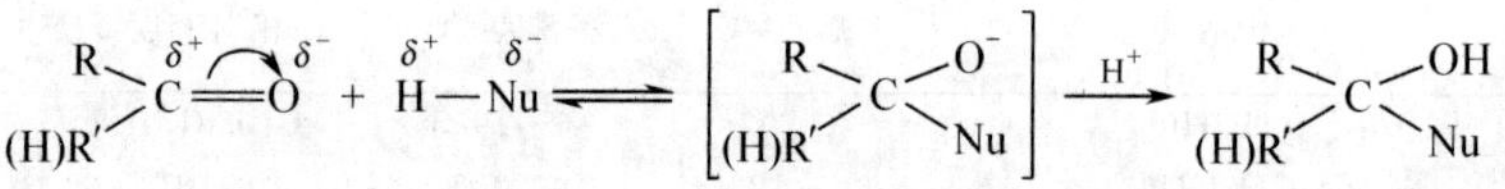

醛和酮可以与氢氰酸、亚硫酸氢钠、醇、氨的衍生物（如羟胺、肼）等试剂起加成反应。在反应产物中都是试剂中的氢与羰基上的氧相连接，其余部分与羰基的碳相连。

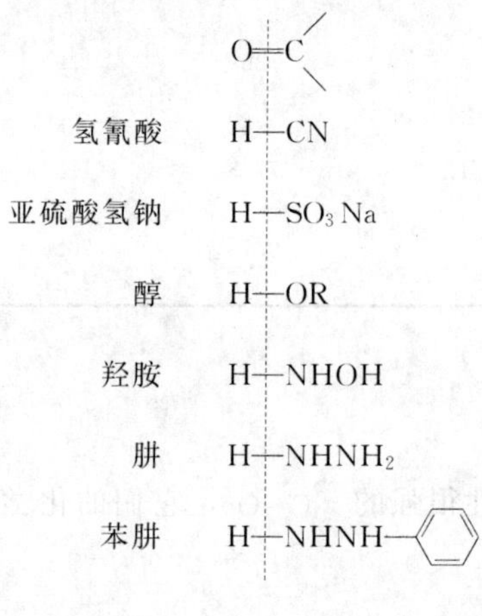

	$O=C\big\langle$
氢氰酸	H—CN
亚硫酸氢钠	H—SO$_3$Na
醇	H—OR
羟胺	H—NHOH
肼	H—NHNH$_2$
苯肼	H—NHNH—⬡

1. 加氢氰酸的反应

醛及脂肪族甲基酮与氢氰酸加成，生成 α-羟基腈。

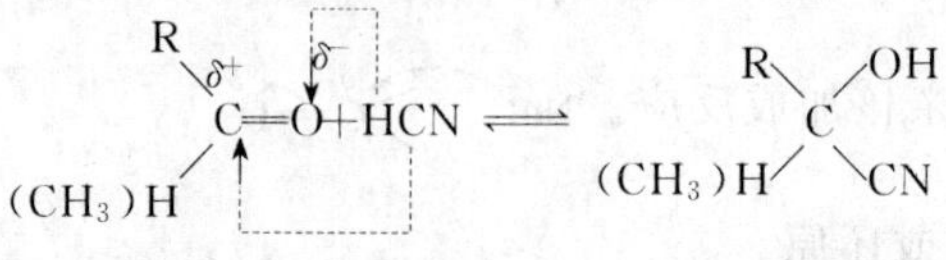

α-羟基腈

从上面的反应式可以看出，生成物比反应物增加了一个碳原子，因此这个反应可用来增长化合物的碳链。羟基腈在酸性水溶液中水解，即可得到羟基酸。

$$CH_3C\overset{O}{\underset{H}{\|}}+HCN \longrightarrow CH_3\overset{OH}{\underset{H}{\overset{|}{C}}}CN \xrightarrow{H_2O,\ H^+} CH_3\overset{OH}{\underset{|}{\overset{|}{C}}}COOH +NH_3$$

乙醛   α-羟基丙腈   乳酸

如果在醛、酮与氢氰酸反应中加入少量的碱时，则反应速率就明显加快；如果加入酸，则抑制反应的进行。其原因是氢氰酸是一个弱酸，其离解过程为：

$$HCN \rightleftharpoons H^+ + CN^-$$

在上述平衡体系中加入酸，能抑制 HCN 的离解，加入碱则促进 HCN 的离解，使 CN^- 的浓度增大。碱能加速羰基与氢氰酸加成反应表明，首先向羰基进攻的是 CN^-。这也是亲核加成反应历程的实验依据。

对于同一种亲核试剂，亲核加成的难易取决于羰基碳原子所带正电荷的强弱及位阻效应的大小。所谓位阻效应是指分子中相邻的原子或原子团，在空间所占的体积和位置所产生的影响。羰基碳原子所带的正电荷愈多，反应愈易进行。羰基上连接的烃基越大则位阻效应越大，亲核试剂就越不容易接近，反应也就越不容易进行。酮的羰基和两个烃基相连，由于烷基的斥电子作用，降低了羰基碳原子的正电荷；另一方面，酮的两个烃基增大了位阻效应，所以在许多亲核加成反应中，酮一般不如醛活泼。醛、酮亲核加成反应的活泼性顺序排列如下：

$$\overset{H}{\underset{H}{C}}{=}O > \overset{R}{\underset{H}{C}}{=}O > \overset{R}{\underset{CH_3}{C}}{=}O > \overset{R}{\underset{R'}{C}}{=}O$$

2. 加亚硫酸氢钠的反应

醛、脂肪族甲基酮及低级环酮（成环的碳原子在 8 个以下）都能与过量的亚硫酸氢钠饱和溶液发生加成反应，生成稳定的亚硫酸氢盐加和物。

$$R{-}\overset{}{\underset{O}{\overset{|}{C}}}{-}H+HSO_3Na \rightleftharpoons R{-}\overset{SO_3Na}{\underset{OH}{\overset{|}{\underset{|}{C}}}}{-}H \downarrow$$

醛亚硫酸氢钠加和物

$$R{-}\overset{}{\underset{O}{\overset{|}{C}}}{-}CH_3+HSO_3Na \rightleftharpoons R{-}\overset{SO_3Na}{\underset{OH}{\overset{|}{\underset{|}{C}}}}{-}CH_3 \downarrow$$

酮亚硫酸氢钠加和物

上述反应是可逆的。为使反应完全，常加入过量的饱和亚硫酸氢钠溶液，促使反应向右移动。由于这些加成物能被稀酸或稀碱分解为原来的醛或甲基酮。故常用这个反应来分离、精制醛或甲基酮。

其他脂肪酮或芳香酮（包括芳香族甲基酮）由于受位阻效应的影响难以进行这种加成反应。

3. 加醇反应

醛与醇在干燥 HCl 的催化下，发生加成反应，生成半缩醛。

$$R{-}\overset{}{\underset{O}{\overset{|}{C}}}{-}H+HO{-}R' \xrightarrow{\text{无水 HCl}} R{-}\overset{OH}{\underset{OR'}{\overset{|}{\underset{|}{C}}}}{-}H$$

半缩醛

开链半缩醛是一类不稳定的化合物，能继续与另一分子醇反应，脱去一分子水生成比较稳定的缩醛。

$$\underset{OR'}{\overset{OH}{R-C-H}} + R'-OH \underset{}{\overset{\text{无水 HCl}}{\rightleftharpoons}} \underset{OR'}{\overset{OR'}{R-C-H}} + H_2O$$

缩醛

缩醛是具有水果香味的液体，性质与醚相近。缩醛对氧化剂和还原剂都很稳定，在碱性溶液中也相当稳定，但在酸性溶液中则可以水解生成原来的醛和醇，在有机合成中，常先将含有醛基的化合物转变为缩醛，然后再进行别的化学反应，最后使缩醛变为原来的醛，这样可以避免活泼的醛基在反应中被破坏，即利用缩醛的生成来保护醛基。

$$\underset{CH_2}{\overset{CHO}{\underset{\|}{CH}}} \;\underset{\text{无水 HCl}}{\overset{CH_2OH}{CH_2OH}}\; \underset{CH_2}{\overset{\begin{smallmatrix}O\quad O\\ CH\end{smallmatrix}}{\underset{\|}{CH}}} \;\overset{KMnO_4}{\underset{OH^-}{\longrightarrow}}\; \underset{CH_2-OH}{\overset{\begin{smallmatrix}O\quad O\\ CH\end{smallmatrix}}{\underset{}{CH-OH}}} \;\overset{H^+}{\underset{H_2O}{\longrightarrow}}\; \underset{CH_2-OH}{\overset{CHO}{CH-OH}}$$

若在同一分子中既含有羰基又含有羟基，则有可能在分子内生成环状半缩醛（酮）。半缩醛（酮）、缩醛（酮）比较重要，因为它们是学习糖类化学的基础，以后还要讨论。

4. 与氨的衍生物的反应

醛、酮与氨的衍生物如：羟胺（NH_2OH）、肼（NH_2NH_2）、苯肼（$C_6H_5NHNH_2$）、2,4-二硝基苯肼等试剂作用，生成含 $\overset{}{C=N}$ 结构的化合物；反应产物分别是肟、腙、苯腙及2,4-二硝基苯腙。

$$\underset{(R')H}{\overset{R}{C=O}} + NH_2-OH \overset{-H_2O}{\longrightarrow} \underset{(R')H}{\overset{R}{C=N-OH}}$$

肟

$$\underset{(R')H}{\overset{R}{C=O}} + NH_2-NH_2 \overset{-H_2O}{\longrightarrow} \underset{(R')H}{\overset{R}{C=N-NH_2}}$$

腙

$$\underset{(R')H}{\overset{R}{C=O}} + H_2NNHC_6H_5 \overset{-H_2O}{\longrightarrow} \underset{(R')H}{\overset{R}{C=NNHC_6H_5}}$$

苯腙

$$\underset{(R')H}{\overset{R}{C=O}} + NH_2NH-\underset{NO_2}{\overset{NO_2}{\bigcirc}} \overset{-H_2O}{\longrightarrow} \underset{(R')H}{\overset{R}{C=NNH-}}\underset{NO_2}{\overset{NO_2}{\bigcirc}}$$

2,4-二硝基苯腙

这些反应首先是 N—H 键断裂和羰基加成，然后再脱去一分子水生成产物。例如：

$$\underset{O}{\overset{R}{C}}-H(R') + H-\underset{H}{\overset{}{N}}-OH \rightleftharpoons \left[\underset{OHH}{\overset{H(R')}{R-C-N-OH}} \right] \overset{-H_2O}{\longrightarrow} \underset{}{\overset{H(R')}{R-C=N-OH}}$$

羟胺   肟

$$R-\underset{\underset{O}{\displaystyle\|}}{C}-H(R')+H-\underset{\underset{H}{|}}{N}-NH-\underset{NO_2}{\overset{NO_2}{\bigcirc}} \rightleftharpoons \left[R-\underset{\underset{OHH}{|}}{\overset{H(R')}{\underset{|}{C}}}-\underset{}{N}-NH-\underset{NO_2}{\overset{NO_2}{\bigcirc}}\right]$$

2,4-二硝基苯肼

$$\xrightarrow{-H_2O} R-\underset{}{\overset{H(R')}{\underset{|}{C}}}=N-NH-\underset{NO_2}{\overset{NO_2}{\bigcirc}} \quad 2,4-二硝基苯腙$$

醛、酮与 2,4-二硝基苯肼作用生成的 2,4-二硝基苯腙是黄色结晶，具有一定的熔点，反应也很明显，便于观察，所以常被用来鉴别醛、酮。其他反应产物肟、腙大都也是具有一定熔点的晶体，也可用来鉴别醛、酮。因此，把这些氨的衍生物也称为羰基试剂（即检验羰基的试剂）。

肟、腙等在稀酸的作用下，可水解为原来的醛、酮，故可利用该反应来分离和精制醛、酮。

（二）α 氢的反应

醛、酮分子中 α 碳原子上的氢比较活泼，容易发生反应，故称为 α 活泼氢原子。若 α 碳原子上连接三个氢原子，则称其为活泼甲基。

醛、酮中的 α 碳原子上的氢因受羰基的影响具有活泼性，这是由于羰基的极化使 α 碳原子上的 C—H 键的极性增强，α 氢有成为质子的趋向，很容易发生反应。

1. 卤化及卤仿反应

醛或酮的 α 氢原子易被卤素取代，生成 α-卤代醛或酮。例如：

$$RCH_2-CHO+Cl_2 \longrightarrow RCHCl-CHO+HCl$$

$$R-\underset{\underset{O}{\displaystyle\|}}{C}-CH_3 +Cl_2 \longrightarrow R-\underset{\underset{O}{\displaystyle\|}}{C}-CH_2Cl +HCl$$

卤化反应继续进行时，也可生成 α,α-二卤代物和 α,α,α-三卤代物。

卤代醛或卤代酮都具有特殊的刺激性气味。三氯乙醛的水合物 $CCl_3CH(OH)_2$ 又称水合氯醛，具有催眠作用；溴丙酮具有催泪作用；ω-溴苯乙酮的催泪作用更强，可用作催泪瓦斯。

含有活泼甲基的醛或酮与卤素的 NaOH 溶液作用，三个 α 氢原子都被卤素取代，但生成的 α,α,α-三卤代醛（酮）在碱性溶液中不稳定，立即分解成三卤甲烷（卤仿）及羧酸盐。

$$X_2+2NaOH \longrightarrow NaOX+NaX+H_2O$$

次卤酸钠

$$CH_3-\underset{\underset{O}{\displaystyle\|}}{C}-H(R) +3NaOX \longrightarrow CX_3-\underset{\underset{O}{\displaystyle\|}}{C}-H(R) +3NaOH$$

$$CX_3-\underset{\underset{O}{\displaystyle\|}}{C}-H(R) +NaOH \longrightarrow CHX_3+ (R)H-\underset{\underset{O}{\displaystyle\|}}{C}-ONa$$

卤仿

因为这个反应生成卤仿，所以称为卤仿反应。如用 I_2-NaOH 溶液，则生成碘仿（称为碘仿反应）。碘仿为黄色晶体，难溶于水，并具有特殊的气味，容易识别，可用来鉴别是否含有 $H_3C-\underset{\underset{O}{\displaystyle\|}}{C}-R(H)$ 构造的羰基化合物。

次卤酸盐是一种氧化剂，可以使醇类氧化成相应的醛、酮。因此，凡含有 $H_3C-\overset{\displaystyle |}{\underset{\displaystyle OH}{CH}}-$

构造的醇会先被氧化成乙醛或甲基酮，再进行卤仿反应。所以碘仿反应也能鉴别具有上述构造的醇类，如乙醇、异丙醇等。

2. 羟醛缩合

含有 α 氢原子的醛在稀碱的作用下，一分子醛的 α 氢原子加到另一分子醛的羰基氧原子上，其余部分加到羰基的碳原子上生成既含有羟基又含有醛基的 β-羟基醛（醇醛），这个反应称为**羟醛缩合**（aldol condensation）或醇醛缩合。例如：

$$CH_3-\overset{\displaystyle O}{\overset{\displaystyle \|}{C}}-H+CH_2-\overset{\displaystyle O}{\overset{\displaystyle \|}{C}}-H \xrightarrow[5℃]{稀碱} CH_3-\overset{\displaystyle OH}{\underset{\displaystyle H}{\overset{\displaystyle |}{C}}}-CH_2-\overset{\displaystyle O}{\overset{\displaystyle \|}{C}}-H$$

3-羟基丁醛
（β-羟基丁醛）

在碱或酸性溶液中加热时，含 α-H 的 β-羟基醛易脱水生成具有稳定共轭体系的 α，β-不饱和醛（酮）。例如：

$$CH_3\underset{\displaystyle OH}{\overset{\displaystyle |}{CH}}-\underset{\displaystyle H}{\overset{\displaystyle |}{CH}}CHO \xrightarrow{\triangle} CH_3CH=CHCHO + H_2O$$

2-丁烯醛

含 α-H 的酮也可以发生类似的反应，生成 β-羟基酮，脱水后生成 α，β-不饱和酮。

$$CH_3\overset{\displaystyle O}{\overset{\displaystyle \|}{C}}CH_3 + CH_2\underset{\displaystyle H}{\overset{\displaystyle |}{C}}OCH_3 \xrightarrow[0℃]{NaOH} CH_3\underset{\displaystyle CH_3}{\overset{\displaystyle OH}{\overset{\displaystyle |}{C}}}CH_2COCH_3 \longrightarrow CH_3\underset{\displaystyle CH_3}{\overset{\displaystyle |}{C}}=CHCOCH_3$$

4-甲基-4-羟基-2-戊酮   4-甲基-3-戊烯-2-酮

（三）还原反应

醛或酮经催化氢化可分别被还原为伯醇或仲醇。

$$\underset{\displaystyle H}{\overset{\displaystyle R}{}}C=O + H_2 \xrightarrow{Ni} \underset{\displaystyle H}{\overset{\displaystyle R}{}}CH-OH \quad 伯醇$$

$$\underset{\displaystyle R'}{\overset{\displaystyle R}{}}C=O + H_2 \xrightarrow{Ni} \underset{\displaystyle R'}{\overset{\displaystyle R}{}}CH-OH \quad 仲醇$$

醛、酮与氢化铝锂（$LiAlH_4$）、硼氢化钠（$NaBH_4$）或异丙醇铝 $Al[OCH(CH_3)_2]_3$ 作用，也都还原生成相应的醇。这些还原剂具有较高的选择性，只能还原羰基，不影响分子中

$\overset{\displaystyle |}{C}=\overset{\displaystyle |}{C}$ 或 $-C\equiv C-$ 等其他可被催化氢化的基团。例如，巴豆醛如果用镍催化氢化则得到正丁醇，而用 $LiAlH_4$ 还原可以得到巴豆醇。

$$CH_3CH=CHCHO \xrightarrow[H_2]{Ni} CH_3CH_2CH_2CH_2OH$$

巴豆醛   正丁醇

$$CH_3CH=CHCHO \xrightarrow{LiAlH_4} CH_3CH=CHCH_2OH$$

巴豆醛   巴豆醇

（四）醛的特殊反应

醛的羰基碳原子上连有氢原子，因此容易被氧化，不仅强氧化剂，即使弱氧化剂也可以使它氧化。醛氧化时生成同碳数的羧酸。酮则不易被氧化。

一些弱氧化剂只能使醛氧化而不能使酮氧化，说明醛具有还原性而酮一般没有还原性。因此，可以利用弱氧化剂来区别醛和酮。常用的弱氧化剂有**土伦**（Tollens）**试剂**、**费林**（Fehling）**试剂和本尼迪克特**（Benedict）**试剂**。

1. 与土伦试剂反应

土伦试剂是由硝酸银碱溶液与氨水制得的银氨配合物的无色溶液。它与醛共热时，醛被氧化成羧酸，试剂中的一价银离子被还原成金属银析出。由于析出的银附着在容器壁上形成银镜，因此这个反应又叫做银镜反应。

$$\underset{\displaystyle O}{R\overset{\displaystyle \parallel}{-C}-H} + 2[Ag(NH_3)_2]OH \xrightarrow{\triangle} \underset{\displaystyle O}{R\overset{\displaystyle \parallel}{-C}-ONH_4} + 2Ag\downarrow + 3NH_3\uparrow + H_2O$$

此反应可简单表示如下：

$$\underset{\displaystyle O}{R\overset{\displaystyle \parallel}{-C}-H} + Ag_2O \xrightarrow{\triangle} \underset{\displaystyle O}{R\overset{\displaystyle \parallel}{-C}-OH} + 2Ag\downarrow$$

2. 与费林试剂反应

费林试剂包括甲、乙两种溶液，甲液是硫酸铜溶液，乙液是酒石酸钾钠和氢氧化钠溶液。使用时，取等体积的甲、乙两液混合，开始有氢氧化铜沉淀产生，摇匀后氢氧化铜即与酒石酸钾钠形成深蓝色的可溶性配合物。

费林试剂能氧化脂肪醛，但不能氧化芳香醛，可用来区别脂肪醛和芳香醛。费林试剂与脂肪醛共热时，醛被氧化成羧酸，而二价铜离子则被还原成砖红色的氧化亚铜沉淀。

$$\underset{\displaystyle O}{R\overset{\displaystyle \parallel}{-C}-H} + 2Cu(OH)_2 \xrightarrow{\triangle} \underset{\displaystyle O}{R\overset{\displaystyle \parallel}{-C}-OH} + Cu_2O\downarrow + 2H_2O$$

本尼迪特试剂也能把醛氧化成羧酸，它是由硫酸铜、碳酸钠和柠檬酸钠组成的溶液。它与醛的作用原理和费林试剂相似。临床上常用它来检查尿液中的葡萄糖。

五、重要的醛和酮

1. 甲醛

甲醛又叫蚁醛，是具有强烈刺激臭味的无色气体，沸点 $-21℃$，易溶于水。其 0.4（40%）水溶液叫**福尔马林**（formalin），可作为消毒剂和防腐剂。甲醛溶液能使蛋白质变性。细菌的蛋白质与甲醛接触后即凝固，致使细菌死亡，因而起了消毒、防腐作用。

2. 戊二醛

戊二醛是无色油状液体，味苦，有微弱的甲醛气味。沸点 $187\sim189℃$，溶于水和乙醇。在 4℃时稳定。戊二醛的微碱性水溶液有良好的杀菌作用，比甲醛强 $2\sim10$ 倍，但价格较贵。pH $7.5\sim8.5$ 的溶液可保存 14 天，pH>9 时迅速聚合。戊二醛对皮肤及黏膜的刺激性比甲醛小，可用于消毒内窥镜及不能用加热法消毒的医疗器械，也可配制心脏瓣膜消毒液。

3. 丙酮

丙酮（acetone）是最简单的酮。它是无色具特殊香味的液体，沸点 56.5℃，极易溶于水，几乎能与一切有机溶剂混溶，也能溶解油脂、蜡、树脂及某些塑料等，故广泛用作溶剂。丙酮易燃烧，使用时应注意。

糖尿病患者由于新陈代谢紊乱，体内有过量的丙酮生成，可由尿排出或随呼吸呼出。

4. 樟脑

樟脑是一种脂环酮，学名为 2-莰酮。樟脑是无色半透明晶体，具有穿透性的特异芳香，味略苦而辛，有清凉感，熔点 176～177℃，易升华，在常温下即可以慢慢挥发。不溶于水，能溶于醇、油脂中。樟脑是我国的特产，可以从樟树皮中得到。

樟脑在医药上的用途甚广，可用作呼吸循环兴奋剂，外用成药清凉油、十滴水及消炎镇痛膏等均含有樟脑。它还可用以驱虫和防衣物被蛀蚀。

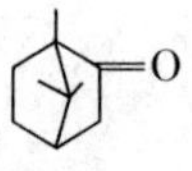

樟脑 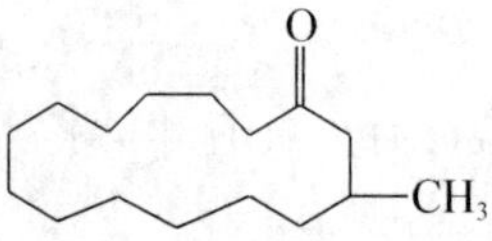　　　　　　　麝香酮

5. 麝香酮

麝香酮为油状液体，具有麝香香味，是麝香的主要香气成分，现可由人工合成。沸点 328℃，微溶于水，能与乙醇混溶。麝香酮的构造为一个含十五个碳原子的大环，环上有一个甲基和一个羰基，属脂环酮。

麝香是非常名贵的中药。麝香酮具有扩张冠状动脉及增加冠脉血流量的药理作用，用于心绞痛的治疗。

第二节　醌

一、醌的构造和命名

醌（quinone）是对含有环己二烯二酮构造的一类化合物的总称。

醌类化合物是以苯醌、萘醌等作为母体命名的，两个羰基的位置可用阿拉伯数字标明写在醌名字前。也可用邻、对、远或 α、β 等表明两个羰基的相对位置。母体上如有取代基，可将取代基的位置、数目、名称写在前面。例如：

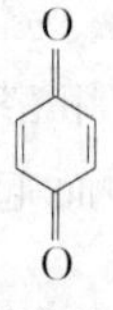

对苯醌　　　　　邻苯醌　　　　　　α-萘醌　　　　　　9，10-蒽醌

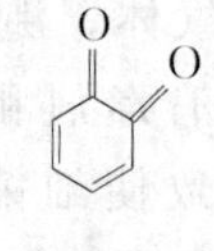

（1，4-苯醌）　　（1，2-苯醌）　　　（1，4-萘醌）

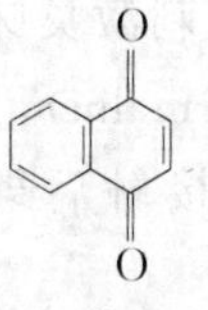

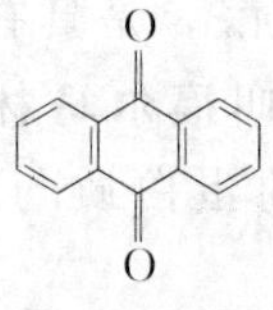

具有醌型构造的化合物通常具有颜色。对位的醌多呈现黄色，邻位的醌多呈现红色或橙色，所以它是许多染料和指示剂的母体。

二、醌的化学性质

从醌的构造来看，其分子中既有羰基，又有碳碳双键，因此，可以发生羰基加成，碳碳双键加成。

1. 羰基的加成

醌与醛、酮一样，可与羰基试剂发生加成反应。如对苯醌与羟胺反应，先生成对苯醌一肟，再生成对苯醌二肟。

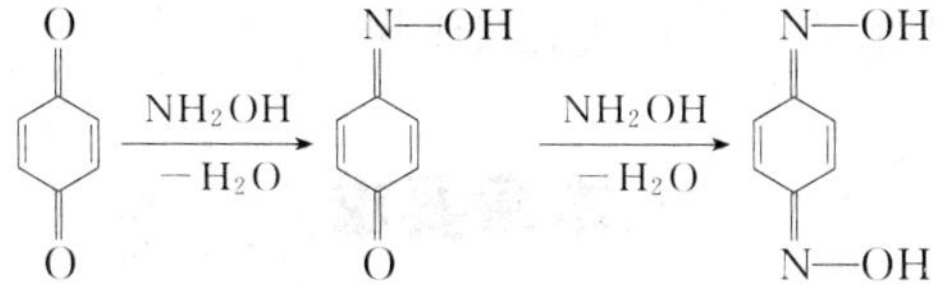

对苯醌一肟　　　　对苯醌二肟

2. 碳碳双键的加成

醌的 C＝C 上也可以发生加成反应。例如，对苯醌能加一或二分子 Br_2，生成二溴或四溴化合物。

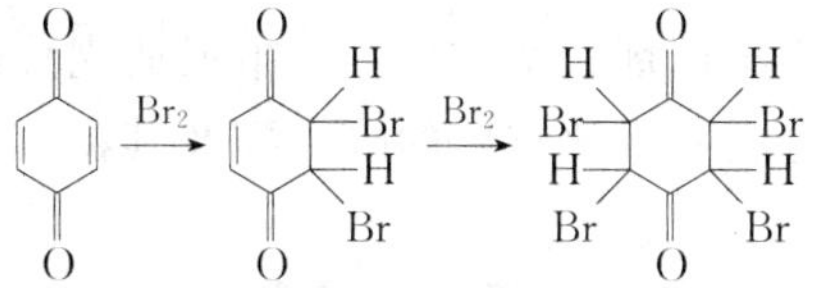

三、重要的醌类化合物

1. 对苯醌

对苯醌是黄色晶体，熔点 115.7℃，能随水蒸气蒸出，具有刺激性臭味，有毒，能腐蚀皮肤，能溶于醇和醚中。对苯醌很容易被还原成对苯二酚。对苯二酚也很容易被氧化为对苯醌。

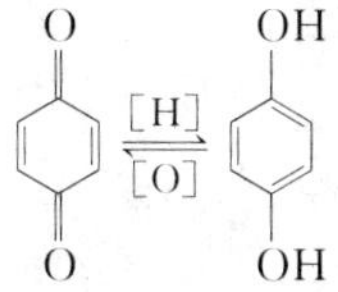

对苯二酚

醌与其相应的芳香族 1,4 与 1,2-二羟基化合物的衍生物（简称为氢醌）的氧化还原在生物体内的氧化过程中起着重要作用。

2. α-萘醌和维生素 K

α-萘醌又叫 1,4-萘醌，是黄色结晶，熔点 125℃，可升华。它微溶于水，溶于乙醇和乙醚，有刺鼻的气味。

一些天然的植物色素含有 α-萘醌的结构。例如维生素 K_1 与 K_2，二者仅侧链不同。

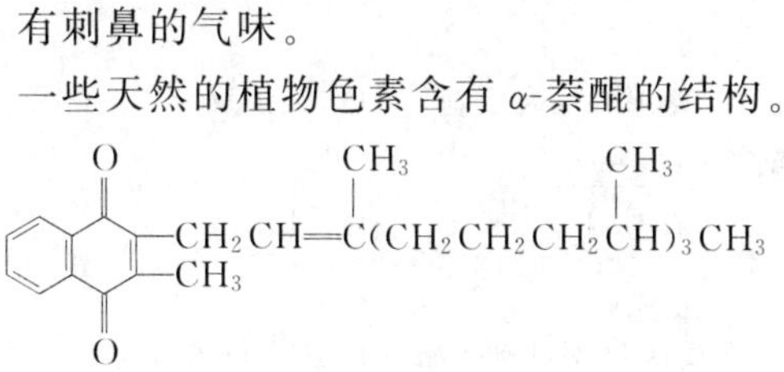

维生素 K_1 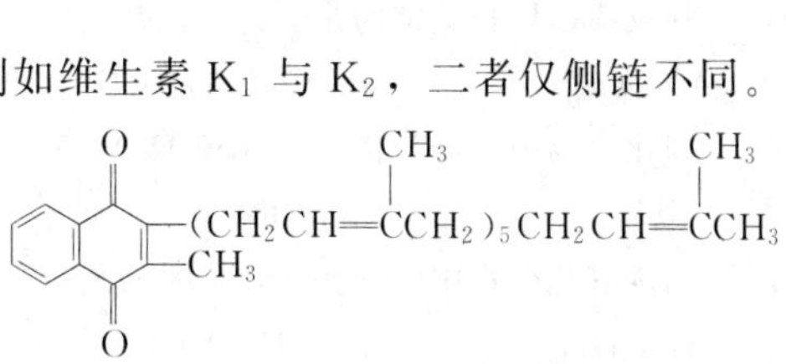　　　　　　　　　　　　维生素 K_2

维生素 K_1 为黄色油状液体，维生素 K_2 为黄色晶体。维生素 K_1 及 K_2 广泛存在于自然界中，绿色植物（如苜蓿、菠菜等）、蛋黄、肝脏等含量丰富。维生素 K_1 与 K_2 的主要作用是能促进血液的凝固，所以可用作止血剂。

在研究维生素 K_1 与 K_2 及其衍生物的化学构造与凝血作用的关系时，发现 2-甲基-1，

4-萘醌具有更强的凝血能力，称之为维生素 K₃，可由合成方法制得。

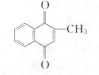

维生素 K₃（2-甲基-1,4-萘醌）

维生素 K₃ 是黄色结晶，熔点 105～107℃，难溶于水，可溶于植物油或其他有机溶剂。由于维生素 K₃ 是油溶性维生素，故医药上用的是它的可溶于水的亚硫酸氢钠加成物。

本章要求

1. 熟悉醛、酮的结构、命名及物理性质。

2. 掌握醛、酮的亲核加成反应：加氢氰酸反应；加亚硫酸氢钠反应；加醇反应；与氨的衍生物反应。

3. 掌握醛、酮的活泼 α-H 的反应：卤仿反应；羟醛缩合。熟悉醛、酮的还原反应。

4. 掌握醛的特殊反应（土伦试剂、费林试剂、本尼迪克特试剂）。

5. 了解醌的结构特点与分类。了解重要的醛、酮及其在医药学中的应用。

习　题

一、选择题

1. 下列羰基化合物中，不能与饱和亚硫酸氢钠溶液生成白色沉淀的是＿＿＿＿。

A. ⬡—CHO　　　B. ⬡—$\overset{\text{O}}{\overset{\|}{C}}$—CH₃　　　C. ⬡=O　　　D. CH₃—$\overset{\text{O}}{\overset{\|}{C}}$—CH₂—CH₃

2. 醛和酮分子中的羰基碳原子的杂化方式是＿＿＿＿。

A. sp　　　　　B. sp²　　　　　C. sp³　　　　　D. dsp²

3. 下列化合物不能发生亲核加成反应的是＿＿＿＿。

A. CH₂=CH₂　　　B. CH₃CHO　　　C. CH₃—$\overset{\text{O}}{\overset{\|}{C}}$—CH₃　　　D. ⬡—$\overset{\text{O}}{\overset{\|}{C}}$—CH₃

4. 下列化合物能发生碘仿反应，但不能与饱和亚硫酸氢钠溶液加成的是＿＿＿＿。

A. CH₃CHO　　　B. CH₃CHCH₂CH₃　　　C. CH₃—$\overset{\text{O}}{\overset{\|}{C}}$—CH₃　　　D. CH₃CH₂CHO
　　　　　　　　　　　　　|
　　　　　　　　　　　　OH

5. 下列反应能增长碳链的是＿＿＿＿。

A. 碘仿反应　　　B. 羟醛缩合反应　　　C. 克莱森缩合反应　　　D. 银镜反应

6. 下列化合物中，能与格氏试剂 C₆H₅MgX 生成苄醇的是＿＿＿＿。

A. 甲醛　　　　　B. 乙醛　　　　　C. 苯乙酮　　　　　D. 苯甲醛

7. 下列羰基化合物中，羰基活性最大的是＿＿＿＿。

A. CH₃CHO　　　B. CH₃COCH₃　　　C. BrCH₂CHO　　　D. ClCH₂CHO

8. 下列化合物能发生碘仿反应的是＿＿＿＿。

A. ⬡=O　　　B. ⬡—CH₂CHO　　　C. CH₃COCH₂CH₃　　　D. CH₃CH₂COCH₂CH₃

9. 羟醛缩合反应是指＿＿＿＿。

A. 发生在羟基醛与羟基醛之间的缩合反应　　　B. 发生在羟基醛与醛之间的缩合反应

C. 发生在醛与醛之间的缩合反应　　　D. 发生在醛与醇之间的缩合反应

10. 下列羰基化合物中，不能发生自身羟醛（酮）缩合反应的是 _____。

A. (环己酮)=O   B. (环己基)—CHO   C. (苯基)—CH₂CHO   D. (苯基)—CHO

二、简答题

1. 在稀碱存在下，两种含有 α-氢原子的醛发生羟醛缩合反应，可得到几种缩合产物的混合物？

2. 羰基化合物 $CH_3COCH_2CH_3$、$HCHO$ 和 CH_3CH_2CHO 分别与饱和亚硫酸氢钠溶液加成，哪种化合物反应速率最快？哪种化合物反应速率最慢？写出反应式。

3. 命名或写出下列化合物

(1) $\underset{\underset{CH_3}{|}}{CH_3-CH}-CH_2-CHO$

(2) $(CH_3)_2C{=}CHCHO$

(3) $OHCCH_2C(CH_3)_2CHO$

(4) $(CH_3)_2CH\overset{\overset{\textstyle O}{\|}}{C}CH(CH_3)_2$

(5) (1,3-环己二酮结构图)

(6) (苯基)$-\overset{\overset{\textstyle O}{\|}}{C}-CH_2CH_3$

(7) CH_3O-(对位苯环)$-CH_2CHO$

(8) (2-乙基对苯醌结构图) $-CH_2CH_3$

(9) $CH_3CH_2\underset{\underset{OH}{|}}{CH}CH_2\underset{\overset{|}{CH_3}}{CH}CHCHO$

(10) H_3C-(环己烷)$={N}-OH$

(11) 3-戊烯醛

(12) 丁二醛

(13) 4-甲基-2-戊酮

(14) 邻甲基苯甲醛

(15) 对氯苯乙酮

(16) 1,2-二甲基-9,10-蒽醌

(17) 丁醛苯腙

(18) 丙酮肟

4. 完成下列反应

(1) $\underset{\underset{\textstyle C_2H_5}{|}}{\overset{\overset{\textstyle CH_3}{|}}{C}}{=}O + H_2N-OH \longrightarrow$

(2) $CH_3CH_2CHO \xrightarrow[5℃]{稀\ NaOH}$

(3) (环己酮)$=O + HCN \longrightarrow$

(4) $CH_3\underset{\underset{\textstyle O}{\|}}{C}CH_2CH_3 + NaHSO_3 \longrightarrow$ （饱和）

(5) (苯基)$\overset{\overset{\textstyle O}{\|}}{C}-CH_3 + NH_2-NH-$(2,4-二硝基苯基)$-NO_2$ (NO_2) $\longrightarrow$

(6) $CH_3CH_2CHO + Cl_2 \longrightarrow$

(7) (苯环)$-CHO + [Ag(NH_3)_2]_2OH \longrightarrow$

(8)

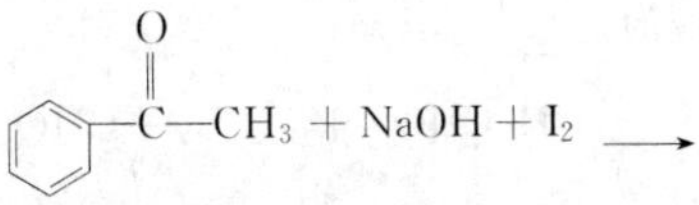

$$\underset{\text{(苯环)}}{\overset{\text{O}}{\underset{\|}{\text{C}}}}-\text{CH}_3 + \text{NaOH} + \text{I}_2 \longrightarrow$$

5. 下列化合物中哪些能发生碘仿反应? 哪些能与饱和 $NaHSO_3$ 溶液发生加成反应?

(1) CH_3CH_2CHO (2) $CH_3CH(OH)CH_2CH_2CH_3$

(3) $CH_3CH_2COCH_3$ (4) $C_6H_5COCH_3$

(5) CH_3CH_2OH (6) $CH_3COCH_2CH_2COCH_3$

(7) $CH_3CHOHCH_3$ (8) $C_6H_5CH_2CH_2OH$

6. 用化学方法区别下列各组化合物

(1) 丙醛、丙酮和正丙醇   (2) 2-戊酮和 3-戊酮

(3) 乙醛、苯甲醛和苯甲醇   (4) 甲醛、甲醇和乙醇

7. 某化合物的分子式为 $C_4H_{10}O$, 它与金属钠作用放出氢气; 与氧化剂作用得到一种中性产物, 该产物与苯肼作用生成苯腙, 但不与费林试剂作用。试写出该化合物的可能构造式。

8. 某化合物的相对分子质量为 86, 含碳 69.77%, 含氢 11.63%, 其余为氧。此化合物能发生碘仿反应, 且能和饱和 $NaHSO_3$ 发生加成反应, 但不与费林试剂作用。试写出该化合物的构造式。

9. 有一化合物 $C_8H_{14}O$ (甲), 可以很快地使溴水褪色, 可以与苯肼发生反应。甲氧化后得一分子丙酮及另一化合物乙, 乙具有酸性, 与次碘酸钠反应生成碘仿和一分子酸, 酸的构造式是 $HOOCCH_2CH_2COOH$, 试写出甲的构造式。

10. 由丁醛合成下列化合物 (用反应式表示)

(1) 2-乙基-2-羟基己醛

(2) 2-乙基-2-己烯醛

(3) 2-乙基-1-己醇

11. 从指定原料合成下列化合物 (用反应式表示)

(1) $CH_3CH_2OH \longrightarrow CH_3CH(OC_2H_5)_2$

(2) $CH_3CHO \longrightarrow CH_3CH(OH)COOH$

(3) $CH_2{=}CH_2 \longrightarrow CH_3CH(OH)CH_2COOH$

第十六章　羧酸及其衍生物

> ### 内容提要 ▶▶
>
> 　　本章系统介绍了羧酸的结构、命名及物理、化学性质，重点阐述了羧酸的酸性、羧基中羟基被取代的反应以及二元酸的受热反应。简要介绍了羧酸衍生物的结构及特征反应。

　　羧酸（carboxylic acid）（RCOOH）是最重要的一类有机酸。它可以看作是烃分子中的氢原子被羧基（$\overset{\text{O}}{\overset{\|}{-\text{C}}}-\text{OH}$ 或写为—COOH）取代后生成的化合物，羧基是羧酸的官能团。羧酸能发生许多化学反应。当羧基中的羟基被其他原子或原子团取代时，则形成羧酸衍生物，主要有羧酸酯、酰卤、酸酐和酰胺。

第一节　羧　　酸

一、羧酸的构造和分类

　　羧酸的官能团是羧基（$\overset{\text{O}}{\overset{\|}{-\text{C}}}-\text{OH}$）。羧基的结构中既含有羰基（$\overset{\text{O}}{\overset{\|}{-\text{C}}-}$），又含有羟基两个部分（—OH），但用物理方法测定甲酸中的 C ═O 和 C—OH 的键长表明，羧酸中的 C ═O 的键长为 0.123nm，比普通的 C ═O 键长（0.120nm）略长；C—OH 键中的碳氧键长为 0.134nm，比醇中的 C—O 键长（0.143nm）短得多。这表明羧基中的羰基和羟基发生了互相影响。

　　在羧酸分子中，羧基中—OH 的氧上有一对未共用电子，可与 π 键形成 p-π 共轭体系。

　　经 X 射线的测定可知，甲酸根离子中的两个 C—O 键长都是 0.127nm，这说明 $\overset{\text{O}}{\overset{\|}{-\text{C}}-}$ 与 C—O 键已发生了键的平均化，—COO⁻ 上的负电荷不再集中于一个氧原子，而是平均分配在两个氧上，所以羧酸根离子更稳定。

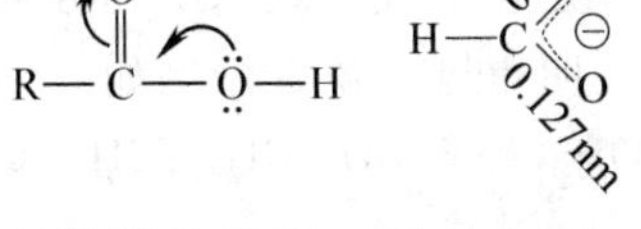

$$\overset{\text{O}}{\overset{\|}{\text{R}-\text{C}}}-\overset{\curvearrowleft}{\text{O}}-\text{H} \qquad\qquad \text{H}-\text{C}\overset{\overset{0.127\text{nm}}{\diagup}\text{O}}{\underset{\underset{0.127\text{nm}}{\diagdown}\text{O}}{\overset{\ominus}{}}}$$

　　这样，一方面羰基失去了典型的羰基性质，另一方面，—OH 氧原子的电子云向羰基移动，氧的电子云密度降低，有利于氢的离解，故羧酸的酸性强于醇。

　　羧酸可按照分子中所含烃基结构的不同，分为脂肪族羧酸、脂环族羧酸和芳香酸等（表 16-1）。

表 16-1 羧酸的分类

分　类		一元羧酸	二元羧酸
脂肪族羧酸	饱和羧酸	CH_3COOH 乙酸(醋酸)	$HOOC—COOH$ 乙二酸(草酸)
	不饱和羧酸	$CH_2=CH—COOH$ 丙烯酸	$HOOCCH=CHCOOH$ 丁烯二酸
脂环族羧酸		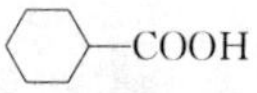 环己烷羧酸	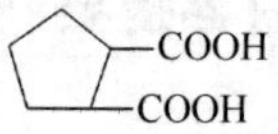 1,2-环戊烷二羧酸
芳香族羧酸		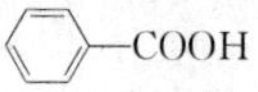 苯甲酸(安息香酸)	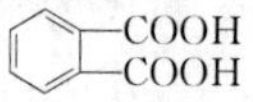 邻苯二甲酸

根据羧酸分子中所含羧基的数目，又可把羧酸分为一元酸及多元酸。常见的二元酸如：

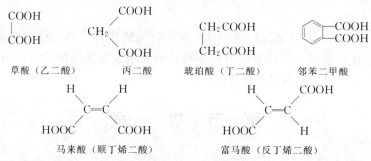

草酸（乙二酸）　　　　丙二酸　　　琥珀酸（丁二酸）　　邻苯二甲酸

马来酸（顺丁烯二酸）　　　　富马酸（反丁烯二酸）

一些直链的脂肪族羧酸常以甘油酯的形式结合于油脂中。最常见的是含十六碳和十八碳原子的羧酸。人们把链状的一元羧酸（包括饱和的及不饱和的）通称为脂肪酸。

羧酸在自然界中常以游离状态、盐或羧酸酯的形式存在于动植物体中，是与医药学关系十分密切的一类化合物。

二、羧酸的命名

许多羧酸可以从天然产物中获得，因此它们常根据最初的来源而有俗名，如蚁酸、醋酸、草酸等。羧酸的系统命名法与醛相似。饱和脂肪酸命名时是以包括羧基碳原子在内的最长碳链作为主链，根据主链上的碳原子数称为某酸，从羧基碳原子开始编号。由于羧基总是在 C-1，所以不需指出羧基的位置。例如：

$$CH_3CH_2CH_2COOH$$

丁酸

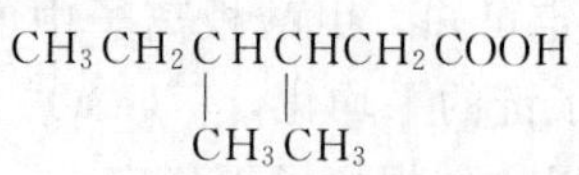

$$CH_3CH_2CHCHCH_2COOH$$
$$\quad\quad\quad | \quad |$$
$$\quad\quad CH_3\ CH_3$$

3,4-二甲基己酸
(β,γ-二甲基己酸)

不饱和脂肪酸命名时，主链应是包括羧基碳原子和各碳碳重键的碳原子都在内的最长碳链。从羧基碳原子开始编号，并注明重键的位置。例如：

$$CH_3C=CHCOOH$$
$$\quad\quad |$$
$$\quad\quad CH_3$$

3-甲基-2-丁烯酸

$$CH_3(CH_2)_7CH=CH(CH_2)_7COOH$$

9-十八碳烯酸（油酸）

二元酸的命名是以包括两个羧基碳原子在内的最长碳链作为主链，按主链的碳原子数称为"某二酸"。例如：

$$HOOCCH_2CHCH_2CHCOOH$$

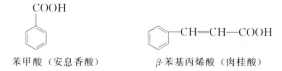

4-甲基-2-乙基己二酸

羧基直接连在脂环上的羧酸的命名时，可在脂环烃名称后加上"羧酸"或"二羧酸"等词尾。羧基在脂环侧链上的羧酸的命名是将脂环烃的名称与脂肪酸的名称连接起来。另外，不论羧基直接连在脂环上还是连在脂环侧链上，均可把脂环作为取代基来命名。例如：

环戊烷羧酸	1,2-环己烷二羧酸	环己烷丙酸
（环戊基甲酸）	（1,2-环己基二甲酸）	（3-环己基丙酸或β-环己基丙酸）

芳香酸可将其作为脂肪酸的芳香基取代物来命名。例如：

苯甲酸（安息香酸）　　　　β-苯基丙烯酸（肉桂酸）

三、羧酸的物理性质

低级饱和脂肪酸（甲酸、乙酸及丙酸）是具有强烈刺激性气味的液体；中级的（$C_4 \sim C_9$）羧酸是带有不愉快气味的油状液体；C_{10} 及 C_{10} 以上的羧酸为无味的蜡状固体，挥发性很低。脂肪族二元羧酸和芳香族羧酸都是固体。

低级脂肪酸（$C_1 \sim C_4$）易溶于水；但随着相对分子质量的增加，在水中的溶解度减小，以至难溶或不溶于水，而溶于有机溶剂。

羧酸的沸点比相对分子质量相近的醇还要高。例如，甲酸和乙醇的相对分子质量相同，但乙醇的沸点为 78.5℃，而甲酸为 100.5℃。这是因为羧酸分子间能以氢键缔合成二聚体，羧酸分子间的这种氢键比醇分子间的更稳定。例如，乙醇分子间的氢键键能为 $25.94kJ \cdot mol^{-1}$，而甲酸分子间的氢键键能则是 $30.12kJ \cdot mol^{-1}$。低级羧酸即使在气态时也是以二缔合体的形式存在。

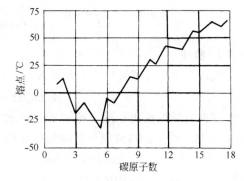

图 16-1　饱和脂肪酸的熔点与碳
原子数的关系

饱和脂肪酸的熔点随分子中碳原子数的增加呈锯齿形变化（图 16-1）。含偶数碳原子的羧酸其熔点比其相邻的两个含奇数碳原子羧酸的熔点高。这可能是由于偶数碳原子羧酸分子较为对称，在晶格中排列更紧密的缘故。一些羧酸的物理常数见表 16-2。

表 16-2　一些羧酸的物理常数

名　称	构　造　式	熔点/℃	沸点/℃	溶解度(20℃)/ [g·(100g H$_2$O)$^{-1}$]
甲酸	$HCOOH$	8.4	100.5	∞
乙酸	CH_3COOH	16.6	118	∞
丙酸	CH_3CH_2COOH	-22	141	∞

续表

名　　称	构　造　式	熔点/℃	沸点/℃	溶解度(20℃)/$[g\cdot(100g\ H_2O)^{-1}]$
正丁酸	$CH_3CH_2CH_2COOH$	−4.7	162.5	∞
正戊酸	$CH_3(CH_2)_3COOH$	−35	187	3.7
正己酸	$CH_3(CH_2)_4COOH$	−1.5	205	0.4
正庚酸	$CH_3(CH_2)_5COOH$	−11	223.5	0.24
正辛酸	$CH_3(CH_2)_6COOH$	16.5	237	0.25
正壬酸	$CH_3(CH_2)_7COOH$	12.5	254	
正癸酸	$CH_3(CH_2)_8COOH$	31.5	268	
丙烯酸	$CH_2{=}CHCOOH$	13	141	
乙二酸	$HOOC{-}COOH$	189		8.6
己二酸	$HOOC(CH_2)_4COOH$	151	276	1.5
顺丁烯二酸	H—C—COOH ‖ H—C—COOH	131		易溶
反丁烯二酸	HOOC—C—H ‖ H—C—COOH	287		0.7
苯甲酸	C_6H_5COOH	122	249	0.34
苯乙酸	$C_6H_5CH_2COOH$	78	265	1.66

四、羧酸的化学性质

根据羧酸的构造，它可以发生如下反应：

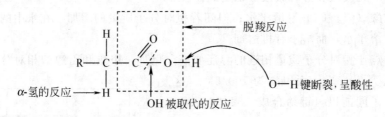

1. 酸性

羧酸在水中可离解出质子而显酸性，其 pK_a 值一般为 4～5，属于弱酸。

$$RCOOH \rightleftharpoons RCOO^- + H^+$$

羧酸的酸性虽比盐酸、硫酸等无机酸弱得多，但比碳酸（$pK_{a1}=6.35$）和一般的酚类（$pK_a \approx 10$）强。故羧酸能分解碳酸盐和碳酸氢盐，放出二氧化碳。

$$2RCOOH + Na_2CO_3 \longrightarrow 2RCOONa + CO_2\uparrow + H_2O$$
$$RCOOH + NaHCO_3 \longrightarrow RCOONa + CO_2\uparrow + H_2O$$

利用羧酸与碳酸氢钠的反应可将羧酸和酚类相区别。因羧酸可溶于碳酸氢钠溶液并放出二氧化碳。而一般酚类与碳酸氢钠不起作用。

低级和中级羧酸的钾盐、钠盐及铵盐溶于水，故一些含羧基的药物常制成羧酸盐以增加其在水中的溶解度，便于做成水剂或注射剂使用。

在羧酸（RCOOH）分子中，与羧基直接或间接相连的原子或原子团对羧酸的酸性有不同程度的影响（表16-3）。

饱和脂肪酸中，与羧基碳原子相连的烷基具有供电子诱导效应（$+I$），使羧基上的氢较难离解，酸性较甲酸弱。当卤素取代羧酸分子中烃基上的氢后，由于卤原子的吸电子诱导效应（$-I$），酸性增强。烃基某个碳上引入的卤原子数目越多，酸性越强。例如，在氯代乙酸

表 16-3 一些羧酸的 pK_a 值

编号	化合物	构造式	pK_a	编号	化合物	构造式	pK_a
1	甲酸	$HCOOH$	3.77	8	溴乙酸	$CH_2BrCOOH$	2.90
2	乙酸	CH_3COOH	4.76	9	碘乙酸	CH_2ICOOH	3.18
3	氟乙酸	CH_2FCOOH	2.66	10	丁酸	$CH_3CH_2CH_2COOH$	4.82
4	三氟乙酸	CF_3COOH	强酸	11	α-氯丁酸	$CH_3CH_2CHClCOOH$	2.84
5	氯乙酸	$CH_2ClCOOH$	2.86	12	β-氯丁酸	$CH_3CHClCH_2COOH$	4.06
6	二氯乙酸	$CHCl_2COOH$	1.29	13	γ-氯丁酸	$CH_2ClCH_2CH_2COOH$	4.52
7	三氯乙酸	CCl_3COOH	0.65				

中，三氯乙酸的酸性最强。当卤原子相同时，卤原子离羧基越近，酸性越强，它们的酸性顺序是 α-氯丁酸＞β-氯丁酸＞γ-氯丁酸。当卤原子的种类不同时，它们对酸性的影响是 F＞Cl＞Br＞I。所以，它们的酸性顺序是氟乙酸＞氯乙酸＞溴乙酸＞碘乙酸。

2. 羟基被取代的反应

羧酸中的羟基可以被其他原子或原子团取代，生成羧酸衍生物。例如：

$$\underset{\text{羧酸酯}}{R-\overset{O}{\overset{\|}{C}}-OR'} \quad \underset{\text{酰卤}}{R-\overset{O}{\overset{\|}{C}}-X} \quad \underset{\text{酸酐}}{R-\overset{O}{\overset{\|}{C}}-O-\overset{O}{\overset{\|}{C}}-R} \quad \underset{\text{酰胺}}{R-\overset{O}{\overset{\|}{C}}-NH_2}$$

羧酸分子中去掉羧基上的羟基后，余下的原子团 $R-\overset{O}{\overset{\|}{C}}-$ 叫做**酰基**（acyl group）。

（1）酯化反应 酸与醇脱水生成**酯**（ester）的反应叫做**酯化反应**（esterification）。

$$R-\overset{O}{\overset{\|}{C}}-OH+HOR' \rightleftharpoons R-\overset{O}{\overset{\|}{C}}-OR'+H_2O$$

羧酸与醇的酯化反应是可逆的，而且反应速率很慢，需用酸作为催化剂。例如：

$$\underset{\text{乙酸}}{CH_3-\overset{O}{\overset{\|}{C}}-OH}+\underset{\text{乙醇}}{HO-CH_2CH_3} \underset{\text{水解/}H^+或OH^-}{\overset{\text{酯化/}H^+}{\rightleftharpoons}} \underset{\text{乙酸乙酯}}{CH_3-\overset{O}{\overset{\|}{C}}-OCH_2CH_3}+H_2O$$

（2）酰卤的生成 羧酸（除甲酸外）能与三卤化磷、五卤化磷或亚硫酰氯（$SOCl_2$，也称氯化亚砜）反应，羧基中的羟基被卤素取代，生成相应的**酰卤**（acyl halide）。

$$R-\overset{O}{\overset{\|}{C}}-OH+\begin{cases}PCl_3\\PCl_5\\SOCl_2\end{cases} \longrightarrow R-\overset{O}{\overset{\|}{C}}-Cl+\begin{cases}H_3PO_3\\POCl_3+HCl\\SO_2+HCl\end{cases}$$

例如：

$$3CH_3COOH+PCl_3 \longrightarrow \underset{\text{乙酰氯}}{3CH_3COCl}+H_3PO_3$$

$$\text{（苯环）}-COOH+PCl_5 \longrightarrow \underset{\text{苯甲酰氯}}{\text{（苯环）}-COCl}+POCl_3+HCl$$

$$(CH_3)_2CHCH_2COOH+SOCl_2 \longrightarrow \underset{\text{3-甲基丁酰氯}}{(CH_3)_2CHCH_2COCl}+SO_2\uparrow+HCl\uparrow$$

应用 $SOCl_2$ 制备酰氯时，副产物 SO_2 和 HCl 都是气体，便于处理及提纯。

（3）酸酐的生成 除甲酸外，一元羧酸与脱水剂共同加热时，两分子羧酸可脱去一分子水，生成**酸酐**（acid anhydride）。

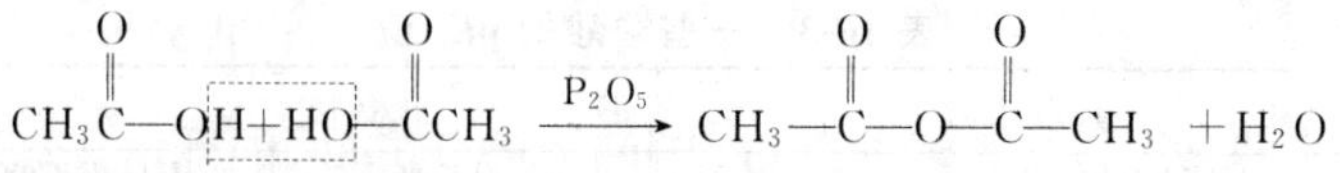

$$CH_3C\overset{O}{\overset{\|}{}}OH + HO\overset{O}{\overset{\|}{}}CCH_3 \xrightarrow{P_2O_5} CH_3-\overset{O}{\overset{\|}{}}C-O-\overset{O}{\overset{\|}{}}C-CH_3 + H_2O$$

乙(酸)酐

（4）酰胺的生成　在羧酸中通入氨气或加入碳酸铵，可以得到羧酸的铵盐。将固体的羧酸铵加热，分子内失去一分子水生成酰胺。

$$RCOOH + NH_3 \longrightarrow RCOONH_4 \xrightarrow[-H_2O]{\triangle} RCONH_2$$

$$CH_3COOH \xrightarrow{(NH_4)_2CO_3} CH_3COONH_4 \xrightarrow[-H_2O]{\triangle} CH_3CONH_2$$

乙酰胺

3. 脱羧反应和二元羧酸的受热反应

羧酸脱去羧基的反应叫做脱羧。这个反应的结果是从羧基脱去 CO_2。

$$RCOOH \xrightarrow{-CO_2} RH$$

除甲酸外，一元羧酸较稳定，直接加热时难以脱羧，只有在特殊条件下才可发生，生成少一个碳的烃。例如：

$$CH_3COOH \longrightarrow CH_3COONa \xrightarrow[\triangle]{NaOH, CaO} CH_4 + Na_2CO_3$$

生物体内发生的许多重要的脱羧反应是在脱羧酶的作用下进行的。

有些二元酸对热不稳定，在加热或与脱水剂共热的条件下，随两个羧基间距不同而发生脱羧反应或脱水反应，这是二元羧酸的特性。

（1）乙二酸和丙二酸　乙二酸或丙二酸加热脱羧生成一元羧酸。

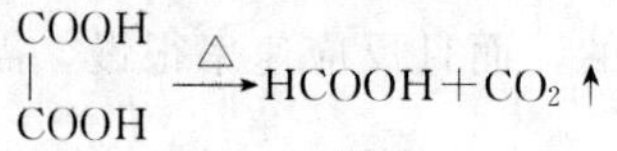

$$\begin{array}{c}COOH\\|\\COOH\end{array} \xrightarrow{\triangle} HCOOH + CO_2\uparrow$$

甲酸

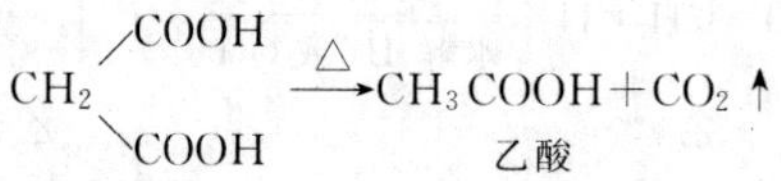

$$CH_2\begin{array}{c}COOH\\\\COOH\end{array} \xrightarrow{\triangle} CH_3COOH + CO_2\uparrow$$

乙酸

$$CH_3CH\begin{array}{c}COOH\\\\COOH\end{array} \xrightarrow{\triangle} CH_3CH_2COOH + CO_2\uparrow$$

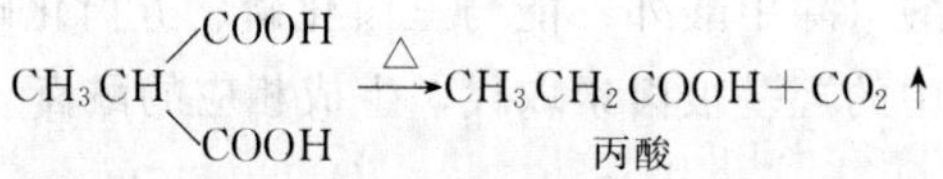

丙酸

（2）丁二酸、戊二酸及邻苯二甲酸　这三种酸与脱水剂共热时失水，生成五元或六元环的环状酸酐。

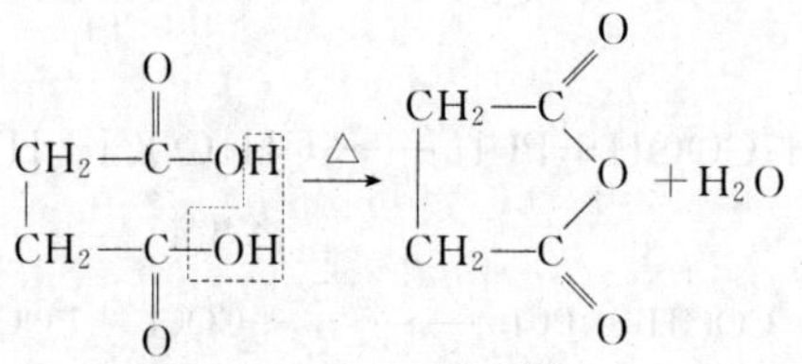

丁二酐

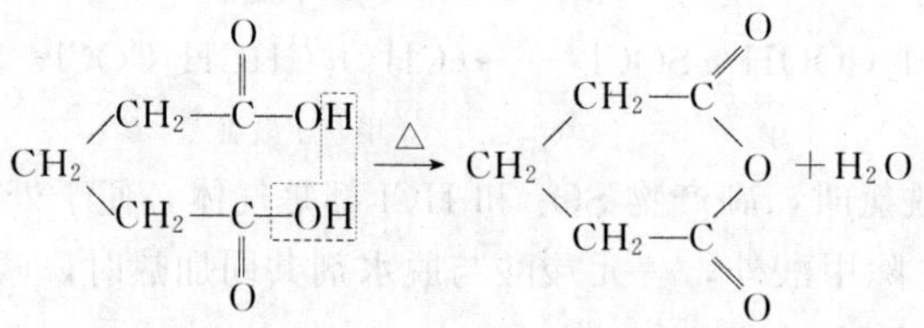

戊二酐

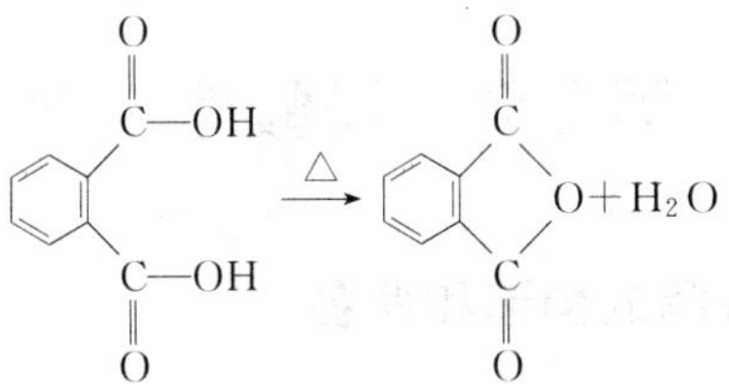

邻苯二甲酸酐

（3）己二酸、庚二酸　己二酸、庚二酸与氢氧化钡共热时，既脱羧又失水，生成五元或六元的环酮。

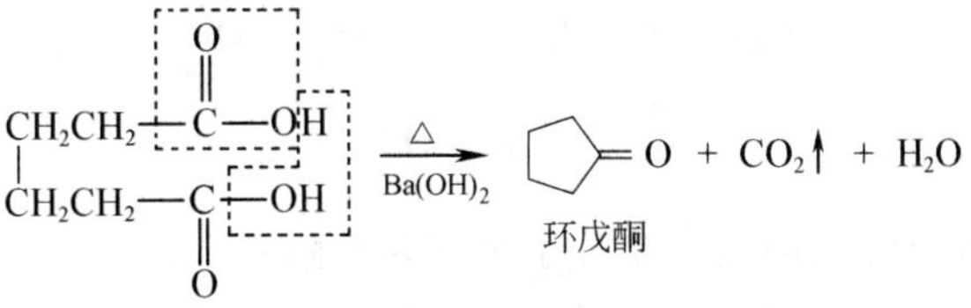

环戊酮

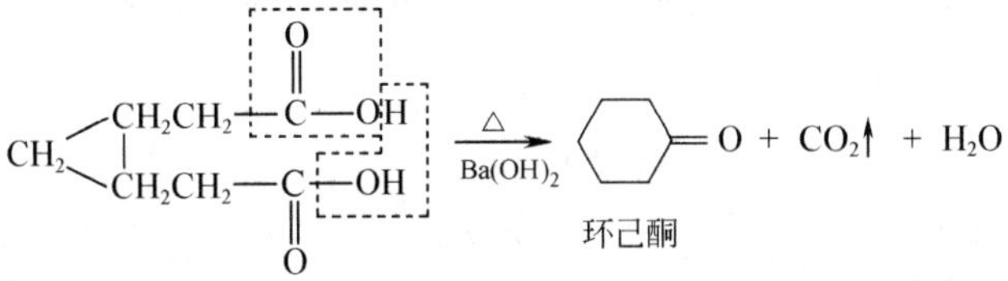

环己酮

4. α-H 卤化作用

与羰基相似，羧基也能活化 α-H，但作用比羰基弱得多。因此，羧酸中的 α-H 被卤素（氯或溴）取代的反应较慢，需加入 P 或 PCl_3 等催化剂或在光照下才易进行。例如：

$$CH_3COOH \xrightarrow[-HBr]{Br_2,\ P} \underset{Br}{CH_2COOH} \xrightarrow[-HBr]{Br_2,\ P} CHBr_2COOH \xrightarrow[-HBr]{Br_2,\ P} CBr_3COOH$$

五、重要的羧酸

1. 甲酸

甲酸俗名蚁酸，最初是从红蚂蚁体内发现的。它是无色有刺激性的液体，沸点 101℃，易溶于水。甲酸的腐蚀性很强，能使皮肤起泡。甲酸的构造比较特殊，分子中的羧基与氢原子相连，既具有羧基的结构又有醛基的结构，因而既有酸性又有还原性，能发生银镜反应或能使高锰酸钾溶液褪色。

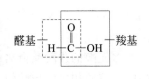

2. 乙酸

乙酸俗名醋酸，是食醋的主要成分。乙酸为无色有刺激性气味的液体，熔点 16.6℃，沸点 118℃。由于乙酸在 16.6℃ 以下能凝结成冰状固体，所以常把无水乙酸称为冰醋酸。乙酸易溶于水，也能溶于许多有机物。乙酸是重要的工业原料。

3. 乙二酸

乙二酸俗名草酸，在大部分植物尤其是草本植物中常以盐的形式存在。常见的草酸含两分子结晶水。无水草酸的熔点 189℃，加热到 150℃ 以上时即分解为甲酸及 CO_2，甲酸再分解为 CO 及水。草酸具有还原性，在分析化学中常用来标定高锰酸钾溶液的浓度。

4. 苯甲酸

苯甲酸俗名安息香酸，它与苄醇形成的酯存在于天然树脂与安息香胶内。苯甲酸是白色固体，熔点 121℃，微溶于水。苯甲酸有抑菌防腐作用，可作防腐剂，也可外用。

第二节　羧酸衍生物

一、酰卤、酸酐、羧酸酯的构造和命名

羧酸衍生物是指羧酸分子中，羧基上的羟基被其他原子或原子团取代后生成的化合物，如酰卤、酸酐、羧酸酯和酰胺等。

$$
\underset{\text{酰卤}}{R-\overset{\displaystyle O}{\overset{\|}{C}}-X} \qquad \underset{\text{酸酐}}{R-\overset{\displaystyle O}{\overset{\|}{C}}-O-\overset{\displaystyle O}{\overset{\|}{C}}-R'} \qquad \underset{\text{羧酸酯}}{R-\overset{\displaystyle O}{\overset{\|}{C}}-OR'} \qquad \underset{\text{酰胺}}{R-\overset{\displaystyle O}{\overset{\|}{C}}-NH_2}
$$

羧酸衍生物在构造上的共同之处是分子中均含有酰基（ $R-\overset{\displaystyle O}{\overset{\|}{C}}-$ ）。

最常见的酰卤是酰氯和酰溴，它们可根据相应的酰基命名。例如：

$$
\underset{\text{乙酰基}}{CH_3-\overset{\displaystyle O}{\overset{\|}{C}}-} \qquad \underset{\text{乙酰氯}}{CH_3-\overset{\displaystyle O}{\overset{\|}{C}}-Cl} \qquad \underset{\text{苯甲酰基}}{\text{苯}-\overset{\displaystyle O}{\overset{\|}{C}}-}
$$

$$
\underset{\text{苯甲酰氯}}{\text{苯}-\overset{\displaystyle O}{\overset{\|}{C}}-Cl} \qquad \underset{\text{丙烯酰基}}{CH_2=CH-\overset{\displaystyle O}{\overset{\|}{C}}-} \qquad \underset{\text{丙烯酰氯}}{CH_2=CH-\overset{\displaystyle O}{\overset{\|}{C}}-Cl}
$$

羧酸酯常根据相应的羧酸和醇来命名。一元醇的羧酸酯叫做"某酸某酯"。例如：

$$
\underset{\text{甲酸乙酯}}{H-\overset{\displaystyle O}{\overset{\|}{C}}-O-C_2H_5} \qquad \underset{\text{乙酸甲酯}}{CH_3-\overset{\displaystyle O}{\overset{\|}{C}}-O-CH_3}
$$

$$
\underset{\text{丙烯酸甲酯}}{CH_2=CH-\overset{\displaystyle O}{\overset{\|}{C}}-O-CH_3} \qquad \underset{\text{苯甲酸乙酯}}{\text{苯}-\overset{\displaystyle O}{\overset{\|}{C}}-O-C_2H_5}
$$

多元醇的羧酸酯命名时，通常是醇的名称在前，羧酸的名称在后，叫"某醇某酸酯"。酸酐是按照相应的羧酸的名称叫做某（酸）酐。

$$
\underset{\text{乙二醇二乙酸酯}}{\begin{array}{l} CH_2OOCCH_3 \\ | \\ CH_2OOCCH_3 \end{array}} \qquad \underset{\text{乙（酸）酐}}{\begin{array}{c} CH_3-\overset{\displaystyle O}{\overset{\|}{C}} \\ | \\ O \\ | \\ CH_3-\overset{}{\underset{\|}{\underset{\displaystyle O}{C}}} \end{array}} \qquad \underset{\text{乙丙（酸）酐}}{\begin{array}{c} CH_3-\overset{\displaystyle O}{\overset{\|}{C}} \\ | \\ O \\ | \\ CH_3CH_2-\underset{\underset{\displaystyle O}{\|}}{C} \end{array}} \qquad \underset{\text{邻苯二甲酸酐}}{}
$$

二、酰卤、酸酐、羧酸酯的物理性质

低级的酰卤与酸酐都是具有强烈刺激气味的液体，遇水即分解。高级的酰卤和酸酐为固体，不溶于水。

低级的羧酸酯是具有香味的液体，微溶于水，存在于植物的花或果实中。高级羧酸酯为蜡状固体。羧酸酯均能溶于有机溶剂，许多有机物也能溶于羧酸酯中。故有些羧酸酯也可作为溶剂，如乙酸乙酯。

酰氯、酸酐和羧酸酯由于分子间不存在氢键，它们的沸点比相对分子质量相近的羧酸的沸点低得多；与相对分子质量相近的烷烃的沸点相差不大。

三、酰卤、酸酐、羧酸酯的化学性质

酰卤、酸酐和羧酸酯在分子结构上有相似之处，故它们的化学性质相似，都能与水、醇和氨作用而发生水解、醇解和氨解反应。但它们的反应活性不同，以酰卤最活泼，酸酐次之，羧酸酯较不活泼。

1. 水解

$$
\left.
\begin{array}{l}
R-\overset{\overset{\displaystyle O}{\|}}{C}-X \\[2mm]
R-\overset{\overset{\displaystyle O}{\|}}{C}-O-\overset{\overset{\displaystyle O}{\|}}{C}-R' \\[2mm]
R-\overset{\overset{\displaystyle O}{\|}}{C}-OR'
\end{array}
\right\}
\xrightarrow{\ H-OH\ }
\begin{array}{l}
HX \\[2mm]
RCOOH+R'COOH \\[2mm]
R'OH
\end{array}
$$

酰卤、酸酐和羧酸酯水解的共同产物是羧酸；与此同时，酰卤生成卤化氢，酸酐生成另一分子羧酸，羧酸酯则得到醇。羧酸酯的水解是酯化的逆反应，必须在酸或碱存在下加热才能较快地进行。在酸催化下的水解反应可较快地达到平衡。在碱的催化下，由于反应生成的羧酸被碱中和生成羧酸盐，使平衡右移，水解反应能进行到底。

2. 醇解

$$
\left.
\begin{array}{l}
R-\overset{\overset{\displaystyle O}{\|}}{C}-X \\[2mm]
R-\overset{\overset{\displaystyle O}{\|}}{C}-O-\overset{\overset{\displaystyle O}{\|}}{C}-R \\[2mm]
R-\overset{\overset{\displaystyle O}{\|}}{C}-OR'
\end{array}
\right\}
\xrightarrow{\ H-O-R''\ }
\begin{array}{l}
HX \\[2mm]
R-\overset{\overset{\displaystyle O}{\|}}{C}-OR''+RCOOH \\[2mm]
R'OH
\end{array}
$$

酰卤、酸酐和羧酸酯与醇的反应的相同产物是羧酸酯。其中，羧酸酯的醇解是可逆反应，须在催化剂（无水 HCl、浓 H_2SO_4 等）存在下进行。这个反应是一种羧酸酯变为另一种羧酸酯，因此也叫做酯交换。利用此反应，在实验室中可以从低级醇的羧酸酯制备高级醇的酯。

3. 氨解

$$
\left.
\begin{array}{l}
R-\overset{\overset{\displaystyle O}{\|}}{C}-X \\[2mm]
R-\overset{\overset{\displaystyle O}{\|}}{C}-O-\overset{\overset{\displaystyle O}{\|}}{C}-R \\[2mm]
R-\overset{\overset{\displaystyle O}{\|}}{C}-OR'
\end{array}
\right\}
\xrightarrow{\ H-N\begin{smallmatrix}R''(H)\\R''(H)\end{smallmatrix}\ }
\begin{array}{l}
HX \\[2mm]
R-\overset{\overset{\displaystyle O}{\|}}{C}-N\begin{smallmatrix}R''(H)\\R''(H)\end{smallmatrix}+RCOOH \\[2mm]
R'OH
\end{array}
$$

酰卤、酸酐和羧酸酯与氨（或胺）发生氨解时的相同产物是酰胺（或 N-取代酰胺）。

羧酸衍生物水解时都生成羧酸；醇解时都生成羧酸酯；氨解时都生成酰胺。因此，它们的水解、醇解和氨解又是水、醇、氨（或胺）分子中的一个氢（醇是羟基上的氢，胺是氮上的氢）被酰基取代的反应。这类在分子中引入酰基的反应称为酰化反应。酰卤、酸酐的反应活性大，易进行酰化反应，因此常作为酰化剂。

酰化反应在药物合成中具有重要意义。在某些药物中引入一个酰基，常可增加药物的脂溶性，改善体内吸收，降低毒性，提高或延长药效。例如：

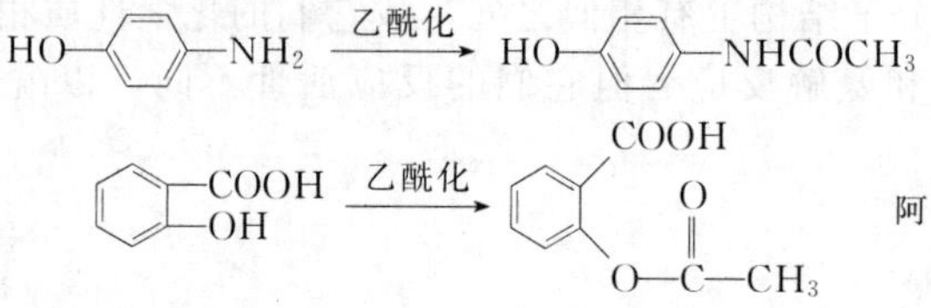

$$HO-\!\!\!\bigcirc\!\!\!-NH_2 \xrightarrow{\text{乙酰化}} HO-\!\!\!\bigcirc\!\!\!-NHCOCH_3 \quad \text{扑热息痛}$$

$$\bigcirc\!\!\!\genfrac{}{}{0pt}{}{-COOH}{-OH} \xrightarrow{\text{乙酰化}} \quad \text{阿司匹林}$$

四、重要的羧酸衍生物

1. 乙酐

乙酐又称醋酐，是常用的酰化剂，它是无色有刺激性的液体，沸点 140℃，工业上，醋酐用于合成醋酸纤维、燃料、药物和香料等。

2. 光气和双光气

光气（ $O\!\!=\!\!C\genfrac{}{}{0pt}{}{Cl}{Cl}$ ）是碳酸的二酰氯。常温下是无色气体，能压缩为液体，沸点 8.2℃，有似烂水果的气味。微溶于水，易溶于有机溶剂（如汽油、苯等）之中。光气是一种窒息性的化学毒剂。它与其他酰卤的化学性质相似，能与水、醇、氨作用而分解，温度升高时，分解速率加快。

双光气（ $O\!\!=\!\!C\genfrac{}{}{0pt}{}{Cl}{OCCl_3}$ ，氯甲酸三氯甲酯）可以从光气经部分醇解后，再氯化而成。

$$O\!\!=\!\!C\genfrac{}{}{0pt}{}{Cl}{Cl} + CH_3OH \longrightarrow O\!\!=\!\!C\genfrac{}{}{0pt}{}{Cl}{OCH_3} + HCl$$

$$O\!\!=\!\!C\genfrac{}{}{0pt}{}{Cl}{OCH_3} + 3Cl_2 \longrightarrow O\!\!=\!\!C\genfrac{}{}{0pt}{}{Cl}{OCCl_3} + 3HCl$$

双光气分子中的各原子数是光气的两倍，能分解生成两分子的光气，故叫双光气。

纯净的双光气是无色透明液体，沸点 127℃，含杂质时常呈黄色。它难溶于水，易溶于苯、CCl_4 及其他有机溶剂中，气味似光气。双光气的性质与光气相似，但比光气稳定。二者在第一次世界大战时都曾用作窒息性毒剂。

本章要求

1. 熟悉羧酸的结构、分类、命名。掌握羧酸的酸性及影响因素，能够比较不同取代羧酸的酸性强弱。

2. 掌握羧基中羟基被取代的反应：酯化反应；酰卤的生成；酸酐的生成；酰胺的生成。

二元酸的受热反应：脱羧反应，脱水反应，既脱羧又脱水反应。

3. 熟悉羧酸衍生物的结构特征，掌握羧酸衍生物的水解、醇解、氨解反应及其活性的强弱顺序。

4. 了解羧酸、羧酸衍生物的物理性质及其重要代表物。

习　题

一、选择题

1. 下列化合物中，沸点最高的是_____。

A. 乙醚　　　　　　B. 丁醛　　　　　　C. 丁酸　　　　　　D. 丁醇

2. 下列化合物中，酸性最强的是_____。

A. 氟乙酸　　　　　B. 氯乙酸　　　　　C. 溴乙酸　　　　　D. 碘乙酸

3. 下列化合物中，酸性最强的是_____。

A. 苯酚　　　　　　B. 乙酸　　　　　　C. α-氯乙酸　　　　D. 三氯乙酸

4. 下列化合物中，能够脱水形成环状酸酐的是_____。

A. 邻苯二甲酸　　　B. 乙酸　　　　　　C. 丙二酸　　　　　D. 己二酸

5. 鉴别苯酚和乙酸不能采用下列哪种试剂_____。

A. $FeCl_3$ 溶液　　B. 溴水　　　　　　C. $NaHCO_3$ 溶液　D. $NaOH$ 溶液

6. 甲酸的酸性大于乙酸的酸性，其主要原因是乙酸分子中存在着_____。

A. $-I$ 效应　　　　B. $+I$ 效应　　　　C. p-π 共轭效应　　D. π-π 共轭效应

7. 最易氨解的化合物是_____。

A. 乙酸酐　　　　　B. 丙酸乙酯　　　　C. 乙酸乙酯　　　　D. 乙酰氯

8. 由水杨酸制备阿司匹林的反应所用的试剂是_____。

$$\begin{array}{ccc}
\text{\Large\textcircled{}}\!\!-\!\!COOH & & COOH \\
\text{\Large\textcircled{}}\!\!-\!\!OH & \longrightarrow & \\
& & O-C-CH_3 \\
\text{水杨酸} & & \text{阿司匹林}
\end{array}$$

A. 乙酸　　　　　　B. 乙酸乙酯　　　　C. 甲酸甲酯　　　　D. 乙酸酐

9. 能发生银镜反应的化合物是_____。

A. 甲醇　　　　　　B. 甲酸　　　　　　C. 乙酸乙酯　　　　D. 丙酮

10. 下列化合物中能发生碘仿反应的是_____。

A. CH_3COOH　　　　　　　　　　　　B. $CH_3CH_2CHOHCH_3$

C. $CH_3COOCH_2CH_3$　　　　　　　　　D. CH_3CH_2CHO

二、简答题

1. 命名或写出构造式

(1) 甲酸乙酯　　　　　　　　　　　　(2) 正丁酸异丁酯

(3) 对氯苯甲酸乙酯　　　　　　　　　(4) 对硝基苯甲酰氯

(5) 丙二酸甲乙酯　　　　　　　　　　(6) α-萘乙酸

(7)　$CH_3-\overset{\displaystyle O}{\overset{\|}{C}}-O-\overset{\displaystyle O}{\overset{\|}{C}}-C_2H_5$　　　　(8)　$C_6H_5-CH=\overset{\displaystyle CH_3}{\overset{|}{C}}-COOH$

(9)　$\begin{array}{l} CH_2-\overset{\displaystyle O}{\overset{\|}{C}}-O-CH_3 \\ | \\ CH_2-\overset{}{\underset{\displaystyle O}{\overset{}{C}}}-O-CH_3 \\ \qquad\quad \| \\ \qquad\quad O \end{array}$　　　(10)　$\text{\Large\textcircled{}}\!\!\begin{array}{l} CH_2COOH \\ CH_2COOH \end{array}$

(11) 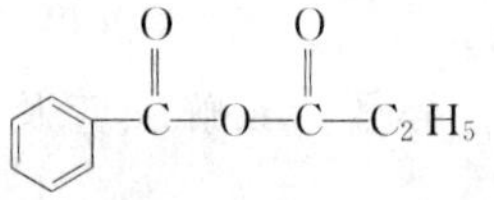 $C_6H_5-\overset{\overset{O}{\|}}{C}-O-\overset{\overset{O}{\|}}{C}-C_2H_5$　　　(12) $CH_3(CH_2)_3(CH=CH)_2COOH$

2. 完成下列反应

(1) $C_6H_5CH_2CH_3 \xrightarrow{[O]} ? \xrightarrow[H^+]{C_2H_5OH} ?$

(2) 2-甲基-2-乙基丙二酸 $\xrightarrow{\triangle} ?$

(3) $\begin{matrix} COOH \\ | \\ COOH \end{matrix} \xrightarrow{\triangle} ?$

(4) $CH_3I \xrightarrow{KCN} ? \xrightarrow{H_2O,\ H^+} ? \xrightarrow[H^+]{C_2H_5OH} ?$

(5) 3,4-二甲基环己烯 $\xrightarrow[H^+]{KMnO_4} ? \xrightarrow{\triangle} ?$

(6) 丙酸 $\xrightarrow[?]{Br_2} ?$

3. 用反应式表示下列转变

(1) 乙醇 —→ 丁二酸

(2) 1-丙醇 —→ 丁酸丙酯

(3) 甲苯 —→ 苯甲酰氯

(4) 2-丙醇 —→ 2-甲基-2-氯丙酸

(5) 正丙醇 —→ 异丁酸丙酯

(6) 正丙醇 —→ α-羟基丙酸

4. 用化学方法区别下列各组化合物

(1) 甲酸、乙酸和丙二酸　　　(2) 蚁酸、福尔马林和甲醇

(3) 苯甲酰氯和氯苯　　　(4) 乙酸、乙醇和乙二酸

5. 将下列化合物按酸性增强的顺序排列

(1) 乙酸，乙醇，苯酚，甲酸，草酸，α-氯乙酸，苯甲酸

(2) 三氟乙酸，三氯乙酸，α-氯丁酸，β-氯丁酸，丁酸

6. 化合物 A(C_9H_{16}) 催化氢化得 B(C_9H_{18})，A 氧化可得 C ($C_9H_{16}O_3$)，C 用 Br_2-NaOH 处理后生成二元酸 D ($C_8H_{14}O_4$) 的钠盐，D 受热后得 4-甲基环己酮，推导 A 可能的构造式。

第十七章　取代羧酸和旋光异构

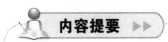**内容提要** ▶▶

　　本章包括取代羧酸和旋光异构两部分。主要介绍取代羧酸的结构、分类、命名以及羟基酸、氧代酸的化学性质。重点讨论羟基酸中羧基的酸性、羟基的氧化以及受热反应。阐明了互变异构现象。系统介绍了旋光异构的基本概念，阐述了旋光现象的产生、旋光性与化合物结构的关系以及旋光异构体构型的表示方法（D/L 和 R/S 表示法）。

　　取代羧酸（substituted carboxylic acid）可以看成是羧酸分子中烃基上的氢被其他原子或原子团取代后的生成物。最常见的是氢原子被卤素、羟基、氧原子或氨基取代，生成相应的取代羧酸分别是卤代酸、羟基酸、氧代酸和氨基酸。例如：

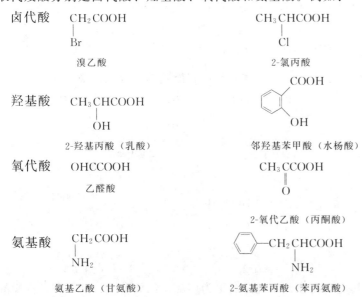

　　取代羧酸属于多官能团化合物，它们的分子中既有羧基，又有其他官能团。在化学性质上，不仅具有每一种官能团的典型反应，而且还具有分子中不同官能团之间相互影响的一些特殊性质，这些性质说明多官能团化合物分子中各原子(团)不是孤立存在的，而是在一定的化学结构中相互联系和相互影响的。本章仅讨论羟基酸和氧代酸，氨基酸将在第十八章中介绍。

第一节　羟　基　酸

一、羟基酸的构造、分类及命名

　　羟基酸（hydroxy acid）是分子中同时具有羟基和羧基两种官能团的化合物。根据羟基所连接的烃基不同，羟基酸可分为醇酸和酚酸两类。前者是指脂肪羧酸烃基上的氢原子被羟基取代的衍生物，而后者则是指芳香族羧酸芳环上的氢原子被羟基取代的衍生物。

醇酸

$$\underset{CH_2COOH}{\overset{HOCHCOOH}{|}}$$

羟基丁二酸（苹果酸）

$$\underset{CH_2COOH}{\overset{CH_2COOH}{\overset{|}{HO-C-COOH}}}$$

柠檬酸

$$\underset{HO-CHCOOH}{\overset{HO-CHCOOH}{|}}$$

酒石酸

酚酸

邻羟基苯甲酸（水杨酸）

3,4,5-三羟基苯甲酸（没食子酸）

醇酸还可以根据羟基与羧基的相对位置，分为 α-，β-，γ-，δ-……羟基酸。

羟基酸含有羟基和羧基两种官能团，凡是含有两种或几种官能团的化合物用系统命名法命名时，在这些官能团中选择一种作为主官能团，并以相应的化合物作为母体，其他的官能团都看成是取代基。选择主官能团的优先顺序依次为：

$$-COOH>-SO_3H,\ -SO_2NH_2>-SO_2H>\ -\overset{O}{\overset{\|}{C}}-O-\overset{O}{\overset{\|}{C}}->-COOR,\ -COX,\ -CONH_2>$$

$$-CN>-CHO>\ -\overset{O}{\overset{\|}{C}}->-OH-NH_2>-O->-S->\ \diagup\!\!\!\!\diagdown C\!\!=\!\!C\diagdown\!\!\!\!\diagup\ >\ -C\!\!\equiv\!\!C->-X$$

因此，含有羧基的化合物一般以羧酸为母体，其他官能团作为取代基来命名。

例如

$$\underset{OH}{\overset{CH_3CHCOOH}{|}}$$

2-羟基丙酸
α-羟基丙酸（乳酸）

$$\underset{OH}{\overset{CH_3CHCH_2COOH}{|}}$$

3-羟基丁酸
β-羟基丁酸

$$\underset{OH}{\overset{CH_2CH_2CH_2CH_2COOH}{|}}$$

5-羟基戊酸
δ-羟基戊酸

$$\underset{CH_2COOH}{\overset{CH_2COOH}{\overset{|}{HO-C-COOH}}}$$

3-羟基-3-羧基戊二酸
（柠檬酸）

$$\underset{HO-CHCOOH}{\overset{HO-CHCOOH}{|}}$$

2,3-二羟基丁二酸
（酒石酸）

2-羟基苯甲酸
（水杨酸）

许多羟基酸还有俗名，其应用往往比系统命名更为广泛。例如乳酸、酒石酸、柠檬酸及水杨酸等。

二、羟基酸的物理性质

醇酸一般是黏稠的液体或晶体，易溶于水，其溶解度通常都大于相应的脂肪酸。这是由于分子中同时含有羟基和羧基两个极性基团，它们都能与水形成氢键的缘故。醇酸不易挥发，在常压下蒸馏时会发生分解。

酚酸大多为晶体，其熔点比相应的芳香酸高。有些酚酸易溶于水，如没食子酸；有的微溶于水，如水杨酸。

三、羟基酸的化学性质

羟基酸具有羟基和羧基的典型反应，由于羟基和羧基的相互影响，羟基酸还具有一些特殊性质，这些特殊性质又因羟基和羧基的相对位置不同而有所差异。

1. 羧基的性质

（1）酸性　羟基酸的羧基能电离，能与碱反应生成盐。例如：

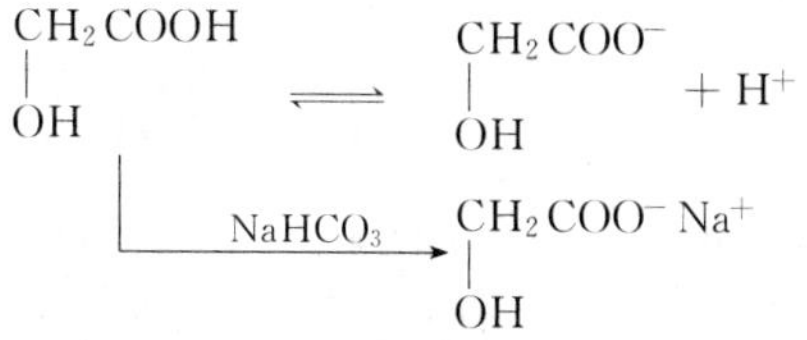

$$\underset{\underset{OH}{|}}{CH_2COOH} \rightleftharpoons \underset{\underset{OH}{|}}{CH_2COO^-} + H^+$$

$$\xrightarrow{NaHCO_3} \underset{\underset{OH}{|}}{CH_2COO^-\,Na^+}$$

由于羟基的吸电子诱导效应，通常会增强羧基的酸性，因此一般醇酸的酸性比羧酸的酸性强，且诱导效应随羟基与羧基距离的增长而迅速减弱。

（2）酯化　在酸性催化剂存在下，羟基酸与醇发生酯化反应。

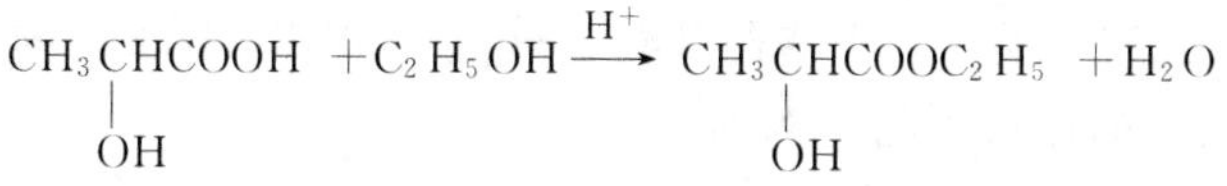

$$\underset{\underset{OH}{|}}{CH_3CHCOOH} + C_2H_5OH \xrightarrow{H^+} \underset{\underset{OH}{|}}{CH_3CHCOOC_2H_5} + H_2O$$

乳酸乙酯

2. 羟基的性质

（1）羟基的氧化　醇酸分子中的羟基比醇分子中的羟基易被氧化。例如：土伦试剂和稀硝酸不能氧化醇，但能氧化 α-醇酸而生成 α-氧代酸。

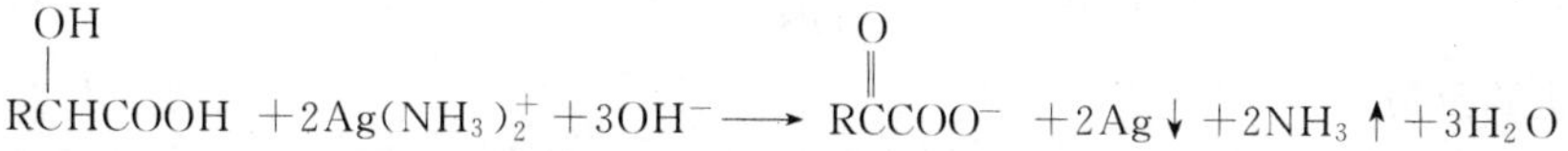

$$\underset{\underset{OH}{|}}{RCHCOOH} + 2Ag(NH_3)_2^+ + 3OH^- \longrightarrow \underset{\overset{\parallel}{O}}{RCCOO^-} + 2Ag\downarrow + 2NH_3\uparrow + 3H_2O$$

（2）羟基的酯化　羟基酸的羟基不易与羧酸直接酯化成酯。如用无机酸作催化剂，则醇式羟基脱水发生其他反应。通常可用较强的酰卤或酸酐使其羟基直接酯化。例如：

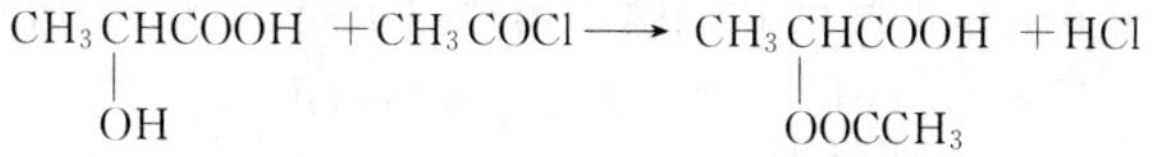

$$\underset{\underset{OH}{|}}{CH_3CHCOOH} + CH_3COCl \longrightarrow \underset{\underset{OOCCH_3}{|}}{CH_3CHCOOH} + HCl$$

乙酸乳酸酯

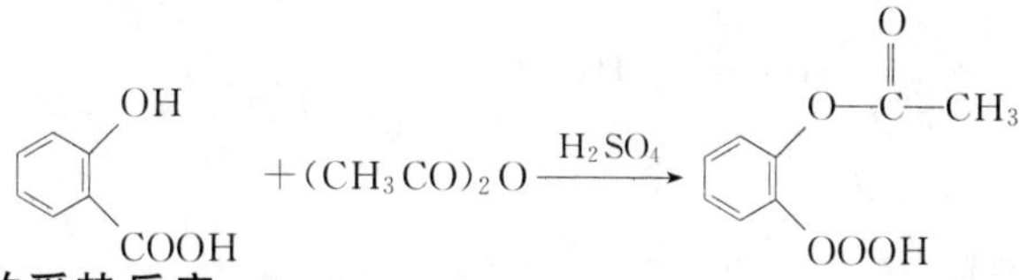

乙酰水杨酸（阿司匹林）

3. 羟基酸的受热反应

（1）α-羟基酸　α-羟基酸受热后发生双分子间的脱水反应，生成交酯。

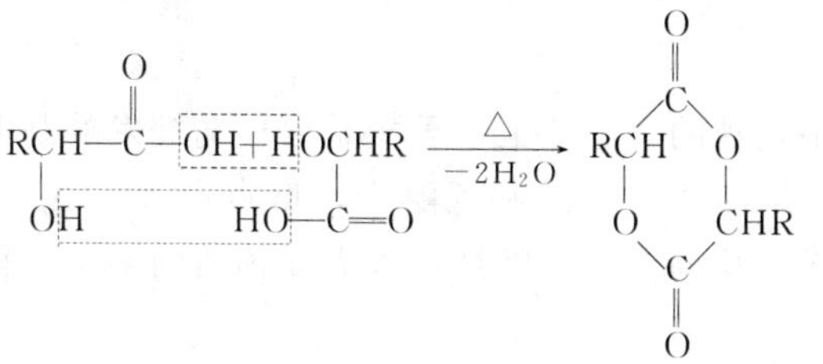

交酯

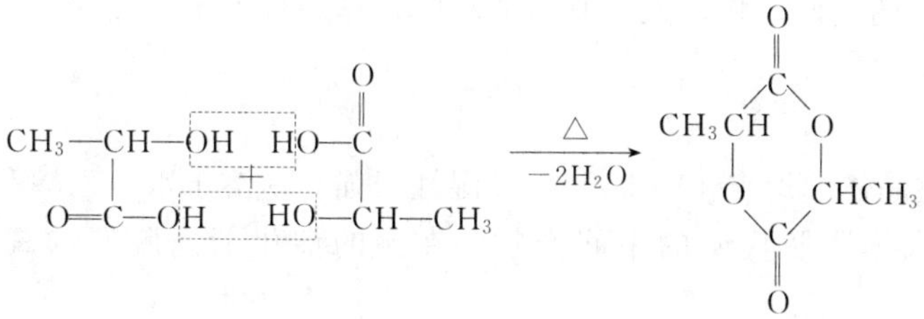

丙交酯

（2）β-羟基酸　β-羟基酸受热后，羟基与相邻的 α-碳原子上的活泼氢起脱水作用，生成 α,β-不饱和酸。

$$CH_3CHCH_2COOH \xrightarrow[-H_2O]{\triangle} CH_3CH{=}CHCOOH \quad \text{2-丁烯酸}$$
$$\underset{OH}{|}$$

$$HOCHCOOH \xrightarrow[-H_2O]{\triangle} \underset{HOOC}{\overset{H}{\diagdown}}C{=}C\underset{COOH}{\overset{H}{\diagup}} \quad \text{马来酸}$$
$$\underset{CH_2COOH}{|}$$

$$\underset{\underset{CH_2COOH}{|}}{\overset{CH_2COOH}{|}}HO{-}C{-}COOH \xrightarrow[-H_2O]{\triangle} \underset{\underset{CH_2COOH}{|}}{\overset{CHCOOH}{\|}}C{-}COOH \quad \text{顺乌头酸}$$

（3）γ-羟基酸与 δ-羟基酸　γ-或 δ-羟基酸受热后，在同一分子内的羟基与羧基发生酯化反应，生成五元或六元的环状内酯。例如：

$$\underset{\underset{OH}{|}}{CH_2}{-}CH_2 \quad HO{-}C{=}O \xrightarrow[-H_2O]{\triangle} \quad γ\text{-丁内酯}$$

$$\underset{\underset{OH}{|}}{CH_2}{-}CH_2{-}CH_2{-}C{=}O \quad \underset{\underset{OH}{|}}{} \xrightarrow[-H_2O]{\triangle} \quad δ\text{-戊内酯}$$

4. 酚酸的反应

酚酸含有酚式羟基，能与 $FeCl_3$ 发生颜色反应。例如，$FeCl_3$ 与水杨酸呈紫红色，与没食子酸显蓝黑色。

羟基在羧基的邻位或对位的酚酸在加热至熔点以上时，易分解脱羧而生成相应的酚。

$$\underset{COOH}{\overset{OH}{\bigcirc}} \xrightarrow{200\sim220℃} \overset{OH}{\bigcirc} + CO_2 \uparrow$$

$$HO\underset{COOH}{\overset{OH\;\;OH}{\bigcirc}} \xrightarrow{200℃} HO\overset{OH\;\;OH}{\bigcirc} + CO_2 \uparrow$$

没食子酸　　　　　　　焦性没食子酸

四、重要的羟基酸

1. 乳酸

乳酸最初是从酸牛奶中发现的。工业上，乳酸是由葡萄糖发酵制取。乳酸有很强的吸湿性，一般为无色黏稠液体，溶于水、乙醇和乙醚中，熔点 18℃。医药上常用于空气的消毒及外用腐蚀剂。乳酸钙用作治疗佝偻病、肺结核等需要钙质的疾病的辅助药物，其钠盐可用于治疗酸中毒。

乳酸是人体中糖原的代谢产物，人在剧烈活动时，糖原分解生成乳酸，同时放出热能供给肌肉所需的能量。

2. β-羟基丁酸

β-羟基丁酸是无色晶体，熔点 49～50℃，吸湿性很强，易溶于水、乙醇和乙醚中，不溶于苯。β-羟基丁酸是人体脂肪代谢的中间产物，在酶的催化下能脱氢（氧化）生成 β-丁酮酸。

3. 苹果酸

苹果酸在未成熟的苹果中含量较多。它是无色针状晶体，熔点 100℃。苹果酸是人体内糖代谢过程的中间产物，在酶的催化下能脱氢（氧化）生成草酰乙酸。受热时，脱水生成富马酸。

4. 酒石酸

酒石酸存在于各种水果中，葡萄中含量较多，主要以酒石酸氢钾（酒石，HOOC-CHOHCHOHCOOK）存在。酒石难溶于水，与氢氧化钠作用生成易溶于水的酒石酸钾钠，用于配制菲林溶液。从自然界得到的酒石酸是无色晶体，熔点 170℃，易溶于水。酒石酸锑钾又称吐酒石，医药上用作催吐剂，也用以治疗血吸虫病。

5. 柠檬酸

柠檬酸别名枸橼酸，存在于柑橘类果实中，尤以柠檬中含量最高，约占 0.06～0.10（6%～10%）。柠檬酸为无色透明晶体，熔点 137℃，易溶于水、乙醇和乙醚，有酸味。在食品工业中常用以配制饮料。柠檬酸也是糖、脂肪、蛋白质代谢的中间产物。

6. 水杨酸

水杨酸别名柳酸，存在于柳树、水杨树皮及其他许多植物中。它是白色针状晶体，熔点 159℃，难溶于水，能溶于乙醇和乙醚中。水杨酸有消毒、防腐、解热、镇痛和抗风湿等作用，因它对胃肠道有刺激作用，所以不能内服。多用于治疗皮肤病。乙酰水杨酸（阿司匹林）是由水杨酸与乙酐或乙酰氯反应生成的，有解热、镇痛、消炎和抗风湿作用，也可抗血小板凝结。对氨基水杨酸的钠盐（PAS—Na）有抑制结核杆菌的作用。

第二节　氧代酸

氧代酸可以看成是羧酸分子中烃基上的两个氢原子被氧原子取代后的生成物，包括**醛酸**（aldehydo acid）和**酮酸**（keto acid）两类。

一、氧代酸的构造及命名

分子中含有醛基或酮基的羧酸分别叫做醛酸或酮酸。最简单的醛酸是乙醛酸，最简单的酮酸是丙酮酸。

醛酸和酮酸的系统命名法是以羧酸为母体，以包括羧基、醛基在内的最长碳链为主链称为某酸。氧原子作为取代基并标出位置。例如：

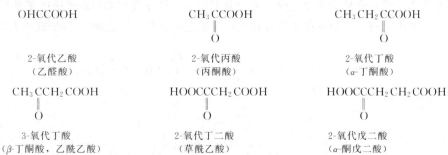

有些酮酸还有医学上的习惯名称，例如丙酮酸、乙酰乙酸、草酰乙酸及 α-酮戊二酸等，它们都是与人体代谢有关的重要化合物。

二、氧代酸的化学性质

1. 羧基和羰基的性质

醛酸中含有醛基，具有醛的基本性质，酮酸也具有酮的基本性质。它们都能与 H_2、$NaHSO_3$ 起加成反应，与羟胺或苯肼生成肟或苯腙。醛酸和酮酸都含有羧基，具有羧基的基本性质，如酸性、成盐、成酯及生成酰卤等。

2. α-酮酸及β-酮酸的特殊反应

α-酮酸与稀硫酸加热至 150℃，发生脱羧反应，生成醛。

$$CH_3\overset{O}{\overset{\|}{C}}COOH \xrightarrow[\triangle]{稀\ H_2SO_4} CH_3CHO + CO_2\uparrow$$

β-酮酸只在低温下稳定，在室温以上易脱羧生成酮，这是β-酮酸的共性。

$$CH_3CH_2\overset{O}{\overset{\|}{C}}CH_2COOH \xrightarrow{\triangle} CH_3CH_2\overset{O}{\overset{\|}{C}}CH_3 + CO_2\uparrow$$

三、互变异构现象

乙酰乙酸属于 β-酮酸，不稳定，受热后易脱羧，但它的酯即乙酰乙酸乙酯（$CH_3COCH_2COOC_2H_5$）是稳定的化合物。

一方面乙酰乙酸乙酯具有酮和羧酸酯的典型反应，如与羟胺、2,4-二硝基苯肼等羰基试剂反应，与氢氰酸、亚硫酸氢钠发生加成反应，后两个反应是甲基酮的典型反应。以稀 NaOH 溶液水解为乙酰乙酸和乙醇，表现出羧酸酯的特点。另一方面它又能与溴的四氯化碳溶液反应而使其褪色，与金属钠反应放出氢气，与三氯化铁反应显紫色。这些性质用乙酰乙酸乙酯分子的酮式（Ⅰ）结构不能解释。经物理和化学方法证明，乙酰乙酸乙酯实际上不是单一结构物质，而是酮式（Ⅰ）和烯醇式（Ⅱ）两种异构体组成的一个平衡的混合物。

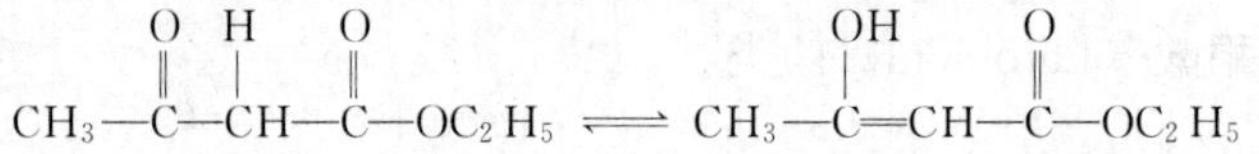

$$CH_3\overset{O}{\overset{\|}{-}}\overset{H}{\underset{H}{-C}}\overset{O}{\overset{\|}{-C-}}OC_2H_5 \rightleftharpoons CH_3\overset{OH}{\overset{|}{-C}}=CH\overset{O}{\overset{\|}{-C-}}OC_2H_5$$

酮式（Ⅰ）93%   烯醇式（Ⅱ）7%

乙酰乙酸乙酯的酮式与烯醇式是构造异构体，二者的差别仅在于一个双键及一个质子的位置不同。酮式和烯醇式之间很容易相互转化，建立平衡。这种由于同分异构体之间的可逆异构化作用，通常伴有氢原子及双键位置的转移，叫作**互变异构现象**（tautomerism）。乙酰乙酸乙酯的酮式与烯醇式的异构叫酮式-烯醇式互变异构。

乙酰乙酸乙酯的互变异构主要是由于亚甲基上的 α-氢原子受羰基氧原子吸电子诱导效应的影响，容易质子化，质子化的氢在羰基氧和亚甲基碳之间转移，形成酮式-烯醇式动态平衡：

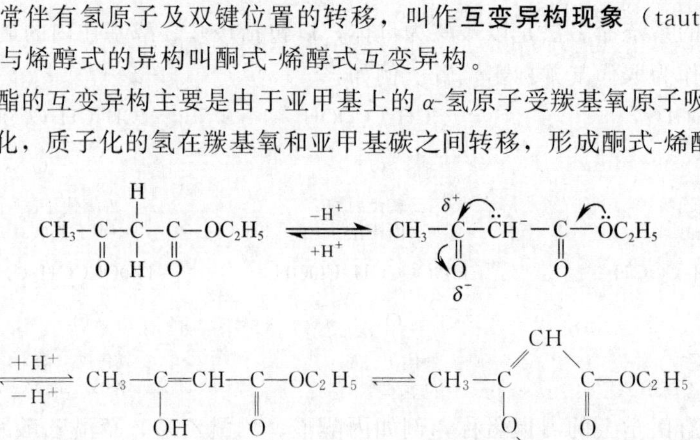

凡含 α-氢的羰基化合物都有酮-烯醇互变异构，其酮式与烯醇式的比例与分子结构及介质等有关，分子中凡是含有 $-\overset{O}{\overset{\|}{C}}-CH_2-\overset{O}{\overset{\|}{C}}-$ 结构并且其中至少有一个是酮基的化合物，烯醇式异构体的比例就比较大，能与三氯化铁显色。

互变异构现象是有机化学中比较普遍的异构现象，它不仅存在于含氧化合物中，而且也存在于含氮化合物和糖类化合物中。

四、重要的氧代酸

1. 丙酮酸

丙酮酸是无色有刺激性臭味的液体，沸点 $165℃$，易溶于水，酸性（$pK_a=3.3$）比丙酮及乳酸都强。丙酮酸是动植物体内糖、脂肪和蛋白质代谢的一个重要的中间产物。在体内酶的催化下，丙酮酸可以转化为乳酸、氨基酸等，因此在机体代谢过程中起着重要的作用。

2. 草酰乙酸

草酰乙酸是能溶于水的晶体，水溶液中有酮-烯醇互变异构现象，能与三氯化铁显色。草酰乙酸是体内糖代谢的中间产物，在酶作用下能进行脱羧反应，生成丙酮酸和二氧化碳。

$$\begin{array}{c} CH_2-COOH \\ | \\ CO-COOH \end{array} \xrightarrow[\text{脱羧}]{} CH_3\overset{O}{\overset{\|}{C}}COOH + CO_2$$

3. 乙酰乙酸

乙酰乙酸是无色黏稠液体，不稳定，易脱羧为丙酮，也能还原为 β-羟基丁酸。β-羟基丁酸、乙酰乙酸和丙酮在医学上总称为"酮体"。酮体是脂肪在体内不能完全被氧化成二氧化碳和水时的中间产物。健康人的 100ml 血液中含酮体 1ml 左右，而糖尿病人由于代谢发生障碍，其 100ml 血液中酮体含量可达 $300\sim400mg$，晚期糖尿病患者呼吸中可带有丙酮气味。血液中酮体增加，就会使血液的酸性增强，可发生酸中毒和昏迷等症状。

第三节 旋光异构现象

同分异构现象在有机化合物中十分普遍，根据异构体的构造是否相同，可将同分异构分为构造异构和立体异构两大类。

同分异构（现象）
- 构造异构（构造式不同）
  - 碳链异构（如丁烷和异丁烷）
  - 官能团异构（如乙醇和甲醚）
  - 位置异构（如 1-丁烯和 2-丁烯）
  - 互变异构（如乙酰乙酸乙酯的酮式和烯醇式）
- 立体异构（构造式相同）
  - 构型异构（构型不同）
    - 顺反异构（如顺、反-2-丁烯）
    - 旋光异构（如 d-、l-乳酸）
  - 构象异构（如乙烷的各种构象）（构型相同）

立体异构是指分子的构造相同，但由于分子中各原子在空间的排布不同而引起的同分异构现象。立体异构包括构型异构和构象异构。由于旋光性不同而产生的异构现象称为旋光异构，它是构型异构中的一种。这种异构是以其异构体对**平面偏振光**（plane-polarized light）

的旋光作用表现出来的。

一、平面偏振光和物质的旋光性

1. 平面偏振光

光波是电磁波，是横波，其振动方向与其前进方向垂直。普通光的光波可以在与传播方向垂直的所有平面内振动 [图 17-1(a)]。如果把一定波长的光线通过**尼科耳棱镜**（Nicol prism，由方解石晶体加工制成）或偏振片（由聚乙烯醇制成）时，由于尼科耳棱镜或偏振片只能使与其晶轴相平行的平面内振动的光线通过，因而通过尼科耳棱镜或偏振片的光线，就只在一个平面上振动，这种仅在一个平面上振动的光叫做平面偏振光，简称偏振光 [图 17-1(b)]。

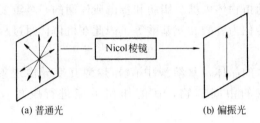

(a) 普通光　　　　　　　　　　　(b) 偏振光

图 17-1　普通光和偏振光

2. 旋光性物质和物质的旋光性

物质能使偏振光的振动面旋转的性质叫做**旋光性**（optical activity）。乳酸、葡萄糖等能使偏振光的振动面发生偏转（图 17-2）的物质叫做旋光性物质。乙醇、丙酮等不能使偏振光的振动面发生旋转的物质叫做非旋光性物质。使平面偏振光振动面向右旋转（顺时针）的叫做右旋体，以 d 或＋表示；使平面偏振光振动面向左旋转（逆时针）的叫做左旋体，以 l 或－表示。

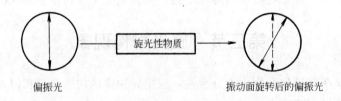

偏振光　　　　　　　　　　　　　　振动面旋转后的偏振光

图 17-2　偏振光的振动面向左旋转

3. 旋光度和比旋光度

旋光性物质使偏振光振动面旋转的角度叫做该物质的旋光度，以 α 表示。同一种旋光性物质在不同实验条件下测得的旋光度 α 值是不一样的。如果把这些影响因素加以固定，则测得的旋光度值即为常数，它能反映该旋光性物质的本性，叫做比旋光度，以 $[\alpha]$ 表示。旋光度与比旋光度之间有如下关系：

$$[\alpha]_\lambda^t = \frac{\alpha}{Lc}$$

式中　α——溶液的旋光度；

　　　L——盛液管的长度（dm）；

λ——旋光仪所用单色光的波长，通常是钠光（又称 D 线，589nm）；

c——溶液的浓度；

t——测定时的温度，通常为 20℃。

当 c 和 L 都等于 1 时，则[α]＝α。因此，物质的比旋光度就是组成量度为 $1g \cdot mL^{-1}$ 的溶液，放在 1dm 长的管中测得的旋光度。在一定温度、一定波长下测得的比旋光度，是旋光性物质的一个物理常数。因此，测定比旋光度的大小，亦可用来鉴别旋光性物质。

二、化合物的旋光性与其结构的关系

1. 分子的手性和手性分子

如果将物体放在平面镜前，使之成像，并设想把物体的"像"从镜中取出，有的物体比如均匀的木棒、皮球或铁钉可与其镜像完全重合；而有的物体如蜗牛壳、剪刀或螺丝钉与其镜像不能重合，这正如人的左右手一样：左手和右手互为实物与镜像关系又不能完全重合。由此，我们将实物与镜像不能重合的物体称为具有手性的物体，能与其镜像重合的物体则是非手性的见图 17-3。

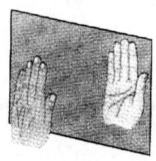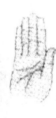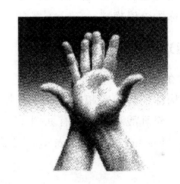

图 17-3 人的左手与其镜像（右手）不能完全重合

将手性的概念运用于描述分子的结构，则是一个化合物的分子与其镜像不能相互重合时，这种分子就是手性分子，它具有**手性**（chirality），凡是手性分子都有旋光性。如果一个分子与其镜像等同，即能重合，则是非手性分子，非手性分子没有旋光性。

一种物质的分子是否具有手性是由它的分子结构决定的。最常见的手性分子是含手性碳原子的分子。所谓手性碳原子是指连有四个不同的原子或原子团的碳原子，这种碳原子常以星号"＊"表示，例如乳酸分子中有三个碳，但只有 C-2 才是手性碳原子，它连接的是—H，—OH，—CH₃ 及—COOH 这四个原子或原子团。手性碳原子也叫做不对称碳原子。

$$\overset{*}{C}H_3CHCOOH$$
$$\underset{OH}{|}$$
乳酸

一个手性分子必然存在着另一个与镜像相应的异构体，它们的关系就像左手和右手，相互对映，这种立体异构体称为对映异构体简称**对映体**（enantiomer）。一对对映体包括一个左旋体和一个右旋体，它们的比旋光度的绝对值及其他理化性质相同，但旋光方向相反。左右旋乳酸即是一对对映体，其分子结构的球棒模型如图 17-4。

从模型可以看出，左旋乳酸和右旋乳酸的关系是实物与镜像的关系，二者不能完全重合。它们除旋光性不同（旋光方向相反，比旋光度的绝对值相同）外，其他大部分理化性质都一样（表 17-1）。

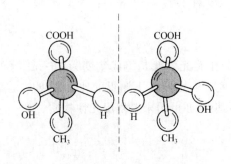

图 17-4　（＋）-乳酸与（－）-乳酸的球棒模型

表 17-1　两种乳酸理化性质的比较

	$[\alpha]_D^{20}(H_2O)$	m.p./℃	pK_a
肌肉乳酸	＋3.820	53	3.79
发酵乳酸	－3.820	53	3.79

从旋光性上看，左旋体和右旋体的旋光性不同；从结构上看，是它们分子中各原子或原子团在空间的排布方式不同，即立体结构不同。所以，把这种旋光性不同的立体异构体称为旋光异构体，这种现象称为旋光异构现象。

凡是含有手性碳原子的分子都有对映异构体，但是含手性碳原子的分子不一定是手性分子（见本节四）。

2. 外消旋体

除了上述肌肉乳酸和发酵乳酸外，还可从酸败的牛奶中或用合成方法制备乳酸，这样得到的乳酸其构造式也都一样，但它们都没有旋光性，即$[\alpha]_D^{20}=0$。这是因为这样制得的乳酸是等量的右旋乳酸和左旋乳酸的混合物，它们对偏振光的作用相互抵消，所以没有旋光性。这种乳酸被称为**外消旋**（racemic）乳酸，用（±）-或（d/l）-乳酸表示。

三、旋光异构体的构型

1. 费歇尔投影式

旋光异构体的构造式相同，原子或原子团在空间的排布即构型不同，故需用构型式表示。例如，一对乳酸对映体具有如图 17-5 的四面体构型。为了便于书写，对映体的构型可以用**费歇尔**（Fischer）投影式表示，也就是把上述四面体构型按规定的投影方向投影在纸面上。

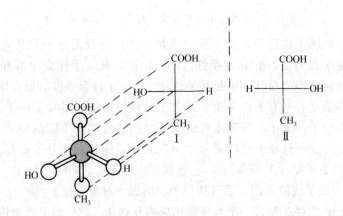

图 17-5　乳酸对映体的投影式

规定投影的原则如下：

① 把与手性碳原子结合的两个横键摆向自己，两个竖键向后，将这样分子模型中各原子或基团投影到纸面上，其中两条直线的垂直相交点相当于手性碳原子；

② 通常把碳链放在竖键上，并把命名时编号最小的碳原子放在上端；

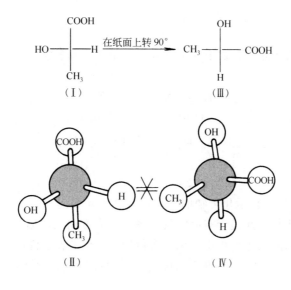

图 17-6　费歇尔投影式的转动

③ 投影式不能离开纸面翻转过来，因为这会改变手性碳原子周围各原子或基团的前后关系；

④ 投影式只有在纸平面内旋转 180°，构型才能保持不变。

如果将图 17-6（Ⅰ）在纸面上转动 90° 就得到图 17-6 中的Ⅲ式。而Ⅲ式的构型已不同于Ⅰ式的构型了。

2. 构型的表示方法

（1）D/L 构型表示法　物质分子中各原子或基团在空间的实际排布叫作这种分子的绝对构型。在 1951 年以前，人们只知道旋光性不同的对映体分别代表着两种不同的空间排列，但无法确定旋光性物质的绝对构型，为了研究方便，曾以甘油醛为标准作了人为的规定。甘油醛具有如下的两种构型：

$$\begin{array}{cc}
\text{CHO} & \text{CHO} \\
| & | \\
\text{H——C——OH} & \text{HO——C——H} \\
| & | \\
\text{CH}_2\text{OH} & \text{CH}_2\text{OH} \\
\text{D-（＋）-甘油醛} & \text{L-（－）-甘油醛} \\
\text{（Ⅰ）} & \text{（Ⅱ）}
\end{array}$$

人为规定费歇尔投影式中，手性碳原子上—OH 在右边的为右旋甘油醛的构型（Ⅰ式），称为 D 构型；手性碳原子上—OH 在左边的为左旋甘油醛的构型（Ⅱ）式，称为 L 构型。

标准物质的构型规定以后，其他旋光性物质的构型就可以通过化学转变的方法与标准物质镜像关联来确定。例如，将右旋甘油醛经一系列氧化还原过程就可得到乳酸，由于上述过程中不对称碳原子相连的四个键都没有发生断裂，与不对称碳原子相连的原子或原子团排布方式不会改变，这种乳酸的构型应该和右旋甘油醛相同，都属于 D 构型。这种构型是人为规定的，而并非实际测出的，所以称为相对构型。

1951 年魏欧德（Bijvoet，J. M.）通过 X 射线分析法，测得了右旋酒石酸的绝对构型，发现人为规定的甘油醛的构型恰巧与实际的完全符合。这样，与标准甘油醛关联而得到的旋光性物质的相对构型也就是绝对构型了。

在具有 H—C*—X 结构的化合物中，X 通常代表羟基、卤素及氨基等基团，根据规定，其费歇尔投影式中，X 在右边的称为 D 型，X 在左边的则称为 L 型。例如：

$$
\begin{array}{cc}
\text{COOH} & \text{COOH} \\
\text{H—C—OH} & \text{HO—C—H} \\
\text{CH}_3 & \text{CH}_3 \\
\text{D-(−)-乳酸} & \text{L-(+)-乳酸}
\end{array}
$$

应该注意，D、L 只是表示化合物的构型，与其旋光方向（+）或（−）无关。目前还不能确定旋光方向与构型之间是否有固定的关系，旋光方向只能通过旋光仪来测定。

目前在糖类和氨基酸类化合物中，仍较多使用 D、L 来表达构型，然而，对一些较复杂的有机化合物使用该方法，有时显得不明确，甚至引起混乱，因此，逐渐采用了另一种 R、S 构型表示法。

（2）R/S 构型系统命名法 1970 年国际上根据 IUPAC 的建议采用了 R、S 构型系统命名法。这种命名法是根据化合物的实际构型即绝对构型或费歇尔投影式命名的，所以它不需要与其他化合物联系比较。这种命名法的顺序规则在前面第十一章（Z、E 命名法）中作了介绍。

含一个手性碳原子的分子 Cabcd 命名时，首先把手性碳所连的四个原子或基团（a，b，c，d）按照顺序法则排列其优先顺序，如 a＞b＞c＞d。其次，将此排列次序中排在最后的原子或基团（即 d）放在距观察者最远的地方（图 17-7）。这个形象与汽车驾驶员面向方向盘的情况相似，d 在方向盘的连杆上。然后再观察从最优先的 a 开始到 b 再到 c 的次序，如果是顺时针方向排列的 ［图 17-7(a)］，这个分子的构型即用 R 表示（R 取自拉丁文 Rectu，"右"的意思）如果是逆时针方向排列 ［图 17-7(b)］，则此分子的构型用 S 表示（S 取自拉丁文 Sinister，"左"的意思）。

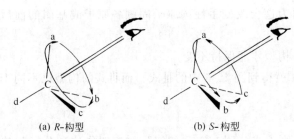

(a) R-构型   (b) S-构型

图 17-7 R 及 S 构型

甘油醛分子中基团的顺序是 OH→CHO→CH$_2$OH→H，其构型命名如图 17-8 所示。

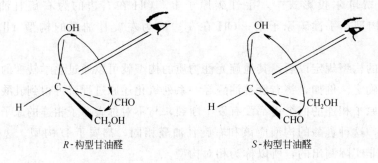

R-构型甘油醛   S-构型甘油醛

图 17-8 甘油醛的 R 及 S 构型

若用投影式表示分子构型，也同样可以确定其 *R* 或 *S* 构型。

例如

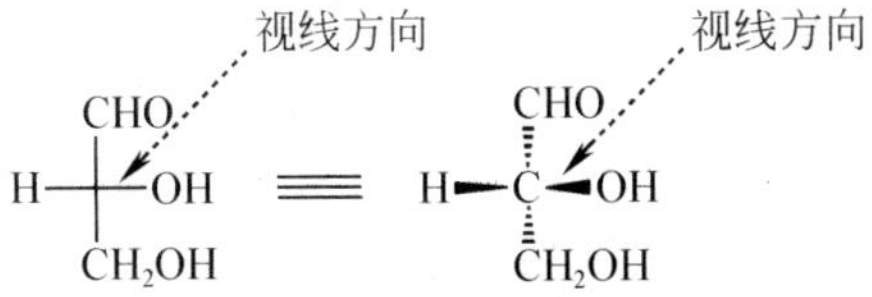

（*R*）-甘油醛

说明：从 H—C 键的延长即从纸平面的右后方向左观察 OH→CHO→CH₂OH→H 的顺序为顺时针方向，为 *R* 构型。

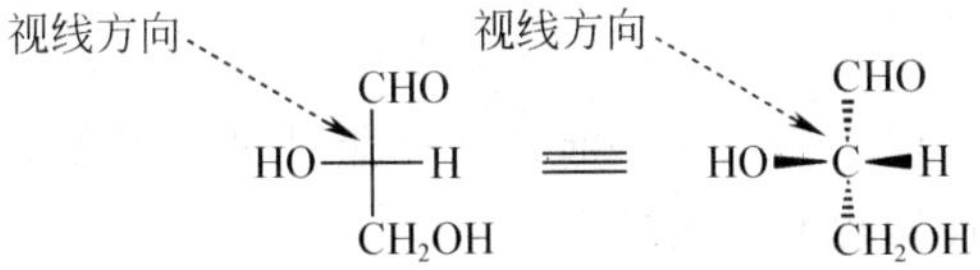

（*S*）-甘油醛

说明：从纸平面的左后方向右观察 OH→CHO→CH₂OH→H 的顺序为逆时针方向，为 *S* 构型。

例如，2-甲基-1-氨基-1-苯基丙烷的构型确定如下。

手性碳上四个基团的顺序为：—NH₂ > —⟨苯基⟩ > —CH(CH₃)₂ > —H

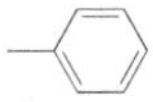

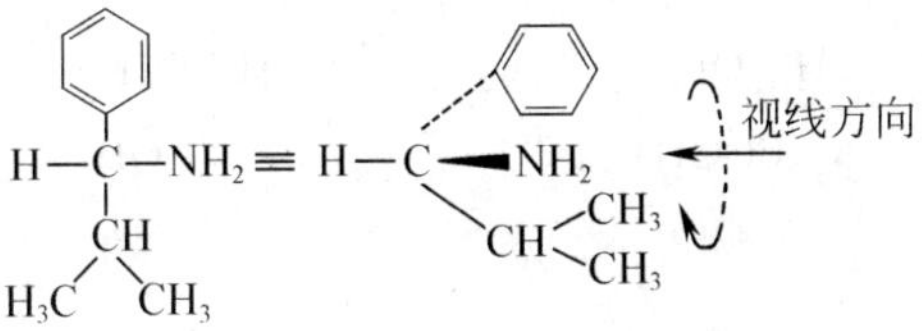

(*R*)-2-甲基-1-氨基-1-苯基丙烷

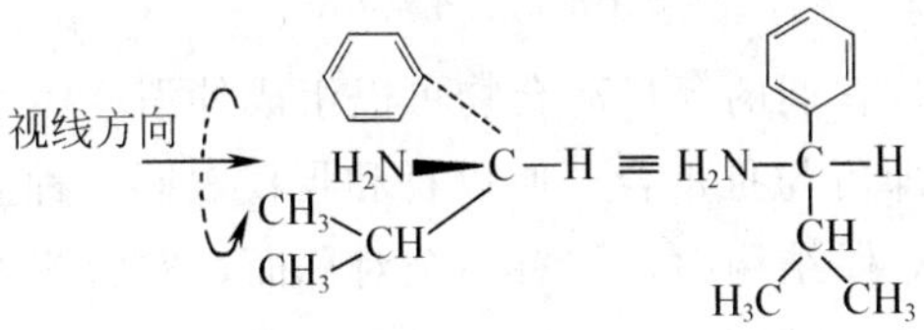

(*S*)-2-甲基-1-氨基-1-苯基丙烷

四、含两个手性碳原子的分子

1. 含两个不同的手性碳原子的分子

前面讨论到含一个手性碳原子的化合物（如乳酸）有两个立体异构体（一对对映体）；当分子中含两个不相同的手性碳原子时，就有四个立体异构体。例如：2,3,4-三羟基丁醛中，C-2 和 C-3 是两个不相同的手性碳原子，所以该化合物有如下四个立体异构体：

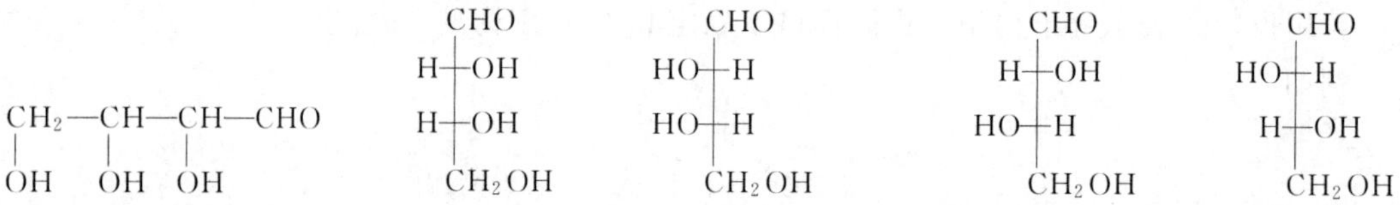

2,3,4-三羟基丁醛的四个异构体

	Ⅰ	Ⅱ	Ⅲ	Ⅳ
	(2*R*,3*R*)	(2*S*,2*S*)	(2*R*,3*S*)	(2*S*,3*R*)
	对映体		对映体	
$[\alpha]_D$	−21.5	+21.5	−29.1	+29.1
熔点	(液体)	(液体)	130℃	130℃

可以看到含两个不相同的手性碳原子的分子存在两对对映体，其中Ⅰ与Ⅱ是一对对映体，Ⅲ与Ⅳ是另一对对映体。但Ⅰ与Ⅲ、Ⅰ与Ⅳ或Ⅱ与Ⅲ、Ⅱ与Ⅳ虽是立体异构体，但不是对映体，这种不呈镜像对映关系的立体异构体称为非对映异构体，简称**非对映体**（diastereomer）。

当分子中含两个或两个以上手性中心时，就有非对映异构现象存在。非对映体之间不仅旋光性不同，物理、化学性质也有一定的差异。

2. 含有两个相同手性碳原子的分子

这类分子中，两个手性碳原子所连的四个基团完全相同，例如酒石酸分子中两个手性碳原子上所连接的四个基团，都是—H、—OH、—COOH、$\begin{array}{l}-CHOH\\ \quad |\\ \quad COOH\end{array}$，这种分子只有三种立体异构体，其费歇尔投影式如下：

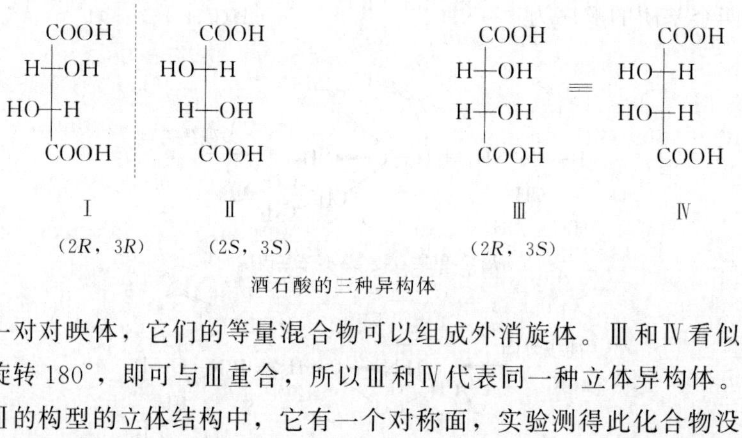

Ⅰ (2*R*，3*R*)　Ⅱ (2*S*，3*S*)　Ⅲ　Ⅳ (2*R*，3*S*)

酒石酸的三种异构体

Ⅰ和Ⅱ是一对对映体，它们的等量混合物可以组成外消旋体。Ⅲ和Ⅳ看似对映体，但如将Ⅳ在纸面上旋转180°，即可与Ⅲ重合，所以Ⅲ和Ⅳ代表同一种立体异构体。

在投影式Ⅲ的构型的立体结构中，它有一个对称面，实验测得此化合物没有旋光性。像这种由于分子内含相同的手性碳原子，分子的两个半部互为实物与镜像关系，从而使分子内部的旋光性相互抵消的化合物称为**内消旋体**（meso compound），这种酒石酸就称为内消旋酒石酸。酒石酸以及其他含两个相同手性碳原子的分子都只有三个立体异构体，即左旋体、右旋体和内消旋体。

由此可见，判断一个化合物有无旋光性是根据这个化合物分子是否具有手性，是否与其镜像不能重合，而不在于其有无手性碳原子。

内消旋体和外消旋体虽然都不具有旋光性，但它们有着本质的不同：内消旋体是一种纯物质，它不像外消旋体那样可以分离成具有旋光性的两种物质。几种酒石酸的理化性质列于表17-2中。

表 17-2　几种酒石酸的理化性质

酒石酸	m. p. /℃	$[\alpha]_D^{25}(H_2O)$	溶解度/ $[g\cdot(100gH_2O)^{-1}]$	密度/$g\cdot cm^{-3}$ （20℃）	pK_{a_1}	pK_{a_2}
右旋体	170	$+12$	147	1.760	2.93	4.23
左旋体	170	-12	147	1.760	2.93	4.23
内消旋体	140	0	125	1.666	3.2	4.68
外消旋体	206	0	20.6	1.687	2.96	4.24

在有机化合物中，随着手性碳原子数目的增多，其立体异构体的数目也增多。当分子中含有 n 个不相同的手性碳原子时，就可以有 2^n 个立体异构体，它们可以组成 2^{n-1} 个外消旋体。如果分子中含有相同的手性碳原子，就会有内消旋体存在，其对映体的数目也要少于 2^n。

五、旋光异构在医学上的意义

在生物体中具有重要生理意义的有机化合物绝大多数都是手性的。例如，在生物体中普遍存在的 α-氨基酸主要是 L-型，从天然产物中得到的单糖多为 D-型；机体代谢和调控过程所涉及的物质如酶和受体等都具有手性。因此，含手性的药物，其对映体间的生物活性存在很大差异，往往只有其中的一个具有较强的生理效应，其对映体或无活性，或活性很低，有些甚至产生相反的生理作用。例如，作为血浆代用品的葡萄糖酐一定要用右旋糖酐，因为其左旋体对人体有较大的危害；右旋维生素 C 具有抗坏血病作用，而其对映体无效；左旋肾上腺素升高血压作用是右旋体的 20 多倍；左旋氯霉素是抗生素，但右旋氯霉素几乎无抗菌作用。左旋多巴是可用于治疗帕金森综合征，而它的右旋体不仅无治疗作用，而且有毒。

由于有的旋光性物质的左、右旋体具有不同类型的生理作用，所以在临床上有不同的应用。例如，右旋四咪唑是抗抑郁药，而其左旋体则为治疗肿瘤的辅助药物；右旋苯丙胺是中枢兴奋药，其左旋体则具有抑制食欲的作用。在本书后面的糖类一章（第二十一章）内，还将讨论到其他立体异构现象的存在对化合物性质产生的显著影响。例如麦芽糖有甜味，而它的立体异构体纤维二糖却是无味的。

本章要求

1. 熟悉取代羧酸的结构、命名和主要物理性质。掌握羟基酸中羧基的酸性、羟基的氧化以及受热反应。掌握互变异构现象。

2. 掌握旋光异构的基本概念：平面偏振光；旋光性；旋光度；比旋光度；手性碳；手性分子；旋光异构体；对映体；外消旋体；内消旋体。

3. 了解偏振光的产生，了解旋光性与化合物结构的关系。熟悉旋光度与比旋光度的关系：$[\alpha]_\lambda^t = \dfrac{\alpha}{Lc}$。

4. 掌握旋光异构体的构型表示方法（D/L 和 R/S 表示法），能够判断化合物是否具有旋光性。

5. 了解旋光异构在医学上的意义。

习 题

一、选择题

1. 化合物 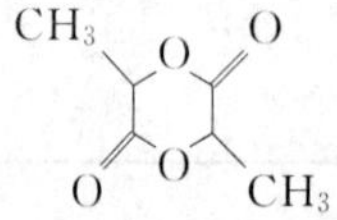 属于 _____。

A. 酸酐　　　　　B. 缩醛　　　　　C. 内酯　　　　　D. 交酯

2. 下列化合物中，属于酸酐的是 _____。

A. 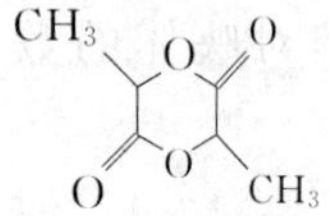　　　　　　B. 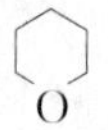　　　　　C. 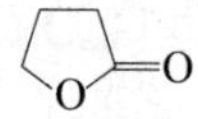　　　　　D.

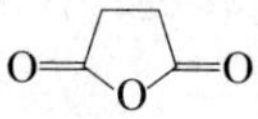

3. 下列化合物能发生银镜反应的是 _____。

A. β-羟基丁酸　　　B. β-丁酮酸　　　C. α-丁酮酸　　　D. 酮体

4. 下列分子中有对映体的是 _____。

A. 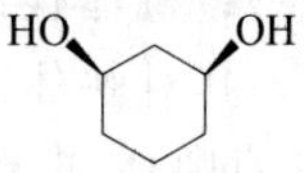　　　　　B. 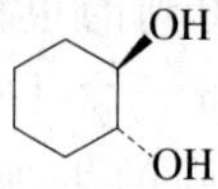　　　　　C. 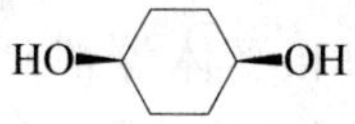 HO—〇—OH　　　D. 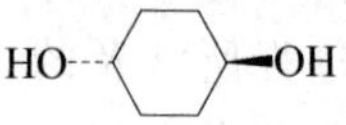 HO—〇—OH

5. 下列化合物分子中含有两个手性碳原子的是 _____。

A. $BrCH_2CHDCH_2Cl$　　　B. 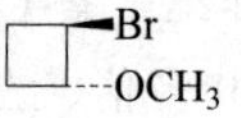 　　　C. 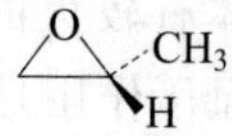 　　　D.

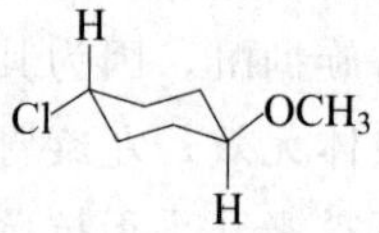

6. 下列分子的构型为 R 构型的是 _____。

A. 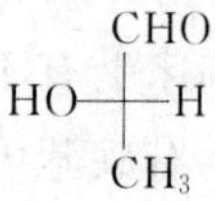　　　　　B. 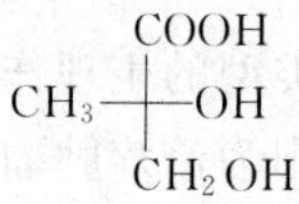　　　　　C. 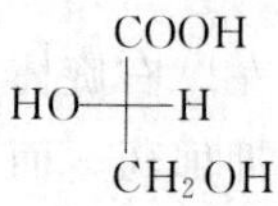　　　　　D.

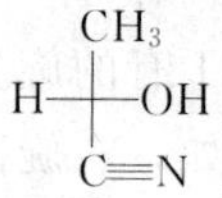

7. 下列化合物中，既有顺反异构，又有对映异构的是 _____。

A. 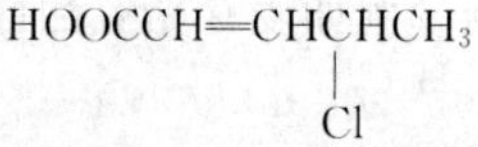 $HOOCCH{=}CHCHCH_3$ 　　　　　　B. 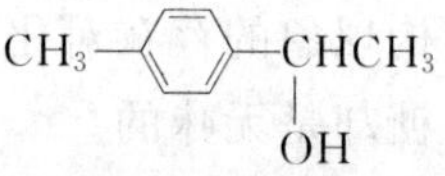
　　　　　　　　　　|
　　　　　　　　　Cl

C. 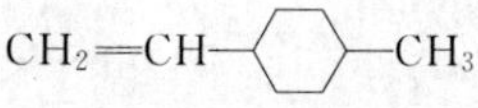 $CH_2{=}CH-$〇$-CH_3$ 　　　　　D. 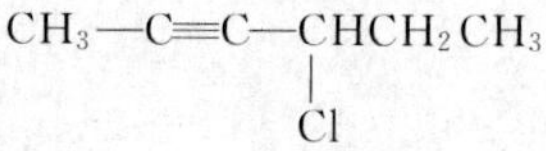 $CH_3-C{\equiv}C-CHCH_2CH_3$
　　　　　　　　　　　　　　　　　　　　　　　　　　　|
　　　　　　　　　　　　　　　　　　　　　　　　　　　Cl

8. 下列有关对映异构现象的叙述，正确的是 _____。

A. 含有手性碳原子的分子一定具有手性

B. 不含手性碳原子的分子一定不是手性分子

C. 含有手性碳原子的分子一定具有旋光性

D. 具有旋光性的分子必定具有手性，一定有对映异构现象存在

9. 下列各组物质，属于同一构型化合物的是 _____。

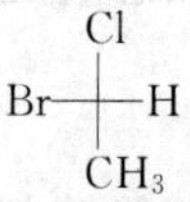

A. 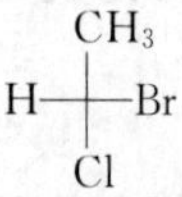　　　　　　　　　　　　　　　　　B.

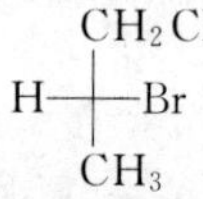

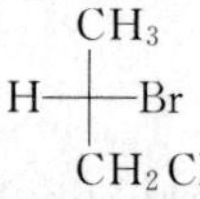

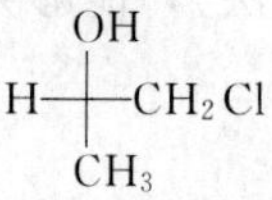

C. 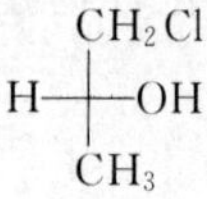　　　　　　　　　　　　　　　　　D.

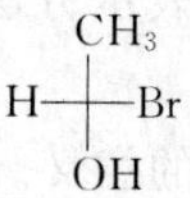

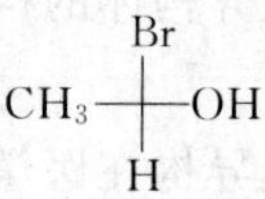

10. 下列叙述中不正确的是 _____ 。

A. 分子与其镜像不能重叠的特性称为手性

B. 没有手性碳原子的分子一定是非手性分子，一定没有旋光性

C. 具有对称面或对称中心的分子都是非手性分子，一定没有旋光性

D. 没有任何对称因素的分子一定是手性分子

二、简答题

1. 下列各物质受热后的主要产物各是什么？

(1) α-羟基丁酸　　　　(2) β-羟基戊酸

(3) γ-羟基己酸　　　　(4) β-氧代戊酸

(5) 丙酮酸（稀 H_2SO_4）　(6) 水杨酸（200℃）

2. 指出化合物（1）与其它各式的关系（相同化合物、对映体、非对映体）

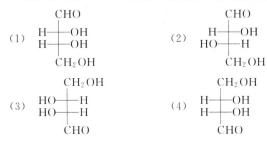

3. D、L；R、S；$d(+)$、$l(-)$ 各表示什么意义？

4. 指出下列化合物中，哪些是手性碳原子，并写出旋光异构体的数目。

(1) $CH_3CHClCOOH$　　　　　(2) CH_2BrCH_2COOH

(3) $(CH_3)_2CCOOH$　　　　　(4) $CH_3CHCHCOOH$
　　　　|　　　　　　　　　　　　　|　|
　　　　OH　　　　　　　　　　　OHOH

(5) $CH_3CHCHCH_3$　　　　　(6) $HOOCCHCH_2COOCH_3$
　　　　|　|　　　　　　　　　　　　　　|
　　　Cl Br　　　　　　　　　　　　Cl

(7) $CH_3CHCOOH$
　　　　|
　　　NH$_2$

5. 用 R、S 标记法判断下列化合物的构型

(1) 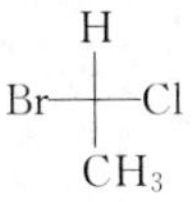 Br—|—Cl （上 H，下 CH_3）
(2) Cl—|—H （上 CH_3，下 C_6H_5）
(3) H_2N—|—H （上 COOH，下 CH_3）

(4) H—|—OH （上 COOH，下 CH_2OH）
(5) H—OH, H—OH （上 COOH，下 COOH）
(6) H—Cl, HO—H （上 COOH，下 COOH）

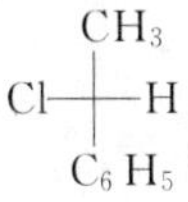

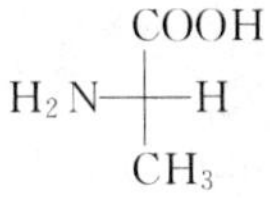

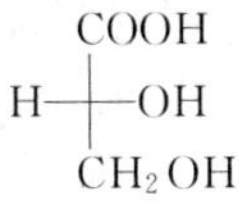

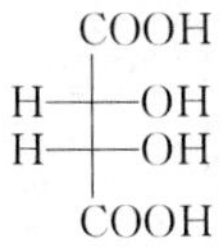

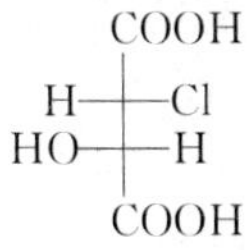

6. 写出下列化合物的费歇尔投影式

(1) (R)-2-丁醇　　　　(2) (S)-4-溴-1-戊烯

(3) (R)-3-羟基丁酸　　(4) (2R,3R,4S)-2,3-二溴-4-氯己烷

7. 用反应式分别表示下列各物质的氧化反应

(1) 乳酸　　(2) β-羟基丁酸　　(3) 苹果酸

8. 用化学方法鉴别下列各组化合物

(1) 水杨酸、水杨酸甲酯、乙酰水杨酸

(2) 丁酮、β-丁酮酸乙酯、丁酸乙酯

9. 化合物 A($C_5H_8O_2$) 能与 $NaHCO_3$ 反应放出 CO_2。A 有顺反异构现象，但无对映异构现象。A 催化氢化的产物 B($C_5H_{10}O_2$) 能拆分为一对对映体。推导 A 可能的构造式。

10. 化合物甲（$C_7H_6O_3$）溶于 $NaHCO_3$ 溶液，与 $FeCl_3$ 有颜色反应。将甲用（CH_3CO）$_2O$ 处理后生成 $C_9H_8O_4$，甲与甲醇反应可得 $C_8H_8O_3$，后者硝化后主要生成两种一硝基化合物。推导甲可能的构造式。

11. 化合物甲（$C_7H_{16}O$）有对映异构体。甲氧化后得乙（$C_7H_{14}O$）。乙也有对映异构体，它无银镜反应，但能与 $NaHSO_3$ 生成加成产物。甲脱水得到丙（C_7H_{14}）。丙有对映异构体，也有顺反异构体。推导甲~丙可能的构造式。

12. 用苯为原料（其他试剂任选）合成  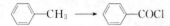。

13. 完成下列化合物的转化

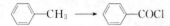

第十八章　含氮有机化合物

 内容提要 ▶▶

　　本章重点介绍胺类化合物的结构、分类、命名。详细讨论了胺的碱性、胺的酰化反应及伯、仲、叔胺与亚硝酸的反应。简要介绍了酰胺的结构及重要化合物。系统介绍了氨基酸的构造、构型、分类、命名以及氨基酸的特征反应。

　　含氮有机化合物（nitrogen organic compounds）主要是指分子中氮原子和碳原子直接相连的一类化合物，其范围广，种类多，与生命活动和人类日常生活关系非常密切。常见的比较简单的含氮有机化合物如表18-1。

表 18-1　常见的含氮有机化合物

化合物类型	官能团		举例
硝基化合物	硝　基	—NO$_2$	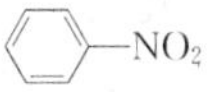 ⬡—NO$_2$
亚硝基化合物	亚硝基	—NO	CH$_3$—CH$_2$—CH$_2$NO
腈	氰　基	—CN	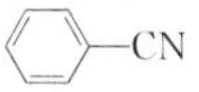 ⬡—CN
胺	氨　基	—NH$_2$	CH$_3$—NH$_2$
	亚氨基	⟩NH	CH$_3$—NH—CH$_3$
	次氨基	—N⟨	(CH$_3$)$_3$N
酰胺	酰胺基	$-\overset{\overset{\displaystyle O}{\parallel}}{C}-NH_2$	$CH_3-\overset{\overset{\displaystyle O}{\parallel}}{C}-NH_2$
季铵化合物	季铵基	$-\overset{\mid}{\underset{\mid}{N^+}}-$	(CH$_3$)$_3$N$^+$ OH$^-$
氨基酸	氨　基 —NH$_2$，羧基 —COOH		H$_2$N—CH$_2$COOH
重氮化合物	重氮基	—N$^+$≡N	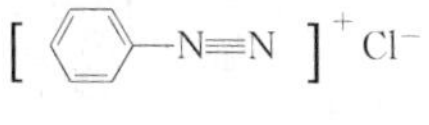 [⬡—N≡N]$^+$Cl$^-$
偶氮化合物	偶氮基	—N=N—	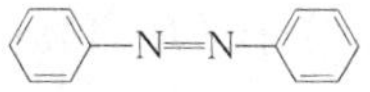 ⬡—N=N—⬡

　　含氮杂环化合物、生物碱也是为数众多的含氮有机化合物，将在第十九章中讨论。本章主要讨论胺、酰胺、氨基酸等。

第一节　胺　　类

　　胺（amine）类是比较重要的含氮有机化合物。例如苯胺是合成药物、染料的重要原料；胆碱是调节脂肪代谢的物质，它的乙酰衍生物——乙酰胆碱是神经传导的递质；乙二胺是合成 EDTA 的原料等。

一、胺的构造、分类和命名

1. 胺的构造和分类

胺可以看作氨（NH_3）分子中的氢原子被烃基取代所生成的化合物。因此，胺和氨一样，分子中氮原子为 sp^3 杂化，四个 sp^3 杂化轨道中，有一个轨道被一对孤对电子占据，其他三个轨道则与氢或碳原子中的轨道组成 σ 键。

胺的通式为 RNH_2，R_2NH 或 R_3N，其中 R 代表脂肪烃基或芳香烃基，它们分别属于伯、仲和叔胺。

$$R—NH_2 \qquad R—NH—R' \qquad R—\overset{\overset{\displaystyle R'}{|}}{\underset{}{N}}—R''$$

伯胺（1°胺）　　　　仲胺（2°胺）　　　　叔胺（3°胺）

官能团：氨基 —NH₂　　　　亚氨基 NH　　　　次氨基 —N

季铵化合物可看成是铵盐（$NH_4^+X^-$）或氢氧化铵（$NH_4^+OH^-$）分子中氮原子上的四个氢原子都被烃基取代生成的化合物，它们分别称为季铵盐和季铵碱。

$$R_4N^+X^- \qquad\qquad R_4N^+OH^-$$

季铵盐　　　　　　　季铵碱

仲、叔胺或季铵化合物分子中的烃基可以是相同的，也可以是不同的。

应该注意的是：

① 伯、仲、叔的含义与醇中的不同，它们分别是指氮原子连有一个、两个或三个烃基，而与连接氨基的碳是伯、仲、叔没有关系。例如：叔丁醇是叔醇，而叔丁胺却是伯胺。

$$CH_3—\overset{\overset{\displaystyle CH_3}{|}}{\underset{\underset{\displaystyle OH}{|}}{C}}—CH_3 \qquad\qquad CH_3—\overset{\overset{\displaystyle CH_3}{|}}{\underset{\underset{\displaystyle NH_2}{|}}{C}}—CH_3$$

叔丁醇（3°醇）　　　　　　　　叔丁胺（1°胺）

② 氨、胺及铵字的用法不同。表示气态氨（NH_3）或基，如氨基、亚氨基、次氨基，用"氨"；表示 NH_3 的烃基衍生物时，用"胺"；而铵盐或季铵类化合物则用"铵"。

胺也可以根据 NH_3 分子中的氢原子被不同种类的烃基取代而分为脂肪胺和芳香胺。氨基与脂肪烃基相连的是脂肪胺，与芳香环直接相连的叫芳香胺。

$$R—NH_2 \qquad\qquad\qquad Ar—NH_2$$

脂肪胺　　　　　　　　　芳香胺

胺还可以根据分子中所含氨基数目的不同而分为一元胺、二元胺和多元胺。

2. 命名

（1）普通命名法　这种方法是按照分子中烃基的名称及数目叫做"某胺"。

$$CH_3—CH_2—NH_2 \qquad \bigcirc\!\!-NH_2 \qquad CH_3—\bigcirc\!\!-NH_2 \qquad H_2N—CH_2—CH_2—NH_2$$

乙胺　　　　　　　苯胺　　　　　　对甲苯胺　　　　　　　　乙二胺

当胺分子中氮原子上所连的烃基不同时，则按次序规则列出，小者在前，"较优"者在后。

$$CH_3—NH—CH_2CH_3 \qquad\qquad CH_3—\overset{}{\underset{\underset{\displaystyle CH_2CH_2CH_3}{|}}{N}}—CH_2CH_3$$

甲乙胺　　　　　　　　　　　　　　甲乙丙胺

若氮原子上连有两个或三个相同的烃基时，则须表示出烃基的数目。

$$H_3C—NH—CH_3$$

二甲胺

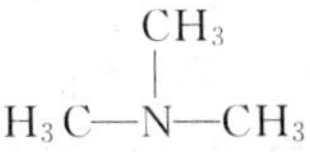

$$H_3C—\overset{\displaystyle CH_3}{\underset{\displaystyle }{N}}—CH_3$$

三甲胺

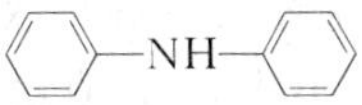

二苯胺

氮原子上同时连有芳香烃基和脂肪烃基的仲胺和叔胺的命名，则以芳香胺为母体，脂肪烃基作为芳胺氮原子上的取代基，将名称和数目写在前面，并在基前冠以"N"字（每个"N"只能指示一个取代基的位置），以表示这个脂肪烃基是连在氮原子上，而不是连在芳香环上。

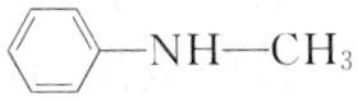

N-甲基苯胺

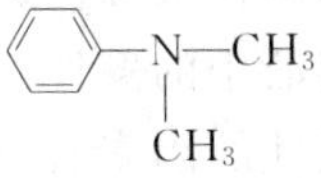

N，N-二甲基苯胺

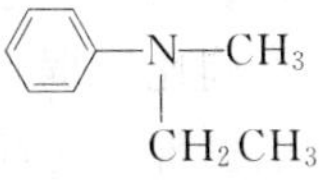

N-甲基-N-乙基苯胺

（2）系统命名法　烃基比较复杂的胺，以烃为母体，将氨基作为取代基命名。

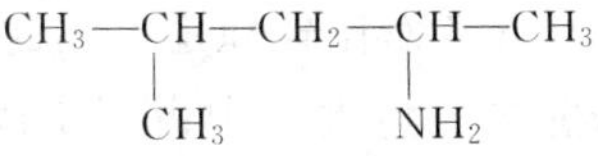

$$CH_3—\underset{\displaystyle CH_3}{CH}—CH_2—\underset{\displaystyle NH_2}{CH}—CH_3$$

2-甲基-4-氨基戊烷

$$CH_3CH_2—\underset{\displaystyle N(C_2H_5)_2}{CH}—CH_2CH_3$$

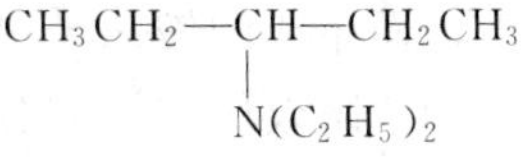

3-二乙氨基戊烷

季铵化合物的命名与无机铵的命名相似。

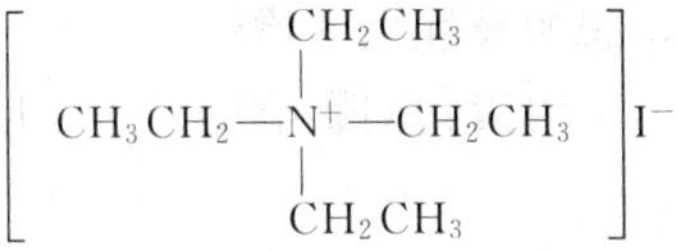

$$\left[CH_3CH_2—\overset{\displaystyle CH_2CH_3}{\underset{\displaystyle CH_2CH_3}{N^+}}—CH_2CH_3\right] I^-$$

碘化四乙铵

$$\left[CH_3—\overset{\displaystyle CH_3}{\underset{\displaystyle CH_3}{N^+}}—CH_3\right] OH^-$$

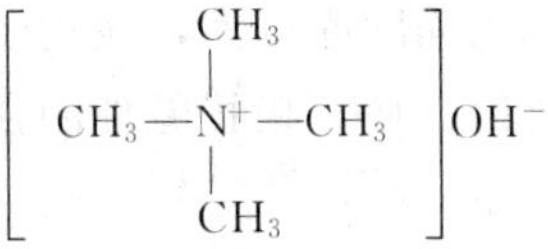

氢氧化四甲铵

二、胺的性质

（一）物理性质

胺与氨的性质很相似。低级脂肪胺是气体或易挥发的液体，具有难闻的臭味。高级胺为固体。芳香胺为高沸点的液体或低熔点的固体，具有特殊气味，难溶于水，易溶于有机溶剂。芳香胺具有一定的毒性，如苯胺可以通过消化道、呼吸道或皮肤吸收而引起中毒；联苯胺等有致癌作用。因此，在处理这些化合物时应加以注意。

同氨一样，胺是极性化合物。除叔胺外，都能形成分子间氢键（ $—\overset{\displaystyle |}{N}—H\cdots\overset{\displaystyle |}{N}—$ ）。胺的沸点比相对分子质量相近的烃类高，但比相对分子质量相近的醇或羧酸的沸点低。叔胺氮原子上无氢原子，分子间不能形成氢键，因此沸点比其异构体的伯、仲胺低。

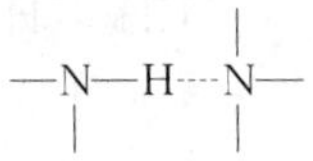

伯、仲、叔胺都能与水分子形成氢键（ $—\overset{\displaystyle |}{N}\cdots H—OH$ ），因此低级的胺易溶于水。胺的溶解度随相对分子质量的增加而迅速降低，从含6个碳原子的胺开始就难溶或不溶于水。一般胺能溶于醚、醇、苯等有机溶剂。

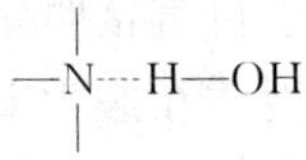

（二）化学性质

1. 胺的碱性和成盐反应
胺中的氮原子有一对未共用电子对，因此胺具有碱性。

$$\text{R—}\overset{..}{\text{N}}\text{H}_2 + \text{H—OH} \rightleftharpoons [\text{R}\overset{\overset{\textstyle H}{|}}{\text{N}}\text{H}_2]^+ + \text{OH}^-$$

胺的碱性以碱式离解常数 K_b 或其负对数 pK_b 值表示。K_b 值愈大或 pK_b 值愈小则碱性愈强；K_b 值愈小或 pK_b 值愈大则碱性愈弱。胺的碱性也可用其共轭酸铵离子的离解常数 K_a 或其负对数 pK_a 值表示。K_a 值愈小或 pK_a 值愈大，则胺的碱性愈强。例如：

	二甲胺	甲胺	三甲胺	氨	苯胺
pK_b	3.27	3.34	4.19	4.76	9.40

在水溶液中，脂肪胺一般以仲胺的碱性最强。但是，无论伯、仲或叔胺，其碱性都比氨强，芳香胺的碱性则比氨弱。胺在水溶液中的碱性与诱导效应、位阻效应和水化作用有关。

（1）脂肪胺的碱性　影响脂肪胺碱性的因素有三个。①诱导效应——胺分子中与氮原子相连的烷基具有斥电子诱导效应（$+I$，$\text{R}\overset{..}{\underset{|}{\text{N}}}$—），使氮上的电子云密度增加，从而增强了对质子的吸引能力，而生成的铵离子也因正电荷得到分散而比较稳定。因此，氮上烷基数增多，碱性要增强。②位阻效应——胺分子中的烃基愈多、愈大，则占据空间的位置就愈大，使质子不易靠近氮原子，因而胺的碱性就降低。③水化作用——在水溶液中，胺的碱性还决定于与质子结合后形成的铵离子水化的难易。氮原子上所连接的氢愈多，则与水形成氢键的机会就愈多，水化程度亦愈大，铵离子就更稳定，胺的碱性也就增强。

因此，脂肪伯、仲、叔胺碱性的强弱是上述三个因素共同影响的结果。脂肪胺碱性强弱顺序为：

仲胺＞伯胺＞叔胺＞氨

（2）芳香胺的碱性　芳香胺的碱性比脂肪胺弱得多。例如苯胺的 $pK_b = 9.40$，这是因为苯胺中氮原子的未共用电子对与苯环的 π 电子相互作用，形成一个 p-π 共轭体系而变得稳定，氮原子上的电子云部分地转向苯环，因此氮原子与质子的结合能力降低，故苯胺的碱性比氨弱得多。

芳香胺氮原子上所连的苯环愈多，共轭程度愈大，碱性也就愈弱。所以，苯胺、二苯胺、三苯胺的碱性强弱次序是：

苯胺＞二苯胺＞三苯胺

胺能与许多酸作用生成盐。例如：

$$\text{CH}_3\text{NH}_2 + \text{HCl} \longrightarrow \text{CH}_3\overset{+}{\text{N}}\text{H}_3\,\text{Cl}^- \qquad (\text{或写成 CH}_3\text{NH}_2 \cdot \text{HCl})$$

氯化甲铵　　　　　　　　甲胺盐酸盐或盐酸甲胺

$$\text{⟨⟩—NH}_2 + \text{HCl} \longrightarrow \text{⟨⟩—}\overset{+}{\text{N}}\text{H}_3\,\text{Cl}^- \qquad (\text{或写成 ⟨⟩—NH}_2 \cdot \text{HCl})$$

氯化苯铵　　　　　　　　苯胺盐酸盐或盐酸苯胺

铵盐的命名与无机铵盐相似，也可直接叫做"某胺某酸盐"或"某酸某胺"。铵盐多为结晶形固体，易溶于水。胺的成盐性质在医学上有实用价值。有些胺类药物在成盐后，不但水溶性增加，而且比较稳定。例如，局部麻醉药普鲁卡因，在水中溶解度小且不稳定，常将其制成盐酸盐。

$$\text{H}_2\text{N—⟨⟩—COOCH}_2\text{CH}_2\text{N(C}_2\text{H}_5)_2 + \text{HCl} \longrightarrow \text{H}_2\text{N—⟨⟩—COOCH}_2\text{CH}_2\text{N(C}_2\text{H}_5)_2 \cdot \text{HCl}$$

普鲁卡因　　　　　　　　　　　　　　　盐酸普鲁卡因

胺类是一类弱碱，它们的盐与强碱（如 NaOH 等）作用时，能使胺游离出来。这说明强碱接受质子的能力比胺强。例如：

$$RNH_3^+X^- + NaOH \longrightarrow RNH_2 + NaX + H_2O$$

利用胺的碱性及胺与铵盐在不同溶剂中的溶解性，可以分离和提纯胺。例如，在含有杂质的胺（液体或固体）中加入无机强酸溶液使其呈强酸性，则胺就转变为铵盐溶解，这样就有可能与不溶的杂质分离。将铵盐的水溶液分离出来，再加以碱化，使游离胺析出。然后过滤或用水蒸气蒸馏，则可得纯净的胺。

季铵碱是有机化合物中的强碱。它们在固态时即是离子状态，例如 $(CH_3)_4N^+OH^-$ 易溶于水，其碱性与氢氧化钠或氢氧化钾相当。

季铵盐和铵盐不同，前者是强碱的盐，与氢氧化钠等不发生反应。卤化季铵盐的水溶液用氧化银处理时则生成季铵碱。

$$R_4N^+X^- + Ag_2O + H_2O \longrightarrow R_4N^+OH^- + AgX$$

2. 酰化反应

伯、仲胺都能与酰化剂（如乙酰氯、乙酸酐）作用，氨基上的氢原子被酰基取代，生成酰胺，这种反应叫做胺的酰化。叔胺因氮上没有氢，故不发生酰化反应。

$$R'-\overset{\displaystyle O}{\overset{\|}{C}}-Cl + RNH_2 \longrightarrow R'-\overset{\displaystyle O}{\overset{\|}{C}}-NHR + HCl$$

$$R'-\overset{\displaystyle O}{\overset{\|}{C}}-Cl + R_2NH \longrightarrow R'-\overset{\displaystyle O}{\overset{\|}{C}}-NR_2 + HCl$$

$$R'-\overset{\displaystyle O}{\overset{\|}{C}}-O-\overset{\displaystyle O}{\overset{\|}{C}}-R' + RNH_2 \longrightarrow R'-\overset{\displaystyle O}{\overset{\|}{C}}-NHR + R'COOH$$

酰胺是晶形很好的固体，有一定的熔点，所以利用酰化反应可以鉴定伯胺和仲胺。叔胺不起酰化反应，故此性质可用来区别叔胺，并可从伯、仲、叔胺的混合物中把叔胺分离出来。此外，酰胺在酸或碱的催化下，可水解游离出原来的胺。由于氨基活泼，且易被氧化，因此在有机合成中可以用酰化的方法来保护芳胺的氨基。例如：

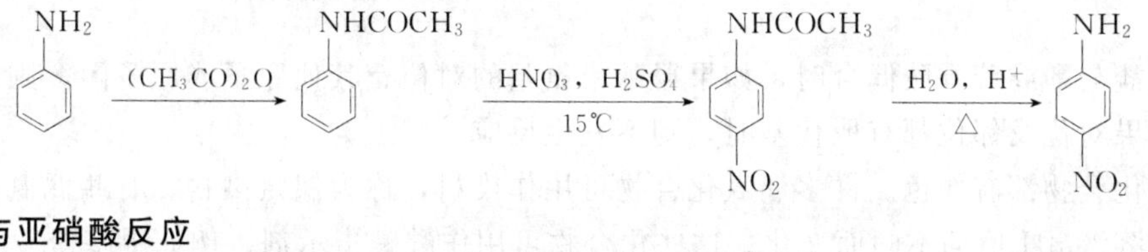

3. 与亚硝酸反应

伯、仲、叔胺与亚硝酸反应时，产物各不相同，借此可区别三种胺。

由于亚硝酸（HNO_2）是一种很不稳定的弱酸，所以通常用亚硝酸钠和强酸作用产生。

$$NaNO_2 + HCl \longrightarrow HNO_2 + NaCl$$

（1）伯胺与亚硝酸反应　脂肪伯胺与亚硝酸反应，放出氮气，并生成醇、烯烃等的混合物。其反应式可简单地用下式表示：

$$R-NH_2 + HONO \longrightarrow ROH + N_2\uparrow + H_2O$$

$$CH_3-NH_2 + HONO \longrightarrow CH_3OH + N_2\uparrow + H_2O$$

由于此反应能定量地放出氮气，故可用于伯胺及氨基化合物的分析。

芳香族伯胺与脂肪伯胺不同，在低温和强酸存在下，与亚硝酸作用则生成芳香族重氮盐，这个反应称为**重氮化反应**（diazo reaction）。例如：

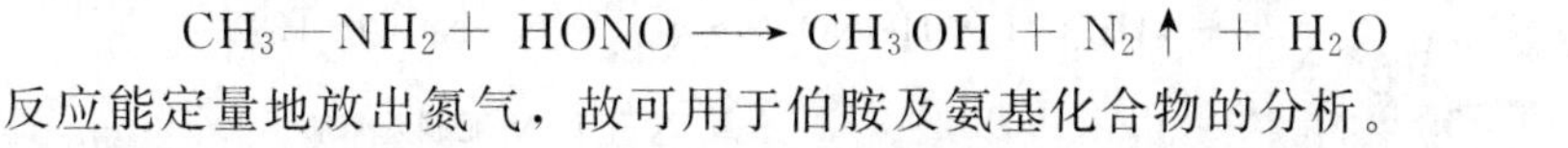

氯化重氮苯

芳香重氮盐比脂肪重氮盐稳定，如在 5℃ 以下，氯化重氮苯在水溶液中不会分解；但温度升高，便分解放出氮气，同时生成酚类化合物。

$$\text{<benzene>}-N_2^+Cl^- + H_2O \xrightarrow{\triangle} \text{<benzene>}-OH + N_2\uparrow + HCl$$

芳香重氮盐化学性质很活泼，是有机合成的重要中间体。例如，通过重氮盐的反应，可以制备许多芳香族化合物。芳香重氮盐的反应主要分为放氮反应和偶合反应两大类。

① 放氮反应　重氮基（—N$^+$≡N）在不同条件下，可被羟基、卤素、氰基、氢原子等取代，生成相应的芳香族衍生物，放出氮气。因此，利用这些反应可以从芳香烃开始合成一系列芳香族化合物。

$$Ar-H \xrightarrow{HNO_3+H_2SO_4} Ar-NO_2 \xrightarrow{Fe+HCl} Ar-NH_2$$

$$\xrightarrow[0\sim5℃]{NaNO_2+HCl} Ar-N_2^+Cl^-$$

$$\xrightarrow{H_2O \quad \triangle} Ar-OH + N_2\uparrow$$
$$\xrightarrow{Cu_2Cl_2,HCl} Ar-Cl + N_2\uparrow$$
$$\xrightarrow{KI} Ar-I + N_2\uparrow$$
$$\xrightarrow{Cu_2(CN)_2,KCN} Ar-CN + N_2\uparrow$$
$$\xrightarrow[\text{或 } H_3PO_2]{C_2H_5OH} Ar-H + N_2\uparrow$$

② 偶合反应　重氮盐与酚类或芳香叔胺作用，生成有颜色的偶氮化合物，这个反应称为**偶合反应**（coupling reaction）。

$$Ar-N_2^+Cl^- + \text{<benzene>}-OH \xrightarrow[0\sim5℃]{弱碱性} \text{<benzene>}-N=N-\text{<benzene>}-OH$$

对羟基偶氮苯
（橘黄色）

$$Ar-N_2^+Cl^- + \text{<benzene>}-N(CH_3)_2 \xrightarrow[0\sim5℃]{弱酸性} \text{<benzene>}-N=N-\text{<benzene>}-N(CH_3)_2$$

对二甲氨基偶氮苯
（黄色）

重氮盐与酚或芳香胺偶合时，如果羟基或氨基的对位有其他原子或原子团，则可在邻位偶合；如果对位及邻位都有取代基时，则不发生反应。

偶氮化合物都有颜色。许多偶氮化合物可用作染料，称为偶氮染料。有些偶氮化合物的颜色能随溶液 pH 值的不同而变化。这些化合物可用作酸碱指示剂，例如甲基橙。

（2）仲胺与亚硝酸反应　脂肪仲胺和芳香族仲胺与亚硝酸作用生成 N-亚硝基胺。

$$\begin{array}{c}CH_3 \\ CH_3\end{array}NH + HONO \longrightarrow \begin{array}{c}CH_3 \\ CH_3\end{array}N-N=O + H_2O$$

N-亚硝基二甲胺

$$\text{<benzene>}-NH-CH_3 + HONO \longrightarrow \text{<benzene>}-N-N=O + H_2O \quad (CH_3)$$

N-甲基-N-亚硝基苯胺

N-亚硝基胺为黄色的中性油状物质，不溶于水，可从溶液中分离出来；与稀酸共热则分解为原来的仲胺，故可利用此性质鉴别、分离或提纯仲胺。

N-亚硝基胺是较强的致癌物质。

（3）叔胺与亚硝酸反应　脂肪叔胺因氮上没有氢，与亚硝酸作用时只能生成不稳定的亚硝酸盐。

$$(CH_3)_3N + HNO_2 \longrightarrow (CH_3)_3NH^+ NO_2^- \left[\text{或写作}(CH_3)_3N \cdot HNO_2\right]$$

三甲胺亚硝酸盐

芳香族叔胺与亚硝酸作用，发生环上取代反应，在芳香环上引入亚硝基，生成对亚硝基取代物，在酸性溶液中呈黄色；若对位上已有取代基，则亚硝基取代在邻位。

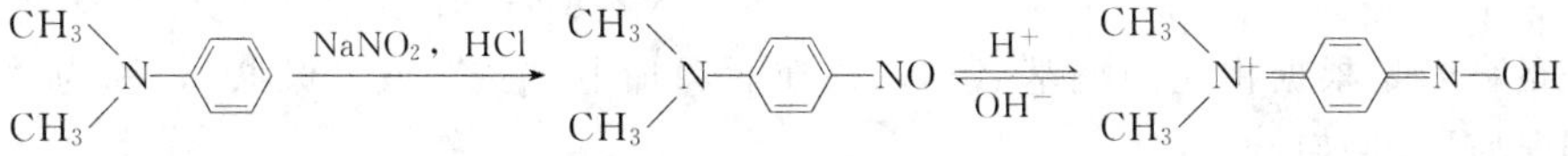

对亚硝基-N，N-二甲苯胺　　　　　　（黄色结晶）
（绿色结晶）

由于三种胺与亚硝酸的反应不同，所以可利用与亚硝酸的反应鉴别伯、仲、叔胺。

三、重要的胺及其衍生物

1. 苯胺

苯胺是最简单也是最重要的芳香伯胺，是合成药物、染料等的重要原料。苯胺为油状液体，沸点184℃，微溶于水，易溶于有机溶剂。新蒸馏的苯胺无色，但久置会因氧化而颜色变深。苯胺有毒，能透过皮肤或吸入蒸气使人中毒。因此，接触苯胺时应加注意。

2. 胆碱和乙酰胆碱

胆碱$[(CH_3)_3N^+CH_2CH_2OH]OH^-$是一种季铵碱，广泛存在于生物体中，在脑组织和蛋黄中含量较多，是卵磷脂（见第二十章）的组成部分。胆碱为白色结晶，吸湿性强，易溶于水和乙醇，而不溶于乙醚和氯仿等。它在体内参与脂肪代谢，有抗脂肪肝的作用。

乙酰胆碱是胆碱分子中醇羟基的乙酰化产物$[CH_3COOCH_2CH_2N^+(CH_3)_3]OH^-$，是神经传导递质。

3. 肾上腺素和去甲肾上腺素

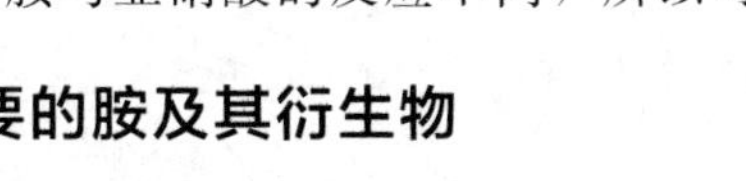

肾上腺素　　　　　　　　　　去甲肾上腺素

肾上腺素是白色或类白色结晶粉末，无臭，味苦，易氧化变质，微溶于水，不溶于乙醇、氯仿、乙醚等有机溶剂，在无机酸及氢氧化钠溶液中易溶。肾上腺素有升高血压、加速心率、舒张支气管和加强代谢的作用。

去甲肾上腺素为白色或黄色结晶粉末，无臭，味苦，易氧化变质，易溶于水。在临床上用于神经源性、心源性和中毒性休克的早期治疗，也用于治疗胃出血。

肾上腺素与去甲肾上腺素是肾上腺髓质分泌的两种激素。

第二节　酰　　胺

一、酰胺的构造和命名

酰胺（amides）是羧酸的衍生物。在构造上，酰胺可看成是羧酸分子中羧基中的羟基被氨基或烃氨基（—NH₂，—NHR 或—NR₂）取代而成的化合物，也可看作是氨或胺分子中

$$
\overset{\quad\quad O}{\underset{\quad}{R-C-}}
$$

氮原子上的氢被酰基（ R—C— ）取代而成的化合物。

$$
\overset{O}{R-\overset{\parallel}{C}-NH_2} \qquad \overset{O}{R-\overset{\parallel}{C}-NHR'} \qquad \overset{O}{R-\overset{\parallel}{C}-\overset{R'}{\underset{R''}{N}}}
$$

酰胺 　　　　　　　　　N-烃基取代酰胺

酰胺的命名是根据相应的酰基名称，并在后面加上"胺"或"某胺"，称为"某酰胺"或"某酰某胺"。例如：

$$
\overset{O}{CH_3-\overset{\parallel}{C}-NH_2} \qquad \overset{O}{CH_3-\underset{\underset{CH_3}{|}}{CH}-CH_2-\overset{\parallel}{C}-NH_2} \qquad \overset{O}{CH_3-\overset{\parallel}{C}-NH-\text{⬡}}
$$

乙酰胺 　　　　　　　3-甲基丁酰胺 　　　　　　　乙酰苯胺

当酰胺中氮上连有烃基时，可将烃基的名称写在酰基名称的前面，并在烃基名称前加上"N-"或"N,N-"，表示该烃基是与氮原子相连的。

$$
\overset{O}{CH_3-\overset{\parallel}{C}-NH-CH_3} \qquad \overset{O}{\text{⬡}-\overset{\parallel}{C}-NH-CH_3} \qquad \overset{O}{H-\overset{\parallel}{C}-\overset{CH_3}{\underset{CH_3}{N}}}
$$

N-甲基乙酰胺 　　　　　N-甲基苯甲酰胺 　　　　　N,N-二甲基甲酰胺
　　　　　　　　　　　　　　　　　　　　　　　　　　　（DMF）

二、酰胺的性质

（一）物理性质

在常温下，除甲酰胺外，其他酰胺多为无色晶体。酰胺分子中含有羰基和氨基，它们分子间能形成氢键。由于酰胺分子间氢键缔合能力较强，因此其熔点、沸点甚至比相对分子质量相近的羧酸还高。

$$
\overset{}{C}=O\cdots H-\overset{}{N}
$$

当酰胺中氮原子上的氢被烷基取代后，缔合程度减小，熔点和沸点则降低。脂肪族N-烷基取代酰胺一般为液体。

低级酰胺易溶于水，随着相对分子质量的增大，溶解度逐渐减小。液体酰胺不但可以溶解有机物，而且也可以溶解许多无机物，例如 DMF 就是一种良好的溶剂。

（二）化学性质

1. 酸碱性

酰胺一般是近中性的化合物，但在一定条件下可表现出弱酸性或弱碱性。酰胺是氨或胺的酰基衍生物，分子中有氨基或烃氨基，但其碱性比氨或胺要弱得多。酰胺碱性很弱，是由于分子中氨基氮上的未共用电子对与羰基的 π 电子形成 p-π 共轭体系，使氮上的电子云密度降低，因而接受质子的能力减弱。

$$
\overset{O}{R-\overset{\parallel}{C}-NH_2}
$$

然而，氮上的电子云密度降低，却使 N—H 键极性明显增加，氮上的氢原子较易变为质子，而呈弱酸性。如果氨分子中有两个氢原子被一个二元酸的酰基取代，则生成环状的亚氨基化合物（酰亚胺）。由于两个羰基的吸电子作用，使亚氨基的 N—H 键极性明显增加，氮上的氢原子较易变为质子，而呈弱酸性。例如：

$$
\underset{\text{丁二酰亚胺}}{\underset{\begin{array}{c}\\\end{array}}{\overset{\text{O}}{\underset{\text{O}}{\overset{\|}{\begin{array}{c}\text{CH}_2\text{—C}\\ \Big| \qquad\quad \text{N—H}\\ \text{CH}_2\text{—C}\end{array}}}}} \;+\; \text{NaOH} \longrightarrow \underset{\text{丁二酰亚胺钠}}{\overset{\text{O}}{\begin{array}{c}\text{CH}_2\text{—C}\\ \Big| \qquad\quad \text{N}^-\,\text{Na}^+\\ \text{CH}_2\text{—C}\end{array}}} \;+\; \text{H}_2\text{O}
$$

2. 水解

酰胺在通常的情况下较难水解。在酸或碱的存在下加热时，则可加速反应，但比羧酸酯的水解慢得多。

$$
\text{R—}\overset{\text{O}}{\overset{\|}{\text{C}}}\text{—NH}_2 + \text{H}_2\text{O}
\begin{cases}
\xrightarrow[\triangle]{\text{HCl}} \text{R—}\overset{\text{O}}{\overset{\|}{\text{C}}}\text{—OH} + \text{NH}_4\text{Cl}\\[2mm]
\xrightarrow[\triangle]{\text{NaOH}} \text{R—}\overset{\text{O}}{\overset{\|}{\text{C}}}\text{—ONa} + \text{NH}_3\uparrow
\end{cases}
$$

N-取代酰胺同样可以进行水解，生成羧酸和胺。

3. 与亚硝酸反应

酰胺与亚硝酸作用生成相应的羧酸，并放出氮气。

$$
\text{R—}\overset{\text{O}}{\overset{\|}{\text{C}}}\text{—NH}_2 + \text{HONO} \longrightarrow \text{R—}\overset{\text{O}}{\overset{\|}{\text{C}}}\text{—OH} + \text{N}_2\uparrow + \text{H}_2\text{O}
$$

三、重要的酰胺及其衍生物

1. 尿素

尿素（urea）又称脲，是碳酸的二酰胺。

$$
\underset{\text{碳酸}}{\text{HO—}\overset{\text{O}}{\overset{\|}{\text{C}}}\text{—OH}} \qquad\qquad \underset{\text{尿素}}{\text{H}_2\text{N—}\overset{\text{O}}{\overset{\|}{\text{C}}}\text{—NH}_2}
$$

尿素是哺乳动物体内蛋白质代谢的最终产物，存在于动物的尿中。许多偶氮化合物在代谢过程中所释放的氨是有毒的，通过转变为尿素从尿中排出而使氨的浓度降低。正常成人每天排泄的尿中约含尿素 30g。

尿素为无色晶体，熔点 133℃，易溶于水和乙醇，难溶于乙醚。

尿素是很重要的物质，用途广泛。它在农业上用作高效固体氮肥，也是有机合成的重要原料，用于合成药物、塑料等。另外，尿素本身也是药物，对降低脑颅内压和眼内压有显著疗效。

尿素具有酰胺的结构，有酰胺的一般化学性质。但因两个氨基连在一个羰基上，所以它又表现出某些特殊的性质。

（1）**弱碱性**　尿素分子中有两个氨基，其中一个氨基可与强酸成盐，故呈弱碱性。

$$H_2N-\overset{\overset{\displaystyle O}{\|}}{C}-NH_2 +HNO_3 \longrightarrow H_2N-\overset{\overset{\displaystyle O}{\|}}{C}-NH_2 \cdot HNO_3 \downarrow$$

硝酸尿素

尿素的硝酸盐、草酸盐均难溶于水而易结晶。利用这种性质，可从尿液中提取尿素。

（2）水解反应　尿素是酰胺类化合物，在酸、碱或尿素酶的作用下很易水解。例如：

$$H_2N-\overset{\overset{\displaystyle O}{\|}}{C}-NH_2 +H_2O \xrightarrow{\text{尿素酶}} NH_3 \uparrow +CO_2 \uparrow$$

（3）缩二脲的生成及缩二脲反应　尿素是一种特殊的酰胺，它的两个氨基连在同一个羰基上，所以它又有与一般酰胺不同的性质。若将尿素加热到稍高于它的熔点时，则发生双分子缩合，两分子尿素脱去一分子氨而生成缩二脲。

$$H_2N-\overset{\overset{\displaystyle O}{\|}}{C}-\boxed{NH_2+H}-\overset{\overset{\displaystyle H}{|}}{N}-\overset{\overset{\displaystyle O}{\|}}{C}-NH_2 \xrightarrow[-NH_3]{150\sim160℃} H_2N-\overset{\overset{\displaystyle O}{\|}}{C}-\overset{\overset{\displaystyle H}{|}}{N}-\overset{\overset{\displaystyle O}{\|}}{C}-NH_2$$

缩二脲

缩二脲是无色针状晶体，熔点 190℃，难溶于水，能溶于碱液中。它在碱性溶液中与少量的硫酸铜（CuSO₄）溶液作用，即显紫红色，这个颜色反应叫做**缩二脲反应**（biret reaction）。凡分子中含有两个或两个以上酰胺键（—CONH—，肽键）的化合物，如多肽、蛋白质等都能发生这种颜色反应。

2. 丙二酰脲

尿素与丙二酰氯反应生成丙二酰脲。

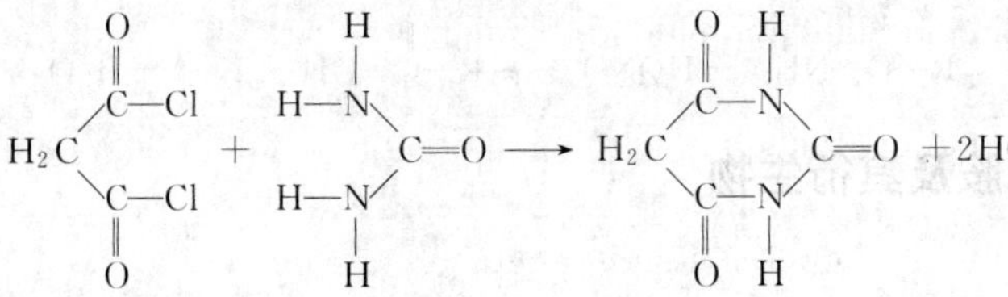

丙二酰脲

丙二酰脲是无色晶体，熔点 245℃，微溶于水。它的分子中含有—CONHCO—及—COCH₂CO—的结构，可发生酮式-烯醇式互变异构。

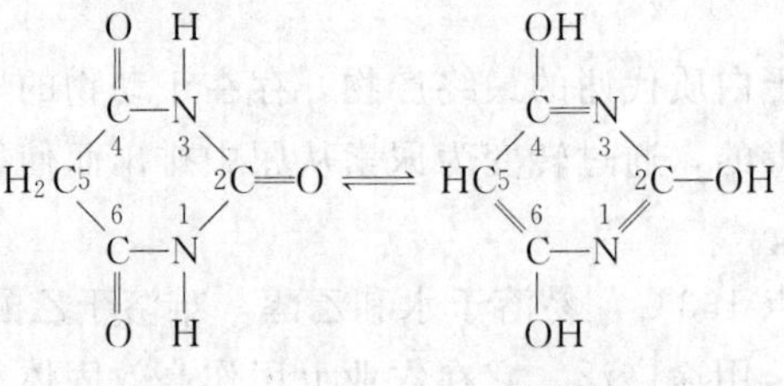

酮式　　　　　　　烯醇式
丙二酰脲　　　　2,4,6-三羟基嘧啶

由于丙二酰脲由酮式转变为烯醇式而呈酸性，所以丙二酰脲又称巴比土酸。

巴比土酸本身没有药理作用，但它的 C-5 亚甲基上的两个氢原子都被烃基取代（5,5-二取代）后所得许多取代物，却是一类重要的镇静催眠药，总称为**巴比妥类药物**（barbiturates）。其通式为：

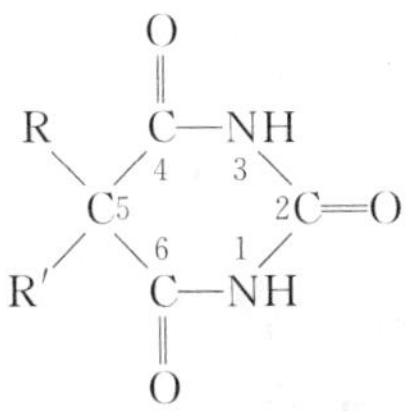

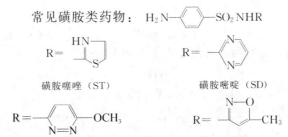

$R=-C_2H_5$，$R'=-C_2H_5$	巴比妥	
$R=-C_2H_5$，$R'=-C_6H_5$	苯巴比妥（鲁米那）	
$R=-C_2H_5$，$R'=-C_5H_{11}$	戊巴比妥	

巴比妥类药物很多，主要的有巴比妥、苯巴比妥（鲁米那）、戊巴比妥、异戊巴比妥等。它们是晶体或结晶性粉末，难溶于水，由于巴比妥类药物存在酮式-烯醇式互变，其水溶液呈弱酸性，能与碱作用成盐，它的钠盐易溶于水，其溶液可供注射用。

3. 磺胺类及氯胺类药物

（1）**磺胺类药物**　烃分子中的氢原子被磺酸基(—SO_3H)取代而成的化合物叫磺酸，例如苯磺酸。苯磺酸分子中磺酸基上的羟基被氨基取代后的化合物，称为苯磺酰胺，其对位氨基的取代物叫做对氨基苯磺酰胺，简称**磺胺**（sulfanilamide，SN）。

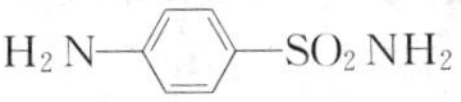

$$H_2N-\!\!\!\bigcirc\!\!\!-SO_2NH_2 \qquad 磺胺$$

磺胺是无色晶体，熔点163℃，味微苦，微溶于水。磺胺能溶于强酸或强碱溶液中，这是由于它在苯环上连有氨基，因此能与酸作用生成盐；同时，与磺酰基结合的氨基上的氢原子，因受磺酰基的影响而呈酸性，故又能与碱作用。

磺胺能抑制多种细菌，但口服时副作用很大，仅外用于治疗化脓性创伤。为了减少磺胺的副作用，一般采用磺酰氨基上的氢原子被取代的衍生物，其副作用较小，称为**磺胺类药物**（sulfa drugs）。

常见磺胺类药物：　$H_2N-\!\!\!\bigcirc\!\!\!-SO_2NHR$

磺胺噻唑（ST）　　　　　磺胺嘧啶（SD）

长效磺胺（磺胺甲氧哒嗪，SMP）　磺胺甲基异噁唑（新诺明，SMZ）

磺胺类药物是优良的广谱抗菌剂，它们能抑制链球菌、葡萄球菌、肺炎球菌、脑膜炎球菌、痢疾杆菌等的生长和繁殖，因此常用以治疗由上述细菌所引起的疾病。

（2）**氯胺类药物**　苯磺酰胺分子中，氨基的氢原子被氯原子取代的化合物叫做氯胺类药物。例如：

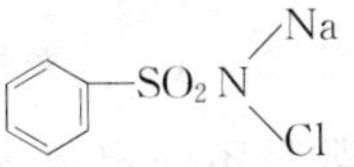

氯胺B 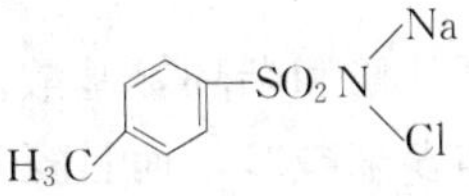　　　　　　　　氯胺T 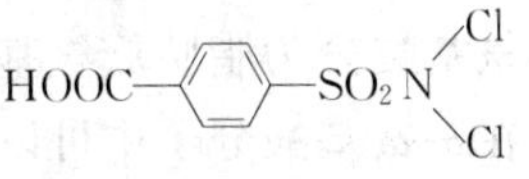　　　　　　　　氯胺宗

氯胺类药物是白色或黄色结晶性粉末，微有氯气味。能溶于水及乙醇，难溶于乙醚等有机溶剂。

氯胺类药物都是氧化剂，它们与水反应生成次氯酸或次氯酸钠，而有杀菌和对化学毒剂的消毒作用，故在军事医学上有重要意义。

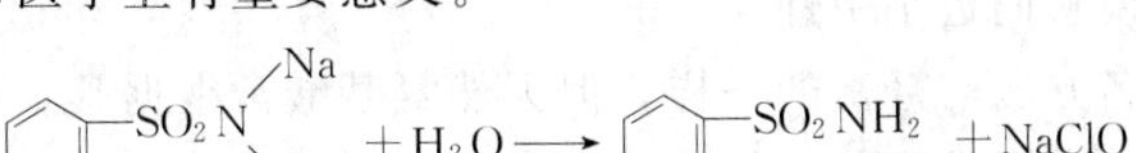

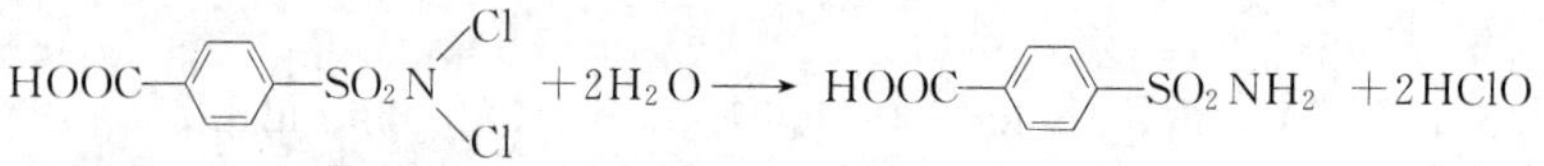

$$HOOC-\!\!\!\bigcirc\!\!\!-SO_2N\overset{Cl}{\underset{Cl}{}} +2H_2O \longrightarrow HOOC-\!\!\!\bigcirc\!\!\!-SO_2NH_2 +2HClO$$

第三节 氨 基 酸

氨基酸（amino acids）是一类具有特殊重要意义的化合物。因为它们中许多是与生命活动密切相关的蛋白质的基本组成单位，是人体必不可少的物质，有些则直接用作药物。

α-氨基酸是蛋白质的基本组成单位。蛋白质在酸、碱或酶的作用下，能逐步水解成比较简单的分子，最终产物是各种不同的 α-氨基酸。水解过程可表示如下：

$$蛋白质 \rightarrow 多肽 \rightarrow 二肽 \rightarrow α\text{-}氨基酸$$

由蛋白质水解所得到的 α-氨基酸共有 20 多种，各种蛋白质中所含氨基酸的种类和数量都各不相同。有些氨基酸在人体内不能合成，只能依靠食物供给，这种氨基酸叫做必需氨基酸（表 18-2 中带 * 号的氨基酸）。

一、氨基酸的构造、构型及分类、命名

1. 氨基酸的构造和构型

分子中含有氨基和羧基的化合物，叫做氨基酸。

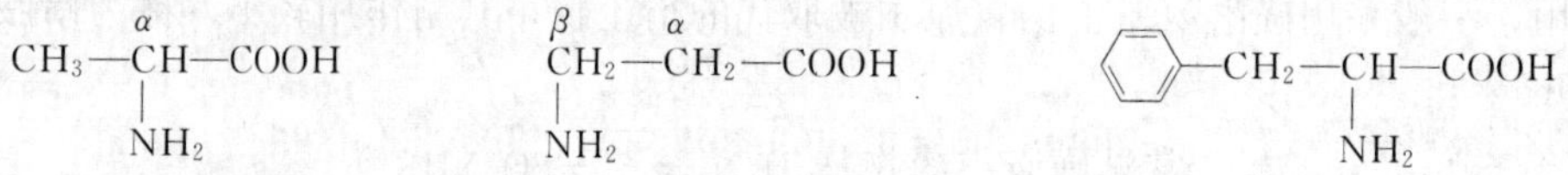

$$\underset{NH_2}{CH_3-\overset{\alpha}{CH}-COOH} \qquad \underset{NH_2}{\overset{\beta}{CH_2}-\overset{\alpha}{CH_2}-COOH} \qquad \bigcirc-CH_2-\underset{NH_2}{CH}-COOH$$

α-氨基丙酸　　　　　β-氨基丙酸　　　　　β-苯基-α-氨基丙酸

由蛋白质水解所得到的 α-氨基酸，可用通式表示如下：

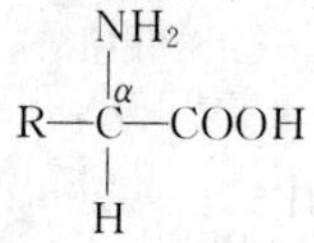

$$R-\overset{NH_2}{\underset{H}{\overset{|}{\underset{|}{C}}}}-COOH$$

除甘氨酸（R＝H）外，所有 α-氨基酸中的 α 碳原子均是手性碳，故有 D 型与 L 两种构型。天然氨基酸均为 L-氨基酸。

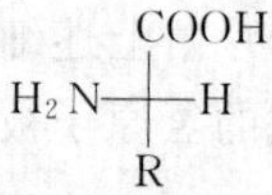

$$H_2N-\overset{COOH}{\underset{R}{\overset{|}{\underset{|}{}}}-H \qquad L\text{-}氨基酸}$$

2. α-氨基酸的分类和命名

氨基酸分为脂肪族氨基酸、芳香族氨基酸和杂环氨基酸。

在 α-氨基酸分子中可以含多个氨基和多个羧基，而且氨基和羧基的数目不一定相等。因此，天然存在的 α-氨基酸常根据其分子中所含氨基和羧基的数目分为酸性氨基酸、碱性氨基酸和中性氨基酸。分子中氨基的数目少于羧基时氨基酸呈酸性，称为酸性氨基酸。反之，氨基的数目多于羧基时氨基酸呈碱性，称为碱性氨基酸。分子中氨基的数目等于羧基的数目时，称为中性氨基酸，但由于氨基的碱性和羧基的酸性不是完全相当的，所以它们并不是真正中性的物质，只能说它们近乎中性。

氨基酸的系统命名方法与羟基酸一样，但天然氨基酸常根据其来源或性质多用俗名。例如胱氨酸是因它最先来自尿结石；甘氨酸是由于它具有甜味而得名（表 18-2）。

表 18-2 常见的 α-氨基酸

氨 基 酸	构 造 式	代号	常用符号	等电点 pI
甘氨酸 (α-氨基乙酸)	CH₂—COOH NH₂	甘	Gly	5.97
丙氨酸 (α-氨基丙酸)	CH₃—CH—COOH NH₂	丙	Ala	6.02
缬氨酸* (β-甲基-α-氨基丁酸)	CH₃—CH—CH—COOH CH₃ NH₂	缬	Val	5.96
亮氨酸* (γ-甲基-α-氨基戊酸)	CH₃—CH—CH₂—CH—COOH CH₃ NH₂	亮	Leu	5.98
异亮氨酸* (β-甲基-α-氨基戊酸)	CH₃—CH₂—CH—CH—COOH CH₃ NH₂	异	Ile	6.02
脯氨酸 (α-羧基四氢吡咯)	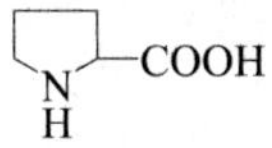 ⬠—COOH (N H)	脯	Pro	6.30
苯丙氨酸* (β-苯基-α-氨基丙酸)	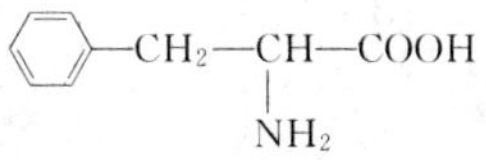 ⌬—CH₂—CH—COOH NH₂	苯	Phe	5.48
色氨酸* [α-氨基-β-(3-吲哚基)丙酸]	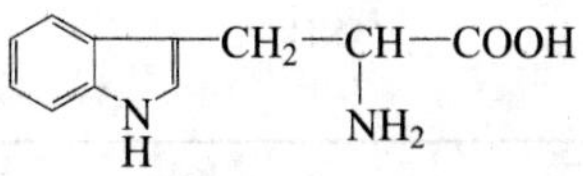 吲哚—CH₂—CH—COOH NH₂	色	Try (Trp)	5.89
蛋氨酸* (α-氨基-γ-甲硫基丁酸)	CH₂—CH₂—CH—COOH SCH₃ NH₂	蛋	Met	5.74
丝氨酸 (α-氨基-β-羟基丙酸)	CH₂—CH—COOH OH NH₂	丝	Ser	5.68
苏氨酸* (α-氨基-β-羟基丁酸)	CH₃—CH—CH—COOH OH NH₂	苏	Thr	6.18
半胱氨酸 (α-氨基-β-巯基丙酸)	CH₂—CH—COOH SH NH₂	半	Cys	5.07
酪氨酸 [α-氨基-β-(对羟苯基)丙酸]	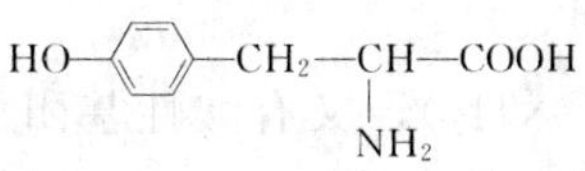 HO—⌬—CH₂—CH—COOH NH₂	酪	Tyr	5.66

氨 基 酸	构 造 式	代号	常用符号	等电点 pI
天门冬酰胺 （α-氨基丁酰胺酸）	$H_2N-\overset{\overset{O}{\|}}{C}-CH_2-\underset{\underset{NH_2}{\|}}{CH}-COOH$	天酰	Asn	5.41
谷氨酰胺 （α-氨基戊酰胺酸）	$H_2N-\overset{\overset{O}{\|}}{C}-CH_2-CH_2-\underset{\underset{NH_2}{\|}}{CH}-COOH$	谷酰	Gln	5.65
天门冬酰氨酸 （α-氨基丁二酸）	$HOOC-CH_2-\underset{\underset{NH_2}{\|}}{CH}-COOH$	天	Asp	2.77
谷氨酸 （α-氨基戊二酸）	$HOOC-CH_2-CH_2-\underset{\underset{NH_2}{\|}}{CH}-COOH$	谷	Glu	3.22
赖氨酸* （α,ω-二氨基己酸）	$\underset{\underset{NH_2}{\|}}{CH_2}(CH_2)_3\underset{\underset{NH_2}{\|}}{CH}-COOH$	赖	Lys	9.74
组氨酸 [α-氨基-β-(4-咪唑基)丙酸]	$CH_2-\underset{\underset{NH_2}{\|}}{CH}-COOH$	组	His	7.59
精氨酸 （α-氨基-δ-胍基戊酸）	$HN=\underset{\underset{NH_2}{\|}}{C}-NH(CH_2)_3\underset{\underset{NH_2}{\|}}{CH}-COOH$	精	Arg	10.76

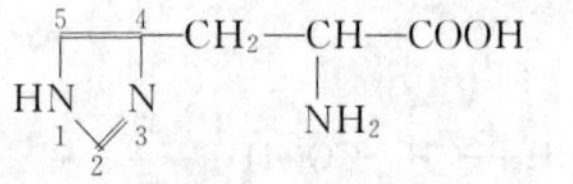

注：* 表示人体必需氨基酸。

二、氨基酸的性质

（一）物理性质

α-氨基酸都是无色晶体，熔点一般都较高（常在 230～300℃ 之间）。α-氨基酸都能溶于酸性或碱性溶液中，但难溶于乙醚等有机溶剂。在纯水中各种氨基酸的溶解度差异较大，加乙醇能使许多氨基酸从水中沉淀析出。

（二）化学性质

氨基酸分子内既含有氨基又含有羧基，因此它们具有氨基和羧基的典型性质。但是，由于两种官能团在分子内的相互影响，又具有一些特殊的性质。

1. 两性

氨基酸分子中既有碱性基团（—NH_2），又有酸性基团（—COOH），与强酸或强碱都能作用生成盐，因此氨基酸为两性化合物。

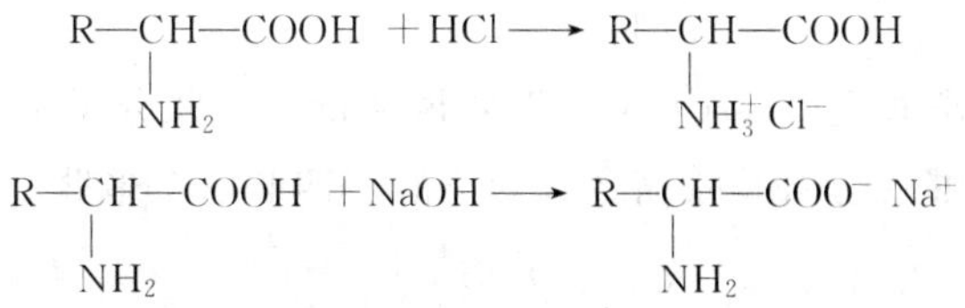

$$R-\underset{\underset{NH_2}{|}}{CH}-COOH \ +HCl \longrightarrow \ R-\underset{\underset{NH_3^+ Cl^-}{|}}{CH}-COOH$$

$$R-\underset{\underset{NH_2}{|}}{CH}-COOH \ +NaOH \longrightarrow \ R-\underset{\underset{NH_2}{|}}{CH}-COO^- Na^+$$

同时，在同一分子内，氨基和羧基也可作用生成盐，这种盐叫内盐。

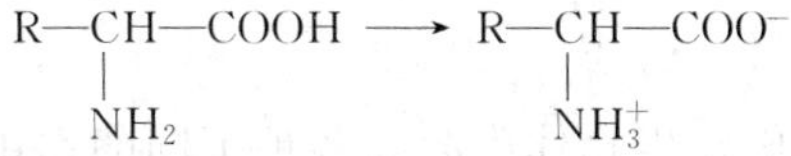

$$R-\underset{\underset{NH_2}{|}}{CH}-COOH \longrightarrow \ R-\underset{\underset{NH_3^+}{|}}{CH}-COO^- \quad 内盐（两性离子或偶极离子）$$

氨基酸在纯水溶液及固态时都以内盐的形式存在。在一般情况下，氨基酸中羧基的离解程度和氨基的离解程度并不相等，因此纯净氨基酸的水溶液并不一定是中性。在中性氨基酸溶液中，由于羧基的离解程度稍大于氨基的离解程度，故它的水溶液的 pH 值一般略小于 7。酸性氨基酸水溶液的 pH 值小于 7；碱性氨基酸水溶液的 pH 值则大于 7。但须注意，无论是何种 α-氨基酸，其水溶液中两性离子都占绝对多数。

2. 等电点

若将氨基酸的水溶液酸化，则两性离子与 H^+ 结合而成阳离子；若加碱于氨基酸的水溶液中，则两性离子中氨基上的一个氢离子与 OH^- 结合成水，而两性离子变成阴离子。

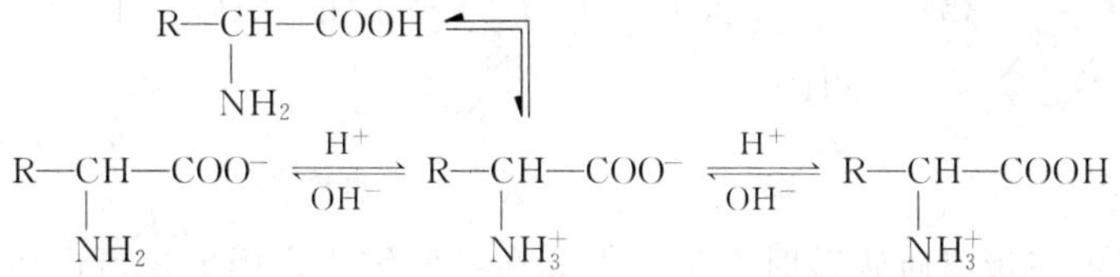

若将氨基酸水溶液的酸碱度加以适当调节，可使羧基与氨基的离解程度相等，也就是氨基酸带有的正、负电荷数目恰好相同，此时溶液的 pH 值称为该氨基酸的等电点，以 pI 表示。由于各种氨基酸分子中所含基团不同，所以每一个氨基酸中氨基和羧基的离解程度各异，因此不同的氨基酸等电点亦不同（表 18-2）。中性氨基酸的等电点一般在 5.0～6.5 之间；酸性氨基酸为 2.7～3.2，碱性氨基酸为 9.5～10.7。

如果在不同 pH 值的氨基酸溶液中通以直流电，当 pH＞pI（到一定程度）时，由于氨基酸主要以阴离子存在，它们就向阳极移动，这种现象称为电泳；若 pH＜pI（到一定程度）时，因氨基酸主要以阳离子存在，则它们就向阴极移动；如果 pH＝pI，则不发生电泳，因为这时的氨基酸主要以两性离子存在，其净电荷为零，故在电场中不会向任何一极移动。所以，电泳是可以用来分离或鉴定氨基酸、蛋白质等混合物的一种技术，也可作为医学诊断的手段。

3. 脱水生成肽

两分子 α-氨基酸（相同或不同）可由一个分子中的羧基和另一个分子中的氨基脱去一分子水，缩合成为一个简单的肽，即二肽。

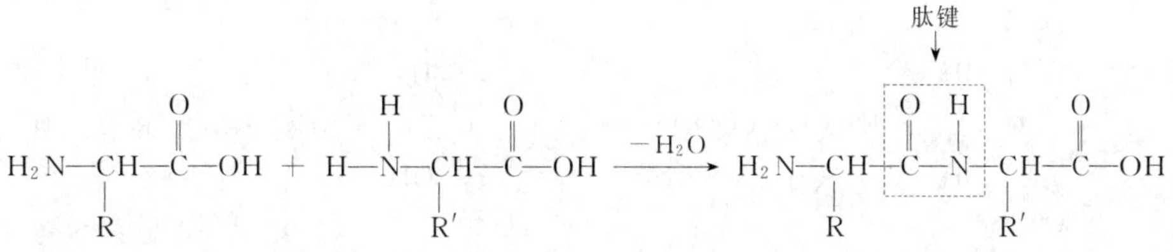

二肽

二肽分子中含有的酰胺键" $-\overset{\text{O}}{\overset{\|}{C}}-\overset{\text{H}}{\overset{|}{N}}-$ "叫做肽键。二肽分子中的末端仍含有自由的氨基和羧基,因此还可以继续与氨基酸缩合成为三肽、四肽以至多肽。

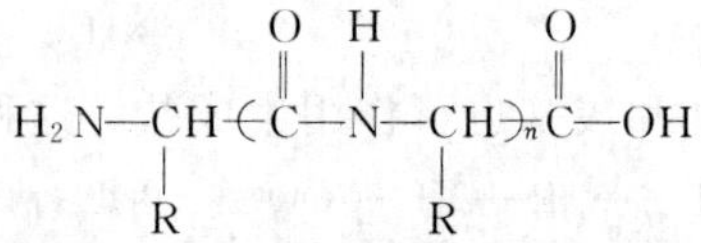

$$H_2N-CH-\overset{\text{O}}{\overset{\|}{C}}-\overset{\text{H}}{\overset{|}{N}}-CH\overset{\text{O}}{\overset{\|}{C}}-OH$$

多肽类物质广泛存在于自然界中,它们在生物体中起着各种不同的作用。例如,存在于大部分细胞中的谷胱甘肽(三肽),参与细胞的氧化还原过程。

4. 脱羧作用

某些氨基酸在一定条件下,可脱去羧基,生成相应的胺。

$$R-\underset{\overset{|}{NH_2}}{CH}-[COO]H \longrightarrow R-CH_2-NH_2+CO_2\uparrow$$

脱羧反应是人体内氨基酸代谢的形式之一,例如在肠道细菌作用下,组氨酸可脱羧生成组胺。

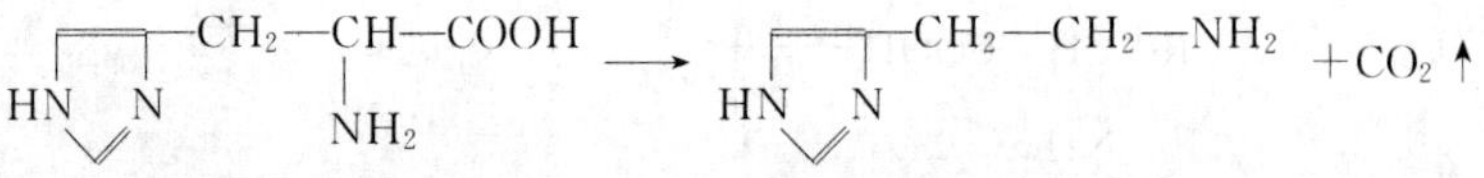

$$\underset{\text{组氨酸}}{HN\diamond N-CH_2-\underset{\overset{|}{NH_2}}{CH}-COOH} \longrightarrow \underset{\text{组胺}}{HN\diamond N-CH_2-CH_2-NH_2} +CO_2\uparrow$$

脱羧反应也可在蛋白质腐败时发生。例如在某些细菌作用下,蛋白质中的赖氨酸可变成毒性很强的尸胺(戊二胺)。

$$\underset{\text{赖氨酸}}{H_2N(CH_2)_4\underset{\overset{|}{NH_2}}{CH}-COOH} \longrightarrow \underset{\text{尸胺}}{H_2N(CH_2)_5NH_2} +CO_2\uparrow$$

5. 与亚硝酸的反应

氨基酸中的氨基具有伯胺的性质,与亚硝酸作用时生成羟基酸,同时定量的放出氮气。

$$R-\underset{\overset{|}{NH_2}}{CH}-COOH +HONO \longrightarrow R-\underset{\overset{|}{OH}}{CH}-COOH +N_2\uparrow+H_2O$$

通过计量放出氮气的体积,就能计算出混合氨基酸的总含量或蛋白质分子中氨基的含量。

6. 与茚三酮的显色反应

α-氨基酸与茚三酮的水合物在水溶液中加热时,生成蓝紫色或紫色化合物,同时产生醛、二氧化碳和氨。这个反应非常灵敏,是鉴定氨基酸最迅速、最简便的方法,常用于α-氨基酸的比色测定或纸色谱、薄层色谱时的显色。多肽和蛋白质也有此显色反应。

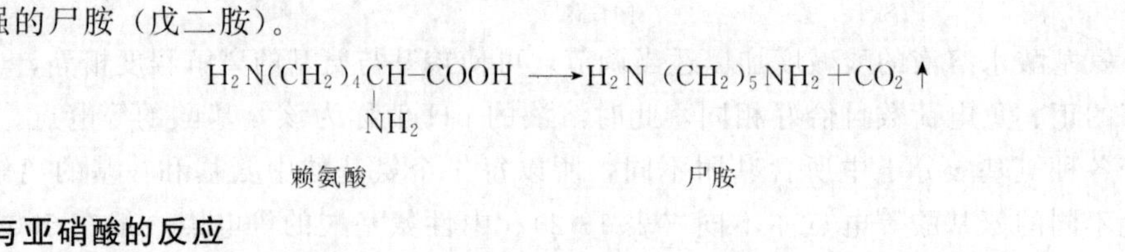

水合茚三酮　　　　　　　　　　　　　还原茚三酮

蓝紫色化合物

本章要求

1. 熟悉胺的结构、分类、命名。重点掌握胺的碱性及脂肪胺、芳香胺和氨的碱性强弱差异；脂肪伯胺与亚硝酸的放氮反应，芳香伯胺的重氮化反应及重氮盐的放氮反应和偶合反应。熟悉胺的酰化反应。了解胆碱、乙酰胆碱、肾上腺素、去甲肾上腺素的结构及生理活性。

2. 熟悉尿素的结构及化学性质。了解丙二酰脲及磺胺类、氯胺类药物的结构特征及其应用。

3. 掌握氨基酸的构型、分类和系统命名。熟悉重要氨基酸的结构、名称以及常用代表符号。掌握氨基酸的两性离解、等电点及其应用。了解氨基酸成肽反应、脱羧反应、与亚硝酸反应及显色反应。

习　题

一、选择题

1. 下列化合物属于伯胺的是_____。

A. 叔丁基胺　　　　　B. 甲乙胺　　　　　C. N-甲基苯胺　　　　　D. 三甲胺

2. 下列化合物中碱性强度与 NaOH 相当的是_____。

A. NH_3　　　　　B. CH_3NH_2　　　　　C. $(NH_3)_2NH$　　　　　D. $\left[(CH_3)_4N\right]^+OH^-$

3. 芳香伯胺与亚硝酸在 0~5℃ 下的反应是_____。

A. 氧化反应　　　　　B. 还原反应　　　　　C. 加成反应　　　　　D. 重氮化反应

4. 能与亚硝酸反应放出氮气的是_____。

A. 氨基酸　　　　　B. 苯酚　　　　　C. 二甲胺　　　　　D. N,N-二甲苯胺

5. 下列化合物中水解反应速率最慢的是_____。

A. CH_3COCl　　　　　B. $(CH_3CO)_2O$　　　　　C. $CH_3COOC_2H_5$　　　　　D. CH_3CONH_2

6. 不能与氯化重氮苯发生偶合反应的是_____。

A. 甲酸　　　　　B. 苯酚　　　　　C. α-萘胺　　　　　D. N,N-二甲苯胺

7. 下列化合物碱性大小顺序排列正确的是_____。

A. $(CH_3)_2NH>CH_3NH_2>(CH_3)_3N>NH_3>C_6H_5NH_2$

B. $(CH_3)_3N>(CH_3)_2NH>CH_3NH_2>NH_3>C_6H_5NH_2$

C. $C_6H_5NH_2>(CH_3)_2NH>CH_3NH_2>(CH_3)_3N>NH_3$

D. $NH_3>(CH_3)_3N>(CH_3)_2NH>CH_3NH_2>C_6H_5NH_2$

8. 鉴别 α-氨基酸时常用的试剂或溶液是_____。

A. 土伦试剂　　　　　B. 菲林试剂　　　　　C. I_2-NaOH 溶液　　　　　D. 水合茚三酮溶液

9. 氨基酸的混合物中有丙氨酸（pI＝6.02）、天冬氨酸（pI＝2.98）和精氨酸（pI＝10.76），在 pH＝6.02 的溶液中电泳，向阴极移动的氨基酸是_____。

A. 丙氨酸　　　　　B. 精氨酸　　　　　C. 天冬氨酸　　　　　D. 精氨酸和天冬氨酸

二、简答题

1. 命名下列各化合物，并指明哪一种属于伯胺、仲胺、叔胺、季铵盐、季铵碱?

(1) $CH_3CH_2NH_2$ 　　　　(2) $CH_3NHC_2H_5$ 　　　　(3) $(C_2H_5)_3N$

(4) 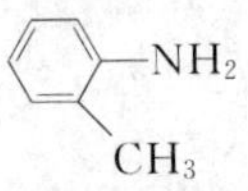 邻甲苯胺结构（苯环连 $-NH_2$ 和 CH_3）

(5) $(C_2H_5)_4N^+OH^-$ 　　　　(6) 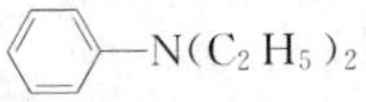 苯基$-N(C_2H_5)_2$

(7) $CH_3N^+(C_2H_5)_3I^-$ 　　　　(8) $C_6H_5NH_3^+Br^-$

2. 写出下列化合物的构造式

(1) 邻苯二胺　　　(2) 二丙胺　　　(3) 甲乙丙胺

(4) N-甲基-N-乙基丙酰胺　　　(5) 间甲基苯胺

(6) 尿素　　　(7) N,N-二甲基苯胺

3. 将下列化合物按其碱性由强到弱排列成序

乙胺，乙酰胺，苯胺，氨，二甲胺，氢氧化四甲铵

4. 用化学方法鉴别下列各组化合物

(1) $CH_3CH_2CH_2-NH_2$ 　　　　$C_2H_5-NH-CH_3$ 　　　　$(CH_3)_3N$

(2) 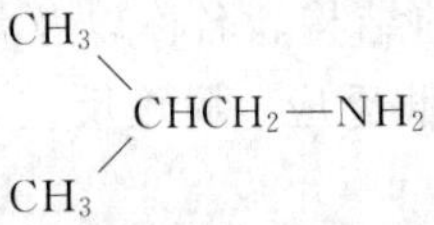 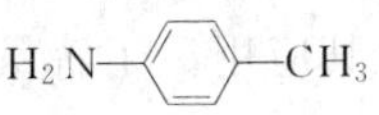 $\underset{CH_3}{\overset{CH_3}{|}}CHCH_2-NH_2$ 　　　　$H_2N-\text{苯环}-CH_3$

(3) 苯基$-NH-C_2H_5$ 　　　　$C_2H_5-\text{苯环}-NH_2$ 　　　　苯基$-N(C_2H_5)_2$

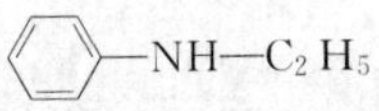

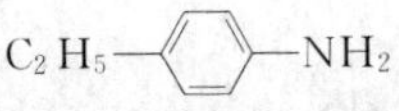

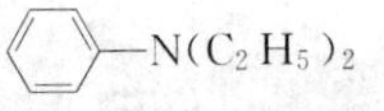

5. 某化合物 A，分子式为 $C_4H_{11}N$，当 A 与亚硝酸作用时，生成含四个碳原子的醇，氧化此醇则生成可发生卤仿反应的某酮。若将该酮用强氧化剂氧化时则生成乙酸。试推断出化合物 A 的构造式，并用化学反应式表示推断过程。

6. 用化学反应式表示出下列的转变

(1) 邻甲苯胺邻──→甲基苯甲酸

(2) 甲苯──→间甲苯酚

(3) 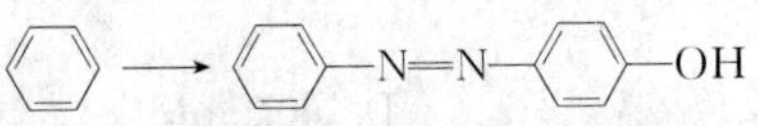 苯环──→苯环$-N=N-$苯环$-OH$

7. 写出尿素的构造式，并用反应式表示它的水解反应及生成缩二脲的反应。

8. 组成蛋白质的氨基酸有哪些? 根据什么分类，它们在结构上有何共同特点?

9. 丙氨酸的 pI=6.02，试用构造式分别写出丙氨酸在下列水溶液中各以什么离子形式存在。

(1) 在 pH=6.02 的溶液中

(2) 在 pH=3.0 的溶液中

(3) 在 pH=9.0 的溶液中

第十九章 杂环化合物和生物碱

内容提要 ▶▶

本章主要介绍了杂环化合物的分类、命名及结构特点。阐述了生物碱的定义、分类和命名，讨论了生物碱的一般提取方法以及一般性质。重点介绍几种重要的含氮杂环化合物和几种重要的生物碱。

杂环化合物和生物碱都是广泛存在于自然界中十分重要的物质，其数量几乎占已知有机化合物的1/3。许多重要的物质，如叶绿素、血红素、核酸以及临床应用的一些有显著疗效的天然和合成药物都含有杂环化合物结构。生物碱多是中草药的有效成分，通常是含氮的杂环化合物。

第一节 杂环化合物

环状有机化合物中，组成环的原子除碳原子以外，还有其他非碳原子，这类环状化合物称为**杂环化合物**（heterocyclic compounds）。这些非碳原子叫做**杂原子**（hetero-atom），常见杂原子有氧、氮、硫。

根据上述定义，似乎前面学过的一些环状化合物，如内酯、环状酸酐等也应属于杂环化合物，但由于这类化合物的环不稳定，易开环变成开链化合物，而且它们与相应的开链化合物性质相似，因此，不把它们归属杂环化合物。本章讨论的是指那些环系比较稳定，且具有不同程度芳香性的杂环化合物。

一、杂环化合物的分类和命名

1. 分类

杂环化合物通常以杂环的骨架来分类，分为单杂环和稠杂环。单杂环又按环的大小分为五元杂环和六元杂环；稠杂环按其稠合环形式又分为苯稠杂环和稠杂环。如表 19-1 所示。

表 19-1 常见杂环化合物的分类和名称

分类		重 要 杂 环					
单杂环	五元杂环	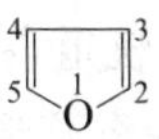 呋喃 (furan)	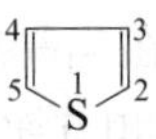 噻吩 (thiophene)	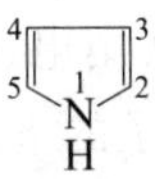 吡咯 (pytrole)	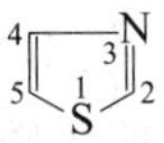 噻唑 (thiazole)	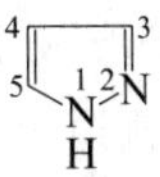 吡唑 (pyrazole)	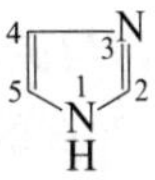 咪唑 (imdazole)
	六元杂环	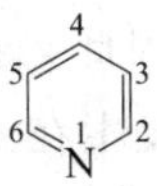 吡啶 (pyridine)	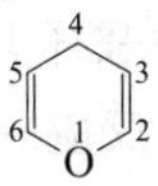 吡喃 (pyran)	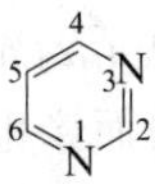 嘧啶 (pyrimidine)	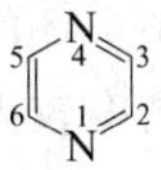 吡嗪吡嗪 (pyrazine)		

续表

分类		重 要 杂 环
稠杂环	苯稠杂环	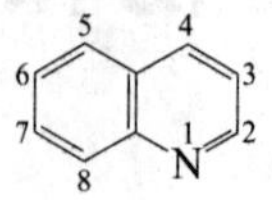 喹啉 (quinolime) 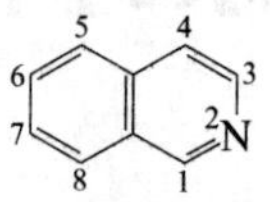　　异喹啉 (isoquline) 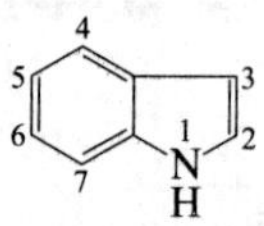　　吲哚 (indole)
	稠杂环	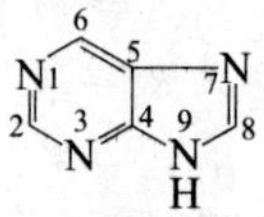 嘌呤 (purine)

2. 命名

杂环化合物的命名，通常采用外文译音法，即在杂环化合物的英文名称的汉字译音的左旁加上"口"字偏旁。如**吡咯**（pyrrole），**吡啶**（pyridine），**嘌呤**（purine）等。

杂环化合物环上原子的编号，除个别稠杂环外，一般从杂原子开始。

当杂环上连有—R，—X，—OH，—NH$_2$等取代基时，以杂环为母体，标明取代基位次；如果连有—CHO，—COOH，—SO$_3$H等时，把杂环作为取代基。环上有两个或两个以上相同的杂原子时，应从连有氢的杂原子开始编号，并使杂原子位次之和最小。环上有不同杂原子时，则按氧、硫、氮次序编号。

另外，环上只有一个杂原子时，有时以希腊字母 α、β、γ 编号，靠近杂原子的碳原子为 α-位，其次为 β-位，再次为 γ-位等。例如：

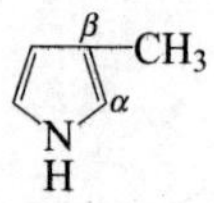

β-甲基吡咯 (3-甲基吡咯)　　α-呋喃甲醛 (2-呋喃甲醛)　　γ-吡啶甲酸 (4-吡啶甲酸)

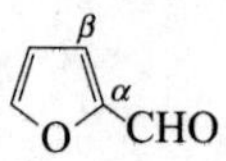

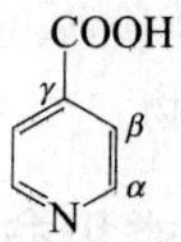

二、杂环化合物的结构

含一个杂原子的五元杂环，具有代表性的三个母体是呋喃、噻吩、吡咯。

结构研究表明，组成五元环的五个原子都处在同一平面上，碳原子和杂原子（O、S、N）都是 sp^2 杂化。在呋喃、噻吩、吡咯的分子结构中，杂原子均有两个电子分别处在两个 sp^2 杂化轨道，与碳原子形成 σ 键。一对未共用电子处在 sp^2 杂化轨道与环共平面，另一对处于与环平面垂直的 p 轨道上，与四个碳原子的 p 轨道相互平行并重叠形成 5 个原子 6 个 π 电子的闭合共轭体系，如图 19-1。环上 π 电子的离域形成共轭体系，产生键的平均化，具有芳香性，易于进行取代反应，较难进行加成和氧化反应。由于共轭体系中的 6 个 π 电子分散在 5 个原子上，使整个环的 π 电子云密度较苯环大。因此，比苯容易发生亲电取代反应。同时 α-位上的电子云密度较大，因而亲电取代反应一般发生在 α-位上，如果 α-位上已有取代基，则发生在 β-位上。

咪唑、吡唑、噻唑的电子结构与上述几个环系类似，同样具有闭合的 6 电子共轭体系，

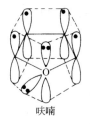 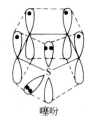 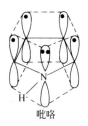

呋喃　　　　　　　噻吩　　　　　　　吡咯

图 19-1　呋喃、噻吩和吡咯分子结构

所以这些杂环也都具有芳香性。

六元杂环的结构以吡啶为例来说明。吡啶是最简单的六元杂环化合物之一，它的结构与苯相似，组成环的氮原子和 5 个碳原子都是 sp^2 杂化，并以 σ 键相互结合成平面六元环。每个原子上各有一个电子在未参与杂化的 p 轨道上，p 轨道与环平面垂直，以"肩并肩"的方式重叠形成 6 个 π 电子的闭合共轭体系，因而具有芳香性，其结构与苯相似。如图 19-2。

吡啶氮原子只提供一个 p 电子与其他 5 个碳原子形成闭合共轭体系，氮原子上还有一对未共用的电子对未参与共轭。由于吡啶环中氮原子的电负性大于碳原子，所以环上的电子云密度因向氮原子转移而降低，亲电取代比苯难。环上氮原子具有与间位定位基—NO_2 相似的电子效应，取代反应易发生在 β 位。

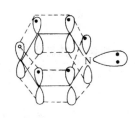

图 19-2　吡啶分子结构

吡啶环上的氮原子有一对未共用电子对未参与 6 个电子共轭体系，可与质子结合，故其碱性较吡咯强，也较苯胺强，但比氨弱。吡啶能与强酸作用生成较稳定的盐。吡啶可与水混溶，同时又能溶解大多数极性和非极性有机化合物，是一个良好的溶剂，吡啶具有较好的水溶性的原因，除分子的极性外，主要是由于其氮原子上有一对未参与环共轭体系的未共用电子对与水分子易形成氢键。吡咯由于氮原子上未共用电子对是闭合共轭体系的组成部分，难与水形成氢键，所以吡咯难溶于水。若吡咯或吡啶加氢饱和后，共轭体系消失，碱性增强，显现出环状仲胺的碱性。不同化合物的碱性大小顺序为：

四氢吡咯 ＞NH_3＞ 吡啶 ＞ 苯胺 ＞ 吡咯

四氢吡咯　　氨　　吡啶　　苯胺　　吡咯

三、重要的含氮杂环化合物

1. 吡咯及其衍生物

吡咯存在于煤焦油中，为无色液体，沸点 131℃。吡咯的蒸气可使浸有盐酸的松木片产生红色，称为吡咯的松木片反应。

吡咯广泛分布于自然界中，叶绿素、血红素、维生素 B_{12} 等许多生物碱都含有吡咯环。

4 个吡咯环的 α 碳原子通过 4 个次甲基交替连接构成的大环叫卟吩环。卟吩环成环的原子都在同一平面上，是一个复杂的共轭体系。卟吩的 4 个吡咯环中间的空隙与铁、镁、钴形成配合物分别是血红素、叶绿素、维生素 B_{12}。

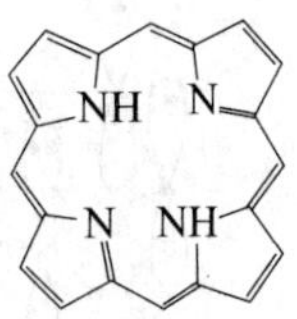

卟吩 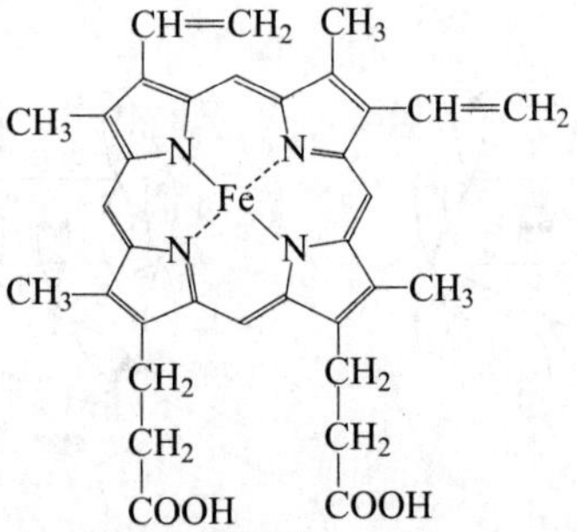   血红素

血红素与蛋白质结合成为血红蛋白，存在于哺乳动物的红细胞中，是输送氧气的物质。

2. 咪唑及其衍生物

咪唑的衍生物，如蛋白质组成的衍生物组氨酸。组氨酸经酶的作用或体内分解，可脱羧变成组胺。组胺有收缩血管的作用，人体内组胺过多会发生过敏反应。

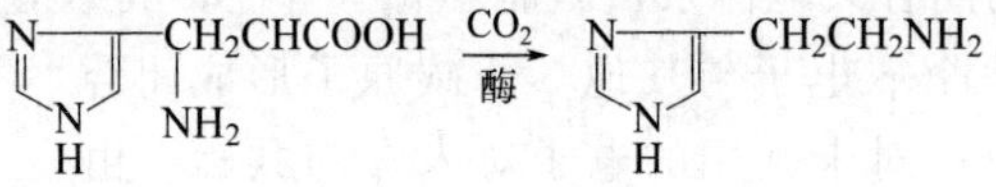

组氨酸   组胺

3. 吡啶及其衍生物

吡啶的衍生物有烟酸、烟酰胺、异烟肼等。

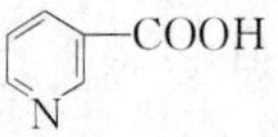

烟酸 (β-吡啶甲酸)   烟酰胺 (β-吡啶甲酰胺)   异烟肼 (γ-吡啶甲酰肼)

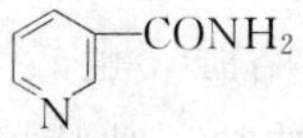

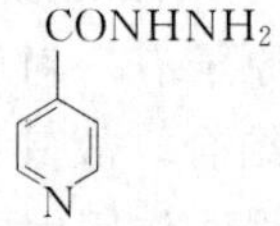

烟酸和烟酰胺两者组成维生素 PP。体内缺乏易引起糙皮病。烟酸还具有扩张血管及降低血胆固醇作用。

异烟肼又叫做**雷米封**（Rimifon），为无色晶体或粉末，易溶于水，微溶于乙醇、不溶于乙醚。异烟肼具有较强的抗结核作用，是常用的抗结核药物。

吡啶的衍生物还有维生素 B_6，它包括吡哆醇、吡哆胺、吡哆醛，是维持蛋白质正常代谢的必要维生素，存在于蔬菜、鱼、蛋类中。

4. 嘧啶及其衍生物

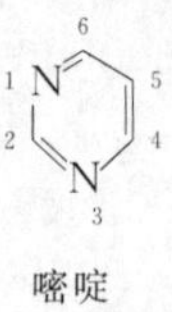

嘧啶 嘧啶为无色晶体，易溶于水，具有弱碱性。

嘧啶在自然界分布广泛，可单独存在，也可与其他环系稠合而存在于维生素、生物碱及蛋白质中，许多合成类药物如巴比妥类药、磺胺嘧啶等都含有嘧啶环。

嘧啶的衍生物如胞嘧啶、尿嘧啶和胸腺嘧啶是核酸的组成部分。

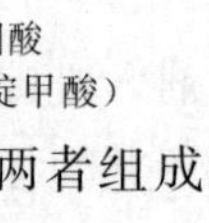

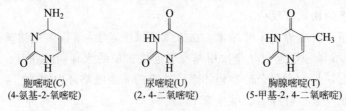

胞嘧啶(C)   尿嘧啶(U)   胸腺嘧啶(T)
(4-氨基-2-氧嘧啶)   (2,4-二氧嘧啶)   (5-甲基-2,4-二氧嘧啶)

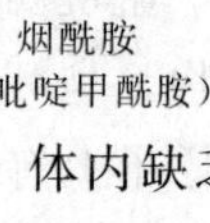

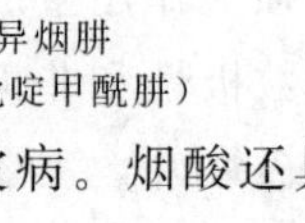

嘧啶衍生物有酮式和烯醇式互变异构现象，如尿嘧啶的互变异构：

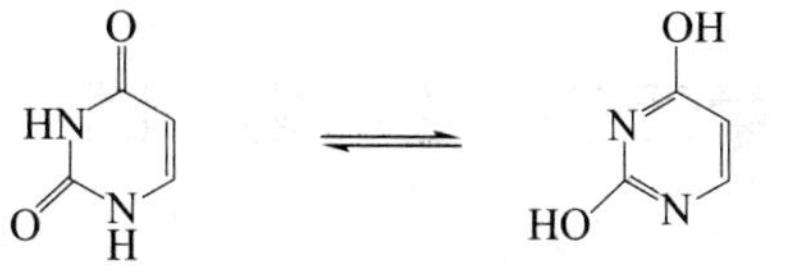

酮式　　　　　　　烯醇式(2,4-二羟基嘧啶)

5. 嘌呤及其衍生物

嘌呤是咪唑和嘧啶稠合而成的稠杂环。它为无色结晶，易溶于水，能分别与强酸或强碱成盐。嘌呤环的编号比较特殊，常用标氢法区别。

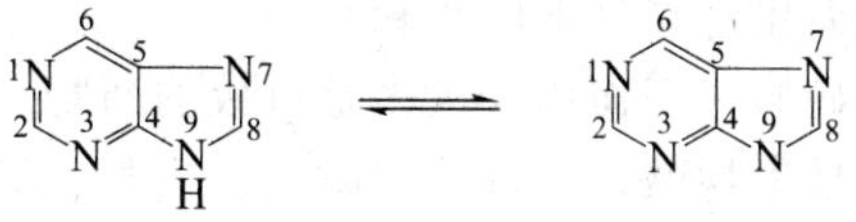

9*H*-嘌呤　　　　　　　　　7*H*-嘌呤

药物分子中多为 7*H*-嘌呤，生物体内则 9*H*-嘌呤常见。

嘌呤本身不存在于自然界，但它的衍生物广泛分布在动、植物中。嘌呤的衍生物腺嘌呤、鸟嘌呤是核酸的组成成分。

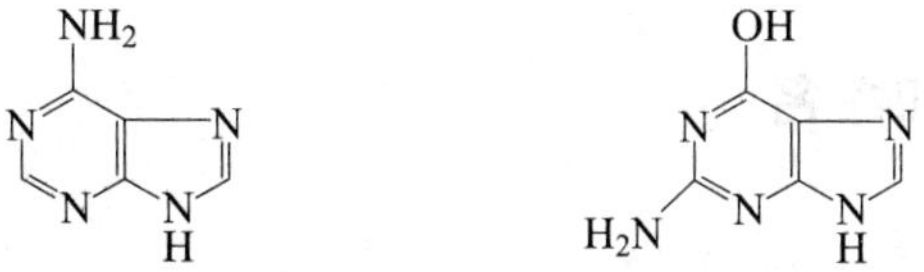

腺嘌呤(A)　　　　　　　　　鸟嘌呤(G)
(6-氨基嘌呤)　　　　　　　(2-氨基-6-羟基嘌呤)

次黄嘌呤、黄嘌呤和尿酸是腺嘌呤和鸟嘌呤在体内的代谢产物，存在于哺乳动物的尿和血中。

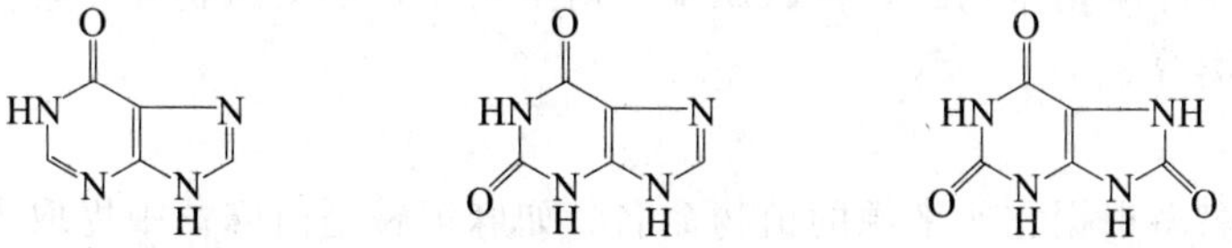

次黄嘌呤　　　　　黄嘌呤　　　　　尿酸
(6-氧嘌呤)　　　(2,6-二氧嘌呤)　　(2,6,8-三氧嘌呤)

尿酸为无色结晶，极难溶于水，有弱酸性，正常代谢时，健康人每天尿酸的排泄量为 0.5～1g。若代谢紊乱时，尿中尿酸含量增加，过多可沉积形成尿结石。血液中尿酸含量过多时，可沉积在关节等处，形成痛风石。

尿酸存在互变异构现象。

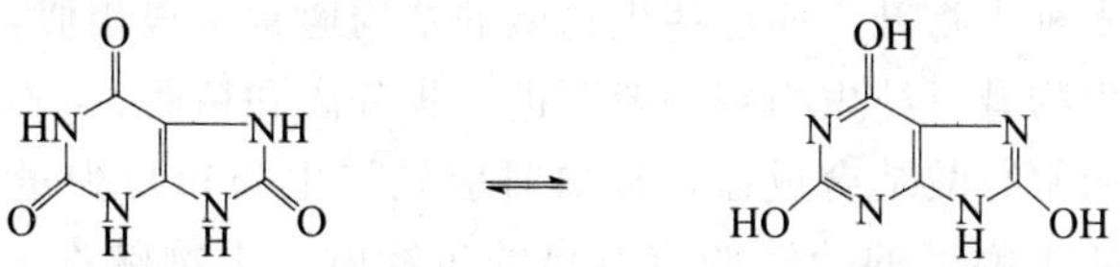

酮式　　　　　　　　　稀醇式

咖啡因为黄嘌呤类生物碱，在体内代谢产物为 1-甲基尿酸、1-甲基黄嘌呤等。咖啡因又称三甲基黄嘌呤，为中枢兴奋药，能加强大脑皮层的兴奋过程，具有兴奋心脏和利尿作用。

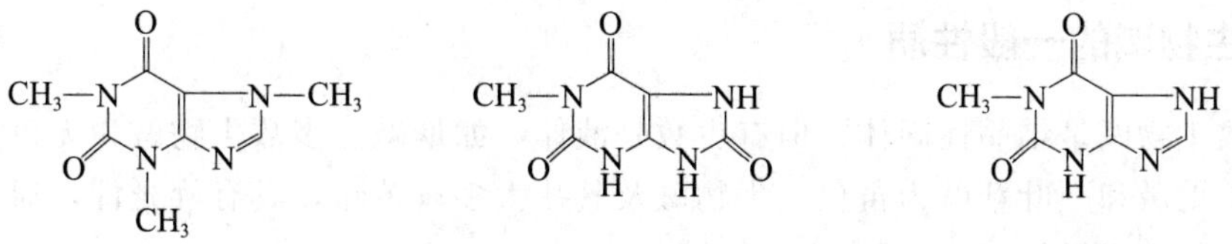

咖啡因　　　　　　　　　1-甲基尿酸　　　　　　　1-甲基黄嘌呤

咖啡因为黄嘌呤的 *N*-甲基衍生物，主要存在于咖啡豆及茶叶中。

第二节 生 物 碱

一、概述

生物碱（alkaloid）是指存在于生物体内，有明显生理活性的含氮碱性有机化合物。它们主要存在于植物中，所以又称植物碱。大多数生物碱是结构复杂的多环化合物，以含氮杂环形式存在，但也有少数胺类化合物（如麻黄碱）。

生物碱具有特殊而又明显的生理作用，大多是有效的药物。我国中草药的使用已有数千年的历史，其有效成分往往是生物碱，如麻黄、防己、当归、贝母、黄连等。许多合成药物的研究是从植物的有效成分开始，至今从植物中分离出来的生物碱已有数千种，其中用于临床的有近百种。研究生物碱的结构和性质，为寻找优良药物开辟了很好的途径。

生物碱有一定的毒性，量少时可作为药物治疗疾病，量大时可能引起中毒，所以使用时一定要注意剂量。

二、生物碱的分类和命名

1. 分类

生物碱的分类方法有多种，较常见的分类方法是根据生物碱的化学结构进行分类。如麻黄碱属于有机胺类，苦参碱属吡啶衍生物类，莨菪碱属莨菪烷衍生物类，喜树碱属喹啉衍生物类，常山碱属喹唑酮衍生物类，茶碱属嘌呤衍生物类，小檗碱属异喹啉衍生物类，长春新碱属吲哚衍生物类等。

2. 命名

生物碱的命名多根据它所来源的植物命名。如麻黄碱是由麻黄中提取出来而得名；烟碱是由烟草中提取出来而得名。生物碱的名称也可采用国际通用名称的译音，如烟碱又称**尼古丁**（nicotine）。

三、生物碱的一般提取方法

生物碱的提取是用适当的溶剂和适当的方法将植物中的生物碱从植物中提取出来。一般情况下，一种植物含多种生物碱，而这些生物碱的结构通常又很相似，提取出来的大多是生物碱的混合物，即总生物碱。纯生物碱一般要进一步分离和精制。

生物碱在植物体内常与酸结合成盐，提取时应先将生药粉与少量碱水〔如 10%氨水或碳酸钠溶液〕拌匀，使生物碱的盐转变成游离的生物碱。生物碱难溶于水，易溶于有机溶剂，可用苯、二甲苯、氯仿、二氯乙烷、乙醚等有机溶剂提取。生物碱的分离和精制可通过分步结晶、色谱分离等手段来实现。

四、生物碱的一般性质

大多数生物碱是结晶性固体，但有少数是液体，如烟碱。多数生物碱为无色，但有少数生物碱如小檗碱和一叶萩碱为黄色。生物碱及其盐大多有苦味，具有旋光性，通常左旋的生物碱有较强的生理活性。

1. 碱性

生物碱有碱性，是因为分子中的氮原子有未共用的电子对，能接受质子和酸作用成盐。生物碱遇碱，又游离出来生物碱。

生物碱难溶于水，但其盐易溶于水，临床上使用的生物碱药物常制成生物碱的盐类，如硫酸阿托品、盐酸吗啡等。应该注意的是，生物碱的盐遇碱会析出难溶于水的生物碱，因此，使用时，不得与碱性药物并用。如硫酸奎宁溶液加入少量苯巴比妥钠，会析出沉淀而使药物失效。

生物碱的碱性强弱主要取决于分子中氮原子吸引质子能力的大小，分子中若有季铵碱基则是强碱；若有氨基则显碱性；若有酰胺基则近乎中性，不与冷的无机酸成盐，如秋水仙碱；若既含碱性基团又有酸性基团，则既可与酸又可与碱成盐，如槟榔次碱。

2. 沉淀反应

生物碱或生物碱的盐类水溶液，能与一些试剂生成不溶性沉淀。使生物碱沉淀的试剂称为生物碱沉淀剂。沉淀反应可用于鉴定和分离生物碱。常用的生物碱沉淀剂有：碘化汞钾（$HgI_2 \cdot 2KI$）试剂（与生物碱作用生成黄色沉淀）；碘化铋钾（$BiI_3 \cdot KI$）试剂（与生物碱作用多生成黄褐色沉淀）；磷钨酸（$H_3PO_4 \cdot 12WO_3$）试剂、鞣酸、苦味酸与生物碱作用分别生成黄色、白色、黄色沉淀。

3. 显色反应

生物碱与一些试剂反应呈现不同的颜色，可用于鉴定生物碱。例如：0.01（1%）钒酸铵的浓硫酸溶液，遇阿托品显红色，遇吗啡显棕色，遇可待因显蓝色等。此外，钼酸铵的浓硫酸溶液，浓硫酸加入少量甲醛的溶液，浓硫酸等都能使各种生物碱呈现不同的颜色。

五、重要的生物碱

1. 烟碱

烟草中含有十余种生物碱，主要是烟碱，约含 0.02～0.08（2%～8%），纸烟中约含 0.015（1.5%）。烟碱又名尼古丁，属吡啶衍生物类生物碱。

烟碱为无色或微黄色液体，易溶于乙醇、乙醚和氯仿。烟碱有剧毒，少量能兴奋中枢神经，升高血压；大量则抑制中枢神经，使心脏麻痹以至死亡。几毫克的烟碱能引起头痛、呕吐、意识模糊等中毒现象，吸烟过多的人会逐渐引起慢性中毒。

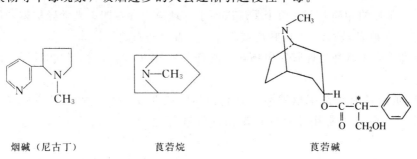

烟碱（尼古丁）　　　　　莨菪烷　　　　　　　莨菪碱

2. 莨菪碱与阿托品

莨菪碱和阿托品属莨菪烷衍生物类生物碱。

莨菪碱是由莨菪酸和莨菪醇缩合而成。莨菪碱是左旋体，当莨菪碱在碱性条件下或受热时可发生消旋作用，变成外消旋莨菪碱，即阿托品，构造式为：

临床上常用硫酸阿托品作抗胆碱药物，能抑制唾液、汗腺等多种腺体的分泌，能扩散瞳孔；运用于平滑肌痉挛，胃及十二指肠溃疡等；也可用作有机磷、锑剂中毒的解毒剂。

除莨菪碱外，山莨菪碱和樟柳碱两者均有明显的抗胆碱作用，并有扩张微动脉，改善血液循环的作用，用于散瞳、慢性支气管炎的平喘作用；也能用做有机磷的解毒剂。

3. 吗啡、可待因和咖啡因

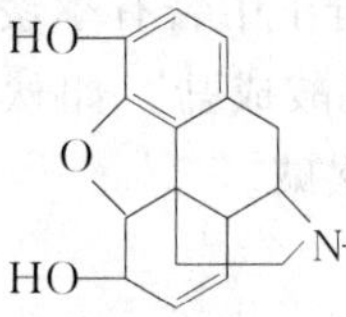

吗啡 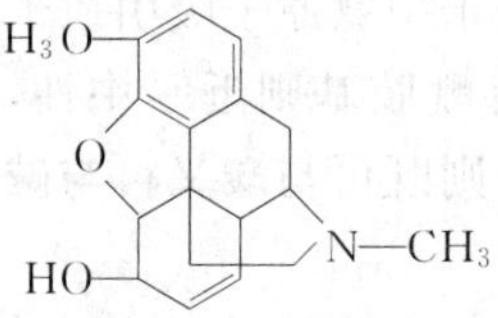　　　　　　　可待因 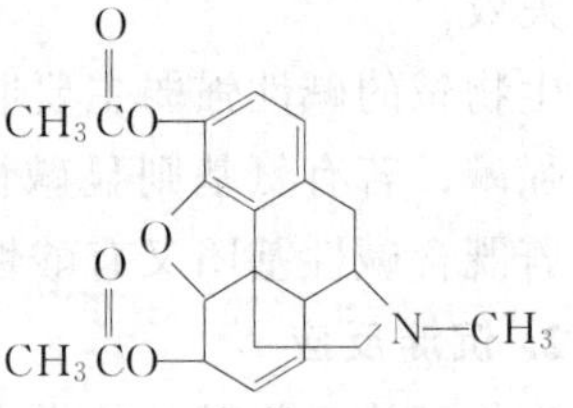　　　　　　　海洛因

吗啡和可待因是罂粟科植物所含生物碱，属异喹啉类衍生物。吗啡对中枢神经有麻醉作用，有极快的镇痛效力，但易成瘾，不宜常用。可待因是吗啡的甲基醚，与吗啡有相似的生理作用，可用以镇痛，也可用作镇咳剂。

海洛因是吗啡的二乙酰基衍生物，即二乙酰基吗啡。

海洛因镇痛作用较大，可产生欣快和幸福的虚假感觉，但毒性和成瘾性极大，过量能致死，海洛因被列为禁止制造和出售的毒品。

4. 麻黄碱

麻黄碱是中药麻黄中的一种主要生物碱，又称麻黄碱。常用的麻黄碱系指左旋麻黄碱，右旋的称为伪麻黄碱，两者互为旋光异构体。

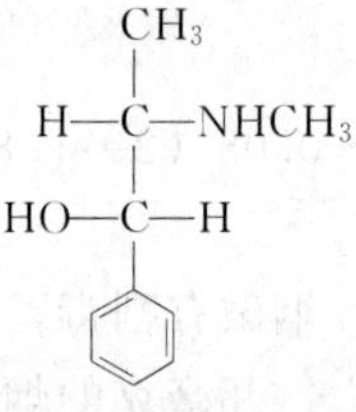

（＋）-伪麻黄碱 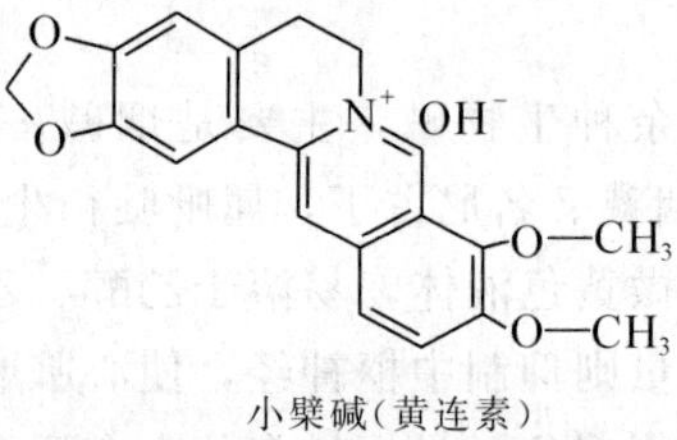　　　　　　　小檗碱（黄连素）

从结构上看，苯环的侧链上存在两个手性碳原子，理论上存在四个光学异构体，但在中药麻黄中只存在（－）-麻黄碱和（＋）-伪麻黄碱两种，二者是非对映异构体。

麻黄碱和伪麻黄碱都是仲胺类生物碱，没有含氮杂环，与一般的生物碱沉淀剂不易发生沉淀。

（－）-麻黄碱具有兴奋中枢神经、升高血压、扩张支气管、收缩鼻黏膜及止咳作用，也有散瞳作用。临床上常用盐酸麻黄碱治疗气喘等症。

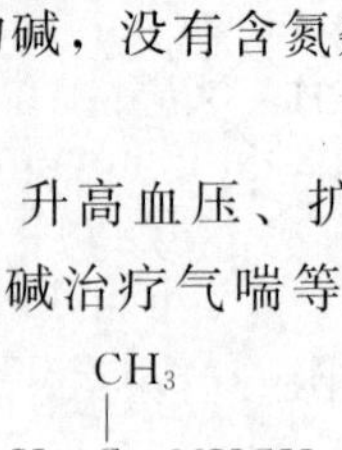

（－）-麻黄碱

5. 小檗碱

小檗碱又叫黄连素,存在于小檗属植物的黄柏、黄连和三颗针中,它属于异喹啉生物碱,属季铵化合物。

小檗碱为黄色针状晶体,味苦,溶于水,难溶于有机溶剂。盐酸黄连素在临床上常用于痢疾、胃肠炎等症。

本章要求

1. 掌握常见杂环化合物的结构式(呋喃、噻吩、吡咯、噻唑、吡唑、咪唑、吡啶、吡喃、嘧啶、喹啉、吲哚和嘌呤等)。熟悉杂环化合物的结构特点,五元含氮杂环和六元含氮杂环(吡咯、吡啶)芳香性、碱性的比较。了解重要的含氮杂环化合物。

2. 熟悉生物碱的定义、一般化学性质;了解生物碱的分类和命名,生物碱的一般提取方法。

习　题

一、选择题

1. 下列分子为杂环化合物的是_____。

A. 苯　　　　　B. 萘　　　　　C. 乙醚　　　　　D. 咪唑

2. 下列化合物中含有硫原子的是_____。

A. 呋喃　　　　B. 噻吩　　　　C. 吡咯　　　　　D. 吲哚

3. 下列化合物中含有氧原子的是_____。

A. 咪唑　　　　B. 吡啶　　　　C. 吡喃　　　　　D. 喹啉

4. 下列分子为稠环化合物的是_____。

A. 异喹啉　　　B. 吡唑　　　　C. 嘧啶　　　　　D. 吡啶

5. 下列化合物不具有芳香性的是_____。

A. 吡咯　　　　B. 咪唑　　　　C. 苯　　　　　　D. 乙炔

6. 血红素中含有的金属配位原子是_____。

A. 铁　　　　　B. 锌　　　　　C. 镁　　　　　　D. 钙

7. 下列化合物中,为中枢兴奋药,能加强大脑皮层的兴奋过程的是_____。

A. 咖啡因　　　B. 嘌呤　　　　C. 尿嘧啶　　　　D. 盐酸

8. 下列化合物中含有两个手性碳原子的是_____。

A. 麻黄碱　　　B. 小檗碱　　　C. 莨菪碱　　　　D. 烟碱

二、简答题

1. 试比较吡啶与吡咯的碱性强弱和水溶性大小,说明理由。

2. 吗啡的水溶性如何? 若要增大水溶性,应如何做?

3. 写出下列化合物的构造式:

(1)β-吡啶甲酸(烟酸)　　　　　(2)2-甲基吡咯

(3)腺嘌呤　　　　　　　　　　　(4)5-甲基噻唑

(5)烟碱(尼古丁)　　　　　　　　(6)4-甲基吡唑

(7) 2,5 二甲基呋喃

4. 命名下列化合物:

(1)

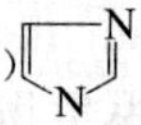

(2)

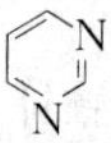

(3)

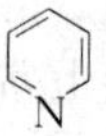

(4)

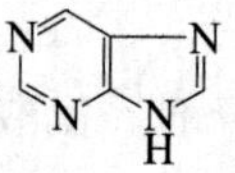

(5)

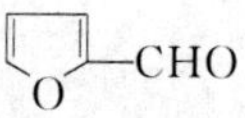

(6)

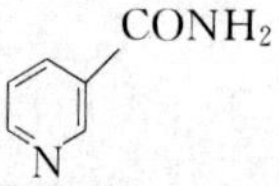

(7)

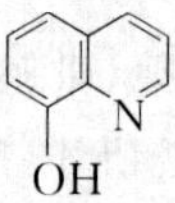

(8)

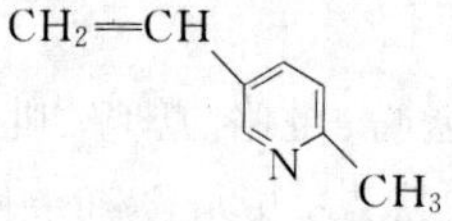

5. 写出尿酸的互变异构体。

第二十章　脂类化合物

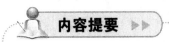

内容提要 ▶▶

　　本章主要介绍油脂的组成及油脂的化学性质。简要介绍了类脂的定义及甾族化合物的基本结构，常见磷脂、糖脂及甾族化合物的结构特征及生理活性。

　　脂类（lipid）是油脂和**类脂**（lipoid）的总称。油脂是甘油与脂肪酸（主要是高级脂肪酸）生成的酯，包括**脂肪**（fat）和**油**（oil）。类脂是结构或理化性质类似油脂的物质，主要有磷脂、糖脂、蜡、甾醇、甾类激素及强心苷等。

　　脂类化合物是构成生物体的重要成分，在生理上具有非常重要的意义。类脂是细胞原生质的必要成分，称为原生质脂。它们在细胞内与蛋白质结合在一起形成脂蛋白，构成细胞的各种膜，如细胞膜、核膜、线粒体膜等。油脂在人体内存在于皮下结缔组织、腹腔、大网膜及肠系膜等脂肪组织中。脂肪在体内氧化供给一部分能量，并作为能源的储备物。它在脏器周围起了保护内脏免受磨损及外力撞伤的作用；在皮下有保温作用；脂肪还是脂溶性维生素 A、D、E、K 等及许多生物活性物质的良好溶剂。甾族化合物广泛地存在于动植物的组织中。例如动物体内的胆固醇、胆汁酸、肾上腺皮质激素和性激素等；植物（中草药）中的强心苷及甾族生物碱等。它们在生理活动中都起着十分重要的作用。

第一节　油　　脂

一、油脂的组成

　　油脂是油和脂肪的总称。一般在室温下是液体的称为油（绝大多数来源于植物），是固体或半固体的称为脂肪（绝大多数来源于动物）。从化学结构来看，它们都是高级脂肪酸的甘油酯。可用通式表示如下：

$$
\begin{array}{l}
CH_2\text{—OOCR} \\
| \\
CH\text{—OOCR}' \\
| \\
CH_2\text{—OOCR}''
\end{array}
$$

式中，R，R′，R″可以相同或不同。如果相同，则该油脂称为单酸甘油酯；若不同，则称为混酸甘油酯。天然油脂是混酸甘油酯的复杂混合物，除甘油三酯外，还含有少量游离脂肪酸、色素和维生素等。组成油脂的脂肪酸，已知的约有 50 多种，常见的脂肪酸和一些油脂的脂肪酸组成如表 20-1、表 20-2 所示。

　　油脂中的天然脂肪酸在组成和结构上的共同特点是：

　　① 绝大多数是直链的含偶数碳的高级脂肪酸，碳原子数一般在 $C_{12} \sim C_{20}$ 之间，尤以 C_{16} 和 C_{18} 的脂肪酸为最多；

表 20-1　常见油脂中的重要脂肪酸

类别	名　称	构　造　式
饱和脂肪酸	月桂酸（十二烷酸）	$CH_3(CH_2)_{10}COOH$
	肉豆蔻酸（十四烷酸）	$CH_3(CH_2)_{12}COOH$
	棕榈酸 或软脂酸(十六烷酸)	$CH_3(CH_2)_{14}COOH$
	硬脂酸（十八烷酸）	$CH_3(CH_2)_{16}COOH$
	花生酸（二十烷酸）	$CH_3(CH_2)_{18}COOH$
	二十四酸（二十四烷酸）	$CH_3(CH_2)_{22}COOH$
不饱和脂肪酸	棕榈油酸（9-十六碳烯酸）	$CH_3(CH_2)_5CH=CH(CH_2)_7COOH$
	油酸（9-十八碳烯酸）	$CH_3(CH_2)_7CH=CH(CH_2)_7COOH$
	蓖麻油酸(12-羟基-9-十八碳烯酸)	$CH_3(CH_2)_5CHOHCH_2CH=CH(CH_2)_7COOH$
	亚油酸（9,12-十八碳二烯酸）	$CH_3(CH_2)_3(CH_2-CH=CH)_2(CH_2)_7COOH$
	亚麻酸（9,12,15-十八碳三烯酸）	$CH_3(CH_2CH=CH)_3(CH_2)_7COOH$
	γ-亚麻酸（6,9,12-十八碳三烯酸）	$CH_3-(CH_2)_4(CH_2-CH=CH)_3(CH_2)_4COOH$
	桐酸（9,11,13-十八碳三烯酸）	$CH_3(CH_2)_3(CH=CH)_3(CH_2)_7COOH$
	花生四烯酸（5,8,11,14-二十碳四烯酸）	$CH_3(CH_2)_3(CH_2CH=CH)_4(CH_2)_3COOH$
	神经酸（15-二十四碳烯酸）	$CH_3(CH_2)_7CH=CH(CH_2)_{13}COOH$

表 20-2　一些油脂的脂肪酸组成

油　脂	脂肪酸（质量分数）						
	月桂酸	肉豆蔻酸	棕榈酸	硬脂酸	油酸	亚油酸	亚麻酸
猪油		1~2	25~30	12~16	40~50	5~10	1
奶油[①]	2~5	8~14		9~12	25~35	2~5	
牛油		3~5		20~30	40~50	1~5	
椰子油[②]	45~48	16~18	8~10	2~4	5~8	1~2	
橄榄油			8~16	2~3	70~85	5~15	
豆油			10	3	25~30	50~55	4~8
棉籽油		1	20~25	1~2	20~30	45~50	
红花油			6	3	13~15	75~78	
亚麻籽油					20~35	15~25	40~60

[①]尚含有 3%~4%丁酸及 C_6，C_8 和 C_{10} 酸各 13%。
[②]尚含有 C_8 和 C_{10} 酸各 5%~9%。

②　有不少是不饱和脂肪酸，以含一个、两个或三个碳碳双键的 C_{18} 脂肪酸为主，几乎都是顺式构型。

多数天然脂肪酸能在人体内合成，但亚油酸、亚麻酸和花生四烯酸等必须由食物供给，故称为必需脂肪酸。

甘油酯的命名可按多元醇酯的命名法称为甘油某酸酯。如果是混酸甘油酯，则须将脂肪酸的位次表明。例如：

$$CH_2-OOC-(CH_2)_{14}-CH_3$$
$$|$$
$$CH-OOC-(CH_2)_{14}-CH_3$$
$$|$$
$$CH_2-OOC-(CH_2)_{14}-CH_3$$

甘油三棕榈酸酯
或甘油三软脂酸酯

^{1} 或 α $CH_2-OOC-(CH_2)_{16}-CH_3$
^{2} 或 β $CH-OOC-(CH_2)_7-(CH=CH-CH_2)_2CH_3$
^{3} 或 α' $CH_2-OOC-(CH_2)_7CH=CH(CH_2)_7CH_3$

甘油-α-硬脂酸-β-亚油酸-α'-油酸酯
或 2-亚油酸-3-油酸-1-硬脂酸甘油酯

二、油脂的物理性质

纯净的油脂是无色、无臭、无味的。但是一般的油脂，尤其是植物性油脂，常带有香味或特殊气味，并有颜色。这是因为一般油脂中往往溶有维生素和色素，因此有色。相对分子质量小的油脂是较易挥发的液体；相对分子质量大的油脂是油状液体或熔点较低的固体。油脂的相对密度小于1，一般难溶于水，但易溶于乙醚、石油醚、氯仿、苯等有机溶剂，难溶于冷酒精而能溶于热酒精，利用这些溶剂可从动植物组织中提取油脂。天然油脂是混合物，没有确切的熔点和沸点。

三、油脂的化学性质

1. 水解

油脂能在酸、碱或酶（如胰脂酶等水解酶）的作用下水解，生成一分子甘油和三分子脂肪酸。

$$
\begin{array}{l}
CH_2-OOC-R \\
| \\
CH-OOC-R' \\
| \\
CH_2-OOC-R''
\end{array}
+3H_2O \xrightleftharpoons[]{\text{胰脂酶}}
\begin{array}{l}
CH_2-OH \\
| \\
CH-OH \\
| \\
CH_2-OH
\end{array}
+
\begin{array}{l}
RCOOH \\
R'COOH \\
R''COOH
\end{array}
$$

油脂若在碱性溶液中水解，则生成物为甘油和高级脂肪酸盐。

$$
\begin{array}{l}
CH_2-OOC-R \\
| \\
CH-OOC-R' \\
| \\
CH_2-OOC-R''
\end{array}
+3NaOH \xrightarrow{\triangle}
\begin{array}{l}
CH_2-OH \\
| \\
CH-OH \\
| \\
CH_2-OH
\end{array}
+
\begin{array}{l}
RCOONa \\
R'COONa \\
R''COONa
\end{array}
$$

高级脂肪酸盐通称为肥皂，因此油脂在碱性条件下水解过程叫作皂化。普通肥皂是各种高级脂肪酸钠盐的混合物。油脂用氢氧化钾皂化所得的高级脂肪酸钾盐，质软，叫作软肥皂，医药上常用以洗净皮肤。外用消毒防腐剂"来苏儿"是煤酚和肥皂制成的溶液。

使1g油脂完全皂化所需要的氢氧化钾的质量（单位为毫克）称为皂化值。根据皂化值的大小，可以判断油脂中所含甘油酯的平均相对分子质量。油脂中甘油酯的平均相对分子质量愈大，则皂化值愈小。反之，皂化值愈大，表示甘油酯的平均相对分子质量愈小。各种油脂都有一定的皂化值范围，因此可以用皂化值来检验油脂的纯度。

人体进食的油脂主要在小肠内催化水解，此过程称为油脂的消化。水解产物透过肠壁被吸收（少量油脂微粒同时被吸收），进一步合成人体自身的脂肪。这种吸收后的脂肪除一部分氧化供给能量（脂肪在体内完全氧化放出的热量为 $28.9kJ \cdot g^{-1}$）外，大部分贮存在皮下、肠系膜等处的组织中。

2. 加成

（1）氢化　含不饱和脂肪酸较多的油脂，容易被氧化而变质。油脂中双键愈多（熔点愈低）愈容易受空气氧化而变质。一般来说，用于工业上制肥皂或食用油脂，固态脂肪较液态油为佳。利用催化加氢，可将天然油脂中的不饱和键加氢变成饱和键，既可提高油脂的熔点，又能改进其一些性能。例如：

$$
\begin{array}{l}
CH_2-OOC-C_{17}H_{33} \\
| \\
CH-OOC-C_{17}H_{33} \\
| \\
CH_2-OOC-C_{17}H_{33}
\end{array}
+3H_2
\xrightarrow[250℃]{Ni}
\begin{array}{l}
CH_2OOCC_{17}H_{35} \\
| \\
CHOOCC_{17}H_{35} \\
| \\
CH_2OOCC_{17}H_{35}
\end{array}
$$

甘油三油酸酯   甘油三硬脂酸酯

油脂经过氢化后，使原来为液态的油转变为半固态的脂肪，所以常将油脂的这种氢化叫做油脂的硬化。硬化后的油脂可作为制肥皂或人造黄油的原料。硬化后的油脂不但有利于贮存和运输，而且不易变质。

（2）加碘　含不饱和脂肪酸的油脂，也可与卤素发生加成反应。与碘的加成反应在油脂分析中有一定的意义。测定一定量油脂所能吸收碘的量，可以判断油脂的不饱和程度。100g 油脂所能吸收碘的质量（单位为克），称为碘值。碘值大，表示油脂的不饱和程度高。由于碘和碳碳双键的加成反应较慢，所以测定时常用氯化碘（ICl）或溴化碘（IBr）的冰醋酸溶液作试剂代替碘。其中的氯或溴能使碘活化。

3. 酸败

天然油脂在空气中放置过久，就会变质，产生难闻的气味，这个过程称为酸败（哈喇）。

油脂酸败的主要原因是油脂中不饱和脂肪酸中的碳碳双键被空气氧化，生成过氧化物，后者继续氧化或分解，产生有臭味的低级醛和羧酸。光、热或湿气都能促进油脂的酸败。

$$\cdots\!-\!CH_2CH\!=\!CHCH_2\!-\!\cdots \xrightarrow{\text{氧化}} \xrightarrow{\text{分解}} \text{醛、酸等物质}$$

油脂酸败的另一个原因是由于微生物或酶的作用，先将油脂水解为甘油和脂肪酸，再经过一系列复杂的变化，使脂肪酸转变为 β-酮酸，这个过程称为 β-氧化。生成的 β-酮酸易脱羧生成具有臭味的酮。其过程如下：

$$
R-CH_2-CH_2-COOH \xrightarrow{-2H} R-CH\!=\!CH-COOH \xrightarrow{+H_2O}
\begin{array}{c}
OH \\
| \\
R-CH-CH_2-COOH
\end{array}
$$

$$
\xrightarrow{-2H}
\begin{array}{c}
O \\
\| \\
R-C-CH_2-COOH
\end{array}
\xrightarrow{-CO_2}
\begin{array}{c}
O \\
\| \\
R-C-CH_3
\end{array}
$$

油脂酸败的产物有毒性和刺激性，因此酸败的油脂不能食用或药用。

第二节　类　脂

一、磷脂

磷脂（phospholipid）是含有磷酸基的类脂。它们广泛地分布在动植物组织中，是细胞原生质的固定组成成分。磷脂主要存在于脑和神经组织、骨髓、心、肝、肾等器官中；蛋黄、种子、大豆中也含有丰富的磷脂。常见的磷脂有卵磷脂、脑磷脂和（神经）鞘磷脂。它们的结构与油脂相似，但组成较为复杂，水解后的产物是醇（甘油或其他醇）、脂肪酸、磷酸和含氮的有机碱。

1. 卵磷脂

卵磷脂（lecithin）是分布最广的一种磷脂，存在于各种动物组织与器官中。脑、神经组织、心、肝、肾上腺及红细胞中含量较多，蛋黄里含量更多，占 8% ～ 10%，故称卵磷脂。

卵磷脂的结构和油脂相似，但在卵磷脂分子内，甘油部分的三个羟基中有一个与磷酸结合，而磷酸又与胆碱结合。这些都是通过酯键形式连接的。例如：

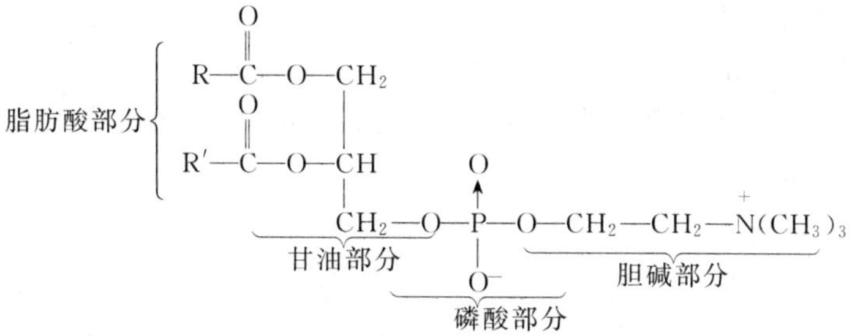

L-α-卵磷脂

根据磷酸和胆碱在卵磷脂分子中连接的位置不同，卵磷脂有 α 和 β 两种异构体。自然界的卵磷脂是 α-卵磷脂。天然卵磷脂含有手性碳原子，有旋光性。天然卵磷脂都是 L-构型的，且 β-位所连的脂肪酸常是不饱和脂肪酸。

纯粹的卵磷脂是吸水性较强的白色蜡状固体，在空气中易被氧化而迅速变为黄色，久置则呈褐色。这可能是卵磷脂分子中，碳碳双键易被氧化的结果。卵磷脂不溶于水和丙酮，易溶于乙醚、乙醇和氯仿。所以一般可用乙醚从蛋黄中提取卵磷脂，再用丙酮沉淀。这时脑磷脂也沉淀，但脑磷脂在冷乙醇中不溶，借此可将二者分离。

卵磷脂完全水解后，得到甘油、脂肪酸、磷酸和胆碱。天然卵磷脂是混合物，水解后得到的脂肪酸有棕榈酸、硬脂酸、油酸、亚油酸、亚麻酸及花生四烯酸。有些毒蛇的毒汁中含有某种脂酶，它能催化水解磷脂，使 β-位的不饱和脂肪酸脱落，从而破坏了细胞膜，在血液中则引起溶血。

2. 脑磷脂

脑磷脂（cephalin）与卵磷脂同时存在于机体各组织及器官中，在脑组织中含量较多，因而得名。它的结构和理化性质均与卵磷脂相似。只是脑磷脂结构中磷酸上的羟基与胆胺或丝氨酸形成酯。例如：

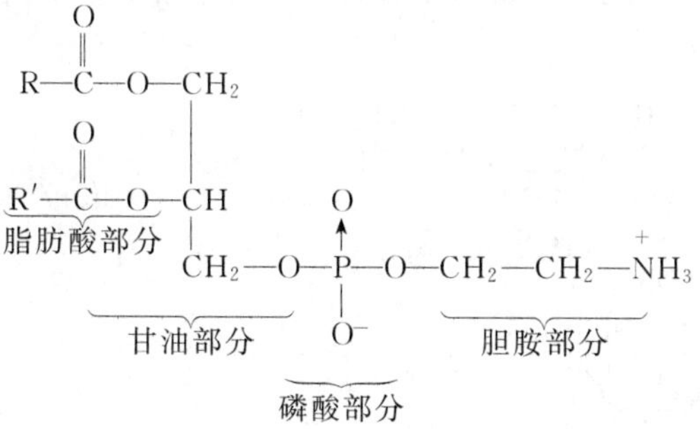

α-脑磷脂

$HO—CH_2—CH_2—NH_2$

胆胺（β-羟基乙胺，乙醇胺）

丝氨酸（α-氨基-β-羟基丙酸）

脑磷脂也有 α 和 β 两种异构体，自然界的脑磷脂也是 L 型的 α 异构体。脑磷脂水解后生成甘油、脂肪酸、磷酸与胆胺或丝氨酸。组成脑磷脂的脂肪酸通常有棕榈酸、硬脂酸、油酸及少量花生四烯酸。

脑磷脂的性质与卵磷脂很相似，也是白色蜡状固体，吸水性强，不稳定，在空气中易氧化而成棕黑色，能溶于乙醚，不溶于丙酮，但难溶于乙醇，这是与卵磷脂在溶解性方面的不同。脑磷脂与血液的凝固有关，血小板内能促使血液凝固的凝血激活酶，就是由脑磷脂与蛋白质所组成的。

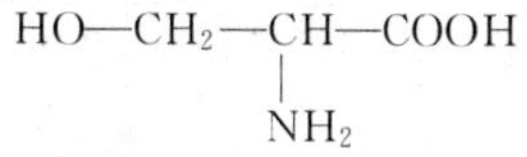

3. （神经）鞘磷脂

脑和神经含有大量的（神经）**鞘磷脂**（sphingomyelin），肝、脾及其他组织中含量较少。鞘磷脂的组成和结构与卵磷脂、脑磷脂不同。其分子中含有一个长链不饱和醇，即（神经）**鞘氨（基）醇**（sphingol），而不是甘油。

在鞘磷脂中，鞘氨醇的氨基与脂肪酸以酰胺键相连接，以 1 位上的羟基与磷酸成酯，磷酸又以酯的形式与胆碱相结合。

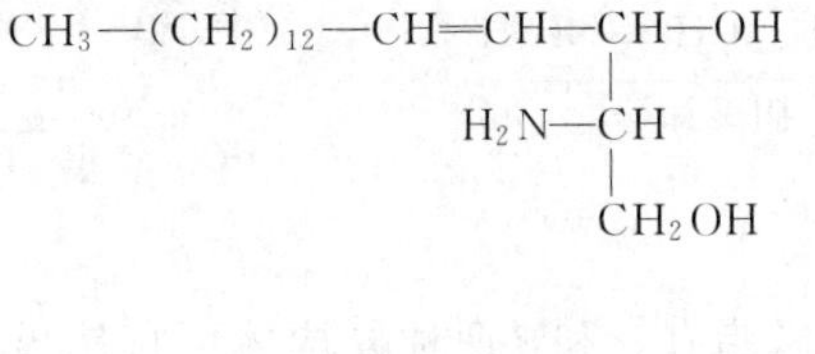

鞘氨醇 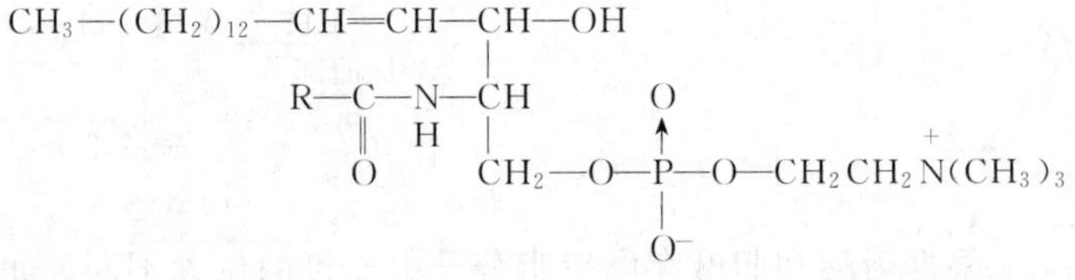　　　　　　　　　　鞘磷脂

由于鞘氨醇的前三个碳所连的基团类似于甘油，剩余的烃基长链与高级脂肪酸相近，所以鞘磷脂在大小、形状和极性方面都与卵磷脂、脑磷脂相似。它是神经鞘的主要成分。鞘磷脂是白色结晶，在光的作用下或空气中不易氧化，比较稳定，不溶于丙酮及乙醚，而溶于热乙醇中，这是鞘磷脂与卵磷脂和脑磷脂的不同之处。

二、糖脂

糖脂（glycolipid）分子中含有糖（半乳糖或葡萄糖）、长链脂肪酸和鞘氨醇，但不含磷酸，故称为糖脂。它是细胞结构包括神经髓鞘的组成部分，也是构成血型物质及细胞抗原的重要组成成分。在脑和神经髓鞘中含量最多，近年来很受重视。重要的糖脂有脑苷脂、神经节苷脂等。

糖脂水解后可得己糖（半乳糖、葡萄糖等）、鞘氨醇（有的为二氢鞘氨醇）和脂肪酸（主要有二十四烷酸、神经酸、α-羟基二十四烷酸、α-羟基神经酸等）。

糖脂为白色蜡状物，溶于热乙醇、丙酮、苯和氯仿中，而不溶于乙醚和冷乙醇。在酸性条件下煮沸可使脑苷脂分解。在体内各种糖脂的分解需要各自专一的水解酶，缺乏任何一种酶均可引起糖脂在组织中的沉积而患病。

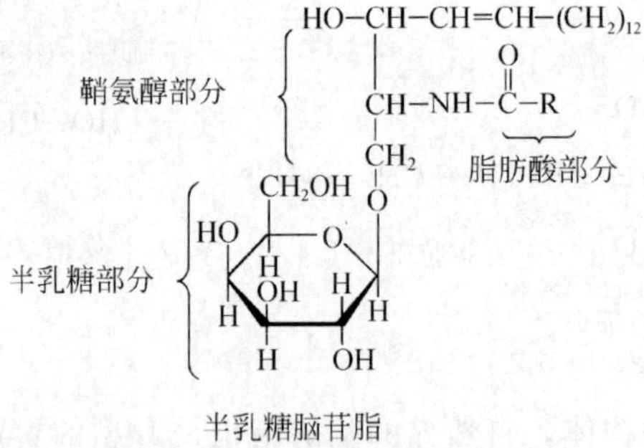

半乳糖脑苷脂

三、甾族化合物

1. 甾族化合物的结构

甾族化合物（steroid）广泛存在于动植物体内，是具有多种生理活性的重要类脂，包括甾醇、维生素 D、胆汁酸、肾上腺皮质激素及性激素等。它们的结构特点是含有环戊烷全氢菲的基本骨架，它的四个环分别用字母 A、B、C 及 D 表示，四个环上的 17 个碳原子按如下顺序编号：

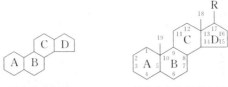

环戊烷全氢菲　　　　甾族化合物的基本骨架

各种甾族化合物除具有此种共同骨架外，绝大多数都带有三个侧链：在 C-10 及 C-13 上常连有甲基，称为角甲基，这两个角甲基的碳原子编号分别为 C-18 及 C-19，在 D 环的 C-17 上连有碳链、含氧基团或其他基团。这三个原子团都在环平面的上方，故用实线表示。环上若有其他取代基，则它们在空间上有两种取向，与角甲基取向相同的（即在环平面上方），称为 β 构型，用实线表示。若与角甲基取向相反的（即在环平面下方），称为 α 构型，用虚线表示。

2. 重要的甾族化合物

（1）甾醇类　**甾醇**（sterol）广泛存在于动植物体内，它是甾族化合物中最早发现的一类。它们分子中都含有 2°羟基，都为结晶体，故俗称固醇。所有甾醇都含有 3β-羟基，大多数有一至几个碳碳双键，双键较常出现的位置是 C-5，其次是 C-7 及 C-22。天然的甾醇能以游离状态、与高级脂肪酸成酯、与蛋白质结合成脂蛋白或与糖结合成苷等形式存在。

① 胆甾醇　**胆甾醇**（cholesterol）又称为胆固醇，广泛存在于动物细胞中，尤以脑和神经组织中含量较多。因为它是在胆石中发现的固体状醇，故得此名。其构造式如下：

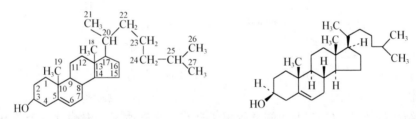

胆甾醇

胆甾醇为无色或带黄色的结晶，熔点 148℃，难溶于水，易溶于有机溶剂。它是油脂中不皂化成分之一。胆甾醇的 3β- 羟基可与脂肪酸结合成胆甾醇酯，在体内的胆甾醇以游离状态和酯（主要是不饱和脂肪酸酯）两种形式存在。

人体中的胆甾醇一部分来自食物，一部分由组织细胞自己合成，它又是合成体内其他甾族化合物的原料。例如胆甾醇在肝脏中可合成胆酸等；在肾上腺皮质中转变成肾上腺皮质激素；在性腺（睾丸和卵巢）中则转变为性激素；在肠黏膜中转变为 7-脱氢胆甾醇，后者在皮下经紫外线照射后可转变为维生素 D_3。

血液中的胆甾醇约有 65% 以酯的形式存在，它是血液运输不饱和脂肪酸的途径之一。当胆甾醇代谢发生障碍时，血液中胆甾醇及其酯的含量增加，并从血浆中析出，沉积于动脉血管壁，引起动脉粥样硬化斑块。

胆汁中亦含有胆甾醇。由于胆汁酸盐的作用，可形成乳状液。若胆汁中胆甾醇过多或胆汁酸盐过少，则胆甾醇可在胆道中沉积，参与胆石的形成。

② 7-脱氢胆甾醇　7-脱氢胆甾醇也是一种动物甾醇，存在于人体的皮下，经太阳的紫外线照射，B 环开环而转化为维生素 D_3。因此，多晒太阳是获得维生素 D_3 的最简易方法。

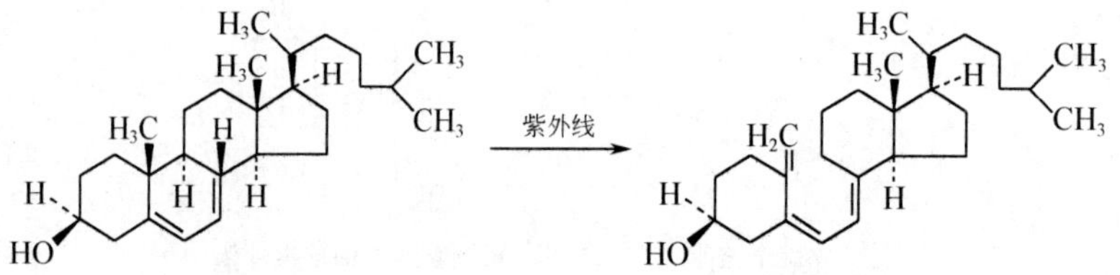

7-脱氢胆甾醇 　　紫外线　　维生素 D₃

③ 麦角甾醇　　麦角甾醇存在于酵母及某些植物中，属于植物甾醇，它的 C-17 侧链比 7-脱氢胆甾醇多一个甲基和一个双键。麦角甾醇在紫外线照射下，B 环开环形成维生素 D₂。

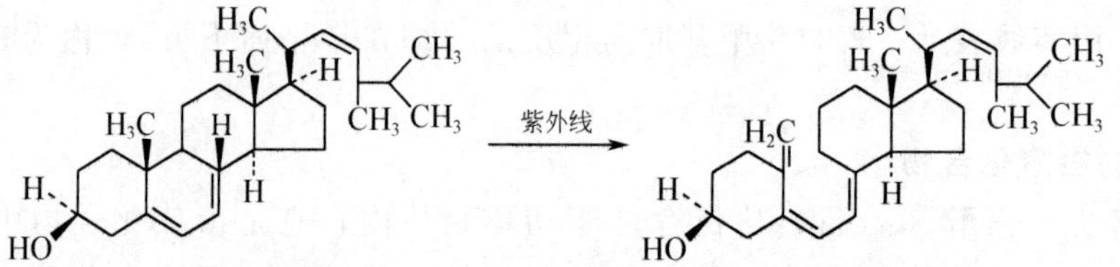

麦角甾醇　　紫外线　　维生素 D₂

维生素 D 有几种，以 D₂ 和 D₃ 的生理作用较强。它们能促进肠道对钙及磷的吸收，所以能防治佝偻病和软骨病。

（2）胆甾酸　　在人和动物的胆汁中，含有几种结构与胆甾醇类似的酸，称为胆甾酸。例如：

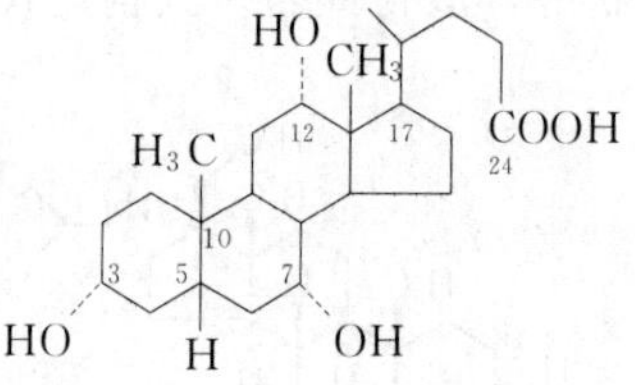

胆酸 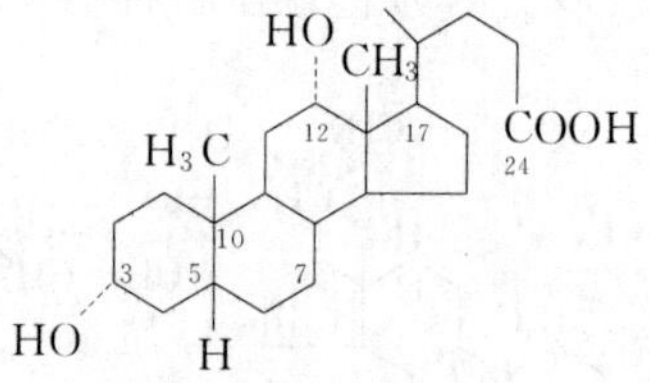　　　　脱氧胆酸

它们的结构特征是：C-17 上的侧链较短，只有 5 个碳原子，末端有一个羧基；环上都无双键；环上的羟基均为 α 型。游离胆甾酸中以胆酸最重要，脱氧胆酸次之，其他还有鹅脱氧胆酸、石胆酸及猪脱氧胆酸等。这些胆甾酸的羧基常与甘氨酸（H_2N-CH_2-COOH）或牛磺酸（$H_2N-CH_2-CH_2-SO_3H$）以酰胺键结合，所形成的结合胆酸混合物总称为**胆汁酸**（bile acid）。如：

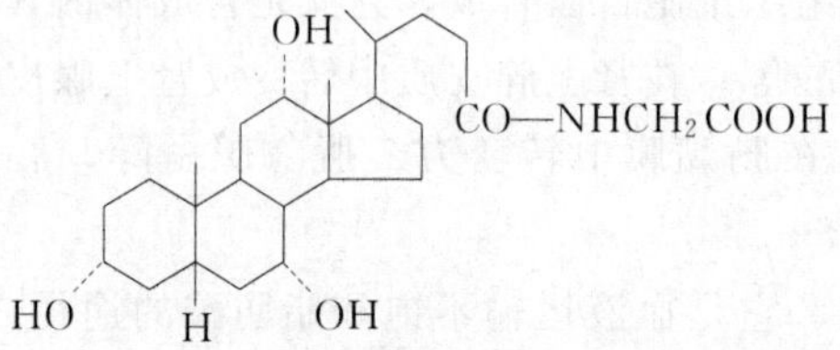

甘氨胆酸 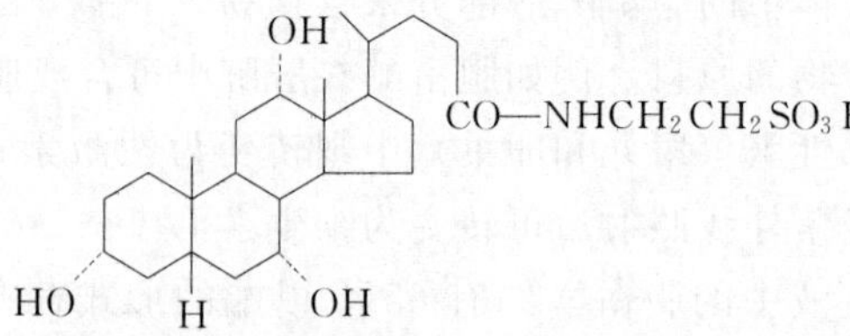　　　　牛磺胆酸

在碱性胆汁中，胆汁酸以钠盐或钾盐形式存在，称为胆盐。分泌到肠中的胆盐对油脂的消化起着重要作用。由于胆盐是一种表面活性剂，能降低水的界面张力，使油脂乳化为微粒并稳定地分散于消化液中，增加了油脂与脂肪酶的接触机会，从而加速油脂的水解，以利于油脂的消化吸收。乳化的油脂不仅容易消化，而且一部分高度乳化的油脂微粒，可以不经消化而直接由肠黏膜吸收。

（3）甾类激素　　**激素**（hormone）是由内分泌腺分泌的一类化学活性物质，具有很强的生理效应，主要是控制生长、调节代谢和性的机能等，是维持正常生理活动所必需的。

激素可分为两大类，一类是含氮激素，如肾上腺素、甲状腺素、催产素和胰岛素等；另一类是具有甾族基本结构的，称为甾类激素。甾类激素根据来源不同又可分为肾上腺皮质激素和性激素两类。

① 肾上腺皮质激素　　**肾上腺皮质激素**（adrenocotical hormone）产生于肾上腺皮质部分。现已从肾上腺皮质中提出 30 多种甾族化合物，其中一些生理活性较大。有的具有调节糖类代谢（也影响蛋白质及脂类）作用，称为糖皮质激素，如皮质醇等；有的控制体内水和电解质的平衡，称为盐皮质激素，如 11-去氧皮质酮、醛固酮等。

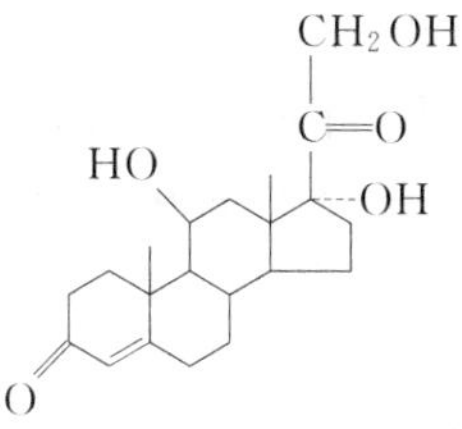

皮质醇 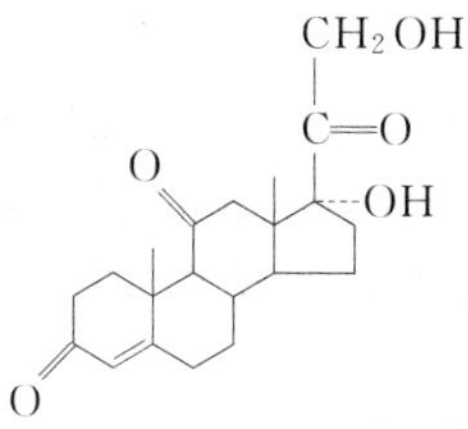　　　　　　　可的松 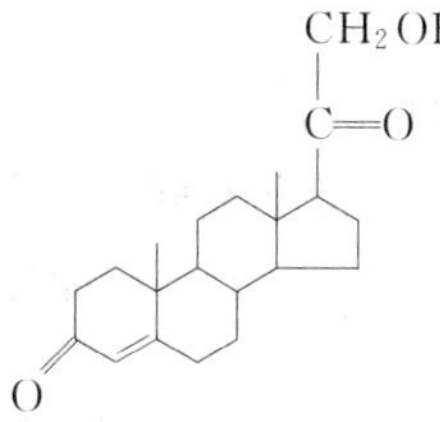　　　　　　11-去氧皮质酮 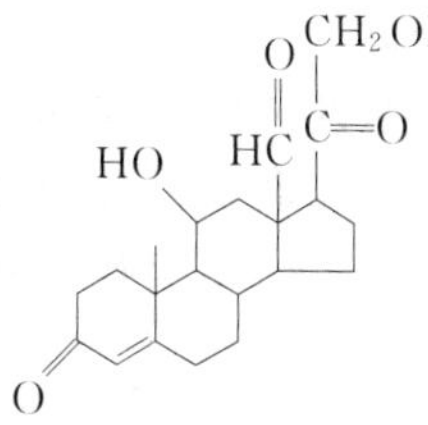　　　　　　醛固酮

自 1949 年发现可的松对于风湿性关节炎的药物作用后，对可的松的人工合成、半合成以及其类似物的研究发展很快，并以不同的方法制取了它们的一些衍生物或在原结构中引入了新的基团，有效提高了抗炎活性。如去氢可的松、地塞米松等。

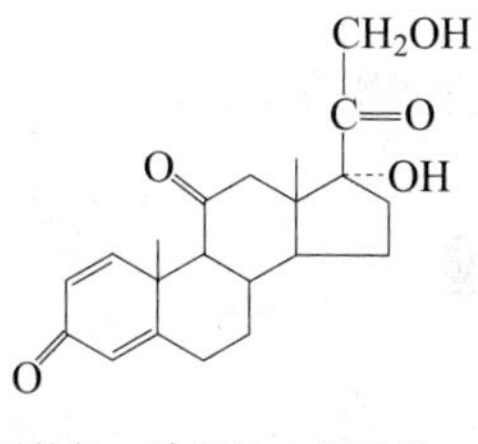

去氢可的松（泼尼松、强的松） 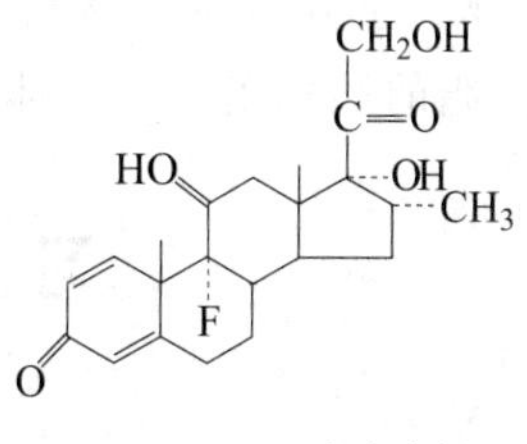　　　　　地塞米松

可的松等药物一般具有抗炎症、抗过敏、抗毒素、抗休克等药理作用。临床上多用于控制严重中毒性感染和风湿病等。

② 性激素　　**性激素**（sexual hormone）又可分为雄性激素和雌性激素两类，它们分别由睾丸和卵巢分泌。性激素对生育功能和第二性征如声音、体型等的改变都有决定性的作用。

睾酮是雄性激素，能促进雄性器官和第二性征的发育。因睾酮易被氧化，在消化道内易被破坏，故口服无效，多制成油剂供肌肉注射，但作用也不能持久。目前临床上多采用其衍生物如甲基睾酮和睾酮丙酸酯。

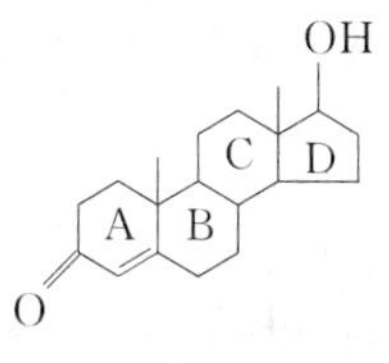

睾酮 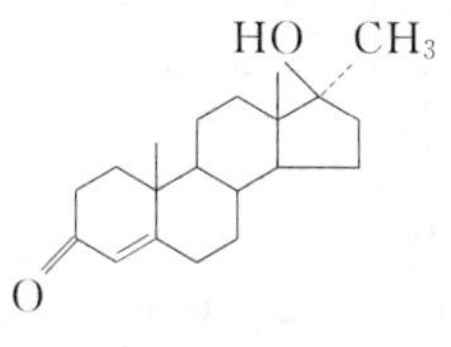　　　　　　　甲基睾酮 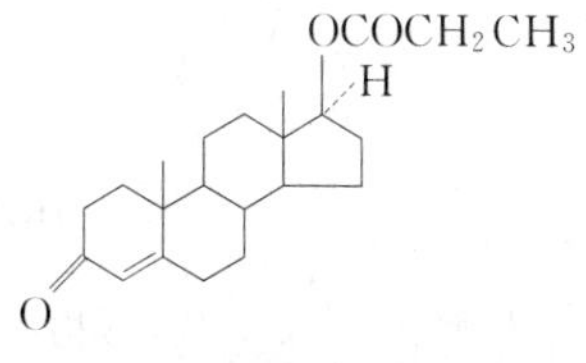　　　　　　睾酮丙酸酯

雌性激素包括雌激素和孕激素。雌激素由卵巢中成熟的卵泡和黄体所分泌，其中以雌二醇-17β 活性最强，雌酮次之，雌三醇最弱。

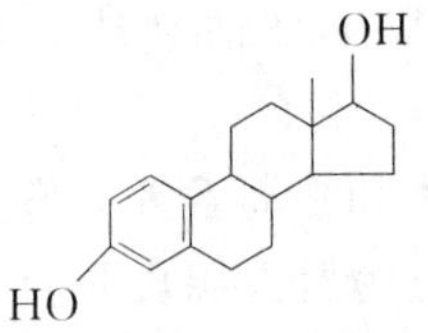

雌二醇-17β   雌酮 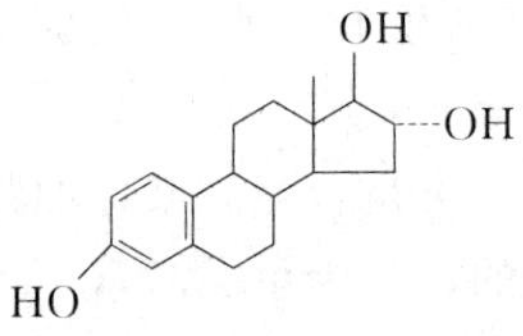   雌三醇 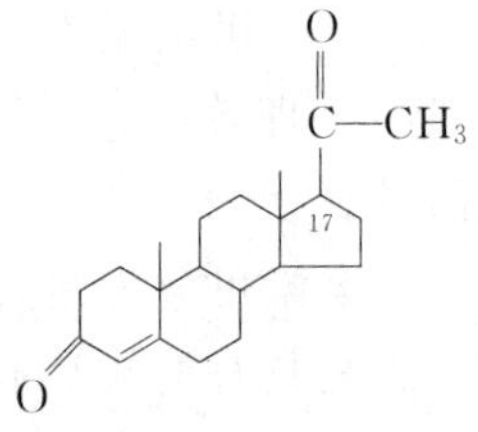   孕酮

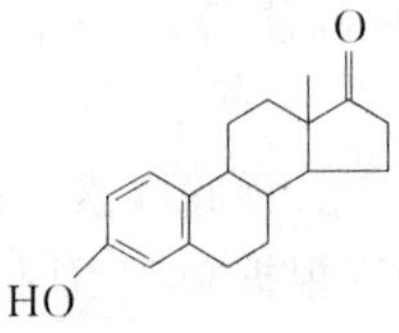

雌二醇-17β 是白色结晶性粉末，较稳定，几乎不溶于水，但溶于醇、丙酮及氢氧化钠溶液。它微溶于植物油，可制成针剂供肌肉注射。临床上用于卵巢机能不全所引起的病症，如用于子宫发育不全、月经失调等的治疗。

孕激素有很多种，人体内主要是孕酮，它是由卵巢中的黄体分泌产生的，故又称为黄体酮。

孕酮的结构与睾酮极为相似，其区别仅在于 C—17 上所连的基团，睾酮是羟基，孕酮是乙酰基，但它们的生理作用完全不同。孕酮的作用是抑制排卵，并使受精卵在子宫中发育。临床上用于治疗习惯性流产、子宫功能性出血，痛经和月经失调等。

本章要求

1. 掌握油脂的组成、结构通式和水解（皂化）及皂化值、碘值的概念。
2. 掌握甘油磷脂（卵磷脂和脑磷脂）的组成和结构通式。熟悉甾体化合物的基本结构骨架及构型。熟悉胆甾醇、胆甾酸的结构特点。
3. 了解鞘磷脂、糖脂的结构组成，甾体激素类药物的生理功能。

习 题

一、选择题

1. 下列化合物中，不是脑磷脂的水解产物的是_____。

A. 胆碱   B. 磷酸   C. 胆胺   D. 甘油

2. 下列化合物中，不是卵磷脂的水解产物的是_____。

A. 胆碱   B. 磷酸   C. 高级脂肪酸   D. 乙醇胺

3. 脂肪在碱性溶液中水解称为_____。

A. 酯化   B. 还原   C. 氧化   D. 皂化

4. 粪甾醇的立体构型中，羟基编号和构型正确的是_____。

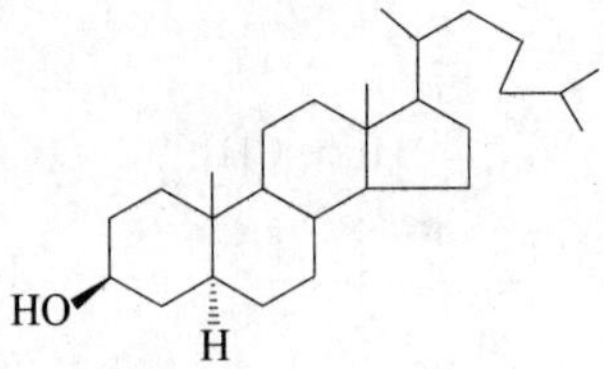

A. 5 位，β 构型   B. 3 位，β 构型   C. 5 位，α 构型   D. 3 位，α 构型

5. 下列叙述正确的是_____。

A. 皂化值越大，油脂的平均分子量越大   B. 天然油脂有固定的熔点和沸点

C. 酸值越大，油脂酸败越严重   D. 碘值越大，油脂不饱和度越低

二、简答题

1. 写出下列化合物的构造式（或构型式）

（1）油酸　　　　　（2）棕榈酸油酸卵磷脂　　　　（3）（神经）鞘氨（基）醇

（4）亚油酸糖脂　　（5）硬脂酸胆甾醇脂　　　　　（6）牛磺胆酸

2. 指出下列物质哪些是表面活性物质（乳化剂）？

肥皂，　　卵磷脂，　　胆甾醇，　　胆汁酸盐

3. 完成下列反应式

$$（1）\quad \begin{array}{l} CH_2-OOC-C_{15}H_{31} \\ | \\ CH-OOC-C_{17}H_{35} \\ | \\ CH_2-OOC-C_{17}H_{31} \end{array} +NaOH \longrightarrow$$

（2） 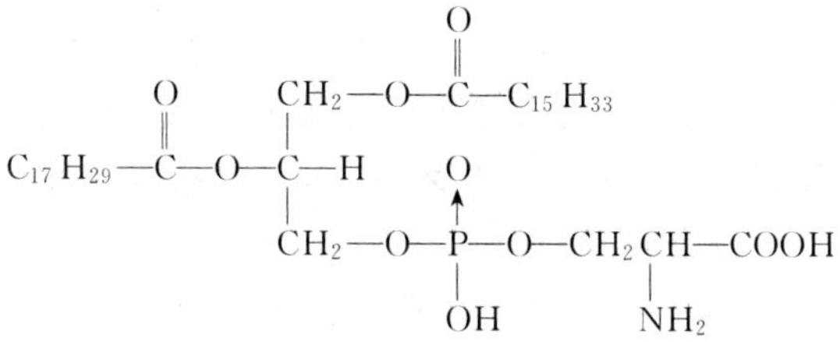　$+H_2O \longrightarrow$

（3） 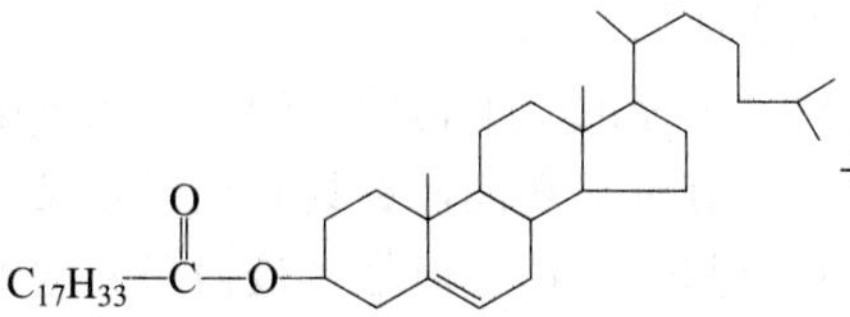　$+H_2O \longrightarrow$

（4） 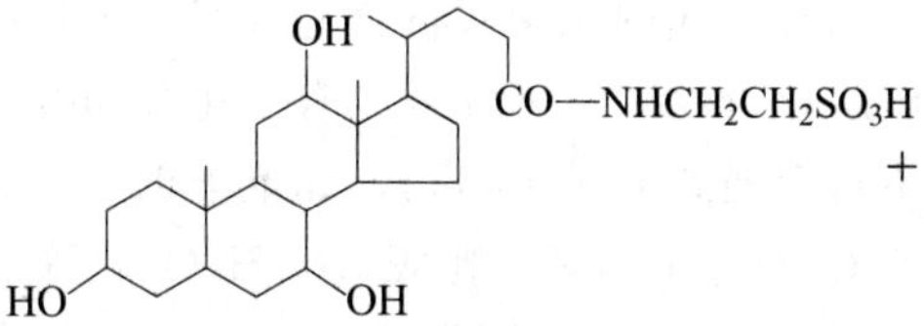　$+H_2O \longrightarrow$

4. 解释下列名词

（1）皂化　　　　　（2）皂化值

（3）碘值　　　　　（4）酸败

第二十一章　糖类化合物

内容提要 ▶▶

　　本章主要介绍糖类化合物的定义、分类、命名及主要化学性质。重点讨论单糖的结构及其表示方法，单糖的性质。介绍了二糖、多糖的组成及结构特征。简要介绍了几种重要的单糖、二糖和多糖。

　　糖类化合物亦称**碳水化合物**（carbohydrate），是自然界中分布最广的一类有机化合物。**葡萄糖**（glucose）、**果糖**（fructose）、**蔗糖**（sucrose）、**麦芽糖**（maltose）、**淀粉**（starch）、**纤维素**（cellulose）等都是糖类化合物，动植物体内都含有这类化合物。

　　糖类化合物与人类生活有着密切的关系，是一切生物体维持生命活动所需能量的主要来源，它不仅有营养价值，而且有的还具有特殊的生物活性。例如，肝脏中的肝素有抗血凝作用；血型物质中的糖与免疫活性有关。此外，核酸（生命的基本物质）的组成成分中也含有糖类化合物——核糖及脱氧核糖。因此，糖类化合物对医学来说，更具有重要意义。

　　在化学结构上，糖类化合物是多羟基醛（酮）及其缩合物。但是在最初研究这类化合物时发现它们都是由碳、氢、氧三种元素组成，而且组成的化学式符合通式 $C_n(H_2O)_m$，误认为是碳的水合物，因此就把这类化合物称为碳水化合物。后来发现，有些化合物按其结构和性质应属于碳水化合物，可是它们的组成并不符合通式 $C_n(H_2O)_m$，如鼠李糖（$C_6H_{12}O_5$）、脱氧核糖（$C_5H_{10}O_4$）等；而有些化合物如乙酸（$C_2H_4O_2$）、乳酸（$C_3H_6O_3$）等，其组成虽符合 $C_n(H_2O)_m$ 通式，但结构和性质却与碳水化合物完全不同。所以，"碳水化合物"这个名称并不确切，但因使用已久，迄今仍在沿用。

　　糖类化合物可根据其能否水解及水解产物的情况而分为以下三类。

　　① 单糖　**单糖**（monosaccharide）是一类不能水解的多羟基醛或多羟基酮。它们是结晶固体，能溶于水，大多具有甜味。如葡萄糖、果糖。

　　② 低聚糖　**低聚糖**（oligosaccharide）又称为寡糖，是由几个（一般为 2～10 个）单糖分子脱水缩合而成的化合物。根据水解后生成单糖的数目，低聚糖又可分为二糖、三糖等，其中以二糖最为重要，如蔗糖、麦芽糖、乳糖。

　　③ 多糖　**多糖**（polysaccharide）由许多个（10 个以上）单糖分子脱水缩合而成的化合物叫做多糖。每个多糖分子可水解成许多单糖分子。重要的多糖有淀粉、糖原、纤维素。

　　糖类化合物常根据其来源而用俗名。例如，葡萄糖最初是由葡萄中得到的，蔗糖是从甘蔗中得来的。淀粉、纤维素等也都是俗名。

第一节　单　　糖

　　单糖可以根据分子中所含碳原子的数目分为丙糖、丁糖、戊糖及己糖等。含有醛基的单糖称为**醛糖**（aldose），含有酮基的单糖称为**酮糖**（ketose）。

例如：

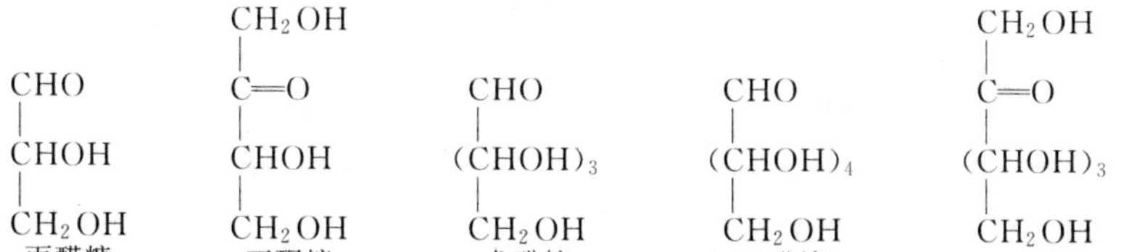

$$
\begin{array}{ccccc}
\text{CHO} & \text{CH}_2\text{OH} & \text{CHO} & \text{CHO} & \text{CH}_2\text{OH}\\
| & | & | & | & |\\
\text{CHOH} & \text{C}=\text{O} & \text{CHO} & \text{CHO} & \text{C}=\text{O}\\
| & | & | & | & |\\
\text{CH}_2\text{OH} & \text{CHOH} & (\text{CHOH})_3 & (\text{CHOH})_4 & (\text{CHOH})_3\\
& | & | & | & |\\
& \text{CH}_2\text{OH} & \text{CH}_2\text{OH} & \text{CH}_2\text{OH} & \text{CH}_2\text{OH}\\
\text{丙醛糖} & \text{丁酮糖} & \text{戊醛糖} & \text{己醛糖} & \text{己酮糖}
\end{array}
$$

自然界中以 C_4、C_5 或 C_6 的单糖最为常见。单糖种类很多，但与生命活动关系最密切的主要是葡萄糖、果糖、核糖及脱氧核糖等。因此，我们以葡萄糖为例，讨论单糖的结构、构型和性质。

一、单糖的结构

1. 葡萄糖的开链结构和构型

葡萄糖的分子式为 $C_6H_{12}O_6$，早已证明它具有开链的五羟基己醛的基本结构。C-2，C-3，C-4，C-5 是手性碳原子，每个碳上的原子和原子团都可有不同的空间排布。研究发现，在自然界存在的葡萄糖中，这四个手性碳原子上所连接的羟基的空间排布情况如下（费歇尔投影式）：

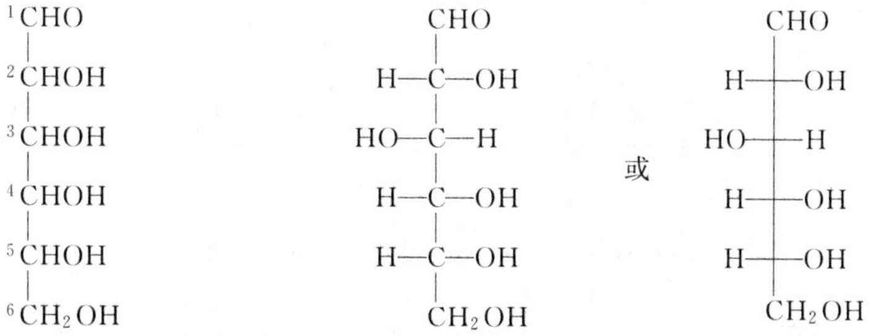

$$
\begin{array}{ccc}
{}^{1}\text{CHO} & \text{CHO} & \text{CHO}\\
| & | & |\\
{}^{2}\text{CHOH} & \text{H}-\text{C}-\text{OH} & \text{H}-\text{OH}\\
| & | & |\\
{}^{3}\text{CHOH} & \text{HO}-\text{C}-\text{H} & \text{HO}-\text{H}\\
| & | & |\\
{}^{4}\text{CHOH} & \text{H}-\text{C}-\text{OH} & \text{H}-\text{OH}\\
| & | & |\\
{}^{5}\text{CHOH} & \text{H}-\text{C}-\text{OH} & \text{H}-\text{OH}\\
| & | & |\\
{}^{6}\text{CH}_2\text{OH} & \text{CH}_2\text{OH} & \text{CH}_2\text{OH}
\end{array}
$$

2,3,4,5,6-五羟基己醛　　　　D-葡萄糖（或）

这种结构称为葡萄糖的开链式。为了书写方便，手性碳原子省去不写，直线和横线交叉的地方就是手性碳（如上图所示）。通常手性碳上的氢可以省去，甚至羟基也可省去，只用一短横表示（如下图所示）。

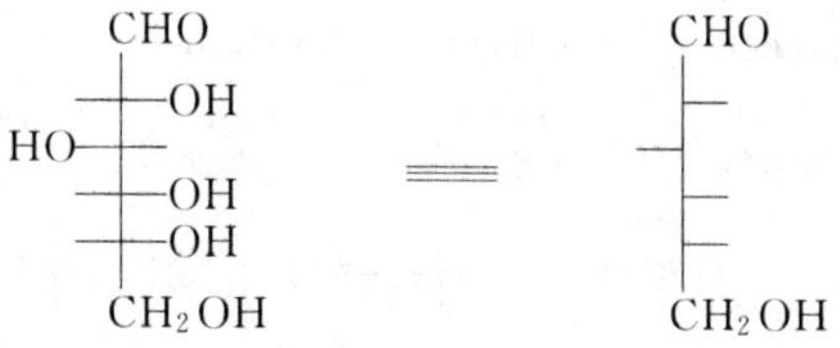

$$
\begin{array}{ccc}
\text{CHO} & & \text{CHO}\\
| & & |\\
\text{HO}-\text{OH} & & |\\
| & \equiv & |\\
\text{OH} & & |\\
\text{OH} & & |\\
\text{CH}_2\text{OH} & & \text{CH}_2\text{OH}
\end{array}
$$

C_3 及 C_3 以上的醛糖及 C_4 和 C_4 以上的酮糖都有手性碳原子。它们的构型通常用 D、L 构型表示法表示。甘油醛只含一个手性碳，在费歇尔投影式中，与手性碳原子相连的—OH 在右侧者叫 D 型，左侧者为 L 型。

$$
\begin{array}{cc}
\text{CHO} & \text{CHO}\\
| & |\\
\text{H}-\text{OH} & \text{HO}-\text{H}\\
| & |\\
\text{CH}_2\text{OH} & \text{CH}_2\text{OH}\\
\text{D-}(+)\text{-甘油醛} & \text{L-}(-)\text{-甘油醛}
\end{array}
$$

含有多个手性碳的醛糖或酮糖，不论这个糖有几个手性碳原子，距—CHO 或 $\diagdown$C$=$O 最远的手性碳上的—OH 在右者为 D 型，在左者则为 L 型。

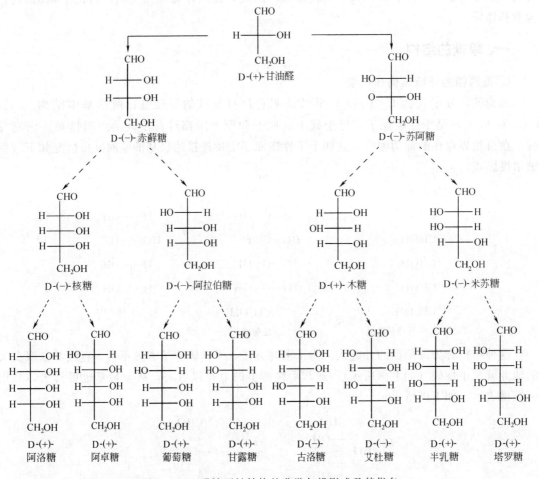

天然存在的糖均为 D-型糖。图 21-1 是 D-醛糖开链结构的费歇尔投影式及其俗名。

图 21-1　D-醛糖开链结构的费歇尔投影式及其俗名

2. 葡萄糖的变旋现象和环状结构

葡萄糖的开链结构虽然是根据它的性质推断出来的，但此结构还不能很好地解释它以下一些性质和现象：

① 葡萄糖不与 $NaHSO_3$ 饱和水溶液反应；

② 葡萄糖与乙醇反应时，1mol 葡萄糖仅与 1mol 乙醇而不是 2mol 乙醇生成缩醛；

③ 结晶葡萄糖有两种，一种是从乙醇中结晶出来的，熔点 146℃，$[\alpha]_D = +112°$；另一种是从吡啶中结晶出来的，熔点 150℃，$[\alpha]_D = +18.7°$。如将这两种新制的葡萄糖溶液分别置于旋光仪中，可以发现它们的比旋光度逐渐发生变化，一个降低，一个升高，最后二者都达到一个平衡值：$+52.7°$。这种在溶液中比旋光度自行改变的现象称为**变旋光现象**

（mutarotation）。

　　上述事实可由葡萄糖的环状结构得到解释。因为醛和醇可生成半缩醛或缩醛，所以同时含有醛基和羟基的葡萄糖也可在分子内生成半缩醛。它是由 C-5 上的—OH 与 C-1 的—CHO 缩合形成的环状半缩醛。该半缩醛含有由 6 个原子（五个碳和一个氧）组成的类似于吡喃的六元环，比较稳定。

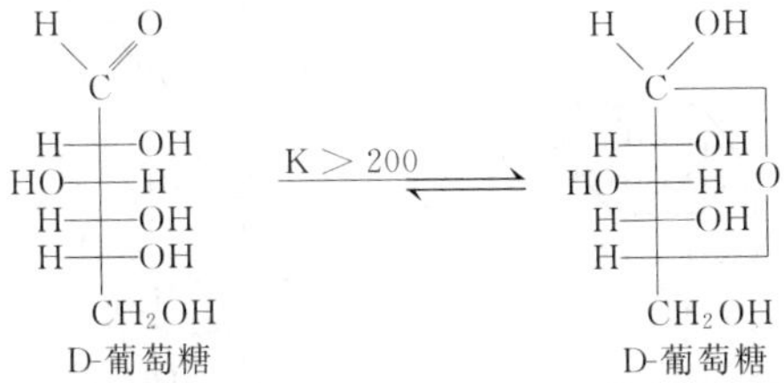

D-葡萄糖　　　　　　　　　　　　　　D-葡萄糖
（开链结构）　　　　　　　　　　　　（环状半缩醛结构）

$K > 200$

　　D-葡萄糖环状半缩醛结构的形成使 C-1（即开链结构中—CHO 碳原子）成为手性碳，它所连的—OH 叫半缩醛羟基。在 D 型糖的费歇尔投影式中，半缩醛羟基在右侧的为 α 型，在左侧的为 β 型。所以，环状结构的 D-葡萄糖就有两种构型，即 α-D-葡萄糖和 β-D-葡萄糖。这就是上面所说的熔点和比旋光度不同的两种 D-葡萄糖。

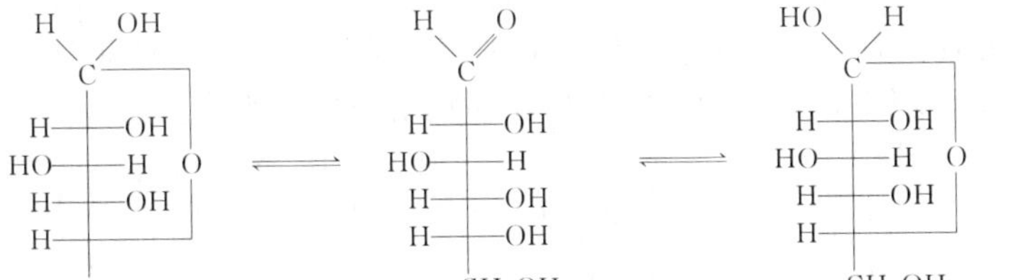

α-D-葡萄糖　　　　　　　　D-葡萄糖　　　　　　　　β-D-葡萄糖
（占 36%）　　　　　　　　（约占 0.024%）　　　　　　（占 64%）
$[\alpha]_D = +112°$　　　　　　　　　　　　　　　　　　$[\alpha]_D = +18.7°$

$[\alpha]_D = +52.7°$（平衡状态时）

　　α 及 β 葡萄糖在水溶液中通过开链结构互变并达到平衡，形成一个互变平衡体系。虽然开链结构所占的比例极少，但 α 型与 β 型之间的互变必须通过它才能实现。环状结构和开链结构之间的互变是产生变旋光现象的原因，具有环状结构的其他单糖都有变旋作用。

　　环状结构还可解释为什么葡萄糖只能与 1mol 乙醇生成缩醛。这是因为葡萄糖本身即为半缩醛，因而只能再与 1mol 乙醇反应。此外，在葡萄糖的环状-链状结构的平衡体系中，开链结构占的比例很少，因此与饱和 $NaHSO_3$ 溶液不发生反应。

3. 环状结构的哈沃斯（Haworth）式和构象式

　　用费歇尔投影式表示的葡萄糖的环状结构，不能反映出原子和基团在空间的相互关系。因此，哈沃斯提出把直立的环状结构改写成平面的环状结构来表示，对观察糖的基团之间的立体化学关系更为方便。下面以 D-葡萄糖为例，说明将投影式写成哈沃斯透视式的步骤。根据费歇尔投影式（Ⅰ）的各键在空间的位置可将（Ⅰ）写为（Ⅱ）。因为（Ⅱ）中 C-5 的羟基要形成半缩醛时，必须围绕 C-4 与 C-5 间的键轴旋转 120° 成（Ⅲ），这时并不影响其构型。如果 C-5 羟基中的氧按虚线 A 所指，由此平面的上方与羰基连接成环，则 C-1 上新形成的羟基便在环面的下方，即为 α-型（Ⅳ）。反之，如按虚线 B 所指由羰基平面的下方与羰基碳原子相连，则新形成的羟基便在环面的上方，为 β 型（Ⅴ）。

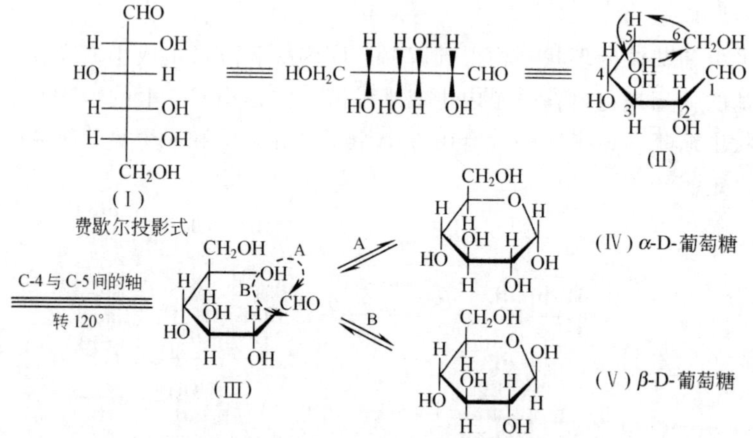

（I）
费歇尔投影式

C-4 与 C-5 间的轴
转 120°

（II）

（IV）α-D-葡萄糖

（III）

（V）β-D-葡萄糖

哈沃斯式

在哈沃斯式中，粗线表示在纸平面的前方，细线表示在纸平面的后方。各原子或基团写在平面上下。对 D-葡萄糖来说，费歇尔投影式中右边的羟基，在哈沃斯式中处于平面下方，在费歇尔投影式中左边的羟基在哈沃斯式中则处于平面上方。因此在 D 型糖中，半缩醛羟基在平面下方者为 α 型，在平面上方者为 β 型。L 型糖则正好相反。

果糖是己酮糖，它和葡萄糖互为同分异构体。在它的结构中，C-2 为酮基，它也能与 C-5 或 C-6 上的羟基缩合形成五元或六元环状的半缩酮结构。因此，D-果糖也有 α-和 β-两种构型，同样具有变旋光现象。果糖的开链结构及环状结构如下所示。

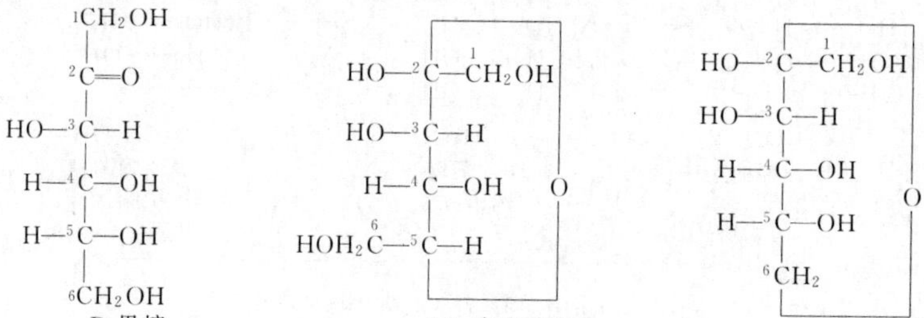

D-果糖

β-D-呋喃果糖

β-D-吡喃果糖

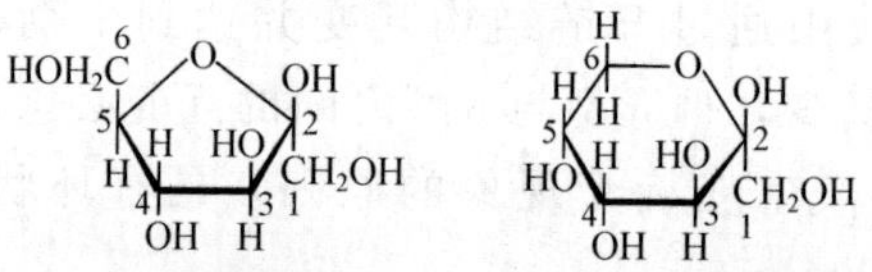

β-D-呋喃果糖

β-D-吡喃果糖

由于单糖的六元环和杂环的吡喃环相似，都是由五个碳原子和一个氧原子组成；五元环和呋喃环相似，都是由四个碳原子和一个氧原子组成。所以，常将六元环和五元环的糖分别称为吡喃糖和呋喃糖。

哈沃斯式把环当作平面，把原子和原子团垂直排布在环的上下方，这种表示法仍然不能很好地反映出糖的立体结构。事实上，形成吡喃环的各个原子，并不全部在同一平面上，而是以较稳定的椅式构象存在。因此，为了更合理的反映糖的空间结构，通常采用构象式来表示。例如 α-和 β-D-葡萄糖的构象式：

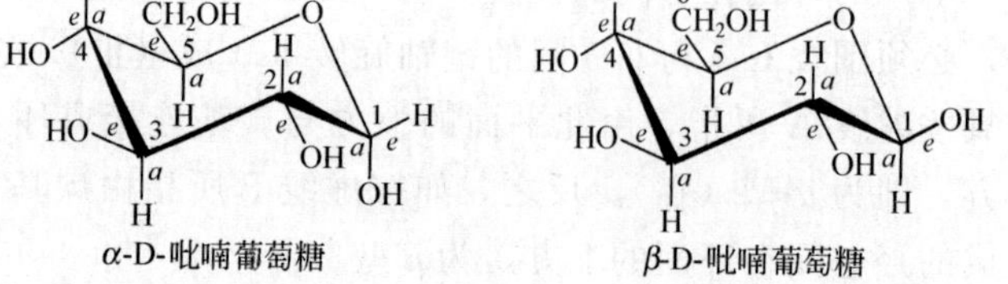

α-D-吡喃葡萄糖

β-D-吡喃葡萄糖

在以上的构象式中，α-D-吡喃葡萄糖中除 C-1 上的—OH 是连在 a 键外，其他—OH 和 —CH$_2$OH 等较大的原子团都连在 e 键上；β-D-吡喃葡萄糖中则所有较大的原子团包括 C-1 上的—OH 都连在 e 键上，相互距离较远，空间排斥力较小，因而 β 型的构象更为稳定。故 在溶液中达到平衡时，β 型占 64%，而 α 型仅占 36%。自然界存在着大量以 β-D-吡喃葡萄糖 作为结构单位的物质（如纤维素），其原因可能就在于此。

二、单糖的性质

1. 单糖的物理性质

单糖都是无色结晶体，有吸湿性，极易溶于水，难溶于酒精，不溶于醚。单糖有甜味， 不同的单糖甜度不同，以果糖为最甜。除二羟基丙酮外单糖都有旋光性，具有环状结构的单 糖都具有变旋现象。

2. 单糖的化学性质

单糖以环状结构形式存在，但在溶液中可与开链结构互变。因此，单糖的化学反应有的 是以开链结构进行的，有的则以环状结构进行。

（1）差向异构化　如用稀碱处理 D-葡萄糖，可得到 D-葡萄糖、D-甘露糖和 D-果糖三 种物质的平衡混合物。如将 D-甘露糖或 D-果糖用稀碱溶液处理时，也可得到相同的结果。 这种作用由于涉及 D-葡萄糖和 D-甘露糖这两个差向异构体的相互转化，所以叫**差向异构 化**（epimerization）。在含有多个手性碳原子的两个立体异构体中，若只有一个手性碳原子 的构型相反，而其他手性碳原子的构型完全相同的，则互称为**差向异构体**（epimer）。例 如，D-葡萄糖和 D-甘露糖，它们仅只是 C-2 的构型相反，所以它们互称为 C-2 差向异 构体。

单糖的差向异构化，是通过一个中间体——烯二醇完成的（转化过程见下图）。烯二醇 结构可进行正向和逆向的互变异构反应，其途径有三条：①它的 C-1 羟基氢按箭头（a）所 示方向从左侧与 C-2 连接，C-1 与 C-2 间的双键变为单键，同时 C-1 成羰基，生成 D-葡萄 糖；②C-1 的羟基氢按箭头（b）所示方向从右侧与 C-2 连接，C-1 与 C-2 间的双键变为单 键，同时 C-1 成羰基，生成 D-甘露糖；③C-2 的羟基氢按箭头（c）所示方向与 C-1 连接， C-1 与 C-2 间的双键变为单键，同时 C-2 成羰基，生成 D-果糖。

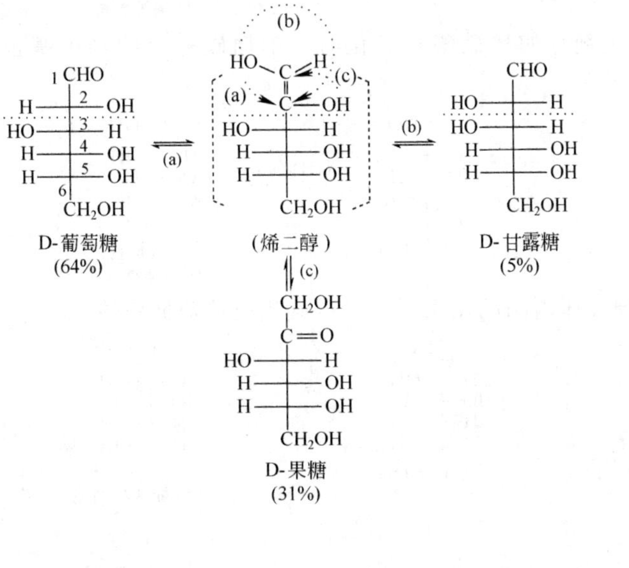

单糖的差向异构化的产物是 C-2 上的差向异构体，因此除 D-葡萄糖和 D-甘露糖以外，其他单糖 C-2 上的差向异构体也都可以在此条件下异构化，在平衡混合物中还包括相应的一个酮糖。

$$
\begin{array}{c}
\text{CHO} \\
\text{H—C—OH}
\end{array}
\rightleftharpoons
\begin{array}{c}
\text{CHOH} \\
\text{C—OH}
\end{array}
\longrightarrow
\begin{array}{c}
\text{CHO} \\
\text{HO—C—H} \\
\text{CH}_2\text{OH} \\
\text{C}=\text{O}
\end{array}
$$

(2) 氧化作用　单糖，无论是醛糖或酮糖，都能被多种氧化剂氧化，尤其是醛糖最易被氧化。所用氧化剂不同，氧化产物也不同。

单糖都可与土伦试剂、费林溶液和本尼迪特试剂作用，生成金属或金属的低价氧化物。上述三种试剂都是碱性的弱氧化剂，能把一般的醛氧化为相应的羧酸。酮糖能在弱碱性条件下转变为醛糖，所以也能被氧化。不过，无论是醛糖或酮糖在碱性溶液中加热时，都生成复杂的混合物，在合成上没有意义。

$$\text{单糖} + \underset{\text{(土伦试剂)}}{Ag_2O} \longrightarrow 2Ag\downarrow + \text{复杂氧化产物}$$

$$\text{单糖} + \underset{\substack{\text{(费林溶液或}\\\text{本尼迪特试剂)}}}{2Cu(OH)_2} \longrightarrow Cu_2O\downarrow + \text{复杂氧化产物}$$

单糖易被弱氧化剂氧化，说明单糖具有还原性，所以把它们称为**还原糖**（reducing sugar）。

本尼迪特试剂中含硫酸铜、碳酸钠和柠檬酸钠，比较稳定，使用方便，且不为尿酸和肌酸等所干扰。临床上常用该试剂检验尿中是否有葡萄糖，并可进行葡萄糖的含量测定。

单糖在非碱性环境中与氧化剂作用生成糖酸。例如，D-葡萄糖与溴水反应，醛基就被氧化为羧基而生成 D-葡萄糖酸。酮糖在此条件下不反应，因此可用溴水来区别醛糖和酮糖。

$$
\begin{array}{c}
\text{CHO} \\
\text{H——OH} \\
\text{HO——H} \\
\text{H——OH} \\
\text{H——OH} \\
\text{CH}_2\text{OH}
\end{array}
\xrightarrow{\text{Br}_2\text{-H}_2\text{O}}
\begin{array}{c}
\text{COOH} \\
\text{H——OH} \\
\text{HO——H} \\
\text{H——OH} \\
\text{H——OH} \\
\text{CH}_2\text{OH}
\end{array}
$$
$$\text{D-葡萄糖酸}$$

当用较强氧化剂（如稀硝酸）氧化时，单糖碳链上的羟甲基也被氧化为羧基，生成糖二酸。

$$
\begin{array}{c}
\text{CHO} \\
\text{H——OH} \\
\text{HO——H} \\
\text{H——OH} \\
\text{H——OH} \\
\text{CH}_2\text{OH}
\end{array}
\xrightarrow{\text{稀 HNO}_3}
\begin{array}{c}
\text{COOH} \\
\text{H——OH} \\
\text{HO——H} \\
\text{H——OH} \\
\text{H——OH} \\
\text{COOH}
\end{array}
$$
$$\text{D-葡萄糖二酸}$$

此外，葡萄糖在体内酶的作用下，可被氧化成葡萄糖醛酸。

$$
\begin{array}{c}
\text{CHO} \\
\text{H——OH} \\
\text{HO——H} \\
\text{H——OH} \\
\text{H——OH} \\
\text{CH}_2\text{OH}
\end{array}
\xrightarrow{\text{酶}}
\begin{array}{c}
\text{CHO} \\
\text{H——OH} \\
\text{HO——H} \\
\text{H——OH} \\
\text{H——OH} \\
\text{COOH}
\end{array}
$$
$$\text{D-葡萄糖醛酸}$$

（3）成脎反应　单糖与过量的苯肼一起加热作用，会生成难溶于水的黄色结晶物质，叫作**糖脎**（osazone）。糖脎的生成可分三个阶段进行。单糖先与苯肼作用生成苯腙，然后苯腙中原来与羰基相邻碳（醛糖的C-2，酮糖的C-1）上的羟基，被苯肼氧化为新的羰基，后者再与苯肼作用生成二苯腙，即糖脎。

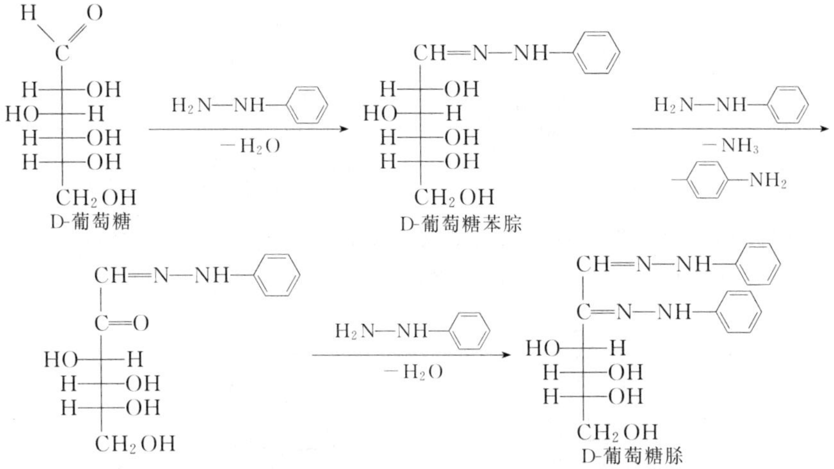

由于成脎反应只发生在单糖的C-1和C-2上，不涉及其他碳原子。因此，凡是碳原子数相同的单糖，除C-1，C-2外，其余手性碳原子构型完全相同时，都能生成相同的糖脎。例如，D-葡萄糖、D-甘露糖和D-果糖所生成的糖脎都一样。

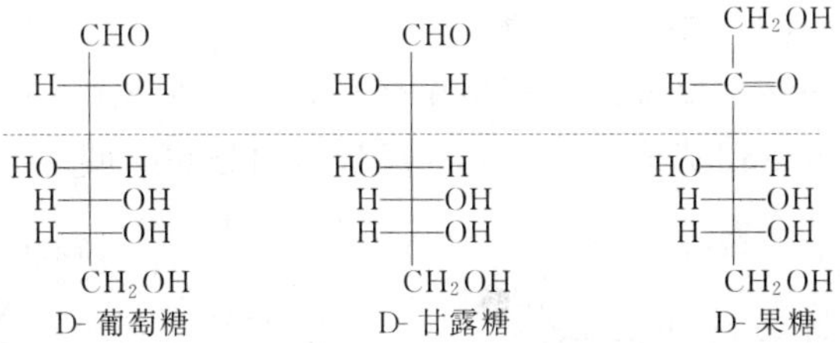

不同的糖生成糖脎所需的时间不同。一般来说，单糖快些，二糖慢些。糖脎是难溶于水的黄色结晶，不同的糖脎具有不同的晶形和熔点。因此，常用糖脎来鉴别不同的糖。

（4）成苷作用　单糖的环状结构中含有半缩醛羟基。在酸的催化下，半缩醛羟基可与羟基化合物如醇或酚的羟基脱水生成缩醛类化合物，称为**苷**（glycoside，旧称为甙）。例如：

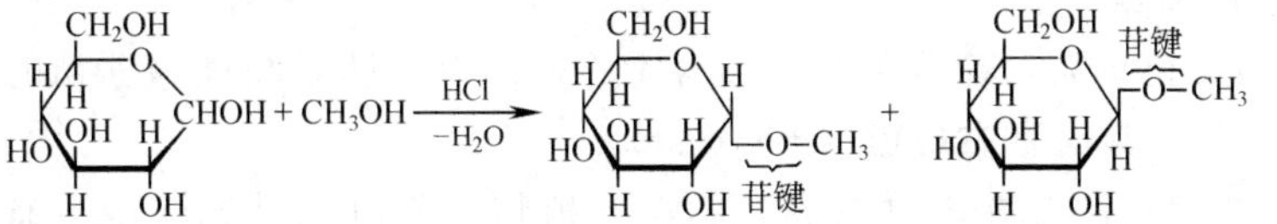

α-D-甲基吡喃葡萄糖苷　　β-D-甲基吡喃葡萄糖苷

单糖的环状结构有α-和β-两种，所以单糖与醇（或酚）反应时也可生成α-和β-两种构型不同的糖苷。苷由糖和非糖部分组成。非糖部分叫做**糖苷配基**（aglycone）。糖的部分可以是单糖或低聚糖，糖苷配基可以是简单的羟基化合物，也可以是硫醇或单糖等。糖和糖苷配基脱水后一般通过“氧桥”连接，这种键称为**苷键**（glycosidic bond）。

糖苷结构中已没有半缩醛羟基，不能通过互变异构形成开链结构而产生醛基，所以糖苷就没有还原性，不能还原本尼迪特试剂等，也没有变旋现象。糖苷在中性或碱性溶液中比较稳定，但在酸性溶液中会水解，生成糖和糖苷配基。

（5）成酯作用 单糖的环状结构中所有的羟基都可酯化。例如，葡萄糖在氯化锌存在下，与乙酐（Ac₂O）作用生成五乙酸酯。五乙酸酯已无半缩醛羟基，因此也无还原性。

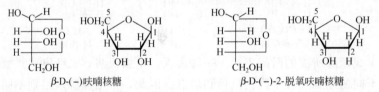

1,2,3,4,6-五乙酰基-
α-D-吡喃葡萄糖

单糖的磷酸酯在生命过程中具有重要意义，它们是人体内许多代谢过程中的中间产物。例如，1-磷酸吡喃葡萄糖及 6-磷酸吡喃葡萄糖。

α-1-磷酸吡喃葡萄糖   α-6-磷酸吡喃葡萄糖

三、重要的单糖及其衍生物

1. D-(−)-核糖和 D-(−)-2-脱氧核糖

D-(−)-核糖及 D-(−)-2-脱氧核糖都是戊醛糖，它们是核酸的重要组成部分。D-(−)-核糖也是某些酶和维生素的组成成分。它们的环状结构是呋喃糖。

β-D-(−)呋喃核糖   β-D-(−)-2-脱氧呋喃核糖

D-(−)-核糖为晶体，熔点 95℃，$[\alpha]_D = -21.5°$。D-(−)-2-脱氧核糖的 $[\alpha]_D = -60°$。它们都可与嘌呤碱或嘧啶碱结合成核糖核苷或脱氧核糖核苷，统称为核苷，是核酸的重要组成成分。

2. D-(＋)-葡萄糖

D-葡萄糖是无色结晶，易溶于水，难溶于乙醇。有甜味，甜度为蔗糖的 60%。葡萄糖的水溶液为右旋性，故又称**右旋糖**（dextrose）。

D-(＋)-葡萄糖广泛存在于自然界，不仅在植物中而且在动物体中也有存在。它是组成蔗糖、麦芽糖等二糖及淀粉、糖原、纤维素等多糖的基本单位。人体血液中的葡萄糖叫**血糖**（blood sugar）。血糖的正常值为 $80\sim110\text{mg}\cdot\text{L}^{-1}$。糖尿病患者的尿中葡萄糖的含量比正常人高，其含量高低随病情轻重而异。葡萄糖是人体能量的重要来源。人体利用葡萄糖时，先通过磷酸化作用，将其转变为磷酸酯，然后经过一系列的变化，逐步分解，释放能量。

3. D-(＋)-半乳糖

D-半乳糖与葡萄糖结合成乳糖而存在于哺乳动物的乳汁中。脑髓中有些结构复杂的磷脂中也含有半乳糖。

半乳糖与葡萄糖互为 C-4 差向异构体。半乳糖也有环状结构，其 C-1 上有 α- 和 β- 两种构型。

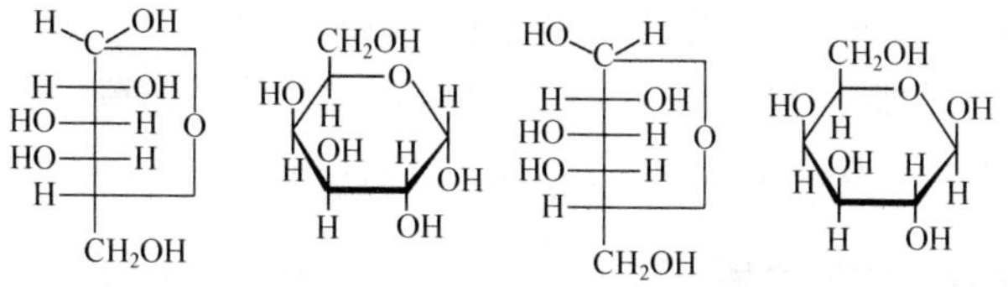

α-D-吡喃半乳糖　　　　　β-D-吡喃半乳糖

人体中的半乳糖是食物中乳糖的水解产物。半乳糖在酶的催化下，C-4 差向异构为 D-（＋）-葡萄糖。

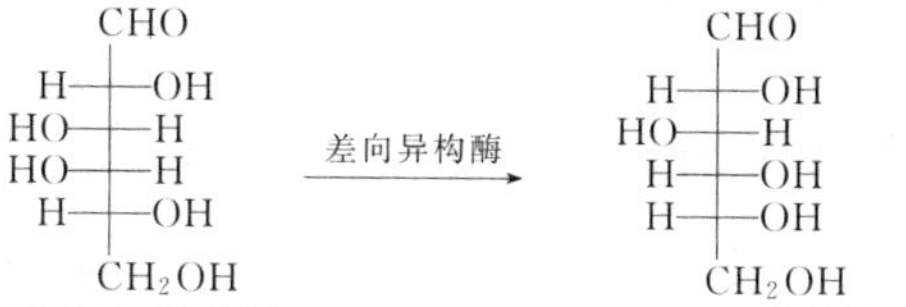

D-(+)- 半乳糖　　　　　D-(+)- 葡萄糖

半乳糖为无色结晶，熔点 $165\sim166℃$。易溶于水及乙醇。半乳糖有还原性，其水溶液也有变旋现象，达到平衡时 $[\alpha]_D = +83.3°$。

4. D-(－)-果糖

果糖以游离状态存在于水果和蜂蜜中。结合状态的果糖常见于蔗糖中。果糖也是菊科植物根部所含多糖——菊根粉的组成成分。在动物的前列腺和精液中也含有相当量的果糖。由于果糖广泛存在于食物中，人摄入的果糖约占食物中糖类总量的 1/6。

在体内，果糖磷酸酯如 1,6-二磷酸果糖在酶的作用下，可以断裂成两分子丙糖衍生物。这是糖代谢过程中的一个重要的中间步骤。

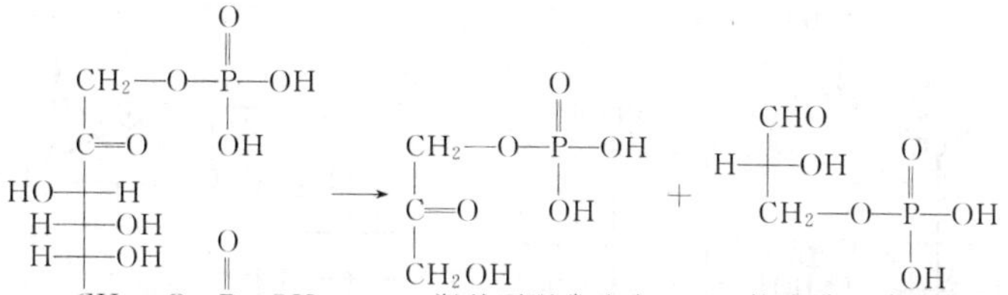

二羟基丙酮磷酸酯　　　甘油醛-3-磷酸酯

果糖为无色结晶，熔点为 $105℃$。易溶于水，可溶于乙醇。果糖比葡萄糖甜，蜂蜜的甜度主要因有果糖存在。天然的果糖为左旋性，所以又称**左旋糖**（levulose）。α-及 β-D-（－）-果糖在水溶液中达到平衡时 $[\alpha]_D = -92°$。

5. 氨基糖

单糖分子中醇式羟基被氨基取代就成为**氨基糖**（aminosugar）。氨基一般取代的是羰基 α-C 上的羟基。氨基糖多以结合状态存在于体内的粘多糖中。β-D-氨基葡萄糖和 β-D-氨基半乳糖是两个典型的氨基糖。

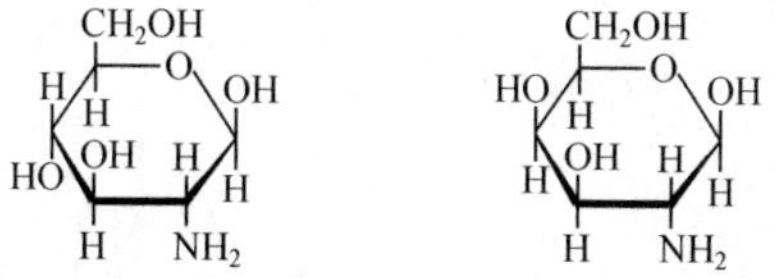

β-D-氨基葡萄糖　　　　　β-D-氨基半乳糖

第二节　二　糖

二糖（disaccharide）是最重要的低聚糖，它是由两个单糖分子脱水生成的化合物，也可归类为糖苷，只是苷元部分是另外一分子的单糖，常见的如蔗糖、麦芽糖、乳糖等，它们的分子式都是 $C_{12}H_{22}O_{11}$。本节重点介绍二糖的一般性质及常见二糖的结构。

一、二糖的结构和化学性质

二糖的物理性质类似单糖，如易溶于水，多数具有甜味，并且能成很好的结晶等。

既然二糖是糖苷，那么形成苷键的两个羟基中，必有一个是半缩醛羟基，另一个羟基可以是半缩醛羟基，也可是醇式羟基。这样，两个单糖分子以苷键结合成二糖时就有两种情况。一种是两个单糖分子都以其半缩醛羟基脱水形成二糖：

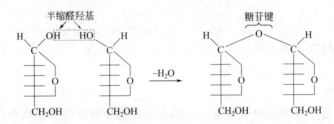

这样形成的二糖，分子中已没有半缩醛羟基，在溶液中就不能通过互变生成醛基，因而无还原性、变旋作用及成脎等性质。这类二糖称为非还原性二糖。另一种是一个单糖分子的半缩醛羟基和另一个单糖分子的醇式羟基之间脱水形成二糖：

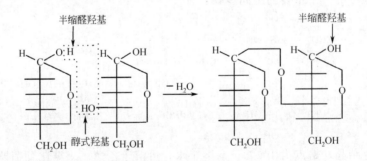

这类二糖分子中还保留着一个半缩醛羟基，在溶液中可以通过互变生成醛基。因此，它们表现出一般单糖的性质，如有还原性、变旋作用及成脎等。这类二糖称为还原性二糖。

另外，上述两种糖苷键都可以被酸水解。不同的苷键还能分别被某种有特异性的酶水解。例如，麦芽糖酶能水解 α-D-葡萄糖苷键，而不能水解 β-D-葡萄糖苷键，苦杏仁酶则相反，能水解 β-D-葡萄糖苷键而不能水解 α-D-葡萄糖苷键；转化酶则可水解 β-D-果糖苷键。

二、重要的二糖

1. 蔗糖

蔗糖是最常见的二糖，在植物界分布甚广，特别是在甘蔗和甜菜中，含量可分别达到

26% 及 20%。各种植物的果实中几乎都含有蔗糖。

蔗糖无还原性，也没有变旋作用，这说明蔗糖的分子结构中没有半缩醛羟基。蔗糖被酸水解生成一分子 D-葡萄糖和一分子 D-果糖。

蔗糖能被 β-果糖苷酶水解，又可被 α-葡萄糖苷酶水解，而生成相同的产物。由此可知，蔗糖既可看作是 α-D-葡萄糖苷又可看作是 β-果糖苷。其结构如下：

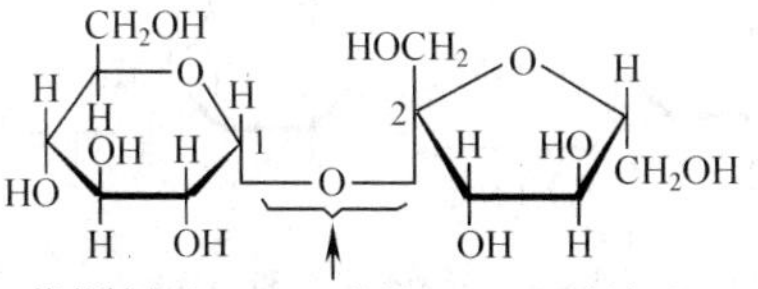

α-D-葡萄糖部分　α-1,2-苷键　β-D-果糖部分
（β-2,1-苷键）

蔗糖水解后得到等物质的量的 D-葡萄糖和 D-果糖的混合物，$[\alpha]_D = -19.75°$。蔗糖水溶液呈右旋性，水解后的葡萄糖与果糖混合物溶液呈左旋性，因而把蔗糖的水解过程称为转化。水解后的混合物叫做转化糖，使蔗糖水解的酶称为转化酶。

$$C_{12}H_{22}O_{11} + H_2O \xrightarrow{\text{转化酶}} C_6H_{12}O_6 + C_6H_{12}O_6$$

蔗糖　　　　　　　　　　　　　D-葡萄糖　　D-果糖

$[\alpha]_D^{20} = +66.7°$ 　　　　　　　$[\alpha]_D^{20} = \underbrace{+52.5°}$ 　$\underbrace{[\alpha]_D^{20} = -92°}$

转化糖

$[\alpha]_D^{20} = -19.75°$

2. 麦芽糖

麦芽糖存在于麦芽中。麦芽中的淀粉酶可将淀粉水解成麦芽糖。我国几千年前就知道制造饴糖。饴糖是麦芽糖的粗制品。

在人体中，从食物所得的淀粉被水解生成麦芽糖，再经麦芽糖酶水解为 D-葡萄糖。故麦芽糖是淀粉水解过程中的中间产物。

$$2(C_6H_{10}O_5)_n + nH_2O \xrightarrow{\text{淀粉酶}} nC_{12}H_{22}O_{11}$$

淀粉　　　　　　　　　　麦芽糖

$$C_{12}H_{22}O_{11} + H_2O \xrightarrow{\text{麦芽糖酶}} 2C_6H_{12}O_6$$

麦芽糖　　　　　　　　D-葡萄糖

麦芽糖有还原性，能还原土伦试剂、费林溶液、本尼迪特试剂，也有变旋作用。麦芽糖能被麦芽糖酶水解生成两分子 D-葡萄糖，因而其苷键为 α-苷键，实验证明它是 α-1,4-苷键。

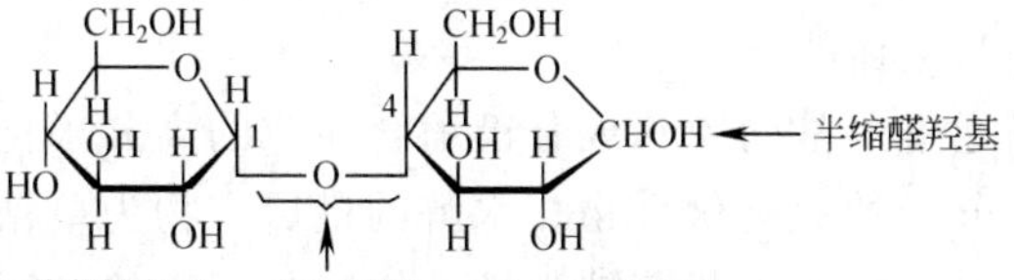

α-D-葡萄糖部分　α-1,4-苷键　α-D-葡萄糖部分
（β-2,1-苷键）

麦芽糖晶体含一分子结晶水，熔点 102.5℃（分解）。易溶于水，$[\alpha]_D = +136°$。

3. 乳糖

乳糖（lactose）存在于哺乳动物的乳汁中，牛乳中含乳糖约 4%～5%，人乳中含5%～8%，有些水果中也含有乳糖。

乳糖被人体小肠中的乳糖酶（一种能水解 β-半乳糖苷的酶）水解，生成 D-半乳糖和 D-葡萄糖。乳糖是还原糖，说明含半缩醛羟基。将乳糖用溴水氧化后，再水解得到半乳糖及葡萄糖酸，可知乳糖的半缩醛羟基是在葡萄糖部分。乳糖不能被麦芽糖酶水解而能被 β-半乳糖苷酶水解，也说明乳糖的苷键是 β-半乳糖苷键，实验证明为 β-1,4-苷键。

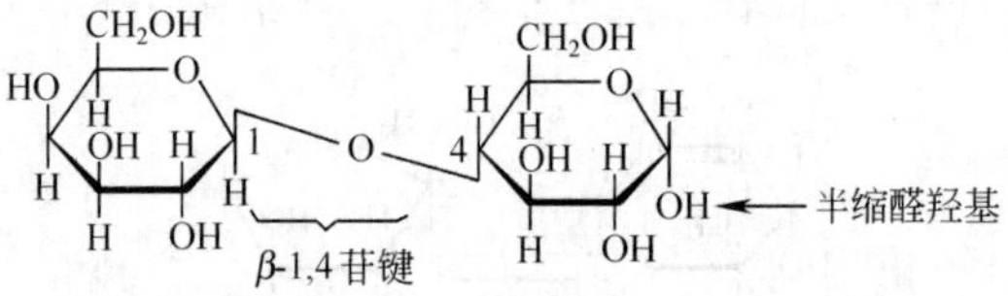

乳糖的晶体含一分子结晶水，熔点 202℃，溶于水，$[\alpha]_D = +53.5°$。

乳糖是制乳酪的副产品，来源较少且甜味弱，平时极少用作营养品。医药上利用其吸湿性较小，作为药物的稀释剂或黏合剂以配制散剂和片剂。

第三节 多 糖

多糖是由许多单糖分子以苷键结合而成的高分子糖类化合物，常见的多糖可用通式 $(C_6H_{10}O_5)_n$ 表示。组成多糖的单糖可以是相同的，也可以是不同的。由相同的单糖组成的多糖叫做均多糖，例如淀粉、糖原、纤维素等，它们都是由 D-葡萄糖组成的。由不同的单糖组成的多糖称为杂多糖，例如阿拉伯胶是由戊糖和半乳糖组成的；粘多糖是由 D-葡萄糖醛酸与一些氨基糖或其衍生物组成的。

多糖在自然界分布极广，也极为重要，人们的衣食住行都离不开它。从多糖的功能来看，有的是构成植物和某些动物骨干结构的不溶性多糖，如纤维素；有的是作为简单糖的储存形式，在需要时通过体内酶的作用再释放出简单的糖，像人体肝脏中的糖原是血糖的储存形式；有的具有特殊的生物活性，像人体中的肝素有抗凝血作用，肺炎球菌的细胞壁中的多糖有抗原作用。

多糖大部分为无定形粉末，无一定的熔点，没有甜味。多糖不易溶解于水，有的多糖溶于水形成胶体溶液。多糖也难溶于醇、醚、氯仿、苯等有机溶剂。

一、多糖的结构

多糖的结构单位是单糖，相对分子质量通常是几万至几百万。各结构单位之间以苷键相结合，常见的苷键有 α-1,4、α-1,6、β-1,3 和 β-1,4 等。多糖的各结构单位可以连成直链，也可以形成具有分支的链。直链一般是以 α-1,4、β-1,3 和 β-1,4-苷键连成的。分支链中的链与链之间的连接点常是 α-1,6-苷键。

多糖通常是由单糖通过羟基间脱水成苷键缩合而成的高分子化合物。因此，它们都能被酸或酶催化水解成为小分子的糖类化合物。水解的最后产物为单糖。例如淀粉的消化就是依靠体内各种酶的催化，最后水解为葡萄糖而被人体吸收利用的。所以水解是多糖的最重要的化学性质。多糖的理化性质与单糖、二糖有较大差别，无还原性。

二、重要的多糖

1. 淀粉

淀粉（starch）广布于自然界，是人类的主要食物之一。五谷之所以有营养价值，主要就是因为有淀粉存在。淀粉是植物贮存的养料，多存在于植物的根和种子中。如大米中含 $75\%\sim80\%$，玉米中含 $50\%\sim56\%$，大麦和小麦中含 $60\%\sim65\%$，马铃薯中约含 20%。此外，在红薯、芋头中，淀粉的含量也很丰富。不同食物中的淀粉，不仅含量不同，而且淀粉颗粒也不一样。

淀粉为白色无定粒状，无臭无味，难溶于水和醇、醚等有机溶剂。在冷水中膨胀，干燥后又收缩为粒状，工业上利用这一性质来分离淀粉。淀粉水溶液 $[\alpha]_D = +19.5°$。

淀粉是由许多 α-D-葡萄糖分子间脱水通过 α-1,4-苷键及 α-1,6-苷键连接而成的多糖。根据缩合的葡萄糖数目、苷键的形式和成链形状的差别，淀粉又可分为 **直链淀粉**（amylose）和 **支链淀粉**（amylopectin）。直链淀粉和支链淀粉在结构及性质上有一定的区别，它们在淀粉中所占的比例随植物的品种而异。通常所说的淀粉是指这两种淀粉的混合物。

直链淀粉在淀粉中占 $20\%\sim30\%$。它的分子结构是以 D-葡萄糖为结构单位，通过 α-1,4-苷键相结合的长链。

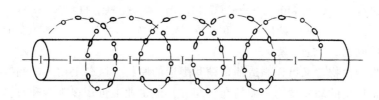

α-1,4-苷键

直链淀粉

在上面的结构中，$n=200\sim300$，相对分子质量约为 $30000\sim50000$，也有大至 2000000 的，随其来源不同而异。直链淀粉在中性溶液中的构象为无规则线团，如溶液中有能与其络合的物质，如碘，则分子排列成螺旋状，每一圈约有 6 个葡萄糖单位（如图 21-2 所示）。直链淀粉遇碘显蓝色，就是因为碘分子嵌入直链淀粉的螺旋空隙中，依靠分子间引力（范德华力），使碘分子与淀粉间松弛地结合起来所致。

图 21-2 碘进入淀粉螺旋状结构中的示意图

直链淀粉能溶于热水而成为透明的胶体溶液。如把直链淀粉在稀酸中水解，可生成麦芽糖和 D-葡萄糖。淀粉酶也可将其水解为麦芽糖。

支链淀粉又叫胶淀粉，在淀粉中占 $70\%\sim80\%$。它是由 D-葡萄糖以 α-1,4-苷键连接成短链，这些短链又以 α-1,6-苷键连接形成多支链的多糖（图 21-3）。它的相对分子质量比直链淀粉大得多，可高达 100 万至 600 万。

支链淀粉不溶于冷水，在热水中膨胀而成糊状。支链淀粉遇碘呈红色。它在酸的催化下不完全水解时，产物中除 D-葡萄糖和麦芽糖外，还有异麦芽糖。

淀粉在水解过程中可生成各种糊精和麦芽糖等一系列中间产物。糊精是相对分子质量较小的多糖，按相对分子质量的大小可分为紫糊精、红糊精和无色糊精等，这是按照这些糊精

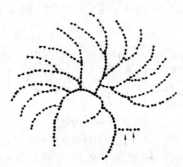

图 21-3　支链淀粉结构及被淀粉酶水解生成麦芽糖的示意图

(每一个·代表一个葡萄糖单位，⤙代表麦芽糖单位，箭头所指处为可被淀粉酶水解的部分)

与碘溶液作用所显颜色而命名的。糊精能溶于水，水溶液有黏性。淀粉或糊精与碘溶液作用可产生不同的颜色，这种颜色在煮沸时消失，放冷后又重新出现。

淀粉水解过程　　$(C_6H_{10}O_5)_n \longrightarrow (C_6H_{10}O_5)_{n-x} \longrightarrow C_{12}H_{22}O_{11} \longrightarrow C_6H_{12}O_6$

淀粉　　紫糊精　　红糊精　无色糊精　麦芽糖　　　D-葡萄糖

与碘溶液生成的颜色　蓝色　紫蓝色　　红色　　无色　　无色　　　无色

　　淀粉主要作为食物，又可作制造葡萄糖和酿造的原料。医药上用于配制散剂和片剂。糊精易于消化，是优良的幼儿食物。糊精在纺织和其他工业上可用以浆纱和布。

2. 纤维素

　　纤维素是分布最广、存量最多的一种多糖。木材含纤维素 $50\% \sim 70\%$，棉花含 $92\% \sim 95\%$，脱脂棉和滤纸几乎全部是纤维素，亚麻和大麻的主要成分也是纤维素。此外，已经发现某些动物体内也有动物纤维素。

　　纤维素的结构单位也是 D-葡萄糖，其相对分子质量不易正确测定，估计可高达 200 万。分子中各结构单位之间以 β-1,4-苷键结合而成长链。纤维素的长链与长链之间绞成绳索状(图 21-4)。

　　纤维素较难水解，在浓酸或在高温、高压下才能被稀酸水解，水解的最终产物是 D-葡萄糖。人类消化道中由于缺乏能使 β-1,4-葡萄糖苷键断裂的酶，因此不能将它转化为葡萄糖而利用。食草动物如牛、羊等的消化道微生物中有这种酶，所以草(含纤维素)可以当作饲料。

纤维素为白色固体，具有强的韧性，不溶于水、稀酸或稀碱，但能溶于浓硫酸。它也能溶于二硫化碳（CS_2）及氢氧化钠的溶液中，成为黏液，将之通过细孔喷到酸中即得人造丝。

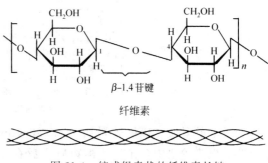

β-1,4苷键

纤维素

纤维素长链中的葡萄糖结构单位有三个羟基，能与硝酸或乙酐作用，分别生成硝酸酯或乙酸酯。纤维素的三硝酸酯俗名叫做硝化纤维，易燃，可作为制造炸药的原料。若硝化不完全，即只有

图 21-4　绞成绳索状的纤维素长链

一个或两个羟基被硝化就得单硝酸酯和二硝酸酯，二者的混合物叫做胶棉。将胶棉溶于乙醚和乙醇的混合液中，得到的黏稠液体称为火棉胶。将胶棉与樟脑混合，并加热至100℃左右可得赛璐珞，用以压制各种形状的用品。纤维素三乙酸酯（醋酸纤维）是制造照相底板及电影胶片的原料。

3. 糖原

糖原（glycogen）是存在于动物体中的多糖，又称动物淀粉。动物将食物消化后所得的葡萄糖以糖原的形式储存于肝脏和肌肉中。成人体内约含糖原400g，一旦肌体需要（如血糖浓度低于正常水平或突然需要能量），糖原即可在酶的催化下分解为 D-葡萄糖供肌体利用。

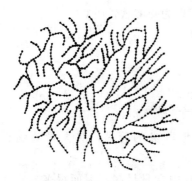

图 21-5　糖原结构示意图

糖原的结构与胶淀粉相似，但支链较胶淀粉多而密（图 21-5）。它的结构单位亦是 D-葡萄糖，结构单位之间以 α-1,4-苷键结合，链与链之间的连接点以 α-1,6-苷键结合。所以，糖原的结构更为复杂，相对分子质量高达$1×10^8$。

糖原是动物体能量的主要来源之一，它水解的最终产物是 D-葡萄糖。糖原是无定形粉末，不溶于冷水，加热不糊化，与碘作用呈紫红色或紫蓝色。

4. 黏多糖

黏多糖（mucopolysaccharide）存在于许多结缔组织中（如韧带、滑液等），它是组织间质、细胞间质及腺体分泌的黏液的组成成分。它常与蛋白质结合成黏蛋白而存在。黏多糖属于杂多糖，其结构单位一般不止一种而有几种，如氨基己糖、己醛糖酸及其他己糖等。有的粘多糖还具有硫酸酯的结构。

（1）透明质酸　**透明质酸**（hyaluronic acid）在人体内存在于一切结缔组织中，它还以与蛋白质相结合的方式存在于关节液及眼球玻璃体、角膜中。透明质酸与水形成黏稠凝胶，有润滑保护细胞的作用。有些细菌、恶性肿瘤及蛇毒中含有透明质酸酶，能使人体的透明质酸分解，黏度变小，病原体或病毒得以侵入和扩散。精子内也有透明质酸酶，它可能使精子易于穿过黏液并进入卵子，故与受精有关。因此，如设法抑制精子的透明质酸酶，有可能达到避孕的目的。

透明质酸是由等分子的 N-乙酰基-D-氨基葡萄糖和 D-葡萄糖醛酸所组成的复杂的大分子化合物。其间的结合键为 β-1,4-及 β-1,3-两种苷键。

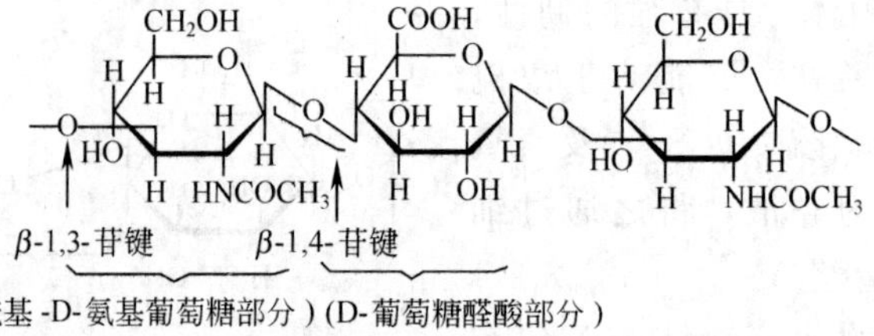

β-1,3-苷键   β-1,4-苷键
(D-乙酰基-D-氨基葡萄糖部分) (D-葡萄糖醛酸部分)
透明质酸

（2）硫酸软骨质　**硫酸软骨质**（chondroitin sulfate）存在于骨、软骨、角膜、皮肤血管、脐带、韧带等之中，作为结构物质广泛存在于结缔组织中。已知的硫酸软骨质有 A，B，C 三种。硫酸软骨质 A 的结构单位是 D-葡萄糖醛酸和 N-乙酰基-D-氨基半乳糖-4-硫酸酯，其结合键为 β-1,3-及 β-1,4-苷键。

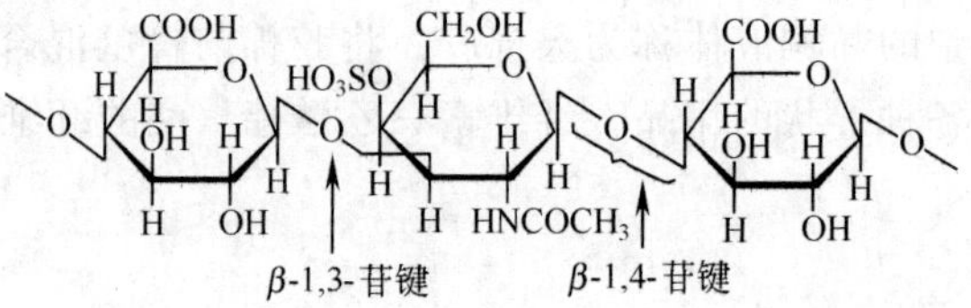

β-1,3-苷键   β-1,4-苷键
硫酸软骨质 A

上述结构中，若将 D-葡萄糖醛酸换为 D-艾杜糖醛酸即为硫酸软骨质 B；若将 N-乙酰基-D-氨基半乳糖-4-硫酸酯换为 N-乙酰基-D-氨基半乳糖-6-硫酸酯，即为硫酸软骨质 C。

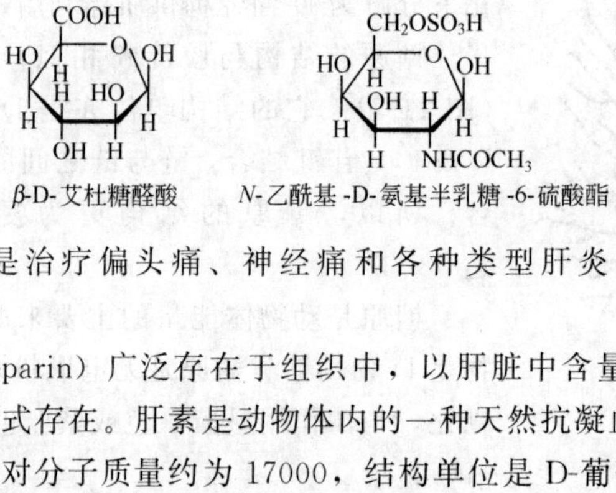

β-D-艾杜糖醛酸   N-乙酰基-D-氨基半乳糖-6-硫酸酯

硫酸软骨质的钠盐是治疗偏头痛、神经痛和各种类型肝炎的药品，对大骨节病也有疗效。

（3）肝素　**肝素**（heparin）广泛存在于组织中，以肝脏中含量最多，因而得名。它在体内以与蛋白质结合的形式存在。肝素是动物体内的一种天然抗凝血物质，对凝血过程的各个环节均有影响。它的相对分子质量约为 17000，结构单位是 D-葡萄糖醛酸-2-硫酸酯和 N-磺基-D-氨基葡萄糖-6-硫酸酯。

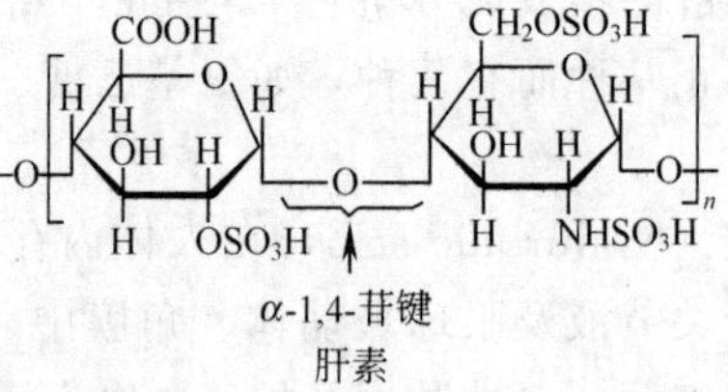

α-1,4-苷键
肝素

5. 葡聚糖

葡聚糖（dextran，右旋糖酐），是一种人工合成的葡萄糖聚合物，根据其平均相对分子质量的不同可分为中分子糖酐、低分子糖酐、小分子糖酐三种。葡聚糖是以蔗糖为原料制备的。在蔗糖水溶液中加入特殊的菌种和促进微生物生长的要素，蔗糖即水解为葡萄糖和果糖，然后葡萄糖分子间通过 α-1,6-苷键结合为葡聚糖。

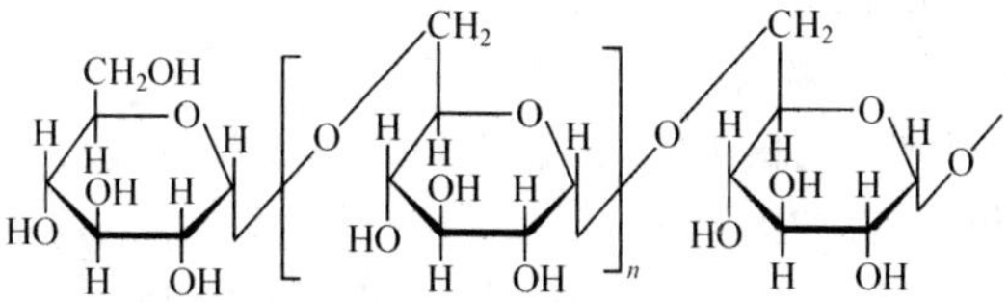

葡聚糖

葡聚糖在临床上作为血浆的代用品，常用的是中分子糖酐，平均相对分子质量约为70000。

葡聚糖可溶于水，形成具有一定黏度的胶体溶液。葡聚糖能提高血浆胶体渗透压，增加血容量，维持血压，供出血及外伤休克时急救之用。临床上多用其 0.06(6%)的生理盐水溶液，因为它和血浆等渗，黏度亦和血浆相同。葡聚糖对细胞的功能和结构没有不良的影响，并且到体内可以因水解产生葡萄糖而具有营养作用。

6. 葡聚糖凝胶

葡聚糖凝胶（dextran gel）是将右旋糖酐与环氧氯丙烷反应，借甘油醚键互相交联而成的网状大分子化合物。

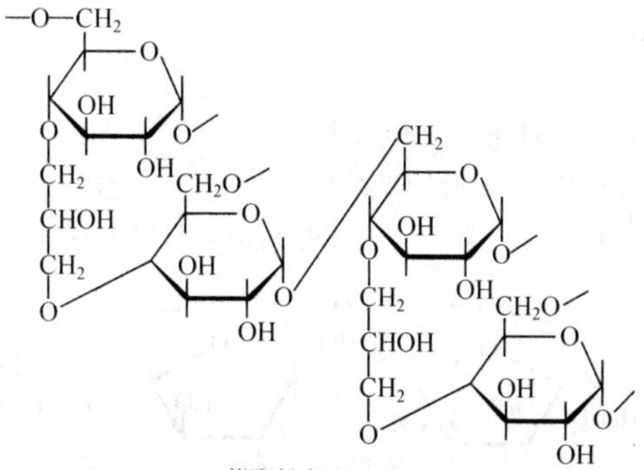

葡聚糖凝胶

目前，葡聚糖凝胶已广泛用于大分子化合物如蛋白质、核酸等的分离。我国生产的产品有各种型号，可根据被分离物质相对分子质量的大小选择使用。

本章要求

1. 掌握糖类化合物的定义。掌握单糖的费歇尔投影式及哈沃斯式表示方法。

2. 理解差向异构化的概念，掌握单糖的化学性质：氧化、成脎、成苷、成酯，熟悉糖类化合物的额鉴别。

3. 熟悉 D-(±)-核糖、D-(±)-2-脱氧核糖、D-(±)-半乳糖、蔗糖、麦芽糖、乳糖的结构特征及苷键类型。

4. 了解淀粉、纤维素、糖原、黏多糖、葡聚糖和葡聚糖凝胶的组成及苷键类型，了解淀粉的水解和显色反应。

习　题

1. 写出 D-(+)-葡萄糖的对映体。α-和 β-D-(+)-吡喃葡萄糖是否互为对映体？为什么？

2. 用葡萄糖的结构来说明 D，L，＋，－，α，β 的意义。

3. 写出 D-半乳糖的吡喃环式与开链式的互变平衡体系。

4. 什么叫做还原糖、非还原糖？它们在结构上有何区别？举例说明。

5. 下面是 8 个单糖的结构：

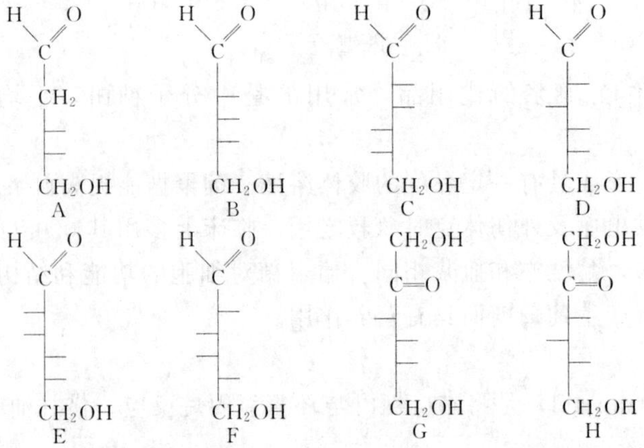

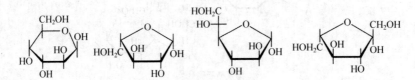

(1) 指出何者互为对映异构体。

(2) 何者互为非对映异构体。

(3) 何者互为差向异构体。

(4) 用哈沃斯式表示 A，B，G，H 的呋喃糖结构。

(5) 用哈沃斯式和构象式表示 E，F 的吡喃糖结构。

6. 标出下列单糖的 α-、β-及 D-、L-，并改写为开链结构（用费歇尔投影式表示）。

7. 哪个糖的二酸与 D-葡萄糖二酸相同？写出该糖的构造式。

8. 苷键是怎样形成的？下列化合物中哪些有苷键？将其结构表示出来。哪些能水解，水解的产物是什么？

果糖　　核糖　　半乳糖　　蔗糖　　乳糖　　麦芽糖　　糖原　　纤维素

9. 某 D-戊醛糖（A），经 HCN 处理，稀 HCl 水解，再用稀 HNO₃ 氧化，得到两个 D-己醛糖二酸（B）与（C）的混合物，其中（A），（B）具有旋光性，而（C）不旋光。试推断（A），（B），（C）的结构，并用反应式表示推断过程。

10. 用化学方法鉴别下列物质：

(1) 葡萄糖与蔗糖　　　　　　　　(2) 蔗糖与麦芽糖

(3) 果糖与甘露糖　　　　　　　　(4) 乳糖与淀粉

(5) 葡萄糖、果糖、蔗糖和淀粉

11. 某 D 型化合物（A），分子式为 $C_4H_8O_4$，具有旋光性，能与苯肼作用成脎。（A）用硝酸氧化得分子式为 $C_4H_6O_6$ 的化合物（B），（B）无旋光性。（A）的同分异构体（C）具有旋光性，与苯肼作用生成相同的脎，C 的硝酸氧化产物（D）与 B 是差向异构体，且有旋光性。试写出（A），（B），（C），（D）的构造式。

附　　录

附录一　有关计量单位

附表 1-1　国际单位制（SI）的基本单位

量的名称	单位名称	单位符号	量的名称	单位名称	单位符号
长度	米	m	热力学温度	开[尔文]	K
质量	千克(公斤)①	kg	物质的量	摩[尔]	mol
时间	秒	s	发光强度	坎[德拉]	cd
电流	安[培]②	A			

① （　）内的字为前者的同义语。

② 〔　〕内的字，是在不致混淆的情况下可以省略的字。

附表 1-2　包括 SI 辅助单位在内的具有专门名称的有关 SI 导出单位

量　的　名　称	单位名称	单位符号	用 SI 单位表示
1. 频率	赫[兹]	Hz	s^{-1}
2. 力,重力	牛[顿]	N	$kg \cdot m \cdot s^{-2}$
3. 压力,压强,应力	帕[斯卡]	Pa	$N \cdot m^{-2}$
4. 能[量],功,热	焦[耳]	J	$N \cdot m$
5. 功率,辐射通量	瓦[特]	W	$J \cdot s^{-1}$
6. 电荷[量]	库[仑]	C	$A \cdot s$
7. 电位,电压,电动势	伏[特]	V	$W \cdot A^{-1}$
8. 电容	法[拉]	F	$C \cdot V^{-1}$
9. 电阻	欧[姆]	Ω	$V \cdot A^{-1}$
10. 电导	西[门子]	S	$A \cdot V^{-1}$
11. 磁通[量]	韦[伯]	Wb	$V \cdot s$
12. 磁通[量]密度,磁感应强度	特[斯拉]	T	$Wb \cdot m^{-2}$
13. 电感	亨[利]	H	$Wb \cdot A^{-1}$
14. 摄氏温度	摄氏度	℃	
15. 光通量	流[明]	lm	$cd \cdot sr$
16. 光照度	勒[克斯]	lx	$lm \cdot m^{-2}$
17. 放射性活度	贝可[勒尔]	Bq	s^{-1}
18. 吸收剂量	戈[瑞]	Gy	$J \cdot kg^{-1}$
19. 剂量当量	希[沃特]	Sv	$J \cdot kg^{-1}$

附表 1-3　用于构成十进倍数和分数单位的词头（摘录）

所表示的因素	词头名称	词头符号	所表示的因素	词头名称	词头符号
10^{18}	艾[可萨]	E	10^{-1}	分	d
10^{15}	拍[它]	P	10^{-2}	厘	c
10^{12}	太[拉]	T	10^{-3}	毫	m
10^{9}	吉[咖]	G	10^{-6}	微	μ
10^{6}	兆	M	10^{-9}	纳[诺]	n
10^{3}	千	k	10^{-12}	皮[可]	p
10^{2}	百	h	10^{-15}	飞[母托]	f
10^{1}	十	da	10^{-18}	阿[托]	a

附录二　一些基本的物理常数

物　理　量	符　号	数　　值	国际单位制
真空中光速	c	$2.99792458(1) \times 10^8$	$m \cdot s^{-1}$
电子静止质量	m_e	$9.109534(47) \times 10^{-31}$	kg
质子静止质量	m_p	$1.6726485(86) \times 10^{-27}$	kg
中子静止质量	m_n	$1.6749543(86) \times 10^{-27}$	kg
原子质量常数	m_u	$1.6605655(86) \times 10^{-27}$	kg
电子电荷	e	$1.6021892(46) \times 10^{-19}$	C
普朗克(Planck)常数	h	$6.626076(36) \times 10^{-34}$	$J \cdot Hz^{-1}$
里德伯(Rydberg)常数	R_∞	$1.097373177(83) \times 10^7$	m^{-1}
阿佛伽德罗(Avogadro)常数	N_A	$6.022045(31) \times 10^{23}$	mol^{-1}
波耳兹曼(Boltzmann)常数	$k = R/N_A$	$1.380658(12) \times 10^{-23}$	$J \cdot K^{-1}$
玻尔(Bohr)半径	a_0	$5.2917706(44) \times 10^{-11}$	m
法拉第(Faraday)常数	$F = N_A e$	$9.648456(27) \times 10^4$	$C \cdot mol^{-1}$
摩尔气体常数	R	$8.31441(26)$	$J \cdot mol^{-1} \cdot K^{-1}$

附录三　常用酸碱的质量分数和相对密度（20℃）

$w_B/\%$	相　对　密　度				
	HCl	HNO_3	H_2SO_4	NaOH	$NH_3 \cdot H_2O$
0.50	1.0007	1.0009	1.0016	1.0039	0.9960
1.00	1.0031	1.0037	1.0049	1.0095	0.9938
1.50	1.0056	1.0064	1.0083	1.0151	0.9917
2.00	1.0081	1.0091	1.0116	1.0207	0.9895
2.50	1.0105	1.0119	1.0150	1.0262	0.9874
3.00	1.0130	1.0146	1.0183	1.0318	0.9853
3.50	1.0154	1.0174	1.0217	1.0373	0.9832
4.00	1.0179	1.0202	1.0250	1.0428	0.9811
4.50	1.0204	1.0230	1.0284	1.0483	0.9790
5.00	1.0228	1.0257	1.0318	1.0538	0.9770
5.50	1.0253	1.0286	1.0352	1.0593	0.9750
6.00	1.0278	1.0314	1.0385	1.0648	0.9730
6.50	1.0302	1.0342	1.0419	1.0703	0.9710
7.00	1.0327	1.0370	1.0453	1.0758	0.9690
7.50	1.0352	1.0399	1.0488	1.0813	0.9671
8.00	1.0377	1.0427	1.0522	1.0869	0.9651
8.50	1.0401	1.0456	1.0556	1.0924	0.9632
9.00	1.0426	1.0485	1.0591	1.0979	0.9613
9.50	1.0451	1.0514	1.0626	1.1034	0.9594
10.00	1.0476	1.0543	1.0661	1.1089	0.9575
11.00	1.0526	1.0602	1.0731	1.1199	0.9538
12.00	1.0576	1.0660	1.0802	1.1309	0.9502
13.00	1.0626	1.0720	1.0874	1.1419	0.9466
14.00	1.0676	1.0780	1.0947	1.1530	0.9431
15.00	1.0726	1.0840	1.1020	1.1640	0.9396
16.00	1.0777	1.0901	1.1094	1.1751	0.9361
17.00	1.0828	1.0963	1.1169	1.1861	0.9327
18.00	1.0878	1.1025	1.1245	1.1971	0.9294
19.00	1.0929	1.1087	1.1321	1.2082	0.9261
20.00	1.0980	1.1150	1.1398	1.2192	0.9228

$w_B/\%$	相 对 密 度				
	HCl	HNO_3	H_2SO_4	NaOH	$NH_3 \cdot H_2O$
22.00	1.1083	1.1277	1.1554	1.2412	0.9164
24.00	1.1185	1.1406	1.1714	1.2631	0.9102
26.00	1.1288	1.1536	1.1872	1.2848	0.9040
28.00	1.1391	1.1668	1.2031	1.3064	0.8980
30.00	1.1492	1.1801	1.2191	1.3277	0.8920
32.00	1.1594	1.1934	1.2353	1.3488	
34.00	1.1693	1.2068	1.2518	1.3697	
36.00	1.1791	1.2202	1.2685	1.3901	
38.00	1.1886	1.2335	1.2855	1.4102	
40.00	1.1977	1.2466	1.3028	1.4299	
42.00			1.3205		
44.00			1.3386		
46.00			1.3570		
48.00			1.3759		
50.00			1.3952		
52.00			1.4159		
54.00			1.4351		
56.00			1.4558		
58.00			1.4770		
60.00			1.4987		
62.00			1.5200		
64.00			1.5421		
66.00			1.5646		
68.00			1.5874		
70.00			1.6105		
72.00			1.6338		
74.00			1.6574		
76.00			1.6810		
78.00			1.7043		
80.00			1.7272		
82.00			1.7491		
84.00			1.7693		
86.00			1.7872		
88.00			1.8022		
90.00			1.8144		
92.00			1.8240		
94.00			1.8312		
96.00			1.8355		
98.00			1.8361		
100.00			1.8405		

附录四　常用酸碱的浓度

试剂名称	相对密度	$w_B/\%$	$c/mol \cdot L^{-1}$	试剂名称	相对密度	$w_B/\%$	$c/mol \cdot L^{-1}$
浓硫酸	1.84	95~96	18	稀醋酸	1.04	30	5
浓盐酸	1.19	38	12	浓氢氧化钠	1.36	33	11
浓硝酸	1.40	65	14	浓氨水	0.91	25	13.5
浓磷酸	1.70	85	15	浓氨水	0.88	35	18
冰醋酸	1.05	99~100	17.5				

附录五　弱酸弱碱在水中的离解常数

化　合　物	温度/℃	分步	K_a(或 K_b)	pK_a(pK_b)
砷酸	18	1	5.62×10^{-3}	2.25
		2	1.70×10^{-7}	6.77
		3	2.95×10^{-12}	11.53
亚砷酸	25		6×10^{-10}	9.23
硼酸	20	1	7.3×10^{-10}	9.14
醋酸	25		1.76×10^{-5}	4.75
甲酸	20		1.77×10^{-4}	3.75
碳酸	25	1	4.30×10^{-7}	6.37
		2	5.61×10^{-11}	10.25
铬酸	25	1	1.8×10^{-1}	0.74
		2	3.20×10^{-7}	6.49
氢氟酸	25		3.53×10^{-4}	3.45
氢氰酸	25		4.93×10^{-10}	9.31
氢硫酸	18	1	9.1×10^{-8}	7.04
		2	1.1×10^{-12}	11.96
过氧化氢	25		2.4×10^{-12}	11.62
次溴酸	25		2.06×10^{-9}	8.69
次氯酸	18		2.95×10^{-8}	7.53
次碘酸	25		2.3×10^{-11}	10.64
碘酸	25		1.69×10^{-1}	0.77
亚硝酸	12.5		4.6×10^{-4}	3.37
高碘酸	25		2.3×10^{-2}	1.64
磷酸	25	1	7.52×10^{-3}	2.12
	25	2	6.23×10^{-8}	7.21
	18	3	2.2×10^{-13}	12.67
亚磷酸	18	1	1.0×10^{-2}	2.00
		2	2.6×10^{-7}	6.59
焦磷酸	18	1	1.4×10^{-1}	0.85
		2	3.2×10^{-2}	1.49
		3	1.7×10^{-6}	5.77
		4	6×10^{-9}	8.22
硒酸	25	2	1.2×10^{-2}	1.92
亚硒酸	25	1	3.5×10^{-3}	2.46
	25	2	5×10^{-3}	7.31
硅酸	30	1	2.2×10^{-10}	9.66
		2	2×10^{-12}	11.70
		3	1×10^{-12}	12.00
亚硫酸	18	1	1.54×10^{-2}	1.81
			1.02×10^{-7}	6.91
氨水	25		1.76×10^{-5}	4.75
氢氧化钙	25	1	3.74×10^{-3}	2.43
	30	2	4.0×10^{-2}	1.40
羟胺	20		1.07×10^{-3}	7.97
氢氧化铝	25		9.6×10^{-4}	3.02
氢氧化银	25		1.1×10^{-4}	3.96
氢氧化锌	25		9.6×10^{-4}	3.02

注：本表数据录自 Robert O. Weast，CRC Handbook of Chemistry and Physics，59th，ed. D-201，D-203。

附录六　微溶电解质的溶度积（K_{sp}）

化合物	K_{sp}	化合物	K_{sp}	化合物	K_{sp}
卤化物		$Bi(OH)_3$	4×10^{-31}	MgC_2O_4	8.57×10^{-5}
$AgCl$	1.8×10^{-10}	$Ca(OH)_2$	5.5×10^{-6}	SrC_2O_4	5.61×10^{-8}
$AgBr$	5.0×10^{-13}	$Co(OH)_3$(新)	1.6×10^{-15}		
AgI	8.3×10^{-17}	$Cr(OH)_3$	6.3×10^{-31}	磷酸盐	
Hg_2Cl_2	1.3×10^{-16}	$Cd(OH)_2$(新)	2.5×10^{-14}	Ag_3PO_4	1.4×10^{-16}
				$AlPO_4$	6.3×10^{-19}
Hg_2I_2	4.5×10^{-29}	$Fe(OH)_3$	4×10^{-38}	$BaHPO_4$	3.2×10^{-7}
$PbCl_2$	1.6×10^{-5}	$Fe(OH)_2$	8.0×10^{-16}	$Ba_3(PO_4)_2$	3.4×10^{-23}
$PbBr_2$	4.0×10^{-5}	$Mg(OH)_2$	1.8×10^{-11}	$Ba_2P_2O_7$	3.2×10^{-11}
PbI_2	7.1×10^{-9}	$Mn(OH)_2$	1.9×10^{-13}		
PbF_2	2.7×10^{-3}	$Ni(OH)_2$(新)	2.0×10^{-15}	$BiPO_4$	1.3×10^{-23}
				$Cd_3(PO_4)_2$	2.5×10^{-33}
BaF_2	1.0×10^{-6}	$Pb(OH)_2$	1.2×10^{-15}	$CaHPO_4$	1×10^{-7}
CaF_2	2.7×10^{-11}	$Sb(OH)_3$	2×10^{-42}	$Ca_3(PO_4)_2$	2.0×10^{-29}
MgF_2	6.5×10^{-9}	$Zn(OH)_2$	1.2×10^{-17}	$CoHPO_4$	2×10^{-7}
SrF_2	2.5×10^{-9}				
		砷酸盐		$Co_3(PO_4)_2$	2×10^{-35}
硫化物		Ag_3AsO_4	1.0×10^{-22}	$Cu_3(PO_4)_2$	1.3×10^{-37}
As_2S	6.3×10^{-50}	$Ba_3(AsO_4)_2$	8.0×10^{-51}	$Cu_2P_2O_7$	8.3×10^{-16}
As_2S_3	4.0×10^{-29}	$Cu_3(AsO_4)_2$	7.6×10^{-36}	$Fe(PO_4)_2$	1.3×10^{-22}
Bi_2S_3	1×10^{-97}	$Pb_3(AsO_4)_3$	4.0×10^{-36}	$MgNH_4PO_4$	2.5×10^{-13}
CdS	3.6×10^{-29}				
CoS	4×10^{-21}	氰化物及硫氰化物		$Mg_3(PO_4)_2$	$10^{-23} \sim 10^{-27}$
		$AgCN$	1.2×10^{-16}	$PbHPO_4$	1.3×10^{-10}
CuS	6.3×10^{-36}	$AgSCN$	1.0×10^{-12}	$Pb_3(PO_4)_2$	8.0×10^{-13}
FeS	3.7×10^{-19}	$CuCN$	3.2×10^{-20}	$Sr_3(PO_4)_2$	4.0×10^{-28}
Hg_2S	1×10^{-47}	$CuSCN$	4.8×10^{-15}	$Zn_3(PO_4)_2$	9.0×10^{-33}
HgS(红)	4×10^{-53}	$Hg_2(CN)_2$	5×10^{-40}		
HgS(黑)	1.6×10^{-52}	$Hg_2(SCN)_2$	2×10^{-20}	其他	
				$Ag_4[Fe(CN)_6]$	1.6×10^{-41}
MnS	1.4×10^{-15}	硫酸盐		$Cd_2[Fe(CN)_6]$	3.2×10^{-17}
NiS	1.4×10^{-24}	Ag_2SO_4	1.4×10^{-5}	$Co_2[Fe(CN)_6]$	1.8×10^{-15}
PbS	8.0×10^{-28}	$BaSO_4$	1.1×10^{-10}	$Cu_2[Fe(CN)_6]$	1.3×10^{-16}
SnS	1.0×10^{-25}	$CaSO_4$	9.1×10^{-6}	$Fe_4[Fe(CN)_6]$	3.3×10^{-41}
Sb_2S_3	2.9×10^{-59}	$PbSO_4$	1.6×10^{-8}	$Pb_2[Fe(CN)_6]$	3.5×10^{-15}
ZnS	1.2×10^{-23}	$SrSO_4$	3.2×10^{-7}		
				$Zn_2[Fe(CN)_6]$	4.0×10^{-16}
碳酸盐		铬酸盐		$Co[Hg(SCN)_4]$	1.5×10^{-6}
$BaCO_3$	5.1×10^{-9}	Ag_2CrO_4	1.1×10^{-12}	$Zn[Hg(SCN)_4]$	2.2×10^{-7}
$CaCO_3$	2.8×10^{-9}	$Ag_2Cr_2O_7$	2.0×10^{-7}	$Ag_3[Co(NO_2)_6]$	8.5×10^{-21}
$FeCO_3$	3.2×10^{-11}	$BaCrO_4$	1.2×10^{-10}	$K_2Na[Co(NO_2)_6] \cdot H_2O$	2.2×10^{-11}
Ag_2CO_3	8.1×10^{-12}				
$MgCO_3$	3.5×10^{-8}	$CaCrO_4$	7.1×10^{-4}	$K[B(C_6H_5)_4]$	2.2×10^{-8}
		$PbCrO_4$	2.8×10^{-13}	$K_2[PtCl_6]$	1.1×10^{-5}
$PbCO_3$	7.4×10^{-14}	$SrCrO_4$	2.2×10^{-5}	$Ba[SiF_6]$	1×10^{-6}
$SrCO_3$	1.1×10^{-10}	草酸盐		$Ca[SiF_6]$	8.1×10^{-4}
		BaC_2O_4	1.6×10^{-7}		
氢氧化物		CaC_2O_4	4×10^{-9}		
$Al(OH)_3$	1.3×10^{-33}				

附录七 各种pH值的缓冲溶液

附表7-1 克拉克缓冲系列的pH值① (25℃)

25mL 0.2mol·L⁻¹KCl+xmL 0.2mol·L⁻¹HCl, 稀释至100mL			50mL 0.1mol·L⁻¹KHC₈H₄O₄+xmL 0.1mol·L⁻¹NaOH, 稀释至100mL			pH	x	缓冲容量β
pH	x	缓冲容量β	pH	x	缓冲容量β	6.80	22.4	0.033
						6.90	25.9	0.033
1.00	67.0	0.31	3.90	1.4	0.014	7.00	29.1	0.031
1.10	52.8	0.24	4.00	0.1	0.014	7.10	32.1	0.028
1.20	42.5	0.19	4.10	1.3	0.016	7.20	34.7	0.025
1.30	33.6	0.16	4.20	3.0	0.017	7.30	37.0	0.022
1.40	26.6	0.13	4.30	4.7	0.018	7.40	39.1	0.020
1.50	20.7	0.10	4.40	6.6	0.020	7.50	41.1	0.018
1.60	16.2	0.077	4.50	8.7	0.022	7.60	42.8	0.015
1.70	13.0	0.060	4.60	11.1	0.025	7.70	44.2	0.012
1.80	10.2	0.049	4.70	13.6	0.027	7.80	45.3	0.010
1.90	8.1	0.037	4.80	16.5	0.029	7.90	46.1	0.007
2.00	6.5	0.030	4.90	19.4	0.030	8.00	46.7	
2.10	5.1	0.026	5.00	22.6	0.031	浓度均为0.1mol·L⁻¹的H₃BO₃及KCl的混合溶液 50mL+xmL 0.1mol·L⁻¹NaOH, 稀释至100mL		
2.20	3.9	0.022	5.10	25.5	0.031			
50mL 0.1mol·L⁻¹KHC₈H₄O₄+xmL 0.1mol·L⁻¹HCl, 稀释至100mL			5.20	28.8	0.030	pH	x	缓冲容量β
			5.30	31.6	0.026	8.00	3.9	—
pH	x	缓冲容量β	5.40	34.1	0.025	8.10	4.9	0.010
2.20	49.5	—	5.50	36.6	0.023	8.20	6.0	0.011
2.30	45.8	0.036	5.60	38.8	0.020	8.30	7.2	0.013
2.40	42.2	0.035	5.70	40.6	0.017	8.40	8.6	0.015
2.50	38.8	0.034	5.80	42.3	0.015	8.50	10.1	0.016
2.60	35.4	0.033	5.00	43.7	0.013	8.60	11.8	0.018
2.70	32.1	0.032	50mL 0.1mol·L⁻¹KH₂PO₄+xmL 0.1mol·L⁻¹NaOH, 稀释至100mL			8.70	13.7	0.020
2.80	28.9	0.032				8.80	15.8	0.022
2.90	25.7	0.033	pH	x	缓冲容量β	8.90	18.1	0.025
3.00	22.3	0.034	5.80	3.6	—	9.00	20.8	0.027
3.10	18.8	0.033	5.90	4.6	0.010	9.10	23.6	0.028
3.20	15.7	0.030	6.00	5.6	0.011	9.20	26.4	0.029
3.30	12.9	0.026	6.10	6.8	0.012	9.30	29.3	0.028
3.40	10.4	0.023	6.20	8.1	0.015	9.40	32.1	0.027
3.50	8.2	0.020	6.30	9.7	0.017	9.50	34.6	0.024
3.60	6.3	0.018	6.40	11.6	0.021	9.60	36.9	0.022
3.70	4.5	0.017	6.50	13.9	0.024	9.70	38.9	0.019
3.80	2.9	0.015	6.60	16.4	0.027	9.80	40.6	0.016
			6.70	19.3	0.030	9.90	42.2	0.015
						10.00	43.7	0.014
						10.10	45.0	0.013
						10.20	46.2	—

① 本表经 R. G. Rates 重新测定。

附表 7-2　碱性缓冲系列的组成、缓冲容量 β 和稀释值 ΔpH$_{1/2}$（25℃）

50mL 0.1mol·L⁻¹ 三羟甲苯氨基甲烷(tris)＋xmL 0.1mol·L⁻¹ HCl，稀释至 100mL
dpH/dt[①]≈－0.028 单位/度，
$I=0.001x$

pH	x	β	ΔpH$_{1/2}$
7.00	46.6	—	−0.02
7.10	45.7	0.010	
7.20	44.7	0.012	
7.30	43.4	0.013	
7.40	42.0	0.015	
7.50	40.3	0.017	−0.02
7.60	38.5	0.018	
7.70	36.6	0.020	
7.80	34.5	0.023	
7.90	32.0	0.027	
8.00	29.2	0.029	−0.02
8.10	26.2	0.031	
8.20	22.9	0.031	
8.30	19.9	0.024	−0.01
8.40	17.2	0.026	
8.50	14.7	0.024	
8.60	12.4	0.022	
8.70	10.3	0.020	−0.01
8.80	8.5	0.016	
8.90	7.0	0.014	
9.00	5.7	—	−0.01

50mL 0.025mol·L⁻¹ 硼砂＋xmL 0.1mol·L⁻¹ HCl，
稀释至 100mL
dpH/dt≈－0.008 单位/度
$I≈0.025$

pH	x	β	ΔpH$_{1/2}$
8.00	20.5		
8.10	19.7	0.009	+0.07
8.20	18.8	0.010	
9.30	17.7	0.011	
8.40	16.6	0.012	
8.50	15.2	0.015	+0.05
8.60	13.5	0.018	
8.70	11.6	0.020	
8.80	9.4	0.025	+0.04
8.90	7.1	0.024	
9.00	4.6	0.026	+0.02
9.10	2.0	—	

50mL 0.025mol·L⁻¹ 硼砂＋xmL 0.1mol·L⁻¹ NaOH
稀释至 100mL
dpH/dt≈－0.008 单位/度
$I=0.001(25+x)$

pH	x	β	ΔpH$_{1/2}$
9.20	0.9	—	
9.30	3.6	0.027	+0.01
9.40	6.2	0.026	+0.01
9.50	8.8	0.025	
9.60	11.1	0.022	+0.01
9.70	13.1	0.020	
9.80	15.0	0.018	+0.01
9.90	16.7	0.016	
10.00	18.3	0.014	
10.10	19.5	0.011	−0.01

pH	x	β	ΔpH$_{1/2}$
10.20	20.5	0.009	0.00
10.30	21.3	0.008	
10.40	22.1	0.007	
10.50	22.7	0.006	
10.60	23.3	0.005	
10.70	23.80	0.004	
10.80	24.25	—	

50mL 0.05mol·L⁻¹ NaHCO₃＋xmL 0.1mol·L⁻¹ NaOH，
稀释至 100mL
dpH/dt≈－0.009 单位/度
$I=0.001(25+2x)$

pH	x	β	ΔpH$_{1/2}$
9.60	5.0	—	+0.02
9.70	6.2	0.013	
9.80	7.6	0.014	
9.90	9.1	0.015	+0.03
10.00	10.7	0.016	+0.04
10.10	12.2	0.016	+0.04
10.20	13.8	0.015	
10.30	15.2	0.014	+0.02
10.40	16.5	0.013	
10.50	17.8	0.013	
10.60	19.1	0.012	+0.03
10.70	20.2	0.010	0.00
10.80	21.2	0.009	
10.90	22.0	0.008	
11.00	22.7	—	

50mL 0.05mol·L⁻¹ Na₂HPO₄＋xmL 0.1mol·L⁻¹ NaOH，
稀释至 100mL
dpH/dt≈－0.025 单位/度
$I=0.001(77+2x)$

pH	x	β	ΔpH$_{1/2}$
10.90	3.3	—	
11.00	4.1	0.009	
11.10	5.1	0.011	−0.06
11.20	6.3	0.012	
11.30	7.6	0.014	
11.40	9.1	0.017	−0.09
11.50	11.1	0.022	
11.60	13.5	0.026	
11.70	16.2	0.030	−0.15
11.80	19.4	0.034	−0.13
11.90	23.0	0.037	
12.00	26.9	—	

25mL 0.2mol·L⁻¹ KCl＋xmL 0.2mol·L⁻¹
NaOH，稀释至 100mL
dpH/dt≈－0.033 单位/度
$I=0.001(50+2x)$

pH	x	β	ΔpH$_{1/2}$
12.00	6.0	0.028	−0.28
12.10	8.0	0.042	
12.20	10.2	0.048	−0.28
12.30	12.8	0.060	
12.40	16.2	0.076	
12.50	20.4	0.094	−0.28
12.60	25.6	0.12	
12.70	32.2	0.16	
12.80	41.2	0.21	−0.28
12.90	53.0	0.52	
13.00	66.0	0.30	−0.27

① dpH/dt 为 pH 值对温度的变化率。I 为离子强度。

附录八　一些常见配离子的稳定常数（$K_稳$）

配离子	$K_稳$	$\lg K_稳$	配离子	$K_稳$	$\lg K_稳$
$[Ag(NH_3)_2]^+$	1.6×10^7	7.2	$[Cu(NH_3)_4]^{2+}$	4.8×10^{12}	12.68
$[Ag(CNS)_2]^-$	4.0×10^8	8.6	$[HgCl_4]^{2-}$	1.2×10^{15}	15.1
$[Cu(NH_3)_2]^+$	7.4×10^{10}	10.87	$[Zn(CN)_4]^{2-}$	1.0×10^{16}	16.0
$[Ag(CN)_2]^-$	1.0×10^{21}	21.0	$[Cu(CN)_4]^{3-}$	2.0×10^{27}	27.3
$[Cu(CN)_2]^-$	1.0×10^{24}	24.0	$[HgI_4]^{2-}$	6.8×10^{29}	29.83
$[Au(CN)_2]^-$	2.0×10^{33}	38.3	$[Hg(CN)_4]^{2-}$	1.0×10^{41}	41.0
$[Al(C_2O_5)_3]^{3-}$	2.0×10^{16}	16.3	$[Co(NH_3)_6]^{2+}$	1.3×10^5	5.11
$[Fe(C_2O_4)_3]^{3-}$	1.6×10^{20}	20.2	$[Cd(NH_3)_6]^{2+}$	1.4×10^5	5.15
$[CdCl_4]^{2-}$	3.1×10^2	2.49	$[Ni(NH_3)_6]^{2+}$	5.5×10^5	8.74
$[Cd(CNS)_4]^{2-}$	3.8×10^2	2.53	$[AlF_6]^{3-}$	6.9×10^{19}	19.84
$[Co(CNS)_4]^{2-}$	1.0×10^3	3.0	$[Fe(CN)_6]^{4-}$	1.0×10^{35}	35.0
$[CdI_4]^{2-}$	3.0×10^6	6.43	$[Co(NH_3)_6]^{3+}$	1.4×10^{35}	35.15
$[Cd(NH_3)_4]^{2+}$	1.0×10^7	7.0	$[Fe(NH)_6]^{3-}$	1.0×10^{42}	42.0
$[Zn(NH_3)_4]^{2+}$	2.9×10^9	9.46	$[Ag(S_2O_3)_2]^{3-}$	2.9×10^{13}	13.46

附录九　原子的电子层结构

周期	原子序数	元素符号	电子层																
			K	L		M			N				O				P			Q
			1s	2s	2p	3s	3p	3d	4s	4p	4d	4f	5s	5p	5d	5f	6s	6p	6d	7s
1	1	H	1																	
	2	He	2																	
2	3	Li	2	1																
	4	Be	2	2																
	5	B	2	2	1															
	6	C	2	2	2															
	7	N	2	2	3															
	8	O	2	2	4															
	9	F	2	2	5															
	10	Ne	2	2	6															
3	11	Na				1														
	12	Mg	10			2														
	13	Al				2	1													
	14	Si	（同 Ne 的电子分布）			2	2													
	15	P				2	3													
	16	S				2	4													
	17	Cl				2	5													
	18	Ar	2	2	6	2	6													

续表

周期	原子序数	元素符号	电子层 K (1s)	L (2s)	L (2p)	M (3s)	M (3p)	M (3d)	N (4s)	N (4p)	N (4d)	N (4f)	O (5s)	O (5p)	O (5d)	O (5f)	P (6s)	P (6p)	P (6d)	Q (7s)
4	19	K							1											
	20	Ca							2											
	21	Sc						1	2											
	22	Ti				18（同Ar的电子分布）		2	2											
	23	V						3	2											
	24	Cr						5	1											
	25	Mn						5	2											
	26	Fe						6	2											
	27	Co						7	2											
	28	Ni						8	2											
	29	Cu	2	2	6	2	6	10	1											
	30	Zn							2											
	31	Ga							2	1										
	32	Ge			28（同Cu⁺的电子分布）				2	2										
	33	As							2	3										
	34	Se							2	4										
	35	Br							2	5										
	36	Kr	2	2	6	2	6	10	2	6										
5	37	Rb											1							
	38	Sr											2							
	39	Y									1		2							
	40	Zr									2		2							
	41	Nb				36（同Kr的电子分布）					4		1							
	42	Mo									5		1							
	43	Tc									5		2							
	44	Ru									7		1							
	45	Rb									8		1							
	46	Pd									10									
	47	Ag	2	2	6	2	6	10	2	6	10		1							
	48	Cd											2							
	49	In											2	1						
	50	Sn			46（同Pd或Ag⁺的电子分布）								2	2						
	51	Sb											2	3						
	52	Te											2	4						
	53	I											2	5						
	54	Xe	2	2	6	2	6	10	2	6	10		2	6						

续表

周期	原子序数	元素符号	K	L		M			N				O				P			Q
			1s	2s	2p	3s	3p	3d	4s	4p	4d	4f	5s	5p	5d	5f	6s	6p	6d	7s
	55	Cs															1			
	56	Ba															2			
	57	La													1		2			
	58	Ce										2					2			
	59	Pr										3					2			
	60	Nd			(同 Xe 的电子分布) 54						4					2			
	61	Pm										5					2			
	62	Sm										6					2			
	63	En										7					2			
	64	Gd										7			1		2			
	65	Tb										9					2			
	66	Dy										10					2			
	67	Ho										11					2			
	68	Er										12					2			
	69	Tu										13					2			
	70	Yb										14					2			
6	71	Lu	2	2	6	2	6	10	2	6	10	14			1		2			
	72	Hf													2		2			
	73	Ta													3		2			
	74	W													4		2			
	75	Re													5		2			
	76	Os			(同 Lu³⁺ 的电子分布) 68									6		2			
	77	Ir													7		2			
	78	Pt													9		1			
	79	Au	2	2	6	2	6	10	2	6	10	14	2	6	10		1			
	80	Hg															2			
	81	Tl															2	1		
	82	Pb			(同 Au⁺ 的电子分布) 78											2	2		
	83	Bi															2	3		
	84	Po															2	4		
	85	At															2	5		
	86	Rn	2	2	6	2	6	10	2	6	10	14	2	6	10		2	6		

续表

周期	原子序数	元素符号	电子层																	
			K	L		M			N				O				P			Q
			1s	2s	2p	3s	3p	3d	4s	4p	4d	4f	5s	5p	5d	5f	6s	6p	6d	7s
7	87	Fr																		1
	88	Ra																		2
	89	Ac																	1	2
	90	Th	←					86											2	2
	91	Pa				(同 Rn 的电子分布)										2			1	2
	92	U														3			1	2
	93	Np														5				2
	94	Pu														6				2
	95	Am														7				2
	96	Cm														7			1	2
	97	Bk														9				2
	98	Cf														10				2
	99	Es														11				2
	100	Fm														12				2
	101	Md														13				2
	102	No														14				2
	103	Lr														14			1	2
	104	(Rf)														14			2	2
	105	(Ha)	2	2	6	2	6	10	2	6	10	14	2	6	10	14	2	6	3	2

附录十　希腊字母表

大　写	小　写	英文拼写	国际音标注音	近似汉语读音
Α	α	alpha	['ɑːlfə] 或 ['ælfə]	阿耳法或艾耳法
Β	β	beta	['beitə] 或 ['biːtə]	贝塔
Γ	γ	gamma	['gɑːmə] 或 ['gæmə]	伽马或该马
Δ	δ	delta	['deltə]	德耳塔
Ε	ε	epsilon	['epsilən] 或 [ep'sailən]	艾普西隆
Ζ	ζ	zeta	['zeitə] 或 ['ziːtə]	截塔
Η	η	eta	['eitə] 或 ['iːtə]	艾塔
Θ	θ	theta	['θiːtə] 或 ['θcitə]	西塔
Ι	ι	iota	[ai'outə]	艾欧塔或约塔
Κ	κ	kappa	['kæpə]	开帕或卡帕
Λ	λ	lambda	['læmdə]	兰姆达
Μ	μ	mu	[mjuː]	缪(木尤)
Ν	ν	nu	[njuː]	纽
Ξ	ξ	xi	[ksai]	克赛
Ο	ο	omicron	[ou'maikrən]	奥密克戎
Π	π	pi	[pai] 或 [piː]	派
Ρ	ρ	rho	[rou]	柔或洛、若
Σ	σ	sigma	['sigmə]	西格马
Τ	τ	tau	[tau]	套
Υ	υ	upsilon	[juːp'sailən] 或 ['juːpsilən]	尤普西隆
Φ	φ	phi	[fai] 或 [fiː]	斐(佛埃)
Χ	χ	chi(khi)	[kai]	忾或喜、克黑
Ψ	ψ	psi	[psiː]	普西
Ω	ω	omega	['oumigə] 或 ['oumiːgə]	欧密伽

注：1. 有些书刊上采用老体字母。老体希腊字母，α 写为 𝛂，δ 为 ∂，θ 为 ϑ，φ 为 φ。

2. σ 在字尾时可写成 s。

3. 在化学上，常用 φ 代表苯基，ω 表示末端位置；有时用 Δ 表示双键，τ 表示叁键。

参 考 文 献

[1] 李怀德，崔铭玉 . 医用化学 . 北京：高等教育出版社 . 1994

[2] 张欣荣，阎芳 . 基础化学 . 第 2 版 . 北京：高等教育出版社 . 2011

[3] 胡忠鲠等 . 现代化学基础 . 北京：高等教育出版社 . 2005

[4] 游文玮，吴红 . 无机化学 . 北京：科学出版社 . 2012

[5] 武汉大学 . 分析化学 . 第 4 版 . 北京：高等教育出版社 . 2001

[6] 张生勇 . 有机化学 . 第 2 版 . 北京：科学出版社 . 2006

[7] 邢其毅，裴伟伟等 . 基础有机化学 . 第 3 版 . 北京：高等教育出版社 . 2005

[8] Umland J B，Bellama J M. General Chemistry，Thomson Learning，2001

[9] John McMurry. Fundamentals of Organic Chemistry. Thomson Learning，2002

元素周期表

IUPAC 2013

图例说明：

氧化态(单质的氧化态为0，未列入；常见的为红色)

以 ¹²C=12 为基准的原子量(注▲的是半衰期最长同位素的原子量)

95	——原子序数
Am	——元素符号(红色的为放射性元素)
镅	——元素名称(注▲的为人造元素)
5f⁷7s²	——价层电子构型
243.061382▲	——原子量

图例方块：s区元素、p区元素、d区元素、ds区元素、f区元素、稀有气体

电子层：K L M N O P Q

周期 / 族	IA (1)	IIA (2)	IIIB (3)	IVB (4)	VB (5)	VIB (6)	VIIB (7)	ⅧB(Ⅷ) (8)	(9)	(10)	IB (11)	IIB (12)	IIIA (13)	IVA (14)	VA (15)	VIA (16)	VIIA (17)	VIIIA(0) (18)
1	1 H 氢 $1s^1$ 1.008																	2 He 氦 $1s^2$ 4.002602(2)
2	3 Li 锂 $2s^1$ 6.94	4 Be 铍 $2s^2$ 9.0121831(5)											5 B 硼 $2s^22p^1$ 10.81	6 C 碳 $2s^22p^2$ 12.011	7 N 氮 $2s^22p^3$ 14.007	8 O 氧 $2s^22p^4$ 15.999	9 F 氟 $2s^22p^5$ 18.998403163(6)	10 Ne 氖 $2s^22p^6$ 20.1797(6)
3	11 Na 钠 $3s^1$ 22.98976928(2)	12 Mg 镁 $3s^2$ 24.305											13 Al 铝 $3s^23p^1$ 26.9815385(7)	14 Si 硅 $3s^23p^2$ 28.085	15 P 磷 $3s^23p^3$ 30.973761998(5)	16 S 硫 $3s^23p^4$ 32.06	17 Cl 氯 $3s^23p^5$ 35.45	18 Ar 氩 $3s^23p^6$ 39.948(1)
4	19 K 钾 $4s^1$ 39.0983(1)	20 Ca 钙 $4s^2$ 40.078(4)	21 Sc 钪 $3d^14s^2$ 44.955908(5)	22 Ti 钛 $3d^24s^2$ 47.867(1)	23 V 钒 $3d^34s^2$ 50.9415(1)	24 Cr 铬 $3d^54s^1$ 51.9961(6)	25 Mn 锰 $3d^54s^2$ 54.938044(3)	26 Fe 铁 $3d^64s^2$ 55.845(2)	27 Co 钴 $3d^74s^2$ 58.933194(4)	28 Ni 镍 $3d^84s^2$ 58.6934(4)	29 Cu 铜 $3d^{10}4s^1$ 63.546(3)	30 Zn 锌 $3d^{10}4s^2$ 65.38(2)	31 Ga 镓 $4s^24p^1$ 69.723(1)	32 Ge 锗 $4s^24p^2$ 72.630(8)	33 As 砷 $4s^24p^3$ 74.921595(6)	34 Se 硒 $4s^24p^4$ 78.971(8)	35 Br 溴 $4s^24p^5$ 79.904	36 Kr 氪 $4s^24p^6$ 83.798(2)
5	37 Rb 铷 $5s^1$ 85.4678(3)	38 Sr 锶 $5s^2$ 87.62(1)	39 Y 钇 $4d^15s^2$ 88.90584(2)	40 Zr 锆 $4d^25s^2$ 91.224(2)	41 Nb 铌 $4d^45s^1$ 92.90637(2)	42 Mo 钼 $4d^55s^1$ 95.95(1)	43 Tc 锝 $4d^55s^2$ 97.90721(3)▲	44 Ru 钌 $4d^75s^1$ 101.07(2)	45 Rh 铑 $4d^85s^1$ 102.90550(2)	46 Pd 钯 $4d^{10}$ 106.42(1)	47 Ag 银 $4d^{10}5s^1$ 107.8682(2)	48 Cd 镉 $4d^{10}5s^2$ 112.414(4)	49 In 铟 $5s^25p^1$ 114.818(1)	50 Sn 锡 $5s^25p^2$ 118.710(7)	51 Sb 锑 $5s^25p^3$ 121.760(1)	52 Te 碲 $5s^25p^4$ 127.60(3)	53 I 碘 $5s^25p^5$ 126.90447(3)	54 Xe 氙 $5s^25p^6$ 131.293(6)
6	55 Cs 铯 $6s^1$ 132.90545196(6)	56 Ba 钡 $6s^2$ 137.327(7)	57~71 La~Lu 镧系	72 Hf 铪 $5d^26s^2$ 178.49(2)	73 Ta 钽 $5d^36s^2$ 180.94788(2)	74 W 钨 $5d^46s^2$ 183.84(1)	75 Re 铼 $5d^56s^2$ 186.207(1)	76 Os 锇 $5d^66s^2$ 190.23(3)	77 Ir 铱 $5d^76s^2$ 192.217(3)	78 Pt 铂 $5d^96s^1$ 195.084(9)	79 Au 金 $5d^{10}6s^1$ 196.966569(5)	80 Hg 汞 $5d^{10}6s^2$ 200.592(3)	81 Tl 铊 $6s^26p^1$ 204.38	82 Pb 铅 $6s^26p^2$ 207.2(1)	83 Bi 铋 $6s^26p^3$ 208.98040(1)	84 Po 钋 $6s^26p^4$ 208.98243(2)▲	85 At 砹 $6s^26p^5$ 209.98715(5)▲	86 Rn 氡 $6s^26p^6$ 222.01758(2)▲
7	87 Fr 钫 $7s^1$ 223.01974(2)▲	88 Ra 镭 $7s^2$ 226.02541(2)▲	89~103 Ac~Lr 锕系	104 Rf 𬬻 $6d^27s^2$ 267.122(4)▲	105 Db 𬭊 $6d^37s^2$ 270.131(4)▲	106 Sg 𬭳 $6d^47s^2$ 269.129(3)▲	107 Bh 𬭛 $6d^57s^2$ 270.133(2)▲	108 Hs 𬭶 $6d^67s^2$ 270.134(2)▲	109 Mt 䥑 $6d^77s^2$ 278.156(5)▲	110 Ds 𫟼 281.165(4)▲	111 Rg 𬬭 281.166(6)▲	112 Cn 鎶 285.177(4)▲	113 Nh 鿭 286.182(5)▲	114 Fl 𫓧 289.190(4)▲	115 Mc 镆 289.194(6)▲	116 Lv 𫟷 293.204(4)▲	117 Ts 鿬 293.208(6)▲	118 Og 鿫 294.214(5)▲

镧系 ★：

57 La 镧 $5d^16s^2$ 138.90547(7)	58 Ce 铈 $4f^15d^16s^2$ 140.116(1)	59 Pr 镨 $4f^36s^2$ 140.90766(2)	60 Nd 钕 $4f^46s^2$ 144.242(3)	61 Pm 钷 $4f^56s^2$ 144.91276(2)▲	62 Sm 钐 $4f^66s^2$ 150.36(2)	63 Eu 铕 $4f^76s^2$ 151.964(1)	64 Gd 钆 $4f^75d^16s^2$ 157.25(3)	65 Tb 铽 $4f^96s^2$ 158.92535(2)	66 Dy 镝 $4f^{10}6s^2$ 162.500(1)	67 Ho 钬 $4f^{11}6s^2$ 164.93033(2)	68 Er 铒 $4f^{12}6s^2$ 167.259(3)	69 Tm 铥 $4f^{13}6s^2$ 168.93422(2)	70 Yb 镱 $4f^{14}6s^2$ 173.045(10)	71 Lu 镥 $4f^{14}5d^16s^2$ 174.9668(1)

锕系 ★：

89 Ac 锕 $6d^17s^2$ 227.02775(2)▲	90 Th 钍 $6d^27s^2$ 232.0377(4)	91 Pa 镤 $5f^26d^17s^2$ 231.03588(2)	92 U 铀 $5f^36d^17s^2$ 238.02891(3)	93 Np 镎 $5f^46d^17s^2$ 237.04817(2)▲	94 Pu 钚 $5f^67s^2$ 244.06421(4)▲	95 Am 镅 $5f^77s^2$ 243.061382▲	96 Cm 锔 $5f^76d^17s^2$ 247.07035(3)▲	97 Bk 锫 $5f^97s^2$ 247.07031(4)▲	98 Cf 锎 $5f^{10}7s^2$ 251.07959(3)▲	99 Es 锿 $5f^{11}7s^2$ 252.0830(3)▲	100 Fm 镄 $5f^{12}7s^2$ 257.09511(5)▲	101 Md 钔 $5f^{13}7s^2$ 258.09843(3)▲	102 No 锘 $5f^{14}7s^2$ 259.1010(7)▲	103 Lr 铹 $5f^{14}6d^17s^2$ 262.110(2)▲